Glossar einiger wichtiger Psychopharmaka

	Generic	Handelsname	Hersteller
Stimulanzien	**Amphetamine**		
	Methylphenidat	Ritalin	Ciba
	Fenetyllin	Captagon	Homburg
	Pemolin	Tradon	Beiersdorf
	Nicht-Amphetamine		
	Deanol	Deanol	Kettelhack Riker
Antidepressiva	**Trizyklische Antidepressiva**		
	Amitriptylin	Laroxyl	Roche
		Saroten	Tropon
		Tryptizol	Sharp & Dohme
	Clomipramin	Anafranil	Geigy
	Imipramin	Tofranil	Geigy
	Amitriptylinoxid	Equilibrium	Nattermann
	Tetrazyklische Antidepressiva		
	Maprotilin	Ludiomil	Ciba
	Mianserin	Tolvin	Organon
	Monoaminooxydasehemmer		
	Tranylcypromin	Parnate	Rhöm
	Andere Antidepressiva		
	Nomifensin	Alival	Hoechst
	Trazodon	Thombran	Thomae
	Viloxazin	Vivalan	ICI
	L-Tryptophan	L-Tryptophan	A. S.
	Sulpirid	Dogmatil	Schürholz
Lithiumsalze	Lithiumazetat	Quilonum	Smith Kline, Dauelsberg
	Lithiumkarbonat	Hypnorex	Delalande
		Hypnorex retard	Smith Kline, Dauelsberg
		Quilonum retard	
Neuroleptika	**Phenothiazine**		
	Laevomepromazin	Neurocil	Tropon
	Promethazin	Atosil	Tropon
	Periciazin	Aolept	Bayer
	Thioridazin	Melleril	Sandoz
	Fluphenazin	Dapotum	Heyden
		Lyogen	Byk-Gulden
	Trifluopromazin	Psyquil	Heyden
	Thioxanthen-Derivate		
	Chlorprothixen	Taractan	Roche
		Truxal	Tropon

(Fortsetzung siehe 3. Umschlagseite)

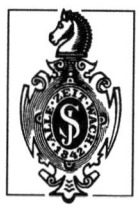

G. Nissen Ch. Eggers J. Martinius

Kinder- und jugendpsychiatrische Pharmakotherapie
in Klinik und Praxis

Mit 10 Abbildungen

Springer-Verlag
Berlin Heidelberg New York Tokyo 1984

GERHARDT NISSEN, Prof. Dr. med.
Universitätsklinik und Poliklinik für Kinder- und Jugendpsychiatrie in Würzburg, Arzt
für Kinder- und Jugendpsychiatrie, für Psychiatrie und Neurologie, Psychotherapie,
Psychoanalyse, Füchsleinstraße 15, 8700 Würzburg

CHRISTIAN EGGERS, Prof. Dr. med.
Universitätsklinik und Poliklinik für Kinder- und Jugendpsychiatrie in Essen, Arzt für
Kinder- und Jugendpsychiatrie und für Kinderheilkunde, Psychotherapie,
Hufelandstraße 55, 4300 Essen 1

JOEST MARTINIUS, Prof. Dr. med.
Max-Planck-Institut für Psychiatrie in München, Arzt für Kinder- und
Jugendpsychiatrie und für Kinderheilkunde, Kraepelinstraße 10, 8000 München 40

ISBN-13:978-3-540-12520-4   e-ISBN-13:978-3-642-69170-6
DOI: 10.1007/978-3-642-69170-6

CIP-Kurztitelaufnahme der Deutschen Bibliothek

Nissen, Gerhardt:
Kinder- und jugendpsychiatrische Pharmakotherapie /
G. Nissen ; C. Eggers ; J. Martinius.
 - Berlin ; Heidelberg ; New York ; Tokyo : Springer, 1984.
  ISBN-13:978-3-540-12520-4

NE: Eggers, Christian: Martinius, Joest:

Das Werk ist urheberrechtlich geschützt. Die dadurch begründeten Rechte, insbesondere die der
Übersetzung, des Nachdrucks, der Entnahme von Abbildungen, der Funksendung, der Wiedergabe
auf photomechanischem Wege und der Speicherung in Datenverarbeitungsanlagen bleiben, auch bei
nur auszugsweiser Verwertung vorbehalten.

Die Vergütungsansprüche des § 54, Abs. 2 UrhG werden durch die ‚Verwertungsgesellschaft Wort',
München, wahrgenommen.

© by Springer-Verlag Berlin · Heidelberg 1984

Die Wiedergabe von Gebrauchsnamen, Handelsnamen, Warenbezeichnungen usw. in diesem Werk
berechtigen auch ohne besondere Kennzeichnung nicht zu der Annahme, daß solche Namen im
Sinne der Warenzeichen- und Markenschutz-Gesetzgebung als frei zu betrachten wären und daher
von jedermann benutzt werden dürften.

Produkthaftung: Für Angaben über Dosierungsanweisungen und Applikationsformen kann vom
Verlag keine Gewähr übernommen werden. Derartige Angaben müssen vom jeweiligen Anwender
im Einzelfall anhand anderer Literaturstellen auf ihre Richtigkeit überprüft werden.

2125-3130/543210

Vorwort

In der Kinder- und Jugendpsychiatrie werden wenige Fragen so kontrovers diskutiert wie die, ob und welche Psychopharmaka für die Behandlung psychisch gestörter Kinder und Jugendlicher geeignet sind oder nicht. Alle, ob Gegner oder Befürworter, wissen, daß psychotrope Medikamente familiäre Konflikte oder soziale Krisen nicht lösen können. Auch „antidepressiv" oder „antipsychotisch" wirksame Psychopharmaka können Depressionen oder Psychosen nicht beseitigen. Die Frage, ob überhaupt kausal wirksame Substanzen dafür zur Verfügung stehen, ist umstritten; manches spricht dagegen, einiges dafür.

Das weit verbreitete Vorurteil, daß man Kindern mit psychischen Störungen keine Psychopharmaka geben sollte, läßt sich nicht aufrecht erhalten. Allerdings sollte man Kinder niemals unnötig und ungezielt medikamentös behandeln. Die Psychopharmakotherapie stellt bereits seit einer Reihe von Jahren eine erfolgreiche Behandlungsmethode für eine Reihe von psychischen Störungen und Erkrankungen auch des Kindes- und Jugendalters dar.

Psychopharmaka sind eine Realität. Ihre Existenz wird nicht nur beklagt. Sie wird bekämpft. Allerdings ohne Aussicht auf ihre Abschaffung. Einfach deshalb, weil sie entscheidend mit dazu beitrugen, daß aus Irrenanstalten Krankenhäuser wurden und psychotische Kinder und Jugendliche, die früher als „schwererziehbar" eingestuft und langfristig in Heime und Anstalten eingewiesen wurden, heute nach relativ kurzen Klinikaufenthalten gebessert nach Hause entlassen werden können.

Die medikamentöse Behandlung psychisch gestörter Kinder und Jugendlicher scheint einfach zu sein, weil anscheinend nur „Zielsymptome" richtig erkannt und das entsprechende Medikament richtig ausgewählt werden muß, um zu einem therapeutischen Erfolg zu führen. Das ist ein schwerwiegender Irrtum. Eine verantwortliche Psychopharmakotherapie ist nicht einfacher oder zeitsparender als eine heilpädagogische oder psychotherapeutische Behandlung, wenn die erforderlichen somatischen, neurologischen und psychiatrischen Untersuchungen und Nachuntersuchungen des Kindes und die Beratungen der Eltern ebenso gewissenhaft ausgeführt werden wie die meistens erforderlichen zusätzlichen therapeutischen Maßnahmen. Unerläßliche Grundlage einer psychotropen Behandlung ist die genaue Kenntnis der Wirkungsweise, der Dosierung und etwaiger Nebenwirkungen der zur Verfügung stehenden chemischen Substanzen und eine gründliche Befunderhebung mit Ermittlung der Zielsymptome.

Unter Berücksichtigung dieser Kriterien ist die Psychopharmakotherapie auch in der Kinder- und Jugendpsychiatrie für bestimmte Indikationen längst keine

Ersatztherapie mehr für andere, an sich notwendige, nur aus äußeren Gründen nicht praktizierbare pädagogische oder psychotherapeutische Behandlungsmethoden. Sie weist vielmehr einige Indikationen mit konkurrenzlos hohen Besserungsraten auf und hat darüber hinaus die Vorzüge eines ubiquitären Einsatzes, eines oft raschen Effektes und einer beliebigen Wiederholbarkeit bei Rezidiven.

Dieses Buch ist kein Lehrbuch für die Anwendung von Psychopharmaka bei psychischen Störungen und psychiatrischen Erkrankungen des Kindes- und Jugendalters. Von der großen Zahl psychischer Störungen und Erkrankungen dieses Lebensabschnittes werden nur die besprochen, bei denen der Versuch einer psychotropen Therapie nach dem gegenwärtigen Stand unseres Wissens Aussicht auf Erfolg hat. Meistens handelt es sich nicht um kausal abgeklärte Krankheiten und Krankheitsgruppen, sondern um Symptome oder Syndrome ungeklärter oder umstrittener Ursache, für die dementsprechend differente Behandlungsmethoden zur Verfügung stehen. Das Interesse vieler Ärzte, neben Kinder- und Jugendpsychiatern besonders das von Pädiatern, Psychiatern und Allgemeinärzten, an der Symptomatologie, Diagnostik und Therapie verhaltensauffälliger Kinder ist groß. Einer rationellen Diagnostik und erfolgreichen Therapie steht nicht selten entgegen, daß viele Ärzte Schwierigkeiten in der psychopathologischen Erfassung und Klassifikation seelischer Krankheitsbilder haben, die wiederum die Grundlage für eine erfolgreiche Therapie bilden.

Das vorliegende Buch propagiert nicht einen vermehrten Einsatz psychotroper Medikamente bei Kindern und Jugendlichen. Es soll vielmehr dazu beitragen, möglichst klare absolute und relative Indikationen herauszuarbeiten und die Erkennung von Krankheitsbildern zu erleichtern, die erst die Wahl eines geeigneten Medikamentes ermöglichen.

Herrn Professor Dr. N. MATUSSEK, München, sei an dieser Stelle für die Durchsicht der Substanzenkapitel gedankt.

GERHARDT NISSEN CHRISTIAN EGGERS JOEST MARTINIUS

Inhaltsverzeichnis

1 **Einführung** (G. NISSEN) 1

2 **Grundlagen der Psychopharmakotherapie** 4

  2.1 Einleitung (CH. EGGERS) 4
  2.2 Wirkungsgrundlagen der Psychopharmaka (CH. EGGERS) 5
    2.2.1 Einleitung 5
    2.2.2 Pharmakokinetik 6
      2.2.2.1 Absorption 6
      2.2.2.2 Verteilung 7
      2.2.2.3 Biotransformation 9
      2.2.2.4 Elimination 11
    2.2.3 Pharmakodynamik 13
      2.2.3.1 Dosis-Wirkungs-Beziehungen 13
      2.2.3.2 Rezeptortheorie 14
      2.2.3.3 Struktur-Wirkungs-Beziehungen 15
    2.2.4 Rezeptorverhalten der Psychopharmaka 15
      2.2.4.1 Allgemeines 15
      2.2.4.2 Wirkung auf Dopaminrezeptoren 17
      2.2.4.3 Wirkung auf adrenerge Rezeptoren 21
      2.2.4.4 Wirkung auf serotonerge Rezeptoren 27
      2.2.4.5 Wirkung auf GABA-erge Rezeptoren 29
  2.3 Klinische Prüfung von Psychopharmaka (J. MARTINIUS) 30
    2.3.1 Einleitung 30
    2.3.2 Die gesetzlichen Bestimmungen 31
    2.3.3 Ethische Grundlagen für die klinische Forschung 33
    2.3.4 Diagnostische Voraussetzungen 34
    2.3.5 Methoden zur Objektivierung von
         Psychopharmakawirkungen 36
      2.3.5.1 Prüfungsziele und Prüfungsarten 36
      2.3.5.2 Prüfungsplan („Design") 38
      2.3.5.3 Meßinstrumente 40
      2.3.5.4 Beobachtung 42
      2.3.5.5 Beurteilungsskalen 45
      2.3.5.6 Kognitive Tests 46
      2.3.5.7 Pharmako-Elektroenzephalographie 47

2.3.6 Statistik 50
2.3.7 Kritik der klinischen Prüfung von Psychopharmaka 50

2.4 Voraussetzungen für die Psychopharmakotherapie im Kindes- und Jugendalter (G. NISSEN) 52
   2.4.1 Einleitung 52
   2.4.2 Beziehungsstrukturen in der Therapie 53
       2.4.2.1 Der Arzt und die Eltern 53
       2.4.2.2 Der Arzt und das Kind 56
       2.4.2.3 Der Arzt in der Praxis 57
       2.4.2.4 Der Arzt in der Klinik 59
       2.4.2.5 Das Kind in der Schule 61
   2.4.3 Spezielle Voraussetzungen 62
   2.4.4 Diagnose und Klassifikation 66
   2.4.5 Zielsymptom und Indikation 68
   2.4.6 Praktische Psychopharmakotherapie 69
   2.4.7 Beginn und Kontrolle der Therapie 70
   2.4.8 Dosierung und Applikation 70
   2.4.9 Wirkung, Wirkungseintritt und Wirkungsdauer 71
   2.4.10 Unerwünschte Wirkungen 72
   2.4.11 Kombinationstherapie 73
   2.4.12 Beipackzettel und Zusatzinformationen 73
   2.4.13 Heimliche Gaben von Medikamenten 74
   2.4.14 Erfolgsbeurteilung 75
   2.4.15 Spätfolgen 76
   2.4.16 Das Medikament im Rahmen der Gesamttherapie 76
   2.4.17 Elternberatung und Elterntherapie 77
   2.4.18 Milieu- und Soziotherapie 77
   2.4.19 Heilpädagogik 77
   2.4.20 Psychotherapie 78
   2.4.21 Andere Therapiemethoden 79
   2.4.22 Der Therapieplan 80
   2.4.23 Grundregeln der Medikation 80

3 Substanzen 83

3.1 Einleitung (J. MARTINIUS) 83

3.2 Stimulanzien (J. MARTINIUS) 84
   3.2.1 Einleitung 84
   3.2.2 Chemische Struktur 85
   3.2.3 Pharmakologie 85
   3.2.4 Pharmakokinetik 88
   3.2.5 Wirkungsmechanismen 88
   3.2.6 Dosierung 93
   3.2.7 Klinische Indikation 96

3.2.8 Psychische Effekte.................................. 97
    3.2.8.1 Interaktion mit anderen Medikamenten......... 100
3.2.9 Unerwünschte Wirkungen 101
3.2.10 Substanzen 102
    3.2.10.1 Amphetamine 102
    3.2.10.2 Nicht-Amphetamine 104

3.3 Antidepressiva (G. NISSEN) 105
  3.3.1 Einleitung 105
  3.3.2 Chemische Struktur 106
  3.3.3 Pharmakologie 107
  3.3.4 Pharmakokinetik 108
  3.3.5 Wirkungsmechanismen 110
  3.3.6 Dosierung 114
  3.3.7 Psychische Effekte.................................. 117
  3.3.8 Klinische Indikationen, Kontraindikationen 118
  3.3.9 Unerwünschte Wirkungen 122
  3.3.10 Substanzen 124
    3.3.10.1 Trizyklische Antidepressiva 124
    3.3.10.2 Tetrazyklische Antidepressiva 127
    3.3.10.3 Monoaminooxidasehemmer 129
    3.3.10.4 Andere Antidepressiva........................ 130

3.4 Antimanika (G. NISSEN) 133
  3.4.1 Einleitung 133
  3.4.2 Chemische Struktur 134
  3.4.3 Pharmakologie 134
  3.4.4 Pharmakokinetik 134
  3.4.5 Wirkungsmechanismen 135
  3.4.6 Dosierung 135
  3.4.7 Klinische Indikationen, Kontraindikationen 136
  3.4.8 Psychische Effekte.................................. 137
  3.4.9 Unerwünschte Wirkungen 137
  3.4.10 Substanzen 138

3.5 Neuroleptika (CH. EGGERS) 141
  3.5.1 Einleitung 141
  3.5.2 Einteilung und chemische Struktur 143
  3.5.3 Pharmakologie 145
  3.5.4 Pharmakokinetik 149
  3.5.5 Wirkungsmechanismen 152
  3.5.6 Dosierung und Applikation 156
  3.5.7 Klinische Indikationen, Kontraindikationen 159
  3.5.8 Psychische Effekte.................................. 161
  3.5.9 Unerwünschte Wirkungen 162
  3.5.10 γ-Endorphine 169
  3.5.11 Substanzen 171

X Inhaltsverzeichnis

        3.5.11.1 Trizyklische Neuroleptika 171
        3.5.11.2 Butyrophenone 176
        3.5.11.3 Benzamide 180

3.6 Tranquilizer und Betarezeptorenblocker (Ch. Eggers) 182
   3.6.1 Definition, Historisches 182
   3.6.2 Einteilung und chemische Struktur 182
   3.6.3 Pharmakologie 183
   3.6.4 Pharmakokinetik 186
   3.6.5 Wirkungsmechanismen 189
   3.6.6 Klinische Indikationen, Kontraindikationen und Dosierung 191
   3.6.7 Psychische Effekte 192
   3.6.8 Nebenwirkungen 194
   3.6.9 Betarezeptorenblocker 195
   3.6.10 Substanzen 198
        3.6.10.1 Benzodiazepine 198
        3.6.10.2 Betarezeptorenblocker 202

3.7 Antiepileptika (J. Martinius) 202
   3.7.1 Einleitung 202
   3.7.2 Chemische Struktur 203
   3.7.3 Pharmakologie 204
   3.7.4 Pharmakokinetik 205
   3.7.5 Wirkungsmechanismen 206
   3.7.6 Dosierung 208
   3.7.7 Klinische Indikationen 209
   3.7.8 Psychische Effekte 211
   3.7.9 Unerwünschte Wirkungen 212
   3.7.10 Substanzen 214

3.8 Psychoenergetika/Nootropika (J. Martinius) 218
   3.8.1 Einleitung 218
   3.8.2 Chemische Struktur 218
   3.8.3 Pharmakologie 218
   3.8.4 Pharmakokinetik 219
   3.8.5 Wirkungsmechanismen 220
   3.8.6 Dosierung 220
   3.8.7 Klinische Indikation 221
   3.8.8 Psychische Effekte 222
   3.8.9 Unerwünschte Wirkungen und Interaktionen 223
   3.8.10 Substanzen 223

4 Indikationen (A–Z) 225

4.1 Einleitung (G. Nissen) 225

4.2 Adipositas (Ch. Eggers) 226

4.3 Affektive Psychosen (G. NISSEN) 228

4.4 Anfälle, nicht-epileptische (J. MARTINIUS) 238

4.5 Anfallsleiden, zerebrale (J. MARTINIUS) 241

4.6 Angstsyndrome (G. NISSEN) 255

4.7 Anorexia nervosa (CH. EGGERS) 261

4.8 Autistische Syndrome (J. MARTINIUS) 264

4.9 Depressionssyndrome, psychogene und somatogene (G. NISSEN) . 270

4.10 Drogenmißbrauch (Entgiftung) (J. MARTINIUS) 277

4.11 Enkopresis (G. NISSEN) 280

4.12 Entwicklungsstörungen, universelle und partielle (J. MARTINIUS) . 282

4.13 Enuresis (G. NISSEN) 285

4.14 Eßstörungen (CH. EGGERS) 289

4.15 Hyperkinetische Syndrome (J. MARTINIUS) 290

4.16 Lern- und geistige Behinderung (Antriebsschwäche, Antriebsüberschuß, Erregungs- und Unruhezustände) (G. NISSEN) 299

4.17 Psychosyndrome, posttraumatische (J. MARTINIUS) 303

4.18 Schizophrene Psychosen (CH. EGGERS) 306

4.19 Schlafstörungen (CH. EGGERS) 311

4.20 Sozialisationsstörungen (Aggressivität, Autoaggressivität) (CH. EGGERS) 313

4.21 Stottern und Stammeln (J. MARTINIUS) 317

4.22 Suizidalität (G. NISSEN) 318

4.23 Teilleistungsschwächen (J. MARTINIUS) 320

4.24 Tics, einschl. Gilles de la Tourette (G. NISSEN) 323

4.25 Zwangssyndrome (CH. EGGERS) 326

5 Intoxikationen (J. MARTINIUS) 329

5.1 Neuroleptika 330

5.2 Antidepressiva 331

5.3 Tranquilizer 331

5.4 Hypnotika 332

XII Inhaltsverzeichnis

5.5 Stimulanzien 332

5.6 Antiepileptika 333

Literatur 334

Sachverzeichnis 351

Pharmakaverzeichnis 365

Informationszentren für Vergiftungsfälle 370

Glossar einiger wichtiger Psychopharmaka . . . . . . 2. und 3. Umschlagseite

1 Einführung

G. NISSEN

In mehreren Ländern Europas und besonders in den USA stehen seit einiger Zeit Leitfäden und Lehrbücher für die Psychopharmakotherapie von Kindern und Jugendlichen (GITTELMAN-KLEIN 1975; WIENER 1977; WHITE 1977; MENDLEWICZ u. VAN PRAAG 1978; WERRY 1978) zur Verfügung, während es im deutschen Sprachraum bislang nur bei unvollkommenen Ansätzen (SPIEL 1976; NISSEN 1979) blieb.

Das hängt sicher einmal mit der im Gefolge der *„Child-Guidance-Movement"* auch bei uns zeitweilig herrschenden Meinung zusammen, daß *„Verhaltensstörungen"* bei Kindern und Jugendlichen immer oder doch ganz überwiegend milieu- oder sozioreaktiv bedingt sind und deshalb nur psycho- oder soziotherapeutisch zu heilen seien. Dieser Ansicht war zwar schon Freud mit seiner „Ergänzungsreihe" nachdrücklich entgegen getreten. Sie wurde dennoch zu einer dominierenden wissenschaftlichen These erhoben und bildete für längere Zeit das Kausaldogma für die Entstehung psychischer Krankheiten überhaupt. Die europäische, vielleicht besonders die deutschsprachige Kinder- und Jugendpsychiatrie hat immer einen eklektischen, *multikausalen* Standpunkt vertreten. Inzwischen hat sich in der Psychiatrie nicht nur der USA, sondern in fast allen westlichen Ländern seit der Einführung von Psychopharmaka eine *„biologische Wende"* vollzogen, die keineswegs psychodynamische Konzepte ausschließt, aber die Stellung der Psychiatrie und auch die der Kinder- und Jugendpsychiatrie als medizinische Disziplin gefestigt hat. Nicht nur die psychiatrische Therapie, sondern auch die neurochemische Grundlagenforschung erhielt dadurch entscheidende neue Impulse.

In der Kinder- und Jugendpsychiatrie werden bereits seit 1937 verhaltens- und lerngestörte Kinder mit Amphetaminen (BRADLEY 1937) behandelt. Seitdem nehmen die Stimulanzien eine Sonderstellung in der Pharmakotherapie, besonders bei hyperkinetischen Kindern ein. Insgesamt ist die Psychopharmakotherapie im Kindes- und Jugendalter aber nur eine unter zahlreichen anderen Behandlungsmethoden geblieben. Das findet seine Erklärung einmal darin, daß psychotrope Substanzen besonders in der Psychosentherapie eingesetzt werden, die jedoch bei Kindern relativ selten sind und erst bei Jugendlichen häufiger vorkommen. Andererseits ist der *„anti-psychopharmakotherapeutische Affekt"* im Hinblick auf Kinder und Jugendliche besonders stark und weit verbreitet. Bei Jugendlichen und Kindern werden psychotrope Substanzen oft erst eingesetzt, wenn sich die bisherige Therapie als erfolglos erwiesen hat oder aber sie werden „ut aliquid fiat" dort verordnet, wo andere Behandlungsmethoden nicht zur Verfügung stehen. Tatsächlich besteht inzwischen eine weitgehende Übereinstimmung darüber, daß es bestimmte psychiatrische Krankheitsbilder im Kindes- und Jugendalter gibt, für die psychotrope Substanzen eine absolute oder eine relative Indikation bilden, während andere sich nachhaltiger unter psychotherapeutischen oder anderen psychodynamischen Behandlungsmethoden bessern oder zurückbilden.

Ebenso wie viele andere medizinische Disziplinen ist die Kinder- und Jugendpsychiatrie auf ein gemischtes phänomenologisch-ätiologisches Klassifikationsschema angewiesen. Aber erst durch eine Diagnose werden Maßstäbe für die Beurteilung der Wirksamkeit einer therapeutischen Maßnahme geschaffen, die allein einen Vergleich unterschiedlicher Untersuchungen ermöglicht. In der Vergangenheit wurden häufig vergleichbare und nicht-vergleichbare Studien miteinander verglichen, die zu entsprechenden, letztlich nicht verwertbaren Ergebnissen führten. Die Tatsache, daß Psychopharmaka eine Therapie nach Leitsymptomen erlauben, setzt voraus, daß ein *Basiswissen* vorliegt, durch das erst die Erkennung bestimmter Zielsymptome möglich ist. Das psychische Symptom selbst läßt keine Rückschlüsse auf seine Entstehung zu, es kann genetisch, hirnorganisch oder peristatisch bedingt sein, meistens ist es polyätiologisch. Das psychische Symptom stellt außerdem oft nur die sichtbare Spitze eines Eisberges dar, aus dem man allerdings, anders als beim Eisberg, meistens nicht den Tiefgang und die Kapazität einer psychischen Störung oder Krankheit ermitteln kann.

Bei vielen seelischen Erkrankungen des Kindes- und Jugendalters ist es richtig, psychische Symptome und Syndrome nicht medikamentös, sondern durch „*Gespräche*" analytisch und synthetisch anzugehen und zu behandeln. Wären alle psychischen Störungen *nur* umweltbedingt, „neurotisch", müßte es relativ einfach sein, diese in statu nascendi rückgängig zu machen. Das ist aber keineswegs der Fall. Meistens sind mindestens zwei, sehr häufig zahlreiche Faktoren erforderlich, damit eine psychiatrische Krankheit sich manifestiert. Dafür sprechen auch die Erfahrungen der Zwillingsforschung im Hinblick auf die Entstehung von Neurosen und Psychosen (MEDNICK et al. 1974; SCHEPANK 1974; SHIELDS, 1962; SLATER, 1971).

Der Arzt in der *Praxis* und in der *Klinik* haben gemeinsam, daß beide sich bemühen, Krankheiten zu erkennen und zu behandeln. In einigen medizinischen Disziplinen haben sich die technischen Voraussetzungen für die Diagnostik in Praxis und Klinik weitgehend angenähert, auch für die Therapie. Für psychisch kranke Kinder und Jugendliche trifft dies für die relativ geringen technisch-apparativen Voraussetzungen der Diagnostik weitgehend zu. Größere Differenzen als im diagnostischen Bereich bestehen zwischen Praxis und Klinik jedoch auf dem *therapeutischen Sektor*. Während der klinisch tätige Arzt in der Kinder- und Jugendpsychiatrie neben Psychologen mit einer großen Anzahl therapeutischer Mitarbeiter zusammenarbeitet, ist der praktizierende Arzt meistens auf sich selbst gestellt. Er kann Beratungen der Eltern durchführen, Gespräche mit dem Kind führen und bei schweren Störungen psychotherapeutische Behandlungen des Kindes und seiner Eltern an dafür zuständige Ärzte delegieren. Er hat auch die Möglichkeit, Kind und Eltern in eine Erziehungsberatungsstelle zu schicken. Entschließt er sich jedoch, die Behandlung eines psychisch kranken Kindes selbst zu übernehmen, liegt es nahe, ein psy-

chotropes Medikament einzusetzen. In der Regel sind jedoch „flankierende Maßnahmen" erforderlich, auf die an verschiedenen Stellen des Buches, etwas ausführlicher im Abschnitt „Indikationen A–Z" eingegangen wird.
Befragungen von Ärzten haben ergeben, daß etwa 60–80% der Allgemein-, Kinder- und Nervenärzte an *Informationen* über die psychotrope Behandlung von Kindern und Jugendlichen interessiert sind. Das weist darauf hin, daß die Verordnung von Psychopharmaka nach Zielsymptomen schwieriger ist, als es vielleicht zunächst den Anschein hat. In Analogie zur „kleinen Chirurgie" muß sich der Arzt, der sich mit psychisch kranken Kindern und Jugendlichen beschäftigen will, Kenntnisse einer *„kleinen Kinder- und Jugendpsychiatrie"* erarbeiten. Dieses Mindestmaß an Kenntnissen, aber auch an Erfahrungen kann dieses Buch nur sehr bedingt vermitteln. Dafür stehen inzwischen mehrere kürzere und ausführlichere Lehrbücher zur Verfügung. Wem dieser Zeitaufwand zu hoch erscheint, bedenke: Die Weiterbildung in Verhaltenstherapie und in noch viel stärkerem Maße die zur Erlangung des Zusatztitels „Psychotherapie" erfordert Jahre intensiven Studiums und eine kostspielige, zeitraubende Selbsterfahrung. Psychopharmakotherapie betreiben dagegen viele Ärzte nach der „roten Liste" und den Beipackzetteln, allenfalls unterstützt durch das Studium grundsätzlicher psychopharmakologischer Kapitel in den Lehrbüchern bestimmter Fachgebiete.
In dem vorliegenden Buch werden die Grundlagen der Psychopharmakotherapie des Kindes- und Jugendalters in drei ausführlichen Kapiteln abgehandelt, die sich mit den *Wirkungsgrundlagen* verschiedener Substanzen, der *klinischen Prüfung* von Psychopharmaka und den *Voraussetzungen für die Psychopharmakotherapie* beschäftigen. In einem weiteren Kapitel werden die Struktur, die Pharmakologie, die Pharmakokinetik, die Dosierung, Nebenwirkungen und Indikationen verschiedener *Substanzen*, die sich im Kindes- und Jugendalter bewährt haben, besprochen und einzeln angeführt. Das Kapitel *„Indikationen A–Z"* schließlich bietet in übersichtlicher Anordnung eine Darstellung der wichtigsten psychopharmakotherapeutisch behandelbaren psychischen Symptome und Syndrome dar.

2 Grundlagen der Psychopharmakotherapie

2.1 Einleitung

CH. EGGERS

Die Psychopharmakologie des Kindesalters steckt noch in den Anfängen, und das Wissen über die Wirkungsgrundlagen und Anwendungsrichtlinien ist noch relativ gering. Die Verordnung von Psychopharmaka im Kindes- und Jugendalter setzt sowohl Kenntnisse der allgemeinen Pharmakologie und der klinischen Psychopharmakologie als auch der Kinder- und Jugendpsychiatrie voraus.

Vorbedingung der Psychopharmakotherapie ist die exakte diagnostische Abklärung einer psychischen Störung beim Kind, wozu eine detaillierte medizinische und psychologische Untersuchung unter Einbeziehung psycho-, sozio- und familiendynamischer Gesichtspunkte gehört. Eine Psychopharmakotherapie sollte stets nur Teil eines umfassenden Therapiekonzepts sein, bei der Behandlung der meisten psychischen Erkrankungen des Kindes- und Jugendalters kommt ihr lediglich der Stellenwert eines *additiven* Verfahrens zu.

Klinisch-pharmakologische Untersuchungen im Kindesalter machen eine sorgfältige Aufstellung geeigneter Kontrollgruppen notwendig, die u.a. nach Alter, Geschlecht, sozioökonomischem Status, Gewicht, Diagnose, Krankheitsdauer, Ätiologie der Erkrankung und Intelligenzniveau vergleichbar gemacht werden sollten. Zu bevorzugen sind Cross-over-Designs. Wirkungen und Nebenwirkungen müssen genauestens und in einer möglichst quantifizierbaren Weise erfaßt und dokumentiert werden. Wichtig in der Psychopharmakologie des Kindesalters ist die Anwendung neuropsychologischer, neurophysiologischer und endokrinologischer Testverfahren und Untersuchungen, um sonst unerkannt bleibende humorale und kognitive Begleiterscheinungen aufdecken zu können.

Die Psychopharmakologie des Kindesalters profitiert von der *Grundlagenforschung* über die Physiologie, Pharmakologie und Biochemie des tierischen und menschlichen Organismus. Da bei Kindern nur in sehr eingeschränktem Maße Freiwilligenexperimente mit zu testenden Pharmaka durchführbar sind, ist die Psychopharmakotherapie in ganz besonderem Maße auf tierexperimentell erworbene Befunde und deren Interpretation angewiesen. Um Kenntnisse über den Einfluß von Pharmaka im allgemeinen und von Psychopharmaka im besonderen auf den heranwachsenden Organismus zu gewinnen, sind Untersuchungen an jungen heranreifenden Tieren unterschiedlichen Alters notwendig. Dieser Forschungszweig befindet sich jedoch noch im Anfangsstadium. Ein wichtiger methodologischer Fortschritt der Arzneimittelforschung der letzten Jahre war die Verwendung radioaktiv markierter Isotope und Vorstufen klinisch bedeutsamer Pharmaka, kombiniert mit den verschiedenen Entwicklungen auf dem Gebiet der Chromatographie. Dies ist insbesondere für die Psychopharmakologie von großer Bedeutung; entsprechende Bindungsstudien haben unser Wissen wie über das Rezeptorverhalten der Psychopharmaka und deren Einfluß auf den Neurotransmitterstoffwechsel wesentlich bereichert, wodurch Psychopharmaka mit größerer Zielsicherheit eingesetzt und deren Nebenwirkungen mit einer besseren Genauigkeit eingeschätzt werden können. Allerdings muß auch in Anbetracht der Erfolge der modernen neurochemischen und biophysikalischen Psychopharmakologie bedacht sein, daß dadurch zwar das Verständnis für Korrelationen zwischen neuralen Wirkmechanismen (z. B. auf der Rezeptor- und Neurotransmitterebene) und psychischen Funktionen und deren Beeinflussung durch Psychopharmaka zunimmt und differenziert wird; aber die „Kluft zwischen psychischen Vorgängen und den ihnen zugrunde liegenden materiellen (zellulären) Prozessen" (HAEFELY 1982) wird durch die modernen molekularchemischen und neurophysiologischen Forschungsergebnisse noch nicht überbrückt.

2.2 Wirkungsgrundlagen der Psychopharmaka

CH. EGGERS

2.2.1 Einleitung

Die allgemeinen Wirkungsgrundlagen von Psychopharmaka unterscheiden sich nicht grundlegend von denjenigen anderer biologisch wirksamer Substanzen. Die *Wechselwirkungen* zwischen dem Organismus und dem verabreichten *Pharmakon* unterliegen allgemeinen biologischen und pharmakochemischen Gesetzen, die allerdings mehr oder weniger präparatespezifisch sind und substanztypologische Besonderheiten aufweisen. Die biologischen und pharmakologischen Effekte von Arzneimitteln werden unter dem Begriff „*Pharmakodynamik*" zusammengefaßt. Die Pharmakodynamik eines Arzneimittels oder einer Arzneimittelgruppe beschreibt deren Einfluß auf den Bioorganismus und seine Funktionssysteme; sie ist somit letztlich definiert durch die dynamische *Wechselbeziehung* zwischen *Pharmakon* und *Rezeptor* (Wirkort).
Die pharmakologische Wirkung einer Substanz bzw. einer Substanzgruppe ist außer durch das Rezeptorverhalten durch *Dosis, Applikationsform, Absorption,* intraorganismisches *Verteilungsmuster, Gewebsbindung, Biotransformation* (Metabolisierung) und *Ausscheidungsmodus* bestimmt. Die zuletzt genannten Eigenschaften werden unter dem Begriff „*Pharmakokinetik*" subsummiert.

2.2.2 Pharmakokinetik

Wie andere Arzneimittel auch, werden *Psychopharmaka* nach oraler oder parenteraler Applikation direkt oder nach Absorption durch den Magen-Darmtrakt in die Blutbahn aufgenommen und im Organismus verteilt, bevor sie dann u. a. mit ihren neuralen Rezeptoren in eine Wechselbeziehung treten. Die *Art* (Agonismus, Antagonismus; kompetetiv, nicht kompetetiv; reversibel, irreversibel) und *Intensität* dieser Wechselbeziehung bestimmen wesentlich die therapeutische *Effizienz* eines Pharmakons. Neben Applikation und Dosis sind es die jeweiligen pharmakokinetischen Determinanten und ihre Interdependenzen, die die Verweildauer eines Pharmakons am Aktionsort bestimmen.

2.2.2.1 Absorption

Die gastroenterale *Absorption* der Psychopharmaka geschieht bei oraler Verabreichung im wesentlichen durch *Diffusion*. Die Diffusionsgeschwindigkeit ist abhängig von der Molekülbeschaffenheit des jeweiligen Wirkstoffs, der epithelialen Membranfläche, der Membrandicke der gastroenteralen Epithelzellen und den Verteilungskoeffizienten sowie Konzentrationsdifferenzen an diesen Grenzflächen. Die Epithelmembranen enthalten eine biomolekulare Lipidschicht, in die Proteine eingelagert sind. Als gut lipidlösliche Substanzen geschieht die Resorption von *Psychopharmaka* vorwiegend durch die Lipidmatrix der Zellmembran.

Die Lipidlöslichkeit hängt vom Ausmaß der Ionisierung der Substanz ab. Nicht ionisierte Pharmaka sind gut lipidlöslich und diffundieren somit leicht durch lipidreiche Zellmembranen (non ionic diffusion). Das Ausmaß der Ionisation einer Substanz bei physiologischem pH wird durch die sog. *Ionisationskonstante* pK_a bestimmt. Der Ionisationsgrad und somit die Diffusionsfähigkeit eines Pharmakons hängen stark vom pH-Wert der Umgebung ab, da sie als schwache Säuren oder Basen stärker vom pH-Wert des Resorptionsortes abhängig sind als starke Säuren oder Basen. Basische Substanzen ionisieren im sauren Milieu (Magensaft) stärker und werden dort entsprechend schlecht resorbiert; saure Substanzen werden dagegen infolge geringerer Ionisation im Magen (niedriger pH) besser resorbiert, während sie im alkalischen Milieu (Dünndarm) stärker ionisieren und dort entsprechend schlecht diffundieren. Allerdings werden im Dünndarm auch stark ionisierte Arzneimittel in erheblichem Maße resorbiert, da deren Verweildauer und die Oberfläche der resorbierenden Schleimhaut größer ist. Grundsätzlich erfolgt die Resorption eines Pharmakons sowohl durch die Magen-, als auch durch die Darmschleimhaut um so rascher, je stärker die Fettlöslichkeit des nichtionisierten Anteils des Arzneimittels ist.

Die gastrointestinale Resorption wird auch durch die *Magen-Darm-Motilität* beeinflußt, was für *Intoxikationen* mit *Sedativa* und *Psychopharmaka* von Be-

deutung sein kann. So muß bei komatösen Zuständen infolge der veränderten Magen-Darm-Motilität mit veränderten Resorptionsbedingungen gerechnet werden.
Die Resorbierbarkeit von Pharmaka wird in starkem Maße von der jeweiligen chemischen Zusammensetzung bestimmt. Die Auflösungsgeschwindigkeit und damit die Resorptionsfähigkeit ist abhängig von der Salzform, in der das Präparat vorliegt, weiterhin vom Kristalltyp, von der Partikelgröße, von der Zerfallsgeschwindigkeit der applizierten Substanz und von der Anwesenheit komplexbildender oder die Auflösung beschleunigender Wirkstoffe im Präparat. Dadurch bedingte unterschiedliche Absorptionseigenschaften verschiedener Pharmakazusammensetzungen werden therapeutisch nutzbar gemacht. So ist die Absorption von *Depot-Neuroleptika* in Form von Salzverbindungen mit geringer *Lipidlöslichkeit*, z. B. als Decanoat, *gering* und die *Bioverfügbarkeit* der aktiven Wirksubstanz entsprechend *verlängert*.
Für die Pharmakokinetik und damit die Pharmakodynamik von entscheidender Bedeutung ist, ob die oral applizierte Substanz nach Absorption in die Mukosazellen bereits intestinal verdaut, d. h. abgebaut wird und wie hoch das Ausmaß der initialen Biotransformation in der Leber (sog. „first pass effect") ist. So werden *Neuroleptika* zwar *rasch resorbiert*, zeigen aber größtenteils ausgeprägte *hepatische „first pass effects"*, wodurch sie bereits einen Teil ihrer Wirksamkeit verlieren.

2.2.2.2 Verteilung

Nach erfolgter Absorption verteilen sich die Pharmaka in einer für die verschiedenen Substanzgruppen recht spezifischen Weise in die verschiedenen Kompartimente des Organismus. Grundsätzlich lassen sich zwei Hauptkompartimente, das intrazelluläre und das extrazelluläre Kompartiment unterscheiden; letzteres unterteilt sich wiederum in ein intravaskuläres und ein interstitielles. Die Verteilung der *Psychopharmaka* ist in starkem Maße von der Beschaffenheit des jeweiligen Kompartiments (Gewebeart) abhängig, während sich die meisten Pharmaka relativ gleichmäßig auf den intravaskulären Teil des Extrazellulärraums verteilen.
Die Verteilung im Intrazellulärraum und in den Geweben wird durch folgende Faktoren bestimmt: Molekülgröße, Fettlöslichkeit, Ionisationsgrad, pH-Differenzen zwischen verschiedenen Kompartimenten, Ausmaß der Proteinbindung, Gewebsbindung, spezielle Transportvorgänge.
Die *Membrandurchlässigkeit* für ein Pharmakon ist um so größer, je kleiner dessen *Molukulargewicht* ist. Auf die direkt proportionale Abhängigkeit der Permeabilität vom Grad der *Fettlöslichkeit* und vom *Ionisierungszustand* der Moleküle ist bereits bei Besprechung der gastrointestinalen Absorption hingewiesen worden, dies trifft auch für andere Zellmembranen zu. So akkumulieren stark fettlösliche Substanzen wie *Psychopharmaka* hauptsächlich in Körperfett und Lipidmembranen und erreichen im Gehirn besonders hohe Konzentrationen, was für den Wirkmechanismus dieser Pharmakagruppe von

ausschlaggebender Bedeutung ist. Ihre Speicherung im Fettgewebe, aus dem die Freisetzung nur langsam erfolgt, spielt für die *Wirkungsdauer* der *Psychopharmaka* eine wichtige Rolle.

Durch autoradiographische Untersuchungstechniken konnte gezeigt werden, daß *Neuroleptika* sich *schneller* auf die *graue Substanz* als auf die weiße verteilen; zu einem späteren Zeitpunkt konnten im *Hippocampus* etwas *höhere Konzentrationen* gemessen werden als im übrigen Hirngewebe. Radioaktiv markiertes *Spiperon* oder *Pimozid* zeigt bei Ratten eine bevorzugte Verteilung in dopaminreichen Hirnregionen.

Von großer Bedeutung für die Verteilung von Pharmaka in den verschiedenen Kompartimenten ist die *Proteinbindung*. Proteingebundene Arzneimittelmoleküle können die Zellmembran nicht durchdringen und somit die Blut-Hirn- oder die Plazentarschranke nicht passieren. So ist für die Effizienz eines Pharmakons stets das Verhältnis von Proteinbindungen und nicht-proteingebundenen Anteilen wichtig (vgl. Kap. 3.5.4 bzw. 3.6.4). Die Stärke der *Proteinbindung* beeinflußt wesentlich die *Wirkdauer* eines Medikaments, da Arzneimittel-Protein-Komplexe nicht intrazellulär metabolisiert werden können, sie hat also eine *protektive* (Speicher-) *Funktion*. Die *frei* im *Plasmawasser gelöste Arzneimittelfraktion* ist dagegen *diffundibel, pharmakologisch aktiv* und kann metabolisiert und ausgeschieden werden; sie steht mit der pharmakologisch inaktiven, proteingebundenen Fraktion im Gleichgewicht. Die Proteinbindung ist reversibel und abhängig von der Plasmakonzentration der ungebundenen Fraktion; wenn diese abnimmt, wird das gestörte Gleichgewicht dadurch wieder hergestellt, daß an Plasmaproteine gebundene Pharmakaanteile freigesetzt werden.

Für die Wirksamkeit von *Psychopharmaka* ist die *Verteilung im neuralen Gewebe* von entscheidender Wichtigkeit. Die Verteilung im Hirngewebe hängt davon ab, in welchem Maße es den Präparaten jeweils gelingt, die drei Schranken (Blut-Hirn-Schranke, Blut-Liquor-Schranke, Liquor-Hirn-Schranke) in beiden Richtungen zu überwinden. Dabei wird die Diffusionsrate der Pharmaka durch diese drei Schranken von physikalisch-chemischen Eigenschaften bestimmt, die die Diffusion durch die erwähnten Zellmembranen steuern (in erster Linie Molekülgröße, Lipidlöslichkeit, Ionisation, Proteinbindung). Die meisten *Psychopharmaka* können als hoch-lipophile Substanzen die Blut-Hirn-Schranke gut passieren.

Niedrigmolekulare, lipidlösliche, nicht-ionisierte und nicht proteingebundene Substanzen sind am besten geeignet, die Blut-Hirn-Schranke zu überwinden; dies trifft insbesondere für rasch wirksame Sedative und Narkosemittel zu. Die *β-Rezeptorenblocker* unterscheiden sich dagegen hinsichtlich des Verteilungsgleichgewichts zwischen Plasma und Gehirn ganz erheblich: beim *Propranolol* (lipophil) stellt es sich bereits nach 30 Min., beim *Practolol* (schlecht lipidlöslich) dagegen erst nach 12–24 Std. ein.

Bei der Bewertung von pharmakologischen Verteilungsmechanismen im *Kindes- und Jugendalter* muß berücksichtigt werden, daß sich die Gewebsorganisation in dieser Altersphase noch im Stadium der Entwicklung befindet und die Plasmaproteine und somit auch die Proteinbindungsfähigkeit noch sehr variabel sind. So ist bei Neugeborenen der Albumingehalt niedriger und die Bindungskapazität daher eher erschöpft als bei älteren Kindern. Im Vergleich zu Erwachsenen ist bei Kindern die *Bindungsaffinität* von Albumin zu Arzneimitteln geringer, so daß sie schneller Membranen passieren und abgebaut werden; entsprechend sind die *Halbwertszeiten geringer* als bei Erwachsenen (vgl. Kap. 3.5.4 und 3.6.4). Eine *wichtige Schlußfolgerung für das Kindesalter* ist, daß Pharmaka in dieser Altersstufe infolge der verminderten Proteinbindung rascher zum Rezeptor gelangen und deshalb *niedriger,* stattdessen aber *häufiger dosiert* werden können. Die Plasmaproteinbindungsfähigkeit der *Psychopharmaka* nimmt im Verlauf der kindlichen Entwicklung mit ansteigendem Alter zu.

Weiter ist bei der Verteilung zu bedenken, daß das *Gesamtkörperwasser* und das *Verteilungsvolumen* (l/kg) im Kleinkindalter im Vergleich zu Erwachsenen *größer* ist. Substanzen mit hoher Wasserlöslichkeit sammeln sich daher bei jungen Kindern vermehrt im Extrazellulärraum an und erreichen den Wirkort nur in relativ geringem Ausmaß. Die Menge der extrazellulären Flüssigkeit bleibt im Verlauf der kindlichen Entwicklung relativ konstant und liegt bei 5,7 l/m² Körperoberfläche. Das Verteilungsvolumen differiert entsprechend der unterschiedlichen Wasserlöslichkeit der Substanzen, so liegt es beim *Chlorpromazin* bei 20–25 l/kg und beim *Trifluoperazin* bei 8–12 l/kg.

2.2.2.3 Biotransformation

Ohne gündliche Kenntisse über die Biotransformation ist eine sichere und vernünftige Pharmakotherapie nicht möglich. Darunter versteht man die chemische Umwandlung eines Pharmakons im Bioorganismus. Dies geschieht vorwiegend *enzymatisch,* hauptsächlich im endoplasmatischen Retikulum der Leber. Da es sich hierbei um intrazelluläre Membranstrukturen handelt, hängt die Metabolisierungsneigung vom Grad der Fettlöslichkeit und Ionisation ab. Lipophile Substanzen wie *Psychopharmaka* werden infolgedessen leicht metabolisiert.

Die betreffenden Enzyme sind weitgehend substratunspezifisch, d.h. sie metabolisieren Substanzen mit unterschiedlicher chemischer Struktur. Die *Metaboliten* sind meistens weniger lipid- und *besser wasserlöslich* und können daher leichter durch die *Nieren ausgeschieden* werden, ohne gleich nach der glomerulären Filtration tubulär rückresorbiert zu werden (tubuläre Rückdiffusion um so stärker, je höher die Fettlöslichkeit). In der Regel führt die Metabolisierung zu einer Inaktivierung des Arzneimittels. Manche Pharmaka wie z.B. *Imipramin* (→ Desimipramin), *Amitryptilin* (→ Nor-Tryptilin), *Diazepam* (→ N-Desmethyldiazepam, Oxazepam) oder das *Thioridazin* (→ Mesoridazin, Sulforidazin) bilden jedoch lipophile, pharmakologisch aktive Metaboliten. Dadurch ändert sich jeweils die Pharmakodynamik der betreffenden Substanzen.

Bei der Biotransformation sind synthetische und nicht-synthetische Abbauwege zu unterscheiden. Erstere bestehen in *Konjugationsreaktionen* (Bindung der Substanzen oder deren Metaboliten an endogene Substrate wie Kohlenhydrat-

oder Aminosäurenderivate). Die häufigste metabolische Konjugationsreaktion ist die *Glukuronidation*, die Bindung an Glukuronsäure, die durch mikrosomale Enzyme katalysiert wird. Weitere Konjugationen sind die Bildung von Azetyl-, Glyzin- und Sulfatestern und die Sauerstoff-, Schwefel- oder Stickstoffmethylierung. Die nichtsynthetischen Metabolisierungsschritte bestehen in *Oxydation, Reduktion, Hydrolysierung, Sulfazidbildung, Desaminierung, Dekarboxylierung, Demethylierung, Desulfiration* und *Dealkylierung*.

Der Abbau der *Phenothiazine* ist stark von den Ringsubstituenten abhängig. So ist die Biotransformation erschwert bei Vorhandensein einer CF_3-Gruppe in Stellung 3 (z. B. im *Trifluoperazin*), während der oxydative Abbau bei Vorhandensein einer $-O-CH_3$-, –Cl- oder einer $-S-CH_3$-Gruppe erleichtert wird. Entsprechend unterschiedlich ist die *neuroleptische Potenz: Phenothiazine*, bei denen die Oxydation durch Substituenten erschwert ist und bei denen die Bindungsaffinität zum Rezeptor durch hydrophobe Gruppen begünstigt wird, sind potenter als ihre Verwandten mit weniger hydrophoben oder gar mit hydrophilen Ringsubstituenten, die leichter oxydativ abgebaut werden.

Die Biotransformation der *Butyrophenone* beginnt mit einer Abspaltung des basischen Substituenten am Kettenende unter Oxydation des terminalen C-Atoms, wobei sich p-Fluorobenzolkarbonsäuren bilden, die weiter zu p-Fluorphenylessigsäure abgebaut und als Glyzinkonjugat ausgeschieden werden.

Die *trizyklischen Antidepressiva* Imipramin, Desimipramin und Dimetracin werden über N-Demethylierungs- und N-Oxydierungsprozesse abgebaut. Amitryptilin wird am Trizyklus zu 2 Alkoholen hydroxyliert, die schrittweise weiter oxydativ demethyliert werden. Bei der N-Demethylierung der Seitenkette von *Amitryptilin* entsteht das ebenfalls antidepressiv wirksame *Nortryptilin*, das durch weitere Demethylierung zu Didemethylamitryptilin abgebaut wird.

Auch beim Metabolismus der *Benzodiazepine* spielen N-Demethylierungs- und Hydroxylierungsprozesse eine besondere Rolle, wobei die Abbauwege vom *Chlordiazepoxid* und *Diazepam* über *Demoxazepam* bzw. *Oxazepam* führen, die beide ebenfalls pharmakologisch aktiv sind. Die verschiedenen Benzodiazepinmetaboliten werden vorzugsweise als Glukuronide ausgeschieden.

Die Fähigkeit zur Metabolisierung ist in den ersten Lebenswochen verzögert, wächst aber mit zunehmendem Alter an. Die Fähigkeit zur Azetylierung und Sulfatbildung ist schon nach einem Monat vollständig ausgebildet, während die Konjugation an Glukuronsäure und verschiedene Aminosäuren mit 2–3 Monaten voll entwickelt ist. Konjugationen an Glutathion und Glyzin sind erst im 3./4. Lebensmonat in ausreichendem Maße möglich, auch enzymatische Oxydations- und Reduktionsprozesse unterliegen ähnlichen Reifungsvorgängen.

2.2.2.4 Elimination

Wichtigstes Ausscheidungsorgan auch für die *Psychopharmaka* beim Primaten ist die *Niere;* allerdings werden sie wie z. B. das Chlorpromazin auch *biliär* und *intestinal* (mit dem Faeces) ausgeschieden. Die Ratio zwischen renaler und intestinaler Ausscheidung von *Psychopharmaka* schwankt von Spezies zu Spezies z. T. erheblich und ist bei den *verschiedenen Substanzen sehr unterschiedlich.* Die renale Ausscheidung beruht auf 3 Vorgängen: der glomerulären Filtration, der aktiven tubulären Sekretion und der tubulären Rückresorption.
Auf die glomeruläre Filtrationsrate hat die Löslichkeit eines Pharmakons keinen Einfluß, wasser- und lipidlösliche Substanzen werden gleich gut filtriert. Die Pharmakonzentration im proximalen Tubulus ist abhängig von der glomerulären Filtrationsrate und der Plasmaproteinbindung. Die tubuläre Rückresorption ist für die meisten Pharmaka ein passiver Diffusionsvorgang und hängt somit vom Verteilungskoeffizienten des Pharmakons und vom pH-Wert des Urins ab. Bei Salzen schwacher Säuren oder schwacher Basen ist die Abhängigkeit vom pH-Wert des Urins am stärksten. Dies trifft z. B. in besonderem Maße für die *Amphetaminderivate* zu, die vor allem in den USA zur Behandlung des hyperkinetischen Syndroms eingesetzt werden. So wird Amphetaminsulfat oder Amphetaminhydrochlorid in saurem Urin zu etwa ⅔, in neutralem oder leicht alkalischem Urin dagegen nur zu etwa ¼ in unveränderter Form ausgeschieden. Entsprechend liegt die Halbwertszeit von Amphetaminen bei saurem Urin bei etwa 5–6 Std, bei alkalischem Urin dagegen bei 20–30 Std(!). Geringe pH-Verschiebungen in der Nähe des pK_a-Wertes des Pharmakons führen bereits zu einer beträchtlichen Verschiebung des Verhältnisses zwischen undissoziierter (unionisierter), also reabsorbierbarer Form und dissoziierter, schlecht resorbierbarer Form.
Die tubuläre Reabsorption von lipidlöslichen Substanzen ist ebenso gut wie die enterale Absorption, im Gegensatz zu den hydrophilen Arzneimitteln, die schlecht absorbierbar sind. Infolgedessen werden gut wasserlösliche Stoffe rasch renal ausgeschieden und kaum tubulär rückresorbiert, während lipophile Substanzen aus den Tubuli fast vollständig reabsorbiert werden. Im proximalen Tubulus werden verschiedene organische Anionen und Kationen aktiv sezerniert, so u. a. auch an Glukuronsäure gekoppelte Pharmakametaboliten.
Einen Überblick über die in den Abschnitten 2–4 besprochenen Zusammenhänge zwischen Absorption, Verteilung und Elimination von Pharmaka gibt Abb. 2.1.
Die Eliminationsgeschwindigkeit wird in der sog. *Eliminationshalbwertszeit* ausgedrückt. Darunter versteht man die Zeit, in der die Hälfte der verabreichten Substanz ausgeschieden ist; sie wird durch die Geschwindigkeit der Biotransformation und der Ausscheidung durch Niere, Galle, Darm, Haut und Atemwege bestimmt.
Biotransformation und Elimination sind wesentliche Faktoren, die die sog. *Plasma-Halbwertszeit* eines Arzneimittels definieren. Das ist die Zeit, in der die Plasmakonzentration auf die Hälfte abfällt. Die Plasmahalbwertszeit korre-

liert in der Regel eng mit der Konzentration eines Pharmakons am Wirkort (Rezeptor); sie wird außer durch den Metabolismus und die Elimination durch die Diffusionsneigung in die Gewebe (Gewebsverteilung) und die Plasmaprotein- und Gewebsbindung der jeweiligen Substanz beeinflußt.

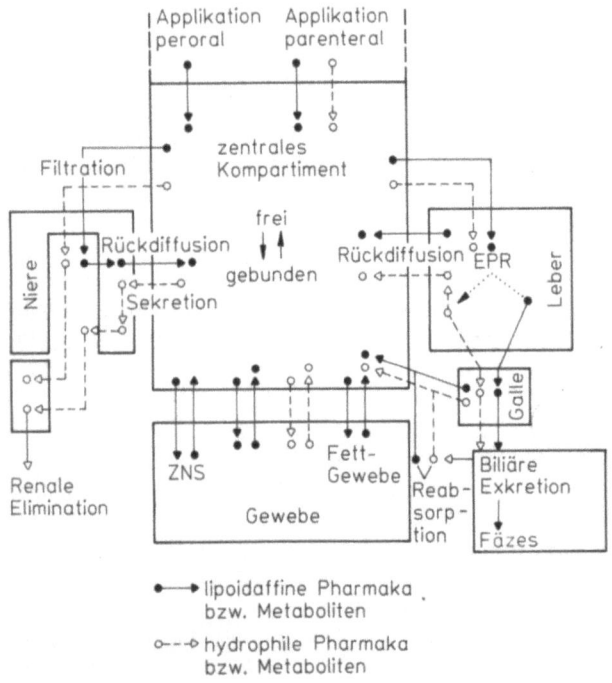

Abb. 2.1 Zusammenhänge zwischen Verteilung und Elimination von Pharmaka im Bioorganismus (nach FENNER 1976)

Von Bedeutung ist, ob die Plasmahalbwertszeit nach einmaliger Gabe (Einzeldosis) oder unter Dauertherapie bestimmt wird. Im ersteren Fall wird sie in starkem Maß von der Verteilung des Pharmakons in den verschiedenen Kompartimenten bestimmt, während sich bei chronischer Gabe ein „steady state", ein Gleichgewicht zwischen der Verteilung im Plasma und in anderen Körperkompartimenten eingestellt hat.

Die Verteilung in den verschiedenen Kompartimenten wird bei Bestimmung der sog. *biologischen Halbwertszeit* berücksichtigt: der Zeit, in der die Gesamtmenge des Pharmakons im Körper nach Herstellung eines Gleichgewichts zwischen Plasma und anderen Kompartimenten auf die Hälfte abgefallen ist.

Die biologische Halbwertszeit wird durch Verwendung von Radioisotopen bestimmt. Obgleich sie häufig der Plasmahalbwertszeit weitgehend entspricht, kann es doch Unterschiede zwischen diesen beiden Parametern geben, so bei ungleichmäßiger Verteilung eines Pharmakons in verschiedenen Geweben (z. B. bei hoher Fett- oder Proteinbindungsaffinität).
Als *biologische Wirkungshalbwertszeit* wird die Zeit definiert, in der der pharmakologische Effekt einer Substanz oder eines aktiven Metaboliten auf die Hälfte abnimmt.
Am häufigsten werden die Plasmahalbwertszeiten von Pharmaka angegeben. Dies ist jedoch nur sinnvoll, wenn die Elimination des Pharmakons jederzeit für den jeweiligen Dosisbereich proportional der Plasmakonzentration ist. Bei solch einer rein konzentrationsabhängigen Elimination (z. B. durch glomeruläre Filtration) spricht man vom Eliminationstyp 1. Ordnung. Wenn jedoch ein konstanter Anteil eines Pharmakons bis zu einem gewissen Sättigungsgrad metabolisiert wird und die Elimination unabhängig von der Konzentration im Serum abläuft, so kann es bei Dosissteigerung zu einer Verlängerung der Plasmahalbwertszeit kommen mit sehr viel steilerem Anstieg der Plasmakonzentration und längerem Persistieren des hohen Plasmaspiegels infolge unzureichender Elimination nach Erreichen der enzymatischen Sättigung; der Substratüberschuß kann nicht abgebaut und eliminiert werden. Dieser Eliminationstyp wird in der angloamerikanischen Literatur als „zero order kinetics" bezeichnet. Manche Pharmaka werden nach einer komplexen Kombination der beiden besprochenen Eliminationsmechanismen eliminiert; so wird *Phenytoin* in niedriger Dosierung nach dem Eliminationstyp 1. Ordnung, in höherer Dosierung nach dem O-Typ eliminiert, da anscheinend bei höherer Dosierung der enzymatische Abbau nicht nachkommt. So läßt sich die Intoxikationsgefahr bei Überschreiten der Dosis erklären, in der das Medikament gut metabolisiert werden kann.

2.2.3 Pharmakodynamik

2.2.3.1 Dosis-Wirkungs-Beziehungen

Das Ziel einer Pharmakotherapie ist die Herstellung einer *pharmako-dynamischen Wirkung*. Zu unterscheiden sind die *Wirkungsintensität* und die *Wirkungsqualität*. Letztere wird bestimmt durch die *chemische Struktur* des Pharmakons, sie ist mehr oder minder dosisunabhängig. Die Wirkungsintensität ist dagegen abhängig von der *Dosis* bzw. der Konzentration eines verabreichten Pharmakons. Die *Wirkungsintensität* eines Pharmakons wird beim einzelnen Individuum quantitativ und qualitativ als Ausmaß der eingetretenen Veränderung gemessen, beim Kollektiv ausschließlich quantitativ als *Wirkungshäufigkeit* (Zahl der Versuchspersonen, die den erwarteten Effekt aufweisen). Mit steigender Dosis nimmt beim Individuum die Wirkungsintensität, bei einem Kollektiv die Zahl der Probanden mit einem positiven Effekt jeweils bis zu einem Maximum zu.

So lassen sich für jedes Medikament *Dosis-Wirkungs-Kurven* berechnen, die durch folgende Kriterien bestimmt sind: Schwellendosis, Maximaldosis, Minimal- und Maximaleffekte. Sie sind aus der Steilheit des jeweiligen Kurvenablaufs ablesbar.

Die therapeutische Breite ist zugleich ein Maß für den Spielraum zwischen therapeutischer und toxischer Wirkung. Sie wird als Quotient zwischen Dosis letalis (LD_{50}) und Dosis effectiva (ED_{50}) ausgedrückt: therapeutische Breite $= \frac{LD_{50}}{ED_{50}}$. Mit ED_{50} wird die Dosis bezeichnet, bei der 50% des Maximaleffekts erreicht wird. LD_{50} ist die Dosis, bei der 50% der Versuchstiere sterben.

2.2.3.2 Rezeptortheorie

Es wurde bereits darauf hingewiesen, daß die pharmakodynamische Wirkung eines Medikaments auf dessen Wechselbeziehung mit einem Rezeptor beruht. Rezeptoren sind makromolekulare Strukturen, die eine *pharmakodynamische Selektivität* aufweisen und die die spezifischen Angriffsstellen der Pharmaka darstellen. Die Bindung einer Substanz an den Rezeptor löst eine biologische Reaktion aus, modifiziert oder hemmt sie. Man unterscheidet zwischen *Primärreaktion* (Bindung des Pharmakons an den Rezeptor) und *Sekundärreaktion* (durch Primärreaktion hervorgerufene Funktionsänderung der Zelle, an die der Rezeptor gebunden ist).

Hinsichtlich der Art der pharmakologischen Wirkung am Rezeptor wird zwischen *Agonisten* und *Antagonisten* unterschieden. Agonisten sind Substanzen, die am Rezeptor einen spezifischen Reiz und dadurch einen synergistischen Effekt auslösen. Die Bindungsstärke eines Pharmakons wird *Affinität*, die Fähigkeit, nach Anlagerung an den Rezeptor einen pharmakologischen Effekt auszulösen, *intrinsic activity* oder *efficacy* („Wirkaktivität") genannt. – Die deutsche Bezeichnung hat sich in der Literatur nicht durchgesetzt.

Antagonisten wirken den Agonisten entgegen. Sie haben zwar ebenfalls eine hohe Affinität zum Rezeptor, weisen im allgemeinen jedoch *keine* „intrinsic activity" auf. *Psychopharmaka* verändern ganz allgemein die Wechselwirkung der *endogenen Agonisten* (= Neurotransmitter) mit ihren Rezeptoren. Dies kann u.a. durch Blockade der Rezeptoren (Antagonismus; Neuroleptika, Beta-Rezeptorenblocker), durch agonistische Wirkung (Benzodiazepine) oder durch Veränderung der Konzentration des physiologischen Neurotransmitters am Wirkort (Antidepressiva, Amphetamine) geschehen.

Antagonisten werden in kompetetive und nicht-kompetetive, funktionelle und chemische Antagonisten unterteilt. Kompetetive Antagonisten wirken durch Verdrängung der Agonisten vom Rezeptor (*kompetetive Verdrängung* bzw. Konkurrenz). *Nicht-kompetetive Antagonisten* können auf verschiedene Weise die Wirkung der Agonisten abschwächen, z.B. indem sie an einer anderen Stelle des Rezeptors allosterisch angreifen.

Der *funktionelle Antagonismus* entspricht im Prinzip dem nicht-kompetetiven

Typ. Jedoch reagiert der Antagonist nicht mit dem gleichen Rezeptor wie der Agonist, sondern mit einem anderen funktionell nachgeschalteten Rezeptor. So wird der primären, durch den Agonisten ausgelösten Reaktionsfolge am zweiten, nachgeschalteten Rezeptor, dessen Funktion durch den funktionellen Antagonismus gehemmt wird, entgegengewirkt.

2.2.3.3 Struktur-Wirkungs-Beziehungen

Beim kompetetiven Antagonismus sind die am gleichen Rezeptor angreifenden Agonisten und Antagonisten chemisch strukturverwandt, jedoch ist dies nicht immer der Fall.
So wirkt z. B. *Chlorpromazin* kompetetiv anticholinergisch, sympathikolytisch und antihistaminisch, obwohl eine gleichzeitige Strukturverwandtschaft mit so unterschiedlichen Substanzen wie Noradrenalin, Azetylcholin und Histamin nicht besteht. Der kompetetive Antagonismus am gleichen Rezeptor beruht wahrscheinlich darauf, daß den polaren Gruppen der Agonisten (quartärer Stickstoff und Estergruppe beim Azetylcholin, Phenole und alkoholische Hydroxylgruppen und primäre Aminogruppen beim Noradrenalin) komplementäre polare Gruppen an den Rezeptoren entsprechen, denen unpolare Rezeptorareale gegenüberstehen, mit denen wiederum die Antagonisten in eine Wechselbeziehung treten.
Bei strukturspezifischen Pharmaka, bei denen die Wirkung fest an deren chemische Struktur gebunden ist, können bereits geringfügige Änderungen der chemischen Struktur beträchtliche Änderungen der pharmakologischen Wirkung hervorrufen. So bewirkt der Austausch des Schwefelatoms beim *Chlorpromazin* gegen eine Äthylenbrücke (→ *Imipramin*) eine sterische Konfigurationsänderung und damit den Wechsel von neuroleptischer zu antidepressiver Wirkung. Bei trizyklischen Pharmaka ist der Beziehungswinkel zwischen den äußeren Ringen entscheidend für die neuroleptische bzw. antidepressive Wirkung. Man vermutet, daß die *anxiolytischen* Effekte durch eine kurze Seitenkette im mittleren Ring und die antidepressiven Eigenschaften durch eine lange Seitenkette bestimmt werden.

2.2.4 Rezeptorverhalten der Psychopharmaka

2.2.4.1 Allgemeines

Psychopharmaka entfalten ihre Wirksamkeit hauptsächlich an *neuralen Rezeptoren,* indem sie das Verhalten der *Neurotransmitter* beeinflussen, die auf diese Rezeptoren als Agonisten einwirken. Neurotransmitter sind *Überträgerstoffe,* die die Informationsübertragung von einem Neuron zum andern vermitteln. Die Informationsvermittlung im zentralen und peripheren Nervensystem erfolgt *bioelektrisch* über die Bildung von neuralen *Aktionspotentialen* mit kurzfristiger *Depolarisation* und anschließender *Repolarisation* (Wiederherstellung des sog. Ruhepotentials). Das *Ruhepotential* wird durch die Spannungsdifferenz zwischen Intra- und Extrazellulärraum aufrecht erhalten, die wiederum auf einem *Ionenungleichgewicht* zwischen intraneuralen Kaliumionen und extraneuralen Natriumionen beruht. Herstellung und Bewahrung dieser Ladungsdifferenz gehen auf die Tätigkeit der *Ionenpumpen* und die unterschiedliche *Permeabilität* der Nervenzellmembran für K^+- und Na^+-Ionen zurück, was zur Folge hat, daß das Innere des Neurons gegenüber dem Außenraum *negativ* geladen ist. Der Ionentransport geschieht durch spezielle *Ionenkanäle*, durch die Ionen in das Innere der Nervenzelle eindringen und so die Erregbarkeit des Neurons verändern können. Der Ionenfluß wird durch die neuralen Transmitter geregelt; erregende Neurotransmitter, wie z. B. Glutaminsäure oder Azethylcholin, fördern den extra- und intraneuronalen Ionenaustausch und lösen dadurch eine *Depolarisation* im Neuron (Aktionspotential) aus, während hemmende Neurotransmitter wie GABA oder Glyzin zu einer *Hyperpolarisation* der Nervenzellmembran führen und das Neuron dadurch weniger empfindlich für erregende Neurotransmitter machen. Unter Einfluß eines *erregenden* Neurotransmitters öffnet sich der Na^+-*Ionenkanal* und es strömen positiv geladene Na^+-Ionen in das Innere der Zellmembran. Die dadurch hervorgerufene Verminderung der Ladungsdifferenz (Abnahme des Membranpotentials infolge Abschwächung der negativen bioelektrischen Ladung im Zellinneren) führt zur *Depolarisation*. Wenn die Depolarisation einen bestimmten Stellenwert überschreitet, öffnen sich zusätzlich Na^+-Ionenkanäle und es kommt zu einer vorübergehenden Positivierung des Zellinneren gegenüber dem Außenraum und somit zu einer Entladung der Zellmembran, wodurch das Aktionspotential entsteht, das über den Zellkörper (Soma) und das Axon bis zur Nervenendigung weitergeleitet wird. Dort kommt es zu einem Einstrom von Ca^{++}-Ionen, die die Freisetzung des Neurotransmitters aus den Speichervesikeln der präsynaptischen Nervenendigung in den synaptischen Spalt fördern.

Die Bindung eines *hemmenden Neurotransmitters* an seinen Rezeptor führt z. B. zur Öffnung des *Chlorionenkanals*, wie dies unter GABA-Einfluß der Fall ist (vgl. Kap. 3.6.5). Dadurch strömen negativ geladene Cl^--Ionen in das Innere des Neurons, wodurch es zu einer Erhöhung der Ladungsdifferenz zwischen Innen und Außen mit Zunahme der Negativität im Inneren kommt (Erhöhung des Membranpotentials = *Hyperpolarisation*). Die Auslösung eines neuralen Aktionspotentials durch einen erregenden Transmitter wird dadurch gehemmt.

Für die bioelektrische bzw. neurochemische interneuronale Impulsübermittlung im peripheren und zentralen Nervensystem spielen folgende Neurotransmitter eine Rolle: die Monoamine Adrenalin, Noradrenalin, Dopamin (sog. Katecholamine) und Serotonin (Indolamin), Azetylcholin, γ-Aminobuttersäure (GABA). Vermutet wird weiterhin, daß folgende Substanzen ebenfalls an der Neurotransmission beteiligt sind – die einzelnen Wirkungsmechanismen sind noch nicht vollständig aufgeklärt –: Glyzin, Glutaminsäure, Histamin, Enkephaline, Substanz P und mehrere weitere Peptide.

Die Synthese, Speicherung und Freisetzung der Neurotransmitter erfolgt in

den *Speichervesikeln,* die in der präsynaptischen Nervenendigung gelegen sind. Synthese und Freisetzung verschiedener Neurotransmitter werden durch verschiedene präsynaptische *Autorezeptoren* gesteuert.
Synthese und Freisetzung von *Dopamin* werden durch Dopamin selbst sowie durch Dopaminagonisten wie Apomorphin *gehemmt* und durch Dopaminantagonisten wie *Neuroleptika gefördert.* Dieses Wechselspiel beruht auf Feedback-Mechanismen. Neuere Studien haben ergeben, daß die Biosynthese von Neurotransmittern durch elektrische Entladung (Depolarisation) der entsprechenden dopaminergen, noradrenergen, cholinergen oder serotonergen Neurone und den damit einhergehenden Einstrom von Ca^{++}-Ionen gesteigert wird. Dagegen wird die Neurotransmittersynthese via kompetetive Enzymhemmung durch Substanzen wie α-Methyl-p-Tyrosin (Hemmung der Tyrosinhydroxylase), p-Chlorphenylalanin (Hemmung der Tryptophanhydroxylase) und Hydrazinderivate wie Benserazid und Carbidopa (Hemmung der Dekarboxylierung aromatischer Aminosäuren) gebremst.
Durch Depolarisation der präsynaptischen Zellmembranen und nachfolgendem Ca^{++}-Ioneneinstrom wird der gespeicherte Neurotransmitter durch Exozytose in den synaptischen Spalt freigesetzt, wo er am postsynaptischen Rezeptor seine depolarisierende (erregende) oder hyperpolarisierende (hemmende) Wirkung entfaltet. Die Beendigung dieser Wirkung durch Inaktivierung des Neurotransmitter ist bei den verschiedenen Transmittern unterschiedlich. Die Katecholamine (Noradrenalin, Adrenalin, Dopamin) werden durch aktiven Rücktransport in die präsynaptische Nervenendigung inaktiviert. Z.T. werden sie durch die intraneuronalen Monoaminooxydasen (MAO) abgebaut, z.T. werden sie wieder in die Speichergranula aufgenommen, wo sie vor dem weiteren enzymatischen Abbau geschützt sind. Extraneuronal können sie durch die Katechol-O-Methyltransferase (COMT) abgebaut werden.

2.2.4.2 Wirkung auf Dopaminrezeptoren

Die wichtigsten dopaminhaltigen Systeme sind das nigrostriäre, das mesolimbische, das mesokortikale und das tuberoinfundibuläre System. Auf das nigrostriäre und das mesolimbische System allein entfallen zusammen 85–90% des gesamten Dopamingehalts des ZNS. Die mikrojontophoretische Applikation von Dopamin setzt die Entladungsrate postsynaptischer dopaminerger Neurone herab, derselbe Effekt wird durch elektrische Reizung des präsynaptischen Neurons hervorgerufen. Dieses Verhalten ist dadurch bedingt, daß *Dopamin* auf den postsynaptischen Rezeptor *hyperpolarisierend* wirkt, wodurch die bioelektrische Entladungstätigkeit des postsynaptischen Neurons herabgesetzt wird.
Dopaminerge Strukturen des Subkortex haben generell einen inhibitorisch-schützenden Einfluß auf den Kortex, der u.a. vor einem Übermaß an afferenten (sensorischen) Stimuli geschützt werden muß. Hierbei spielen insbesondere die sehr reichhaltig mit dopaminergen Neuronen versorgten *striären* und *limbischen* Strukturen eine große Rolle. Eine vermehrte oder verminderte

„Durchlässigkeit" für motorische Impulse zeigt sich klinisch in Form von Hyperkinesien und/oder Stereotypien wie sie z. B. bei der Chorea und bei schizophrenen und manischen Psychosen zu beobachten sind, oder in Form einer Hypokinese (Morbus Parkinson, Stupor). Eine vermehrte Durchlässigkeit für sensorische Stimuli könnte sich in illusionären Verkennungen und Trugwahrnehmungen äußern und sekundär zu emotionalen Störungen (Angst) führen, die wiederum auf den Wahrnehmungsprozeß Einfluß nehmen, der die Neigung zu Wahrnehmungsstörungen noch verstärkt (Circulus vitiosus-Effekt). Neurophysiologische, neuropathologische, neurochemische, neuroradiologische, neuropsychologische und psychophysiologische Befunde bei endogenen und exogenen Psychosen sprechen dafür, daß primär oder sekundär subkortikale Funktionsstörungen vorliegen, die u. a. auf einer Beeinträchtigung dopaminerger Rezeptoren beruhen. Diese Hypothese wird durch die klinische Beobachtung gestützt, daß nach Gabe von Dopaminagonisten wie L-Dopa (biochemische Vorstufe von Dopamin) oder Amphetamin (führt zur vermehrten Dopaminfreisetzung am Rezeptor) psychotische Wahrnehmungsstörungen und motorische Hyperkinesien und Stereotypien hervorgerufen oder verstärkt werden und daß diese Symptome durch Dopaminantagonisten (Neuroleptika) behoben oder gemildert werden.

Durch intravenöse oder intrastriatale Injektion von Dopamin und Dopaminagonisten können im Tierversuch sowohl Hyperaktivität als auch Stereotypien (periorale Dyskinesien) hervorgerufen werden, wobei manche Dopaminagonisten wie Apomorphin und Diäthylaminodihydrotetralin ausschließlich Stereotypien auslösen, während es nach Applikation des Dopaminagonisten Amphetamin zu einer allgemeinen Hyperaktivität ohne gleichzeitige periorale Stereotypien kommt. Während die klassischen Neuroleptika sehr wohl die Hyperkinesie beeinflussen, bleiben sie auf der oro-linguo-bucco-fazialen Dyskinesien ohne Wirkung. Aufgrund dieser Befunde ist die Existenz zweier verschiedener dopaminerger Mechanismen anzunehmen, die durch unterschiedliche Dopaminrezeptoren vermittelt werden. Aufgrund von verhaltenspharmakologischen Untersuchungen unterteilten COSTALL u. NAYLOR (1979) die dopaminergen Rezeptoren in DA_1- und DA_2-Rezeptoren, wobei Stimulation der DA_1-Rezeptoren zu Hyperaktivität, Stimulation der DA_2-Rezeptoren zu Stereotypien führt. Diese Rezeptoren werden durch unterschiedliche Dopaminagonisten (s. o.) und -antagonisten in unterschiedlichem Maße stimuliert oder überhaupt nicht tangiert, je nach Affinität der jeweiligen Substanz zu diesen Rezeptoren. DA_1-Rezeptoren, die vorwiegend im Nucleus accumbens, im Tuberculum olfactorium und verstreut im Striatum anzutreffen sind, sprechen auf die klassischen Neuroleptika an, während die hauptsächlich im mittleren Teil des Striatums angesiedelten DA_2-Neurone auf *Pimozid, Sulpirid* und *Tiaprid* ansprechen.

In weiteren Untersuchungen hat sich gezeigt, daß die DA_1-Rezeptoren an die dopaminsensitive Adenylatzyklase gebunden sind, die durch Dopamin stimuliert wird und energiereiches Phosphat (ATP) in zyklisches Adenosinmonophosphat (cAMP) umwandelt. Die DA_2-Rezeptoren sind nicht an das Adenylatzyklasesystem gebunden. Es gibt auch noch andere DA-Rezeptoren wie

diejenigen der prolaktinsezernierenden laktotrophen Zellen im tuberoinfundibulären System, die nicht an das Adenylatzyklasesystem gebunden sind.
Nach molekularbiologischen Gesichtspunkten werden heute mindestens 4 verschiedene DA-Rezeptoren (D_1–D_4) unterschieden (KEBABIAN u. CALNE 1979; SEEMAN 1981; SPANO u. TRABUCCHI 1979): D_1-Rezeptoren, die als Adenylatzyklasebindungsstellen definiert werden, werden durch mikromolare Konzentrationen von Dopamin und Dopaminantagonisten (Mehrzahl der Neuroleptika) stimuliert bzw. blockiert; D_2-Rezeptoren, nicht mit der Adenylatzyklase in Verbindung stehend, sind sensitiv gegenüber mikromolaren Dopaminkonzentrationen (~5000 nMol), werden aber bereits durch nanomolare Konzentrationen von Neuroleptika (z. B. 0,3 nMol Spiperon!) blockiert; die Affinität zu Neureoleptika ist also bei D_2-Rezeptoren am größten. D_3-Rezeptorstellen sind dagegen gegenüber Dopaminkonzentrationen im nanomolaren Bereich (~2–4 nMol) empfindlich und werden erst durch hohe Neuroleptikakonzentrationen im mikromolaren Bereich (~1500 nMol Spiperon) antagonisiert. Die Empfindlichkeit der D_4-Rezeptoren gegenüber Dopamin und Neuroleptika liegt jeweils im nanomolaren Bereich. Wichtig ist zu beachten, daß die Einteilung der Dopaminrezeptoren von D_1 bis D_4 entsprechend dem unterschiedlichen Bindungsverhalten über Dopamin und Neuroleptika vollzogen wurde und daß die von SEEMAN als D_2 bezeichneten Rezeptoren *nicht* mit den nach verhaltenspharmakologischen Gesichtspunkten definierten DA_2-Rezeptoren von COSTALL und NAYLOR (1979) übereinstimmen!
Neben den beschriebenen Rezeptortypen gibt es noch präsynaptische *Dopamin-Autorezeptoren,* die die *Synthese* und *Freisetzung* von Dopamin steuern. Sie sind ebenfalls nicht an das Adenylatzyklasesystem gebunden. Dopamin und Dopaminagonisten wie Apomorphin führen zu einer *Hemmung* der Dopaminsynthese und -freisetzung. Umgekehrt bewirken *Neuroleptika* durch Rezeptorblockade eine *Steigerung* der Dopaminfreisetzung und -synthese.
Die klinischen Effekte von Neuroleptika sind nicht nur durch deren pharmakologischen Wirkungsmechanismen auf die postsynaptischen Rezeptoren zu erklären, sondern hängen möglicherweise mit ihrem Einfluß auf die *präsynaptischen Autorezeptoren* zusammen. Diese Rezeptoren stellen ein wichtiges Glied der neuronalen *Feed-back-Schleife* dar, die post- und präsynaptisch Neurotransmitteraktivitäten moduliert – so z. B. eine durch elektrische Stimulation hervorgerufene Aktivierung der Tyrosinhydroxylase und die dadurch bedingte Steigerung der Dopaminsynthese durch diese Feed-back-Schleife vermittels Aktivierung der präsynaptischen Autorezeptoren wieder abschwächt. Neuroleptika greifen in diesen Feed-back-Mechanismus ein, indem sie die inhibitorische Aktivität der Autorezeptoren blockieren und dadurch die Steigerung der Dopaminsynthese potenzieren (ARBILLA u. LANGER 1981; ROTH 1979). Die verschiedenen Neuroleptika dürften sich in ihren Aktivitäten auf prä- versus postsynaptische Dopaminrezeptoren unterscheiden, was zu der *Unterschiedlichkeit* der *Wirkprofile* der einzelnen Substanzen beiträgt und zwar, sowohl was die klinisch erwünschten, als auch was die unerwünschten Wirkungen betrifft.
Die Unterteilung in verschiedene Dopamin-Rezeptortypen ist nicht nur von

theoretischer, sondern auch von klinischer Bedeutung. So *korreliert die neuroleptische Potenz* eines Antipsychotikums mit dessen *Affinität* zu bestimmten *Rezeptorbindungsstellen.* Hochpotente Pharmaka wie *Spiroperidol, Benperidol, Trifluperidol, Pimozid* und *Fluphenazin* werden bereits in sehr niedrigen Konzentrationen an die entsprechenden Rezeptorbindungsstellen gebunden, während schwächer potente Neuroleptika wie *Thioridazin, Promazin* und *Sulpirid* erst in höherer Konzentration an den Rezeptor gebunden werden. Dabei entspricht die mittlere klinische Dosierung zur Behandlung psychotischer Symptome den IC_{50}-Werten für D_2-Rezeptoren (SEEMAN 1981). Die effizienten klinischen Dosen und damit die neuroleptische Potenz korrelieren jedoch *nicht* mit den IC_{50}-Werten gegenüber D_1-Rezeptoren (Adenylatzyklase, gekoppelte Bindungsstellen)! Die IC_{50}-Werte geben die Konzentration an, in der Neuroleptika 50% der spezifischen ^{3}H-Haloperidol-Bindungsstellen im Caudatum inhibieren. Die Affinität zu bestimmten Rezeptorbindungsstellen unterscheidet sich bei verschiedenen Substanzen; so ist die Affinität von ^{3}H-Haloperidol, ^{3}H-Spiperidol, ^{3}H-Pimozid, ^{3}H-Tiaprid und ^{3}H-Sulpirid besonders stark zu D_2-Rezeptoren, während ^{3}H-cis-Flupenthixol die stärkste Affinität zu D_1-Rezeptoren hat.

Sowohl an den prä- als auch den postsynaptischen Rezeptoren kann sich unter einer Langzeittherapie mit Neuroleptika eine *Überempfindlichkeit* und eventuell sogar eine quantitative Vermehrung der Bindungsstellen entwickeln, die klinisch für die Exazerbation der psychotischen Symptomatik oder für die Entwicklung einer tardiven Dyskinesie verantwortlich gemacht werden. Unter chronischer Neuroleptikaapplikation schwächt sich der Antagonismus gegenüber Dopamin und Dopaminagonisten wie Apomorphin sowohl an den präsynaptischen Autorezeptoren als auch an den postsynaptischen Rezeptoren ab, so daß es an der präsynaptischen Nervenendigung zu einer Minderung der Dopaminfreisetzung und am postsynaptischen Rezeptor zu einer Abschwächung der neuroleptischen Blockade kommt.

Auch bei post mortem-Untersuchungen an behandelten und unbehandelten Schizophrenen wurde eine Vermehrung dopaminerger Bindungsstellen gefunden (Radioligandenexperimente mit radioaktiv markierten ^{3}H-Butyrophenonen). Die Vermehrung der Bindungsstellen betrifft in erster Linie D_2-Rezeptoren (vorwiegend im Striatum und N. accumbens), während keine wesentliche Zunahme von D_1-Rezeptoren festgestellt werden konnte. Die Zunahmerate der D_2-Rezeptoren im striären Gewebe liegt zwischen 50 und 100% (SEEMAN 1981). Bei den neuroleptikabedingten Wirkungen muß zwischen *unspezifischen* und *spezifischen Wirkungen* unterschieden werden. Die unspezifischen Wirkungen der Neuroleptika an der Rezeptormembran hängen in erster Linie mit deren *Fettlöslichkeit* und mit der hohen *Oberflächenaktivität* zusammen. Zu den *unspezifischen Membraneigenschaften* der Neuroleptika gehören die Reduktion der Membran-Calziumionen, die Expansion der Membranproteine, die Erhöhung der Lipidmobilisation und die Erleichterung der Wasserdurchlässigkeit der Membran. Diese Effekte führen zu einer *Blockade* der *bioelektrischen Membranerregbarkeit.* Darüber hinaus könnten diese Membranveränderungen die *Vermehrung* der *Diffusionsrate von Neurotransmittern* aus den

präsynaptischen Speichervesikeln in die präsynaptische Nervenendigung erklären. So kommt es unter Neuroleptikaeinfluß zu einer Verstärkung der spontanen Freisetzung von Azethylcholin und Dopamin aus den Synaptosomen in die präsynaptische Nervenendigung.
Im Gegensatz zu den unspezifischen Membraneigenschaften der Neuroleptika sind die *spezifischen* deutlicher konzentrationsabhängig; Neuroleptika entfalten ihre spezifischen Effekte in nanomolaren Konzentrationen (die therapeutischen Konzentrationen im Plasma liegen zwischen 0,1 und 50 nMol). Nur die in diesem Konzentrationsbereich feststellbaren Rezeptoraktivitäten der Neuroleptika können als spezifisch angesehen werden. Während die unspezifischen Membranwirkungen nicht stereoselektiv ablaufen, besteht für die spezifischen eine ausgesprochene *Stereoselektivität*.
Zu den spezifischen Membraneigenschaften der Neuroleptika gehören die Reduktion des Kalziumeinstroms in die Nervenzelle, die Unterbrechung der Koppelung zwischen präsynaptischem Nervenimpuls und Dopaminfreisetzung, die Blockade prä- und postsynaptischer Rezeptoren und die Inhibition der dopaminsensitiven Adenylatzyklase. Die durch Radioligandenversuche definierbaren Bindungsstellen sind stereospezifisch für Neuroleptika und dürften Bestandteile der Dopaminrezeptoren sein.
Die stärksten kompetetiven Eigenschaften gegenüber Neuroleptika in bezug auf die Affinität zu den spezifischen Membranbindungsstellen zeigen Dopamin und Apomorphin.

2.2.4.3 Wirkung auf adrenerge Rezeptoren

Definition

Adrenerge Rezeptoren sind durch ihre Überträgerstoffe *Adrenalin* und *Noradrenalin* definiert. Beide Substanzen werden aus der Aminosäure Phenylalanin durch verschiedene Oxydations- und Dekarboxylierungsprozesse gebildet (Phenylalanin $\xrightarrow{+OH}$ Thyrosin $\xrightarrow{+OH}$ Dihydroxyphenylalanin (DOPA) $\xrightarrow{-CO_2}$ Dopamin $\xrightarrow{+OH}$ Noradrenalin $\xrightarrow{+CH_3}$ Adrenalin). Adrenalin entsteht aus Noradrenalin durch Methylierung an der NH_2-Gruppe; Noradrenalin durch Oxydation von Dopamin (Enzym: Dopamin-β-hydroxylase).
Entsprechend einer jeweils unterschiedlichen Affinität adrenerger Rezeptoren zu verschiedenen Agonisten und Antagonisten werden sie in α_1-, α_2-, β_1- und β_2-Rezeptoren unterteilt. α_1-Rezeptoren stellen postsynaptische Noradrenalinrezeptoren dar. Die α_2-Rezeptoren sind präsynaptisch in den noradrenergen Nervenendigungen lokalisiert und ihre Aktivierung hemmt die neurale Noradrenalinfreisetzung. Es gibt jedoch auch postsynaptische α_2-Rezeptoren, u. a. im zerebralen Kortex. In bezug auf α_1-Rezeptoren ist Adrenalin gleich stark oder etwas stärker agonistisch wirksam als Noradrenalin, das wiederum als Agonist hier wesentlich potenter ist als Isoproterenol (= Isopropylnoradrenalin). An α_2-Rezeptoren ist Adrenalin mehr oder weniger stark wirksam als

Noradrenalin, je nach Gewebeart; Isoproterenol ist hier inaktiv. An β_1-Rezeptoren ist Isoproterenol als adrenerger Agonist potenter als Noradrenalin und Adrenalin, deren Affinität hier etwa gleich stark ist. Die Affinität von Adrenalin und Isoproterenol gegenüber β_2-Rezeptoren ist sehr viel größer als diejenige von Noradrenalin. β-Rezeptorenblocker wie u. a. *Propranolol* und *Oxprenolol* haben als Anxiolytika in der Psychopharmakotherapie an Bedeutung gewonnen (vgl. Kap. 3.6.9). Die Existenz zentralnervöser β-Rezeptoren ist durch biochemische, radiochemische und elektrophysiologische Untersuchungen nachgewiesen worden. So wird die durch β-adrenerge Agonisten bewirkte Stimulation von Adenylatzyklase im Hirngewebe durch β-Rezeptorenblocker aufgehoben.

[Strukturformeln: Tyrosin, Dopamin, Adrenalin, Noradrenalin]

α_1-, α_2-, β_1- und β_2-Rezeptoren sind in unterschiedlicher Weise auf die verschiedenen durch das autonome Nervensystem versorgten Organe verteilt und unterscheiden sich in ihrer Reaktionsweise auf adrenerge Impulse.

α-adrenerge Agonisten hemmen die neurale Freisetzung von Noradrenalin, während α-adrenerge Antagonisten die Freisetzung fördern. Die Modulation des Noradrenalin-Release erfolgt über die präsynaptischen α_2-Rezeptoren, die einen wesentlichen Teil eines lokalen negativen Feed-back-Mechanismus darstellen, der in die Noradrenalinfreisetzung aus der präsynaptischen Nervenendigung regulierend eingreift. Es wird noch darzustellen sein, daß sie einen wichtigen Aktionsort für psychotrope Substanzen, in erster Linie Antidepressiva und Neuroleptika, darstellen.

Noradrenerge Neurone im ZNS

Der für die *zentralen neuralen Wirkungsmechanismen* nach heutiger Kenntnis hauptverantwortliche adrenerge Neurotransmitter ist das *Noradrenalin*. Fluoreszenzhistochemisch wurden 3 wichtige noradrenerge Neuronenverbände im ZNS entdeckt: das dorsale Bündel, das ventrale Bündel und das periventrikuläre noradrenerge System. Die noradrenergen Neurone des *dorsalen Bündels* entspringen hauptsächlich im *Locus coeruleus* (A_6); er enthält die meisten noradrenergen Zellkörpger im ZNS. Die Neurone des Locus coeruleus verlaufen posterior zum Cerebellum (über das Brachium conjunctivum), hauptsächlich aber über das *medial forebrain bundle* (MFB) zu Vorderhirnstrukturen wie Hypothalamus, limbisches System (Amygdala, Hippocampus, N. olfactorius, Septum) und zum Neokortex. Das *ventrale Bündel* hat seinen Ursprung in noradrenergen Zellkörpern der *Pons* und der *Medulla oblongata* (A_1, A_2, A_5, A_7). Einige dieser Neurone enden in der mesenzephalen Formatio reticularis und im zentralen Höhlengrau, die meisten Neurone dieses Fasersystems verlaufen im ventrolateralen Teil des MFB und enden in verschiedenen Hypothalamuskernen, in den Amygdala, im pyriformen Kortex, in der medialen präoptischen Region und im Septum. Kortex und Hippokampus werden vom ventralen Bündel dagegen nicht versorgt. Die *periventrikulären* noradrenergen Neurone entspringen Zellkörpern der periventrikulären grauen Substanz und in der Umgebung des Aquaedukts. Sie versorgen den medialen Hypothalamus und das Mesenzephalon. Dieses Neuronensystem ist möglicherweise an neurosekretorischen Funktionen beteiligt.

Wichtig für das Verständnis der Wirkungsgrundlagen von Psychopharmaka ist die Kenntnis des Zusammenwirkens der verschiedenen Neurotransmittersysteme. So bestehen anatomische Verbindungen zwischen noradrenergen und dopaminergen sowie serotonergen Neuronenverbänden. Biochemische Untersuchungen haben gezeigt, daß *noradrenerge* und *serotonerge* Neurone sich gegenseitig *hemmen*. So führt eine Verminderung der Noradrenalinsynthese durch Blockierung der Dopamin-β-hydroxylase oder durch Verabreichung von α-Methyltyrosin zu einer Zunahme der Serotoninsynthese; derselbe Effekt wird durch Zerstörung dopaminerger Neurone mit 6-Hydroxydopamin (6-OHDA) erzielt. Umgekehrt kommt es nach Läsionen des serotonergen Raphesystems zu einer Steigerung der noradrenergen Aktivität, sichtbar z.B. in einer Zunahme amphetaminbedingter Hyperaktivität und Stereotypien nach Raphelaäsionen. Letztere führen klinisch zu Schlaflosigkeit und motorischer Hyperaktivität. Diese Symptome sind teilweise auf eine relative Stärkung des katecholaminergen Zügels zurückzuführen, da sie durch α-Methyltyrosin wieder aufgehoben werden können.

Das *Zusammenspiel* zwischen *noradrenergen* und *dopaminergen* Neuronen ist komplizierter und durch mindestens zwei Möglichkeiten gekennzeichnet. So scheinen noradrenerge Neurone des dorsalen Bündels (A_6) dopaminerge Aktivitäten physiologischerweise zu stimulieren, während noradrenerge Neurone des ventralen Bündels auf Dopamin-Neurone einen tonisch-inhibitorischen Einfluß ausüben (KOSTOWSKI 1980). Dies ist jedenfalls aus verschiedenen Läsionsstudien zu schließen: Bilaterale Läsionen des Locus coeruleus verstärken die kataleptogene Wirkung der Neuroleptika, während Läsionen im ventralen Bündel dopaminerg vermittelte Symptome wie lokomotorische Hyperaktivität und das Explorations- und Orientierungsverhalten fördern. Das Erlernen konditionierter Vermeidungsreaktionen wird durch Läsionen im ventralen Bündel erleichtert. Auch im Hinblick auf serotonerge Aktivitäten scheint ein Antagonismus zwischen noradrenergen Fasern des dorsalen und ventralen Bündels zu bestehen: Läsionen der ersteren führen zu einer Erhöhung, Läsionen des ventralen Bündels zu einer Reduktion des Serotonin-Turnover. Noradrenerge Neurone der A_6-Region (dorsales Bündel) scheinen somit stimulierend auf dopaminerge, aber hemmend auf serotonerge, im ventralen Bündel verlaufende noradrenerge Neurone dagegen hemmend auf dopaminerge und fördernd auf serotonerge Aktivitäten zu wirken.

Da der *Hippokampus* vom dorsalen, die *Amygdala* aber vom ventralen Bündel versorgt werden, könnte der beschriebene *Antagonismus* auch *klinisch relevant* sein; denn es existieren sowohl psychophysiologische als auch neuropsychologische Befunde, die bei schizophrenen Patienten des Kindes- und Erwachsenenalters sowie bei „high-risk-for-schizophrenia-children" erhoben worden sind und die dafür sprechen, daß der Schizophrenie eine Imbalance des hippokampal-amygdaloidalen Neuronenkreises zugrundeliegt (EGGERS 1982a). Aber auch bei zyklothymen Psychosen sind funktionale Gleichgewichtsstörungen zwischen noradrenergen, dopaminergen und serotonergen Systemen zu vermuten.

Adrenorezeptorverhalten von Antidepressiva

Es ist bekannt, daß trizyklische Antidepressiva die Wiederaufnahme von Noradrenalin und Serotonin in die präsynaptische Nervenendigung hemmen und diese Neurotransmitter somit vor dem Abbau durch intraneuronale MAO schützen, so daß sie in vermehrtem Maße am postsynaptischen Rezeptor zur Verfügung stehen. Dieser Mechanismus wurde irrtümlicherweise lange (z.T. auch heute noch!) als Hauptwirkprinzip der Antidepressiva angesehen. Diese Vorstellung muß jedoch ebenso wie die ursprüngliche Katecholaminhypothese der Zyklothymie sehr relativiert werden.

Eine Dysfunktion noradrenerger Neurone und Rezeptoren scheint in erster Linie bei Patienten mit einer bipolaren Depression (Zyklothymie) vorzuliegen, da bei diesen Patienten der Noradrenalinmetabolit 3-Methoxy-4-Hydroxy-Phenylglykol (MHPG) in Urin und Liquor erniedrigt ist, und sie auf triziyklische Antidepressiva mit einer sekundären Aminstruktur wie *Desipramin* und *Nortriptylin* besser ansprechen, wobei diese Medikamente vorwiegend den Noradrenalinrücktransport in die präsynaptische Nervenendigung hemmen. Auch *Maprotilin* (Ludiomil), ein tetrazyklisches Antidepressivum, hemmt bevorzugt die Noradrenalinwiederaufnahme. Dagegen beeinträchtigen Antidepressiva mit einer tertiären Aminstruktur wie Amitriptylin und vor allem Clomipramin vorwiegend den „re-uptake" von Serotonin. *Nomifensin* (Alival), ein Antidepressivum der 2. Generation, hemmt den Rücktransport sowohl von Noradrenalin als auch von Dopamin und unterscheidet sich hierdurch von den übrigen Antidepressiva; es potenziert somit die Erregung noradrenerger und dopaminerger postsynaptischer Rezeptoren und führt (via Feedback) zu einer Minderung der Synthese dieser beiden Katecholamine. Das tetrazyklische Antidepressivum *Mianserin* (Tolvin) scheint dagegen die Wiederaufnahme von Noradrenalin und Serotonin in vitro und in vivo kaum zu beeinflussen, dafür aber den Rücktransport von Dopamin zu hemmen; jedoch sind die in der Literatur mitgeteilten Befunde widersprüchlich.

Aufgrund neuerer Untersuchungen stehen zumindest bei längerdauernder Therapie (>8 Tage) die pharmakologischen Veränderungen an präsynaptischen (α_2) und postsynaptischen (α_1, β) Rezeptoren im Vordergrund. So scheint es zumindest unter Einfluß von Desimipramin zu einer *Minderempfindlichkeit* („subsensitivity") *präsynaptischer* adrenerger Rezeptoren (α_2) und damit zu einer Durchbrechung der lokalen inhibitorischen Feed-back-Schleife zu kommen, woraus eine *verstärkte Noradrenalinfreisetzung* resultiert. Die *vermehrte Verfügbarkeit* von Noradrenalin (NA) am postsynaptischen adrenergen Rezeptor wäre dann wesentlich durch die verminderte Empfindlichkeit der präsynaptischen α_2-Rezeptoren bedingt. Die Ansammlung von NA im synaptischen Spalt hat eine Drosselung des NA-„turnover" zur Folge, ablesbar an der „paradoxen" Reduktion der Noradrenalinmetaboliten in Liquor und Urin unter einer längerdauernden Behandlung mit trizyklischen Antidepressiva. Die Verhältnisse sind also umgekehrt wie bei der Neuroleptikatherapie, wo infolge der postsynaptischen Rezeptorblockade der Dopamin-Turnover gesteigert ist (erhöhte Aktivität der Tyrosinhydroxylase).

Durch Erhöhung der intersynaptischen Neurotransmitterkonzentration kommt es unter längerdauerndem Einfluß von Antidepressiva zu einer *Desensibilisierung postsynaptischer Adrenorezeptoren*. Dies zeigt sich in einer verminderten Reagibilität des noradrenalinsensitiven Adenylatzyklasesystems gegenüber Noradrenalin, wobei eine dialoge Beziehung besteht zwischen Noradrenalinverfügbarkeit und Empfindlichkeit des an noradrenergen Rezeptoren gekoppelten Adenylatzyklasesystems: Werden noradrenerge Neurone durch 6-OH-DOPA zerstört und ist die *NA-Verfügbarkeit* entsprechend *reduziert,* so *wächst* die *Empfindlichkeit* des Adenylatzyklasesystems an. *Steigt* dagegen die *NA-Konzentration* im synaptischen Spalt an, *sinkt* umgekehrt die *Reagibilität* des Adenylatzyklasesystems ab (SULSER et al. 1978). Diese Empfindlichkeitsänderung gegenüber NA ist erst unter längerer Applikation von Antidepressiva zu beobachten, wodurch sich das zeitliche Intervall zwischen Therapiebeginn und Einsetzen der klinischen Wirkung erklären läßt. Die Desensibilisierung der an das Adenylatzyklasesystem gekoppelten postsynaptischen Adrenorezeptoren läßt sich auch an der verminderten Feuerrate noradrenerger Zellen im Hippokampus nach chronischer Antidepressivagabe ablesen.

Durch Radioligandenuntersuchungen mit entsprechenden radioaktiv markierten Agonisten und Antagonisten hat sich gezeigt, daß es unter chronischer Therapie mit Antidepressiva nur zu einem geringfügigen Anwachsen oder zu überhaupt keinen numerischen Veränderungen der α_1-Rezeptoren kommt, obwohl die bisher untersuchten Antidepressiva (Imipramin, Clomipramin, Amitriptylin) hohe Affinitäten zu diesen Rezeptoren haben. Andererseits kommt es zu einer *Verminderung* („down regulation") der *β-Rezeptoren*.

Revidierte Vorstellungen zur Katecholamintheorie der Zyklothymie

Die Tatsache, daß Antidepressiva zu einer *Reduktion* adrenerger β-Rezeptoren und damit zu einer Beeinträchtigung der noradrenergen neuralen Impulsübertragung führen, steht im Widerspruch zu der bisher formulierten Katecholaminmangelhypothese der Depression. Wie lassen sich die verschiedenen neuropharmakologischen Befunde zu einem neuen Konzept vereinen? Aufgrund der durch Antidepressiva hervorgerufenen Empfindlichkeitsminderung postsynaptischer noradrenerger Rezeptoren ist anzunehmen, daß bei der Depression eine *Überempfindlichkeit* noradrenerger (bzw. serotonerger) Rezeptoren vorliegt. Die durch Antidepressiva bewirkte Steigerung der Neurotransmitterkonzentration am postsynaptischen Rezeptor (bedingt durch Wiederaufnahmehemmung einerseits und Blockade der präsynaptischen α_2-Rezeptoren andererseits) führt zu einer Abnahme der Rezeptorsensitivität für Noradrenalin bzw. Serotonin und zu einer numerischen Abnahme dieser Rezeptoren (also gegenteiliges Verhalten gegenüber einer Rezeptorblockade, wie sie durch chronische Neuroleptikagabe hervorgerufen wird – vgl. Kap. 2.2.4.2 und 3.5.5). Für das Vorliegen einer Supersensitivität noradrenerger Rezeptoren bei der unbehandelten Depression spricht auch die Tatsache, daß die Gabe von 6-OHDA oder Reserpin[1], die die Empfindlichkeit der Rezeptoren gegenüber Noradrenalin erhöhen, depressionsauslösend wirkt.

Es muß offenbleiben, ob primär eine Überempfindlichkeit prä- oder postsynaptischer Rezeptoren besteht. Vorstellbar ist *folgende Aktionskette:* Genetisch und/oder „life-event"-bedingte Überempfindlichkeit präsynaptischer (α_2)-Rezeptoren →verminderte Noradrenalinfreisetzung und -verfügbarkeit →Überempfindlichkeit postsynaptischer (β)-Rezeptoren. Die Empfindlichkeitsminderung präsynaptischer Rezeptoren gegenüber Noradrenalin durch Antidepressiva scheint, darauf lassen neuropharmakologische Experimente schließen, *zeitlich früher* einzusetzen als die Desensibilisierung postsynaptischer Rezeptoren, was dafür spricht, daß die Modulierung der Empfindlichkeit präsynaptischer Rezeptoren durch Antidepressiva primär ist und diese dann über eine vermehrte Neurotransmitterfreisetzung sekundär zu einer Desensitivierung postsynaptischer Rezeptoren führt.

Adrenorezeptorverhalten von Neuroleptika und Stimulanzien

Die meisten *Neuroleptika* haben α_2-adrenolytische Eigenschaften, d. h. sie fördern in niedriger Dosierung die Freisetzung von Noradrenalin aus den präsynaptischen Nervenendigungen über eine Blockade adrenerger α_2-Rezeptoren.

---

1 Reserpin verhindert die Speicherung von Noradrenalin in den Speichervesikeln, wo der Neurotransmitter vor dem Abbau durch intraneuronale MAO geschützt wäre. Durch den verstärkten Abbau kommt es zu einer erheblichen Verringerung der Noradrenalinkonzentration am postsynaptischen Rezeptor

Clozapin scheint die stärksten Affinitäten zu adrenergen α_2-Rezeptoren zu haben, gefolgt von *Haloperidol, Thioridazin, Chlorpromazin, Laevomepromazin* und *Sulpirid*. Die genannten Neuroleptika fördern die präsynaptische Noradrenalinfreisetzung bereits in Konzentrationen von 1 uMol (GROSS u. SCHÜMANN 1980). Hierin ähneln die untersuchten Neuroleptika den trizyklischen Antidepressiva, die die α_2-adrenerge Noradrenalinfreisetzung in gleichen Konzentrationen und in gleichem Ausmaß erhöhen. Der von mehreren Autoren beschriebene Anstieg des Noradrenalin-„turnover" nach Neuroleptikagabe ist möglicherweise durch deren Einfluß auf die präsynaptische Noradrenalinfreisetzung bedingt. Im übrigen hemmen zahlreiche Neuroleptika nicht nur das dopaminsensitive, sondern auch das noradrenalinempfindliche Adenylatzyklasesystem.

Stimulanzien wie Amphetamin und dessen Derivate wirken auch auf noradrenerge Synapsen, indem sie die Wiederaufnahme nicht nur von Dopamin, sondern auch von Noradrenalin hemmen und deren Freisetzung fördern, so daß beide Neurotransmitter vermehrt am postsynaptischen Rezeptor zur Verfügung stehen. Die vermehrte neurale Noradrenalinfreisetzung nach Amphetamin dürfte für amphetaminbedingte Symptome, wie Steigerung der Wachheit und Aufmerksamkeit, Appetitlosigkeit („Appetitzügler"), Schlafstörung und Agitiertheit, verantwortlich sein.

Benzodiazepine scheinen keinen direkten Einfluß auf adrenerge Rezeptoren zu haben, sie vermindern jedoch sekundär den Noradrenalin-„turnover" im zerebralen und zerebellären Kortex sowie im Hippocampus (über eine Reduktion des neuralen Impulsstroms oder über eine Hemmung der Neurotransmitterfreisetzung?). *Benzodiazepine* verhindern darüber hinaus die Entleerung von Noradrenalin in diesen Hirnarealen; eine solche Noradrenalinentleerung ist bei unbehandelten Tieren unter experimentellen Bedingungen der Immobilisation oder elektrischer Fußschocks zu beobachten.

2.2.4.4 Wirkung auf serotonerge Rezeptoren

Serotonin entsteht aus der essentiellen Aminosäure Tryptophan durch Hydroxylierung ($\rightarrow$ 5-OH-Tryptophan) und anschließende Dekarboxylierung ($\rightarrow$ 5-Hydroxytryptamin = Serotonin). Die Serotoninneurone entspringen vor allem in den Serotoninzellkörpern der Raphe-Kerne des unteren Hirnstamms. Die kaudalen Kerne versorgen monosynaptisch das Rückenmark; die Raphe-Kerne des Mesenzephalon versorgen ebenfalls monosynaptisch das Großhirn und das Dienzephalon (u. a. Area septalis, Amygdala, Corpus geniculatum laterale, Hypothalamus, Striatum); die aufsteigenden serotonergen Fasern verlaufen zum großen Teil über das „medial forebrain bundle".

Psychopharmaka, die zu einer Konzentrationserhöhung von Serotonin im synaptischen Spalt und damit am postsynaptischen Rezeptor führen, sind in erster Linie die trizyklischen Antidepressiva *Imipramin, Clomipramin* und *Amitriptylin;* sie hemmen die Wiederaufnahme des Serotonins in die präsynaptische

Membran. Möglicherweise spielt ebenso wie bei noradrenergen Neuronen auch eine Hemmung serotonerger Autorezeptoren durch manche Antidepressiva eine Rolle.

Durch Feed-back-Wirkung kommt es zu einer *Abnahme des Serotonin-Turnovers* und zu einer *Reduktion der Feuerrate serotonerger Neurone*. Es bestehen somit Parallelen zum Verhalten derjenigen Antidepressiva, die vorwiegend den Noradrenalin-re-uptake hemmen. Die genannten Antidepressiva sprechen vorwiegend bei Patienten mit einer agitierten Depression an. Die *Monoaminooxydasehemmer* führen durch Hemmung des intraneuronalen Serotoninabbaus zu einer Konzentrationserhöhung von Serotonin im ZNS und ebenfalls zu einer Abnahme der Feuerrate serotonerger Neurone.

Manche Neuroleptika wie *Thioridazin* und *Clozapin* haben einen hemmenden Effekt auf die Aktivität serotonerger Neurone. Das Ausmaß dieser Wirkungen korreliert mit der in Kap. 2.4.4.3 und 3.5.5 erwähnten zentralen α-Rezeptorblockade dieser Medikamente. Andere Neuroleptika wie *Haloperidol, Pimozid* und *Chlorpromazin* zeigen diese Effekte nicht. Wahrscheinlich werden die hemmenden Einflüsse von *Thioridazin* und *Clozapin* auf serotonerge Neurone durch inhibitorische Neurotransmitter wie GABA und Glyzin vermittelt. Andererseits scheinen einige Neuroleptika wie *Spiroperidol* ihre serotoninantagonistischen Wirkungen durch eine direkte Serotoninrezeptorenblockade auszuüben, jedenfalls ist für sie eine spezifische Affinität zu serotonergen Rezeptoren nachgewiesen worden (ESSMAN 1980). Auch β-Rezeptorenblocker wie *Propranolol, Oxprenolol* und *Pindolol* haben eine hohe stereoselektive Bindungsaffinität gegenüber Serotoninrezeptoren, die sie blockieren. Außerdem hemmen sie die serotoninspezifische Adenylatzyklase und die Tryptophanhydroxylase (HALLBERG et al. 1982). Die LSD-ähnlichen Wirkungen von β-Rezeptorenantagonisten auf Schlaf, Traum- und Wahrnehmungserleben (lebhaftes Träumen, Neigung zu Halluzinationen) wären so verständlich.

LSD ist ein wirksamer *Serotoninantagonist*. Es reduziert den Serotonin-Turnover und hemmt die Feuerrate serotonerger Neurone. Da elektrische Stimulation dieser Neurone zu einem Anstieg des Serotonin-„turnovers" führt, dürfte die LSD-bedingte Abnahme der elektrischen Feuerrate für die Reduktion des Serotonin-„turnovers" unter LSD primär verantwortlich sein. In die A. carotis injiziertes LSD führt zu einer Abnahme der Feuerrate postsynaptischer Neurone des Corpus geniculatum laterale. Die intrakortikale sensorische Reizübermittlung wird somit erschwert, die bioelektrische Reagibilität des Kortex jedoch erhöht. Es ist somit vorstellbar, daß dadurch das Entstehen „innerer Bilder" (Trugwahrnehmungen) unabhängig vom sensorischen input gefördert wird.

Das *Fenfluramin* (Ponderax), ein Amphetaminderivat, das als Appetitzügler im Handel ist, wirkt als Serotoninfreisetzer. Bei Kindern sind halluzinatorische Syndrome nach Fenfluramineinnahme beschrieben worden (EGGERS 1975a). Nach chronischer Fenfluramingabe kommt es zu einer Abnahme von Serotoninrezeptorbindungsstellen, die mit einer Minderung der anorektischen Wirkung des Medikaments parallel geht.

In jüngster Zeit sind *spezifische Imipraminbindungsstellen* im ZNS beschrieben worden, zu denen verschiedene Antidepressiva eine hohe Affinität entwickeln. Die Stärke der Affinität korreliert sehr gut mit dem Ausmaß der Serotoninwiederaufnahmehemmung durch die verschiedenen Antidepressiva (LANGER et al. 1980). *Imipraminbindungsstellen* scheinen selektiv in serotonergen Nervenendigungen lokalisiert zu sein (GROSS et al. 1981). Bei Depressionen scheint eine Verminderung von ^{3}H-Imipraminbindungsstellen an Thrombozyten nachweisbar zu sein.

2.2.4.5 Wirkung auf GABA-erge Rezeptoren

GABA-erge Neurone sind ubiquitär im ZNS verteilt. Aufgrund von Bindungsstudien mit ^{3}H-GABA hat sich gezeigt, daß GABA-Rezeptoren im menschlichen Gehirn am dichtesten im zerebellären Kortex verteilt sind, in abnehmender Reihenfolge gefolgt von Hippokampus, zerebralem Kortex, Basalganglien und Substantia nigra. Bei der Chorea Huntington kommt es zu einer Degeneration GABA-erger nigro-striärer Neurone und zu einer entsprechenden Denervationsüberempfindlichkeit von GABA-Bindungsstellen in der Substantia nigra. Interneuronale GABA-erge Verbindungen im nigro-striären und im mesolimbischen System regulieren in Form sog. Feed-back-Schleifen die dopaminerge Aktivität in diesen Strukturen (GABA-erge und dopaminerge Neurone üben eine wechselseitig antagonistische Wirkung aufeinander aus).
GABA ist ein *inhibitorischer Neurotransmitter*, er wirkt hemmend sowohl auf die prä- als auch postsynaptische neuronale Impulsübertragung (*präsynaptische Hemmung:* GABA hemmt die Freisetzung erregender Neurotransmitter; *postsynaptische Hemmung:* GABA führt zu einer Hyperpolarisation der postsynaptischen Membran, wodurch das postsynaptische Neuron gegenüber allen afferenten Impulsen weniger empfindlich reagiert). Die Hyperpolarisation geschieht durch eine Öffnung des Chloridionenkanals, wodurch vermehrt negativ geladene Chlorionen in das Innere des Neurons einströmen. GABA *verstärkt* die neuronale *Permeabilität* für *Chlorionen*. *Picrotoxin* und *Bicullin*, wirksame GABA-Antagonisten, heben die inhibitorische Wirkung von GABA wieder auf und setzen entsprechend im Tierversuch die Krampfschwelle des Gehirns in starkem Maße herab.
Benzodiazepine verstärken die GABA-Wirkung, indem sie die GABA-Freisetzung fördern und die postsynaptischen Rezeptoren für GABA empfindlicher machen. So ist u. a. die antikonvulsive Wirkung der Benzodiazepine zu erklären. GABA und GABA-Mimetika verstärken ihrerseits die Affinität der Benzodiazepine gegenüber Benzodiazepinrezeptoren.

2.3 Klinische Prüfung von Psychopharmaka

J. MARTINIUS

2.3.1 Einleitung

Verordnung und klinische Prüfung von Medikamenten sind durch den ärztlichen Auftrag miteinander verbunden. Denn die Legitimation zum ärztlichen Handeln leitet sich nicht allein aus dem praktischen Eingriff der Heilmaßnahme her; sie beruht gleichermaßen auf der Verpflichtung, sich über die Wirksamkeit von Heilmaßnahmen zu vergewissern.

Dennoch wird an der Verordnung von Medikamenten in der Psychiatrie häufig Kritik geübt und nicht weniger auch an der klinischen Prüfung. Letztere ist überhaupt und besonders wegen bestimmter Verfahren wie z. B. der Randomisierung und des Einsatzes von Placebos, in Frage gestellt worden. Als Folge anhaltender Kritik hat sich Zurückhaltung breitgemacht, bei Herstellern wie Ärzten, was für die Entwicklung und Erprobung neuer Medikamente nicht nur Nachteile bringt: Mit Blick auf wissenschaftliche und ethische Vertretbarkeit und neue gesetzliche Bestimmungen werden Prüfungen sorgfältiger geplant und durchgeführt. Daß die klinische Prüfung überhaupt verzichtbar wäre, wird allerdings kaum behauptet. Die Thalidomid-Katastrophe hat die Menschheit gelehrt, nicht ausreichend auf Wirkungen und Nebenwirkungen geprüfte Medikamente zu fürchten. Strittig sind allenfalls die Wege, die zum Nachweis von Wirksamkeit und Sicherheit führen.

Die klinische Pharmakologie hat in der Kinder- und Jugendpsychiatrie noch keinen fest etablierten Platz. Folglich steckt auch die klinische Prüfung in unserem Fachbereich noch in den Anfängen. Die Gründe hierfür sind divers. Weniger die Kritik von außen als die Schwierigkeit, vergleichbare Untersuchungen an vergleichbaren Patienten durchzuführen, hat der wissenschaftlichen Prüfung von Psychopharmaka bei Kindern mit seelischen und geistigen Entwicklungsstörungen, Erkrankungen und Behinderungen im Wege gestanden. Erst in jüngerer Vergangenheit sind die Grundlagen für reliable kinderpsychiatrische Diagnosen gelegt worden, im englisch- und deutschsprachigen Europa in Form des multiaxialen Klassifikationsschemas für psychiatrische Erkrankungen im Kindes- und Jugendalter nach RUTTER, SHAFFER und STURGE (REMSCHMIDT et al. 1977), das der „International Classification of Diseases" (ICD) angeglichen ist. Andererseits haben in den vergangenen fünfzig Jahren Medikamente nicht immer auf dem Umwege über die Psychiatrie nach klinischer Prüfung am Erwachsenen Eingang in die Kinder- und Jugendpsychiatrie gefunden, sondern nach mehr oder weniger zufälliger Erprobung an Kindern mit entwicklungstypischen Krankheitsbildern wie es z. B. der Einsatz von Amphetamin bei unruhigen, lerngestörten Kindern durch BRADLEY (1937) war. Dieses Beispiel ist bezeichnend für den Fall, daß die Praxis ohne nähere

Kenntnis von Kausalzusammenhängen auf empirischem Wege pharmakologische Behandlungsmöglichkeiten für Probleme entwickelt, deren wissenschaftliche Bearbeitung und Erklärung nachträglich zu erfolgen hat.

Der Arzt steht in der Pflicht zu helfen, und aus dieser Pflicht gegebenenfalls ohne theoretische Erklärung ein empirisch als wirksam bekannt gewordenes Medikament zu verordnen. Er steht ebenso in der Pflicht, Wirkungen und Nebenwirkungen kennenzulernen, um einerseits möglichen Schaden abzuwenden und andererseits aus pharmakologischen Wirkungen das Wesen von Krankheiten zu erkennen. Arzneimittelprüfung am Menschen ist ärztliches Handeln. Gleichzeitig soll verdeutlicht werden, daß die klinische Prüfung nicht, wie gemeinhin angenommen wird, ausschließlich an neuen Substanzen erfolgt. Mit dem Augenblick, in dem neue oder verbesserte, aussagekräftigere Untersuchungsmethoden verfügbar werden, wird die erneute Prüfung bekannter Medikamente sinnvoll, so z. B. die Wirkung antikonvulsiver Medikamente auf kognitive Funktionen. Der klinischen Prüfung vorauszugehen haben in jedem Falle Untersuchungen zur Biochemie, Toxizität, Pharmakokinetik und Pharmakodynamik einer Substanz. Wie in den meisten Ländern mit vergleichbarer Wirtschaftsordnung kommt der Anstoß zur Suche nach neuen wirksamen Substanzen auch hierzulande überwiegend aus der pharmazeutischen Industrie. In der Regel findet eine erste Erprobung am Menschen bereits im Rahmen der industriellen Entwicklung statt. Die Zulassung eines neuen Medikamentes ist an den Nachweis der Wirksamkeit gebunden. Er hat durch vergleichende Therapiestudien, d.h. durch die klinische Prüfung zu erfolgen. Ihre Durchführung unterliegt den Bestimmungen des am 1.1.1978 in Kraft getretenen Arzneimittelgesetzes.

2.3.2 Die gesetzlichen Bestimmungen

Zweck des Arzneimittelgesetzes (AMG) ist es, „im Interesse einer ordnungsgemäßen Arzneimittelversorgung von Mensch und Tier für die Sicherheit im Verkehr mit Arzneimitteln, insbesondere für die Qualität, Wirksamkeit und Unbedenklichkeit der Arzneimittel ... zu sorgen" (§ 1). Dieser einleitenden allgemeinen Vorschrift folgen detaillierte Bestimmungen zu den genannten Erfordernissen. Der Wirksamkeitsnachweis z. B. hat „nach dem jeweils gesicherten Stand der wissenschaftlichen Erkenntnisse" zu erfolgen (§ 25 AMG), er kann jedoch „nicht deshalb versagt werden, weil therapeutische Ergebnisse nur in einer begrenzten Zahl von Fällen erzielt worden sind". Die Bestimmung wertet also die Prüfung nach anerkanntem wissenschaftlichen Standard höher als den zahlenmäßigen Umfang eines Wirksamkeitsnachweises. Letzteres ist auf erhebliche Kritik gestoßen, zumal das deutsche Arzneimittelgesetz sich bei grundsätzlich gutem internationalen Harmonisieren der Zulassungsbestimmungen (HASSCARL 1978) in diesem Punkt von denen anderer Länder unterscheidet. Nach geltenden Richtlinien gehört zum wissenschaftlichen Standard die Doppelblindmethode, d.h. sie wird in der Regel vorausgesetzt. Die sog. Randomisierung wird zwar nicht ausdrücklich verlangt, sie dürfte aber, da eine für das jeweilige Gebiet ausgewiesene Sachverständigenkommission am Zulassungsverfahren mitzuwirken hat, gleichwohl in der Regel gefordert werden. In der klinischen Forschung wird zwischen *Heilversuch* und *Humanexperiment* unterschieden. Bei den meisten klinischen Prüfungen handelt es sich um vergleichende Therapiestudien unter kontrollierten Bedingungen, d. h. um Heilversuche an Patienten, bei denen eine Indikation zur medikamentösen Behandlung vorliegt. Um die Wirksamkeit eines Medikamentes nachzuweisen, werden Patienten in Gruppen eingeteilt, mit denen die Standardtherapie einer Testtherapie gegenübergestellt wird. Dem Heilversuch liegt also ein unmittelbarer Heilwille zugrunde, während das Humanexperiment außerhalb des Vorhandenseins einer Krankheit unternommen wird und somit ein unmittelbarer Heilwille entfällt. Die Durchführung von beiden, Heilversuch und Humanexperiment, ist rechtlich unter Voraussetzungen statthaft, die die §§ 40 und 41 des AMG enthalten. Sie behandeln Risiko der Prüfung, Einwilligung des Probanden, Erfahrung des Prüfers, notwendige Vorprüfungen, Meldung und Versicherungsschutz. Für die Durchführung einer Prüfung bei Minderjährigen gelten besondere Bestimmungen für Indikation und Einwilligung (durch den gesetzlichen Vertreter oder Pfleger). Analoges gilt für die Prüfung bei Kranken, insbesondere dann, wenn sie „nicht fähig sind, Wesen, Bedeutung und Tragweite der klinischen Prüfung einzusehen und ihren Willen hiernach zu bestimmen" (§ 41 AMG).

Von nicht geringer, wenn auch eher theoretischer Bedeutung ist die strafrechtliche Ansicht, jede ärztliche, die Integrität des Körpers berührende Maßnahme erfülle den Tatbestand der Körperverletzung, die nur dadurch aufgehoben werde, daß der Patient seine Einwilligung gegeben habe. In diesem Sinne kann die klinische Prüfung den sie durchführenden Arzt mit dem Strafgesetz (§ 223 StGB) in Berührung bringen. Gleichzeitig darf nicht übersehen werden, daß das AMG für vergleichende Therapiestudien explizit Voraussetzungen schafft, deren Beachtung den Tatbestand der Körperverletzung ausschließt. Grundsätzlich bejaht die Gesetzgebung die Notwendigkeit vergleichender Therapiestudien am Menschen, da sich die Wirksamkeit von Medikamenten weder in vitro noch im Tierexperiment nachweisen läßt und Ergebnisse aus Tierexperimenten nicht auf den Menschen übertragbar sind. Konkrete Probleme ergeben sich jedoch bei der Randomisierung von Therapiegruppen, d. h. bei der nach Zufallskriterien erfolgenden Zusammenstellung von Patientengruppen für die experimentelle und die Standardtherapie. Weil zu Beginn der vergleichenden Therapiestudie offen ist, welche der Therapieformen die überlegene ist, könnte die randomisierte Zuweisung zu einer der Gruppen einem Teil der Patienten wirksame und notwendige Hilfe vorenthalten. Das gleiche trifft für den Einsatz von Placebos zu. Hier liegt einmal mehr die Entscheidung in der Verantwortlichkeit des Arztes, der Randomisierung und Placebogabe dann nicht zulassen soll, wenn bei einem Patienten die Indikation für eine bestimmte Therapie erkennbar ist.

2.3.3 Ethische Grundlagen für die klinische Forschung

Die medizinische Ethik liefert Normen, an denen sich ärztliches Handeln orientiert. Ärztliche Ethik ist ihrerseits eingebettet in allgemeine Vorstellungen über den Leitbegriff der „Menschenwürde", der menschliches Handeln dienen muß, um als ethisch qualifiziert zu werden (RÖSSLER 1978). Die grundlegende Formel für ärztliche Ethik ist der Hippokratische Eid, aus dem sich in neuerer Zeit eine Reihe international abgestimmter und anerkannter Deklarationen entwickelt haben. Die Erklärungen des Weltärztebundes von Helsinki (1964) und Tokio (1975) formulieren Grundsätze für biomedizinische Forschung am Menschen. Die besonderen ethischen Anforderungen an die psychiatrische Forschung fanden ihren Niederschlag in einer eigenen Deklaration (HAWAII 1977) des Weltverbandes für Psychiatrie (zu den Deklarationen vgl. Helmchen u. Müller-Oerlinghausen 1981). Zwischen den seit 1978 in der BRD geltenden gesetzlichen Bestimmungen und den genannten Deklarationen bestehen enge inhaltliche Beziehungen; die in den Deklarationen festgeschriebenen Forderungen gehen jedoch über die Bestimmungen des Arzneimittelgesetzes hinaus. Im Einzelnen beziehen sich die ethischen Normen wiederum direkt auf kontrollierte klinische Studien und stellen Regeln auf, innerhalb deren spezielle Situationen zu definieren und gegebenenfalls zu korrigieren sind. So wird z. B. der Abbruch eines Versuchs gefordert, wenn das Risiko den möglichen Nutzen übersteigt. Eine zentrale Position nehmen Freiwilligkeit der Teilnahme, Aufklärung und Einwilligung ein. Bei nicht voll geschäftsfähigen Versuchspersonen muß die Einwilligung nach Aufklärung durch den gesetzlichen Vertreter („Personensorgeberechtigten") erfolgen. Dies gilt auch für Kinder. Gefordert wird schließlich, daß das Versuchsprotokoll „stets die ethischen Überlegungen im Zusammenhang mit der Durchführung des Versuchs darlegen soll und aufzuzeigen hat, daß die Grundsätze der Deklaration eingehalten wurden". Hierzu findet der Gedanke an Überwachung und Kontrolle vergleichender Therapiestudien seinen Niederschlag. Sie soll durch Organe geschehen, die aufgrund von Sachverstand präventiv oder regulativ tätig sind. Solche Kontrollorgane, sog. Ethik-Kommissionen, sind in den letzten Jahren in vielen Ländern, so auch in der BRD, eingerichtet worden. Nicht zuletzt haben Bundesärztekammer und Fakultätentag die Notwendigkeit der Einrichtung solcher Kommissionen unterstrichen (WEISSAUER 1979), nachdem in der Öffentlichkeit zunehmend Kritik an bestimmten Praktiken der klinischen Forschung laut wurde. Trotz mancher Anstrengungen, diese Entwicklung voranzutreiben, bestehen jedoch noch Unsicherheiten über die personelle Zusammensetzung wie überhaupt Zweifel am Nutzen solcher institutionalisierter Gremien, die aus der Sicht des Wissenschaftlers ein Mehr an Bürokratisierung bedeuten und gegebenenfalls einen forschungshemmenden Einfluß ausüben. Die wesentliche Aufgabe von Ethik-Kommissionen kann darin gesehen werden, daß sie an der Prüfung von Forschungsprojekten mitwirken, deren wissenschaftliche Qualität heben und den forschenden Arzt wie die durch das Forschungsvorhaben Betroffenen vor Rechtsnachteilen und Schäden bewahren. Ihre Exi-

stenz entfaltet als solche eine Hemmwirkung gegenüber Vorhaben, deren ethische Fundierung zweifelhaft ist; sie baut gleichzeitig öffentliches Mißtrauen ab.
Naturgemäß haben Überlegungen zu den ethischen Grundlagen vergleichender Therapieforschung bei Kindern zusätzliche Gesichtspunkte auf den Plan gebracht (SPRAGUE 1978), deren Tendenz dahin geht, mögliche Risiken und subjektive Beeinträchtigungen noch kleiner zu halten als dies für den Erwachsenen gefordert wird. Außerdem sollen beim Kind nur solche Medikamente geprüft werden, die sich beim Erwachsenen bereits als wirksam und sicher erwiesen haben. Nicht nur soll nach Aufklärung die Einwilligung („informed consent") von Eltern bzw. anderen Personensorgeberechtigten eingeholt worden sein, sondern auch der Wille des Kindes zur Kooperation begründet und soweit wie möglich entwickelt werden („informed cooperation"). Hier sind mit Sicherheit die Grenzen erreicht, innerhalb deren vergleichende Therapieforschung bzw. die klinische Prüfung überhaupt noch möglich ist. Die zuständige Aufsichtsbehörde der Vereinigten Staaten („Food and Drug Administration", FDA) hat für die Prüfung psychoaktiver Substanzen bei Säuglingen und Kindern eigens Richtlinien erlassen, nach denen solche Untersuchungen durchzuführen sind.

2.3.4 Diagnostische Voraussetzungen

Eine vergleichende Therapiestudie kann sinnvoll nur durchgeführt werden, wenn die Probanden zweier miteinander verglichener Gruppen an derselben Krankheit leiden. Diese Parallelisierung scheint so selbstverständlich wie die Beachtung von anderen Kriterien der Vergleichbarkeit von Therapiegruppen wie Alter, Geschlecht, Schichtzugehörigkeit u. a. Die Kinderpsychiatrie – und nicht nur sie – hat im diagnostischen Bereich jedoch nach wie vor erhebliche Probleme. Sie sind durch die Tatsache gegeben, daß für viele Störungsmuster zwar ausreichende Beschreibungen vorliegen, solche Muster aber keine Krankheitseinheiten im Sinne eines aufgeklärten Gefüges von Ursache und Wirkungen darstellen. Vielmehr handelt es sich bei diagnostischen Gruppierungen nicht selten um phänomenologisch gleiche Endstrecken unterschiedlicher Genese und unterschiedlicher Ursachen, wobei zu beidem, Genese und Ursache ebenso häufig ein nur lückenhaftes Wissen existiert oder gar nur Vermutungen bestehen. Ganz allgemein sucht die Medizin einen Weg aus diesem Dilemma, indem sie auf der deskriptiven Ebene Syndrome definiert, um von dort aus je nach Notwendigkeit weiterzudifferenzieren. Die Kinder- und Jugendpsychiatrie ist von dieser Konstellation mit einer Reihe von Diagnosen betroffen, die zudem noch häufig zu stellen sind. Zu nennen sind „der frühkindliche Autismus", das Syndrom der „leichten zerebralen Dysfunktion", das „hyperkinetische Syndrom", die „Legasthenie", eine Liste, die sich ohne Mühe verlängern ließe. Beschreibende Diagnosen sind dennoch u. U. sehr reliabel, indem verschiedene Beobachter zu dem gleichen beschreibenden Ergebnis kommen, so z. B. beim hyperkinetischen Kind. Dies besagt aber be-

kanntlich für die pharmakologische Ansprechbarkeit wenig. Demgemäß hat sich gezeigt, daß medikamentöse Wirkungen im Gruppenvergleich und im Vergleich verschiedener Studien uneinheitlich oder gar widersprüchlich ausfielen, obwohl die gleiche Substanz in gleicher Dosierung diagnostisch gut vergleichbaren Kindern gegeben wurde.
Widersprüchliche Ergebnisse vergleichender Therapiestudien an Kindern mit Syndromdiagnosen sind zwar mit Blick auf mögliche pharmakologische Hilfen enttäuschend, sie enthalten gleichzeitig aber auch positive Aspekte für einen notwendigen weiteren Differenzierungsprozeß. Denn wenn die pharmakologische Wirkung uneinheitlich ausfällt, bedeutet dies, daß ein als einheitlich aufgefaßtes Syndrom sich aus heterogenen Untergruppen zusammensetzt. Zur Definition und zum pathophysiologischen Verständnis solcher Untergruppen kann die klinische Prüfung entscheidend beitragen. Bisweilen stellt sie die einzige Möglichkeit dar, ein pathophysiologisches Verständnis zu eröffnen und weiter zu entwickeln. Psychopharmakologische Wirkungen und deren Bedeutung für Erkenntnisse über die Funktion von Neurotransmittern und deren Störungen bei Psychosen stehen als herausragendes Beispiel für viele andere.
Eine analoge Rolle könnte der klinischen Prüfung in der Erforschung des Syndroms der „minimalen zerebralen Dysfunktion" (MZD) zufallen. Dieses Syndrom spielt nicht nur in der Kinderpsychiatrie eine große Rolle. Das Konzept der „MZD" wurde von mehreren Fachrichtungen bis hin zur Pädagogik als brauchbare Diagnose aufgegriffen und es wurde mit bemerkenswerter Überzeugung an ihr festgehalten, obwohl die Unzuverlässigkeit dieser „Diagnose" mittlerweile immer deutlicher wird und damit ihr Nutzen starken Zweifeln unterliegt (KALVERBOER 1978). Klinische Prüfungen an Kindern mit „MZD" sind nur dann sinnvoll, wenn sie mit dem ausdrücklichen Ziel unternommen werden, bereits im Versuchsplan sorgfältig ausgewählte Untergruppen zu behandeln und pharmakologisch weiter zu differenzieren. Sinngemäß gilt dies für andere Syndrome auch, so z. B. für das hyperkinetische Syndrom, das bereits eine besondere Symptomkonstellation innerhalb des Begriffs der „MZD" darstellt und dennoch nicht spezifisch genug ist, um als pathogenetische Einheit, als Krankheit im eigentlichen Sinne, eine vorhersagbare pharmakologische Wirkung erwarten zu lassen. Es kommt also ganz allgemein darauf an, das diagnostische Instrumentarium in der Kinder- und Jugendpsychiatrie zu verbessern, um Therapieindikationen präziser zu stellen, darunter natürlich auch die Indikationen zur Pharmakotherapie. Für eine solche Präzisierung sind in den Verhaltenswissenschaften auf der deskriptiven Ebene Ansatzpunkte gegeben, und dort vor allem in Form von vorhandenen, für den Entwicklungsbereich weithin aber noch zu entwickelnden Verhaltensskalen. In der Kinder- und Jugendpsychiatrie stellt das multiaxiale Klassifikationsschema für psychiatrische Erkrankungen im Kindes- und Jugendalter nach RUTTER, SHAFFER und STURGE (REMSCHMIDT et al. 1977), das dem Internationalen Klassifikationsschema der WHO angeglichen ist, einen Anfang dar. Die multiaxiale Vorgehensweise versucht, die verschiedenen Elemente psychiatrischer Diagnosen schwerpunktmäßig zu gliedern und Annahmen zur Ätiologie zu

vermeide. Die klinisch-psychiatrischen Syndrome erscheinen auf der ersten Achse, das hyperkinetische Syndrom z. B. als eigene Kategorie mit der zusätzlichen Möglichkeit von Untergliederungen. Die systematische Kombination von Untergliederungen der ersten Achse mit solchen anderer Achsen, etwa der vierten (körperliche Symptomatik) stellt einen plausiblen Weg zum Auffinden von Korrelationen und damit auch zu Hinweisen auf Genese und Ätiologie dar. Die Zeit, in der aus der diagnostischen Kategorie „Verhaltensstörungen" pharmako-therapeutische Indikationen abgeleitet wurden, ist vorüber.

2.3.5 Methoden zur Objektivierung von Psychopharmakawirkungen

2.3.5.1 Prüfungsziele und Prüfungsarten

Ziel der klinischen Prüfung ist die Feststellung der Wirksamkeit eines Pharmakons. Dies kann auf verschiedenen Ebenen geschehen, die jeweils unterschiedliche Aspekte der Wirksamkeit behandeln und in Abhängigkeit vom Teilaspekt besondere methodische Voraussetzungen haben. Der klinischen Prüfung neuer Substanzen müssen angemessene pharmakologische und toxikologische Untersuchungen am Tier vorausgegangen sein. Erst wenn dort eine Substanz als sicher befunden wurde, ist die Prüfung am Menschen in Erwägung zu ziehen. Zwar werden beim Versuchstier spezielle Wirkungen auf biochemische und elektrophysiologische Vorgänge am Nervensystem und auf bestimmte Zielverhaltensweisen, z. B. Lernen und Löschung erlernten Verhaltens, untersucht; da es aber für psychiatrische Erkrankungen des Menschen passende Tiermodelle nicht gibt, kann der Tierversuch die klinische Prüfung nicht ersetzen. Fortschritte in der Psychopharmakologie ergeben sich aus „zufälligen" klinischen Beobachtungen, aus der Weiterentwicklung bekannter Substanzen durch molekulare Manipulation und aus eigenständigen Entwicklungen der Grundlagenforschung. In jedem Falle wird die klinische Prüfung einer Systematik zu folgen haben, die sich entsprechend den Anforderungen von Sorgfalt und Sicherheit hierarchisch gliedert. In dieser Hierarchie werden drei Phasen unterschieden (WITTENBORN 1977): Phase I geht in der Regel der klinischen Prüfung voraus. Sie kann als Humanexperiment (an gesunden Versuchspersonen) stattfinden, um dosisabhängige pharmakologische Wirkungen und Nebenwirkungen festzustellen, nach einmaliger oder kurzfristiger Einnahme. Untersuchungen der Phase I beschäftigen sich mit Pharmakokinetik und Pharmakodynamik, weniger mit den Wirkungen im Verhaltensbereich. Ein Gruppenvergleich ist deswegen hier noch keine unabdingbare Voraussetzung.
Im Gegensatz dazu haben Prüfungen der Phase II das erklärte Ziel, die Wirksamkeit bei definierten Störungen, also ausgewählten, zunächst kleinen Patientengruppen zu objektivieren. Zwar kann am Eingang zu Phase II noch die Frage nach Dosiseffekten stehen; schwerpunktmäßig umfaßt dieses Stadium jedoch die vergleichende Therapiestudie.
Erst in Phase III kommt es zur Untersuchung größerer Patientengruppen, ge-

gebenenfalls mit gleicher Methodik in verschiedenen Zentren, um die Wirkung auf spezifische Symptome und um seltene Nebenwirkungen kennenzulernen. Prüfungen der Phase I und gelegentlich auch noch der Phase II können unter Kontrolle eines klinischen Pharmakologen stehen. Sobald Patienten einbezogen werden, liegt die Verantwortung beim behandelnden Arzt. Zwischen den einzelnen Phasen gibt es Überlappungen, mit entsprechenden Konsequenzen für die Planung.

Untersuchungen der Phase I finden in der Regel an freiwillig teilnehmenden, gesunden Erwachsenen statt, nicht an Kindern. Letzteres schon deswegen, weil es kaum möglich sein wird, hierfür von Eltern die Einwilligung zu erhalten. In Phase II, in der es darum geht, behandelbare Symptome und die hierfür angemessene Dosis, ihre Wirkungsdauer und Nebenwirkungen zu identifizieren, können Kinder in Betracht gezogen werden, wenn analoge Untersuchungen am Erwachsenen vorher stattgefunden haben. Zielsymptome und Zielverhalten müssen ausreichend beschrieben und dokumentiert sein, unabhängig von einer erwarteten Beeinflussung durch das Medikament. Die zu fordernde Homogenität von Probandengruppen wird oft nur angenähert einzurichten sein. Umso wichtiger ist es, vorhandene Heterogenität aufzuzeigen (Alter, Geschlecht, Herkunft, Psychopathologie, vorhergegangene Behandlungen, Dauer der Symptomatik u. a.). Die Untersucher von Wirkungen psychotroper Substanzen beim Kind sind erst in jüngerer Zeit auf solche methodischen Aspekte aufmerksam geworden. Jedenfalls läßt der wissenschaftliche Standard insgesamt noch zu wünschen übrig.

Zu den zahlreichen Einflußgrößen, die medikamentöse Wirkungen determinieren, gehört auch die Umgebung, in der die Behandlung stattfindet. Für die klinische Prüfung stellt sich in diesem Zusammenhang die Frage nach ambulanter oder stationärer Durchführung, zumal bei Kindern, deren psychiatrische Behandlung in zunehmendem Maße in den ambulanten Bereich verlagert wird. Ein Verbleiben des Kindes in seiner natürlichen Umgebung hat Vorteile, nicht zuletzt den eines Wirkungsnachweises dort, wo er erwünscht ist. Andererseits sind die aus einer ambulanten Durchführung für eine kontrollierte Therapiestudie erwachsenden Nachteile erheblich. So ist damit zu rechnen, daß die Medikamenteneinnahme nicht konstant bleibt und eine Reihe anderer, für die Erfahrung psychotroper Wirkungen entscheidender Variablen der Kontrolle entgleiten. Die stationäre Durchführung ist methodisch verläßlicher; umfassende Antworten wären dem Vergleich der ambulanten und stationären Therapie zu entnehmen. Für Prüfungen der Phase II gilt dies uneingeschränkt, ob nun im Zusammenhang mit Dosiseffekten oder mit der Wirkung auf spezielle Symptome.

Mit der Ansammlung ausreichender Information über die psychotrope Wirksamkeit als solche kann die klinische Prüfung in das Stadium der hypothesengebundenen Untersuchung, Phase III, eintreten. Vergleichende Therapiestudien sind der eigentliche Gegenstand dieser Phase. Sie sollen der Validierung einer begründet angenommenen Wirksamkeit an bestimmten Patientenpopulationen dienen. Es geht also in dieser Phase um die wissenschaftliche Absicherung von weniger systematischen Beobachtungen. Außerdem soll nun, nachdem die Sicherheit einer Substanz grundsätzlich demonstriert wurde, in der längerfristigen (3-6 Monate) therapeutischen Anwendung geklärt werden, welche Nebenwirkungen mit welcher Häufigkeit unter kontrollierten Bedingungen auftreten.

Prüfungen der Phase III sind an Kindern unter der Voraussetzung durchführbar, daß die vorliegende Erkrankung schwer genug ist, um den Einsatz von Medikamenten notwendig zu machen. Die Kriterien für die Sicherheit bzw. Risikoarmut eines Psychopharmakons sind besonders streng anzusetzen. Strenger als in Phase II hat auch die Definition der Therapiegruppen zu sein, d. h. auf Selektion und Dokumentation ist besonderer Wert zu legen.

2.3.5.2 Prüfungsplan („Design")

Man unterscheidet zwischen offenen Versuchsplänen und Vergleichsuntersuchungen. Beide Untersuchungspläne haben ihren Platz in Zusammenhang mit den zu klärenden Fragen. Am Eingang einer Prüfung mag ein vorsichtiges Abwägen zwischen therapeutischen Wirkungen und Nebenwirkungen einen flexiblen, offenen Versuchsplan erforderlich machen. Der Untersucher weiß, welcher Proband welche Menge der potentiell psychotropen Substanz erhält. Er hat die Möglichkeit, die Dosis während der Prüfung zu verändern. Das Bilden von Vergleichsgruppen kann kaum erfolgen, ist jedoch auch nicht Voraussetzung. Die vergleichende Therapiestudie folgt in der Regel der offenen Prüfung. Um Wirkungen zu objektivieren, d. h. den wissenschaftlichen Nachweis der Wirksamkeit zu erbringen, muß die Aufteilung von Probanden auf die zu vergleichenden Therapiegruppen auslesefrei (randomisiert) erfolgen. Während also in der offenen Studie die klinische Situation als solche die Grundlage bildet, mit allen Unübersichtlichkeiten eines solchen „natürlichen" Bedingungsgefüges, versucht die vergleichende Therapiestudie durch Beachtung strenger formaler Kriterien ihre Beobachtungen und Ergebnisse reproduzierbar abzusichern. Letzteres stößt zunehmend auf Widerstände, vor allem aus ethischen Erwägungen, die begründet daran Anstoß nehmen, daß den Kindern einer von wenigstens zwei Vergleichsgruppen aus methodischen Erfordernissen für eine gegebene Zeit die als wirksam bekannte Behandlung (Standardtherapie) vorenthalten wird. Andererseits ist und bleibt der formale Gruppenvergleich die einzige Möglichkeit der wissenschaftlichen klinischen Prüfung. Er impliziert die Durchführung unter Doppelblind-Bedingungen, unter denen weder der Prüfer noch die Probanden Kenntnis davon haben, welche Gruppe mit der experimentellen und welche mit der Standardtherapie bzw. Placebo behandelt wird. Um das Argument einer schwerlich immer zu erreichenden Randomisierung zu entkräften, ziehen viele Prüfer dem Vergleich zweier Gruppen den intraindividuellen Vergleich vor, der sich durch einen Wechsel der Therapieform innerhalb derselben Gruppe („cross-over-design") realisieren läßt. In diesem Plan erhält jedes Kind die experimentelle und die Standardtherapie, so daß auch ethische Bedenken hier leichter zurückstellbar sind. Dies umso mehr als der intraindividuelle Vergleich sich als empfindlicher für medikamentöse Wirkungen erwiesen hat (SPRAGUE u. WERRY 1971), ein Vorteil, der sich wahrscheinlich aus der besseren Kontrolle einer Reihe von Umgebungseinflüssen herleitet. Für den intraindividuellen Vergleich werden weniger Probanden benötigt, mit der wiederum nachteiligen Folge, daß das einzelne Kind häufiger untersucht und getestet werden muß. Für die ambulante Durchführung eignet sich deshalb ein Versuchsplan nach dem „Cross-over-design" kaum. Ein anderer Nachteil des intraindividuellen Vergleichs ist der, daß psychische Veränderungen nicht selten episodische Verläufe haben, die das Ergebnis einer gleichzeitigen Pharmakotherapie verfälschen. Störungen mit hoher Konstanz, wie z. B. aggressives Verhalten, bieten die besten Ansätze für diesen Prüfungsplan.

Der Placebo-Vergleich erhöht in anderweitig nicht erreichbarem Maße die Verläßlichkeit eines Wirksamkeitsnachweises. So erwünscht und begründet aber der Placebo-Vergleich aus wissenschaftlichen Erwägungen sein mag, so sehr kollidiert er mit ethischen Erwägungen, zumal beim Kind. Er mag dennoch akzeptabel sein, wenn die Dauer seines Einsatzes stark begrenzt bleibt. Leider eröffnet der Vergleich unterschiedlicher Dosen des gleichen Psychopharmakons keinen alternativen Weg, da unterschiedliche Symptome psychopathologischer Syndrome differentiell auf verschieden hohe Dosen ansprechen können (SPRAGUE 1978). Der klinische Prüfer bleibt in der Pflicht, ausreichende Kontrollen vorzusehen ohne sich an ein einfaches Schema halten zu können. Je nach Substanz, vermuteter Wirkung und Indikation wird die Prüfung mit strengen oder strengeren Kontrollen durchzuführen sein.

Um den heutigen Ansprüchen an eine klinische Prüfung zu genügen, ist die vorherige schriftliche Niederlegung des Versuchsplans und weiterer methodischer Einzelheiten notwendig. Über den Ablauf der Prüfung, deren Auswertung und die Ergebnisse muß ein Protokoll geführt werden. Es enthält eine Begründung für die klinische Prüfung, Beschreibung des zu prüfenden Psychopharmakons, Dosierungsschema, Beschreibung der Probanden mit Ein- und Ausschlußkriterien, die Darstellung des Prüfungsverfahrens mit Beobachtungs- und Testmethoden und deren Auswertung sowie Hinweise auf mögliche Risiken der Prüfung. Für jede einzelne Versuchsperson wird ein Datenblatt angelegt, das Angaben über Kooperation („compliance"), Therapieerfolg und weitere Therapiebedürftigkeit enthält. Die tägliche Einnahme der Prüfsubstanz ist gesondert nach Dosis und Tageszeit zu dokumentieren. Bei erwachsenen Versuchspersonen hat es sich als hilfreich erwiesen, über die mündliche Aufklärung hinaus ein Informationsblatt zu überreichen, das neben Angaben über Ziele der Untersuchung, Versuchsplan und mögliche Wirkungen der Tabletten Empfehlungen zum Verhalten während der Prüfungszeit (z. B. Ernährung, Alkoholgenuß, Führung von Fahrzeugen u. a.) enthält. Bei ambulanter Durchführung einer Prüfung an Kindern wird ein entsprechendes, an die Eltern gerichtetes Informationsblatt von Nutzen sein. Unsere eigene Erfahrung mit der klinischen Prüfung an stationär behandelten Patienten hat gezeigt, daß eine schriftliche Information der an der Prüfung mittelbar Beteiligten die Durchführung wesentlich erleichtert.

2.3.5.3 Meßinstrumente

Das Messen von Verhalten stößt in dem Augenblick auf erhebliche Hindernisse, in dem es quantifiziert werden soll. Zwar lassen sich bestimmte Verhaltensaspekte, z. B. des Leistungsverhaltens, besser erfassen als andere, grundsätzlich wäre aber der Versuch, wirksames Medikament und Verhalten nach Dosierungsschritten in direkter Beziehung zueinander zu prüfen, zum Scheitern verurteilt. Die Psychiatrie macht erhebliche Anstrengungen, ihre Datenerhebung zunehmend zu systematisieren und Verhaltensänderungen auf verschiedenen Wegen, die einander ergänzen, zu erfassen. Sie kann dies nicht aus sich heraus, weder im medizinischen noch im Verhaltensbereich. Vielmehr ist sie eine der Teildisziplinen, die zusammen als Verhaltenswissenschaft Verhalten experimentell analysieren. Psychiatrische Verhaltensmedizin und Verhaltenspharmakologie stehen dabei in enger Wechselbeziehung zu Psychologie, Physiologie, Pädagogik, Anthropologie und Soziologie. Das methodische Inventar, dessen sie sich bedient, beinhaltet die systematische Verhaltensbeobachtung, Interviews, Fragebögen und psychometrische Tests. Die zusätzliche experimentelle Erfassung physiologischer Parameter hat in den letzten Jahren erheblich an Bedeutung gewonnen. Vor der Prüfung eines psychotropen Medikamentes sind die Verhaltensbereiche, in denen Wirkungen gemessen werden sollen, zu benennen und in Entsprechung dazu die Meßmethoden auszuwählen. Die Verhaltensbereiche sind zunächst weit zu fassen; in Frage kommen kognitive, emotionale und psychosoziale Funktionen. Nach Präzisierung von Schwerpunkten zwischen und in diesen Bereichen, z. B. innerhalb des kognitiven Bereichs auf sprachliche oder nichtsprachliche intellektuelle Funktionen, auf Wahrnehmung, Lernen oder Gedächtnis, ist das Spektrum von Methoden auszuwählen, mit denen eine Untersuchung erfolgversprechend und zugleich ökonomisch durchgeführt werden kann. LEGEWIE (1979) warnt in diesem Zusammenhang vor einer Tendenz zur „Datenexplosion", die sich dann ereignet, wenn in Ermangelung klarer Fragestellungen alle erreichbaren Daten extensiv gesammelt und einer Korrelationsstatistik zugeführt werden. Eine solche Datenerhebung erzeuge mit hoher Wahrscheinlichkeit statistisch signifikante Ergebnisse und erlaube dem Forscher „den Ritus wissenschaftlicher Publikationen zu erfüllen".

Die Auswahl der Meßinstrumente muß für jedes im Betracht gezogene Testverfahren Gütekriterien berücksichtigen, deren Beachtung den Wert einer Untersuchung überprüfbar macht. Zu fordern sind:

Objektivität
Gültigkeit (Validität)
Zuverlässigkeit (Reliabilität)
Empfindlichkeit (Sensibilität)
Relevanz für die Fragestellung
Ethische Qualität

Objektivität bezeichnet die Unabhängigkeit eines Verfahrens von der Person

des Untersuchers. Es ist dann objektiv, wenn verschiedene Untersucher bei demselben Probanden zum gleichen Ergebnis kommen. Objektivität kann beeinträchtigt werden durch persönliche Einflüsse des Untersuchers während der Untersuchung ebenso wie bei der Auswertung. Die Objektivität drückt sich im Grad der Übereinstimmung verschiedener Untersucher aus.
Ein Test besitzt *Gültigkeit,* wenn er mißt, was er messen soll. Diese Aussage scheint trivial; in ihr steckt jedoch eine Forderung, die bedauerlicherweise nicht selten mit Intuition übergangen wird. Eine Verhaltensskala z. B., die den Einfluß eines Psychopharmakons auf die soziale Beziehungsfähigkeit erfassen soll, mißt bei näherem Hinsehen möglicherweise irgendetwas, das mit der Befindlichkeit zu tun hat, so daß die verwendete Skala eine Diskrimination zwischen beiden Variablen nicht erlaubt. Gültigkeit versteht sich als inhaltliche Meßgenauigkeit, wobei es für ihre Darstellung notwendig sein mag, Merkmale zu untergliedern, z. B. „Lesefähigkeit" in Genauigkeit, Tempo, Kontinuität und Erkennen von schriftlichem Material. Gültigkeit kann extern gesichert werden durch Übereinstimmung mit einem anderen Verfahren, das das gleiche Merkmal erfaßt.
Zuverlässigkeit eines Verfahrens bezeichnet seine Genauigkeit im Sinne von Fehlerfreiheit. Messungen enthalten meistens Meßfehler. Ihr Anteil am Gesamtergebnis ergibt die Zuverlässigkeit (Reliabilität). Sie wird z. B. erkennbar an der Übereinstimmung, mit der Versuchspersonen bei wiederholter Messung einen Testwert erreichen. Hat ein Instrument eine niedrige Test-Retest-Reliabilität kann dies natürlich auf Ursachen zurückzuführen sein, die nichts mit Meßfehlern zu tun haben. Bei Kindern z. B. kann zwischen Test und Wiederholung, falls zwischen beiden ein längerer Zeitraum liegt, eine Veränderung des gemessenen Merkmals durch Lernen oder Entwicklung stattgefunden haben. Diese Möglichkeit ist bei längerfristigen psychopharmakologischen Prüfungen gegeben; ihr ist durch zwischenzeitliche Testwiederholung zu begegnen.
Von besonderer Bedeutung für die Erfassung psychopharmakologischer Wirkungen ist die *Empfindlichkeit,* mit der ein Meßinstrument Verhaltensänderungen wiedergibt. Es hat bis in die jüngere Vergangenheit Prüfungen von Psychopharmaka an Kindern gegeben, die als Maß für eine zu prüfende Wirkung den Intelligenzquotienten einsetzen. Der IQ ist jedoch ein multifaktorielles Maß, das überdies Wirkungen in spezifischen kognitiven Bereichen nicht empfindlich genug erfaßt. Vorzuziehen sind Meßinstrumente, die auf Art und Ausmaß von Wirkungen reagieren. Die Qualität eines Meßinstrumentes hängt auch davon ab, wie sehr Probanden gefordert werden. Ist ein Test zu einfach, wird er z. B. zwischen gesunden Kindern und solchen mit leichten Funktionsstörungen keine Unterschiede finden. Alle werden gleich hohe Werte erreichen („Decken-Effekt"). Um dies auszuschließen, müssen Meßinstrumente die ganze Breite möglicher Leistungen vorsehen, so daß Unterschiede zwischen Probanden und intraindividuelle Änderungen, z. B. als Folge pharmakologischer Einflüsse, erkennbar werden.
Zwischen Laboratorium und natürlichem Lebensraum bestehen immer Unterschiede. Ein im psychometrischen Test an einem einzeln untersuchten Kind

erhobener Befund kann für ein Verhalten daheim oder in der Schule irrelevant sein. Wenn ein Zielverhalten für eine klinische Prüfung definiert wird, soll die *Relevanz* eines Tests für das Zielverhalten oder für Teilaspekte desselben feststehen. Messungen der Reaktionszeit z. b. sind in der Regel leicht und reliabel durchzuführen, ihre Bedeutung für das Verhalten eines Kindes in Gruppensituationen mag jedoch gering sein.

Von nicht zu unterschätzender Problematik ist häufig die Interpretation der Ergebnisse formaler psychometrischer Tests. Wenn etwa eine Aufmerksamkeitsstörung vorliegt, die ein Kind für die Dauer einer Testdurchführung zu kompensieren in der Lage ist, können die erreichten guten Ergebnisse zu Fehlschlüssen über die Leistungsfähigkeit führen.

Auf die *ethischen Anforderungen* an die klinische Prüfung wurde bereits eingegangen. Meßinstrumente sind grundsätzlich einbezogen, seien es nun Ableitungen physiologischer Variablen, falls sie nur unter übermäßiger Einengung körperlicher Aktivität oder unter schmerzhaften Manipulationen möglich sind, oder aversive Testverfahren. Gelegentlich ist nicht das einzelne Verfahren sondern die Summe von nacheinander zu absolvierenden Untersuchungen eine unzumutbare Belastung. Hier Mißbrauch zu vermeiden, ist weniger eine Sache von starren Regeln als eines wachen Bewußtseins für Würde und Rechte der Patienten.

Die Brauchbarkeit eines Testinstruments ist an noch weitere Bedingungen geknüpft. Hierzu gehört seine *Standardisierung,* d. h. es muß, um repräsentative Ergebnisse zu liefern, an einer großen Gruppe von Personen unter standardisierten Bedingungen erprobt worden sein. So gewonnene Standard- oder *Normwerte* erlauben den Vergleich mit experimentellen Werten, wenn letztere unter den gleichen Standardbedingungen erzielt wurden.

2.3.5.4 Beobachtung

Beobachtung gehört als sinnliche Wahrnehmung zum alltäglichen Handeln. Sie ist als solche wesentlicher Bestandteil klinischer Arbeit und damit Grundlage für wissenschaftliche Erkenntnis. Das „klinische Urteil", eine Synthese aller außerhalb des Laboratoriums gemachten Beobachtungen, ist und bleibt der am häufigsten eingesetzte Gradmesser für den Erfolg oder Mißerfolg einer Therapie. Es kann sich als unbestimmter Eindruck niederschlagen, ebenso aber auch den Zustand eines Kindes in sorgfältig ausgeführter Beschreibung darlegen. Als vage umschriebener Eindruck wird das klinische Urteil („clinical global impression") für die Erfassung psychopharmakologischer Wirkungen wenig leisten. Die detailliert beschreibende Auflistung klinischer Beobachtungen hat sich hingegen als empfindliches Meßinstrument erwiesen, das zusammen mit anderen Beurteilungskriterien seinen Platz in der klinischen Prüfung behaupten wird.

Die *kontrollierte* Beobachtung vollzieht sich nach Regeln, die von der Fragestellung der Beobachtungssituation und dem Anspruch an die wissenschaftliche Absicherung vorgegeben sind. Die Beobachtung kann kontinuierlich und diskontinuierlich stattfinden, in einer natürlichen oder in einer labormäßig strukturierten Umgebung, „verdeckt" (Beobachter unsichtbar) oder „offen" (Beobachter im Raum anwesend). Der kontrollierten Beobachtung hat in jedem Falle eine unkontrollierte vorauszugehen, um zunächst ein möglichst breites Verhaltensspektrum zu erfassen, eine deutungsfreie Beobachterhaltung zu schulen und die Verhaltenskategorien zu identifizieren, die Gegenstand systematischer Beobachtung sein sollen. In der kontinuierlichen Beobachtung werden Kategorien in der Frequenz ihres Auftretens registriert. Die diskontinuierliche Beobachtung beschränkt sich auf die Registrierung definierter Verhaltensweisen während festgelegter Zeitstichproben, etwa von 15 oder 30 Sekunden Dauer, die sich in regelmäßigen Intervallen wiederholen. Je vollständiger ein Kategoriensystem, desto schwieriger gestalten sich Datenerhebung und -auswertung. Entsprechend den Hypothesen, mit denen z. B. die klinische Prüfung eines Psychopharmakons bei Kindern unternommen wird, lassen sich Kategorien aus dem Gesamt ausgrenzen und in ein Beobachtungssystem einfügen. Letzteres erfolgt nach Verhaltensklassen, z. B. Körperhaltung, Gestik, verbales Verhalten, Störverhalten. Ein erfolgreich zur Erfassung psychopharmakologischer Wirkungen eingesetztes Kategoriensystem findet sich bei CUNNINGHAM und BARKLEY (1978). Es ist insofern von wegweisender Bedeutung, als es zur Beobachtung der Mutter-Kind-Interaktion entwickelt und eingesetzt wurde. Die darin enthaltenen Kategorien beziehen sich auf: körperliche Aktivität des Kindes, Initiativen des Kindes, Reaktionen der Mutter, selbständiges Spiel der Kinder, Mutter fördert Kind, Mutter unterbricht Kind u.a.m. Zur Beobachtung dient ein Protokollbogen, in dem Kategorien und Beobachtungszeiten aufgeführt sind.

Bisher existieren solche Kategoriensysteme nur in einzelnen Einrichtungen, da deren Konstruktion und klinischer Einsatz großen Aufwand erfordert. Andererseits lassen sich Ergebnisse erzielen, die der Realität des Kindes näherkommen als die Ergebnisse von Befragungen oder formalen Laboruntersuchungen.

Für die verdeckte Beobachtung auf einer klinischen Abteilung gibt es technische Hilfen, die mittlerweile zur Standardausstattung gehören. Sogenannte Einwegscheiben in Verbindung mit einer Anlage zur Tonübertragung erlauben die unbemerkte Beobachtung. Die Aufzeichnung zu beobachtenden Verhaltens auf Videoband oder Film erschließt die Möglichkeit zur zeitlich unabhängigen und wiederholten Beobachtung und Auswertung. Sie bietet gleichzeitig den Vorteil des Vergleichs verschiedener Beobachtungssysteme am gleichen Verhalten. Der Wert der Videoaufzeichnung steht und fällt allerdings mit der Qualität des Beobachtungssystems. Kompliziertere Aufzeichnungssysteme, wie sie die Verhaltensforschung z. B. in der Analyse von Bild zu Bild benutzt, kommen für die Beobachtung im Rahmen einer klinischen Prüfung kaum in Betracht. Eine detaillierte Darstellung des Einsatzes von Videobandaufnahmen in der pädiatrischen Psychopharmakologie findet sich bei SIMEON et al. (1974).

Tabelle 2.1. Inventar zur halbquantitativen Beschreibung hyperkinetischen Verhaltens. Das Vorhandensein der einzelnen Symptome wird in den Ausprägungen 0 bis +3 erfaßt und rechts in der entsprechenden Spalte angekreuzt. Ein *Durchschnitt* von mehr als 1,5 gilt als hyperkinetisch (nach CONNERS 1973)

Verhalten	Ausmaß der Aktivität			
	gar nicht 0	wenig 1	ziemlich viel 2	sehr viel 3

Verhalten im Unterricht

1. andauernd in Unruhe
2. summt oder macht andere unpassende Geräusche
3. Wünsche müssen sofort erfüllt werden – leicht frustriert
4. ungeschickt
5. überaktiv
6. erregbar, impulsiv
7. paßt nicht auf, leicht abgelenkt
8. bringt Angefangenes nicht zuende
9. überempfindlich
10. sehr ernst, traurig
11. träumt
12. launisch
13. weint häufig
14. stört andere Kinder
15. streitsüchtig
16. Stimmung wechselt rasch und drastisch
17. hinterhältig
18. zerstörerisch
19. stiehlt
20. lügt
21. Wutanfälle, unvorhersehbare Verhaltensweisen

Verhalten in der Gruppe

22. sondert sich von anderen Kindern ab
23. von der Gruppe nicht akzeptiert

Tabelle 2.1. (Fortsetzung)

Verhalten	Ausmaß der Aktivität			
	gar nicht 0	wenig 1	ziemlich viel 2	sehr viel 3
24. läßt sich gängeln				
25. beim Spiel unfair				
26. kann nicht anführen				
27. verträgt sich nicht mit dem anderen Geschlecht				
28. verträgt sich nicht mit dem gleichen Geschlecht				
29. ärgert andere Kinder oder stört sie				
Einstellung gegenüber Autorität				
30. unterwürfig				
31. herausfordernd				
32. frech				
33. scheu				
34. ängstlich				
35. verlangt stark nach Aufmerksamkeit des Lehrers				
36. dickköpfig				
37. möchte gefallen				
38. nicht zur Mitarbeit bereit				
39. ignoriert Aufforderungen				

2.3.5.5 Beurteilungsskalen

In der Kinderpsychiatrie sind bereits einige wenige Beurteilungsskalen in Gebrauch, die zu wertvollen Informationen über kindliches Verhalten Zugang verschaffen, ein standardisiertes Vorgehen ermöglichen und für die Auswertung Zeit sparen. Neben Skalen, die für einzelne Untersuchungen erstellt und ohne Standardisierung benutzt wurden, gibt es andere, die weite Verbreitung gefunden haben, so das Verhaltensinventar von CONNERS (1973), das innerhalb von Beobachtungsgruppen, z. B. Erziehern, eine hohe Reliabilität besitzt, die jedoch zwischen Beobachtergruppen, z. B. Lehrern und Müttern, stark variiert. Es gibt eine umfangreiche (39 Kategorien) und eine abgekürzte (10 Kategorien) Version dieser Skala zum Erfassen hyperkinetischen Verhaltens.

(Darstellung der Skala in Tabelle 2.1). Ihr Einsatz in der praktischen Diagnostik wie im Rahmen von klinischen Prüfungen hat sich bewährt. Weitere, z. T. ähnliche Skalen sind im anglo-amerikanischen Sprachraum in Gebrauch, so z. B. die Aktivitäts-Skala von WERRY, WEISS und PETERS (WERRY 1968), die ausdrücklich in der Absicht konzipiert wurde, pharmakotherapeutische Wirkungen zu quantifizieren. Obwohl diese Skala, wie Untersuchungen (GITTELMANN-KLEIN u. KLEIN 1975) gezeigt haben, nicht ausreichend mit objektiven Maßen motorischer Aktivität korreliert, scheint sie doch ein empfindlicher Gradmesser für Problemverhalten zu sein.

Skalen haben den Vorteil, daß sie gleichermaßen in Klinik, Schule und Elternhaus Anwendung finden können. Ambulant durchgeführte psychopharmakologische Prüfungen werden ohne Einsatz von Beurteilungsskalen nicht auskommen. Naturgemäß sind Skalen stets anfällig für Beobachtereinflüsse. Innerhalb einer Prüfung haben sie deshalb einen eher komplementären Stellenwert.

2.3.5.6 Kognitive Tests

Kinder, bei denen eine Indikation zur Therapie mit Psychopharmaka besteht, zeigen überzufällig häufig kognitive Störungen. Umgekehrt haben Psychopharmaka Haupt- und Nebenwirkungen auf Lernverhalten und dessen Voraussetzungen, so daß mehrere zwingende Gründe vorliegen, die Untersuchung kognitiver Funktionen in die klinische Prüfung dieser Substanzen einzubeziehen. Der zentralen Bedeutung des Lernens und seiner Grundprozesse für den Menschen während seiner Entwicklung steht allerdings ein noch sehr lückenhaftes Wissen über pharmakologische Wirkungen auf diese Prozesse gegenüber, mit Ausnahme der Aufmerksamkeitsstörungen, soweit sie durch Stimulanzien beeinflußbar sind.

Für die Auswahl von kognitiven Tests gilt die Regel, daß sie möglichst reine Funktionen erfassen sollen. Der am weitesten verbreitete Hamburg-Wechsler-Intelligenztest prüft auch in den Untertests eher komplexe Funktionen, so daß die Interpretation einer psychopharmakologischen Wirkung sich als schwierig oder gar unmöglich erweisen kann. Der Zahlen-Symbol-Test z. B. involviert so unterschiedliche Prozesse wie Okulomotorik, Schreibtempo, Motivation und Lernen. Folglich kann eine Änderung des Testergebnisses während einer Behandlung auf verschiedene Weise zustande gekommen sein. Intelligenztests haben daher ihren Platz bei der Auswahl von Untersuchungspopulationen und nicht als Meßinstrument für die Wirksamkeit von Psychopharmaka.

Für die Untersuchung spezieller Fertigkeiten gibt es wiederum eine Reihe von Verfahren, von denen hier nur eine Auswahl vorgestellt werden soll. Als besonders wichtig sind die Bereiche Sprache, Wahrnehmung und Aufmerksamkeit hervorzuheben. Am wenigsten befriedigend ist das Angebot zur Erfassung sprachlicher Funktionen. Verfügbar ist der psycholinguistische Entwicklungstest (ANGERMAYER 1974), der neben der nonverbalen Ausdrucksfähigkeit expressive und rezeptive Sprache zusammen mit visuellen und auditiven Wahrnehmungsfunktionen prüft und somit komplexe Befunde liefert. Besser ist es um Instrumente bestellt, die die visuelle Wahrnehmung und das visuelle Kurzgedächtnis erfassen. Der Bender-Gestalt-Test bzw. der Göttinger Formreproduktionstest (SCHLANGE et al. 1972) sind weithin in Gebrauch, ebenso der Benton-Test (BENTON 1961). Beide prüfen die visuelle Reproduktionsleistung, sind einfach in der Durchführung und besitzen den Vorteil, für unseren Sprachraum auf Gütekriterien überprüft worden zu sein. Ausreichend abgesicherte Verfahren zur Erfassung von Gedächtnisleistungen sind hingegen noch nicht verfügbar.

Eine rasche Entwicklung haben großenteils apparative Tests für psychomotorische Fähigkeiten durchlaufen. Psychomotorische Leistungen enthalten stets einen Anteil Wahrnehmung, je komplexer die Leistung, desto größer der Wahrnehmungsanteil. Die Tests messen Feinmotorik, Zielgenauigkeit, Geschwindigkeit, einfache und komplexe Reaktionszeit u. a. m. Gefordert werden manipulative Vorrichtungen wie Nachfahren von Linien mit einem Stift, Kreise punktieren, Hebelbewegungen und Knopfdrucke, bis hin zu so komplexen Prüfungen wie beidhändiger Koordination, d. h. der Regelungsgenauigkeit unter Beteiligung größerer Muskelgruppen. Im einzelnen zu nennen ist hier der Hand-Dominanz-Test von STEINGRÜBER und LIENERT (1971) und das Diagnostikum für Cerebralschädigung (DCS) nach WEIDLICH (1972). Solche Verfahren besitzen im allgemeinen Psychopharmaka gegenüber eine hohe Empfindlichkeit, die jedoch nicht nur auf das Konto der geprüften Einzelfunktion geht, sondern ebenso auf mögliche Schwankungen der Aufmerksamkeit.

In unserem Labor (MARTINIUS et al. 1979) wurde ein programmiertes Testverfahren entwickelt, mit dem die Untersuchung von Komponenten der Aufmerksamkeit möglich ist. Im Leistungsbereich sind dies Tempo, Genauigkeit, Variabilität und Kontinuität, gemessen als Reaktionszeit, Standardabweichung und Wahrnehmungsfehler während variabler Zeitverläufe, die je nach Fragestellung auf wenige Minuten oder längere Zeiträume festgelegt werden können. Solche und ähnliche Verfahren haben in der klinischen Prüfung von Psychopharmaka beim Kind in Form des kontinuierlichen Leistungstests („continuous-performance-test") einen festen Platz gefunden, weil sie sehr sensibel für medikamentöse Wirkungen sind. Hinzu kommt, daß der Umgang mit Apparaten nach Art eines Telespiels von Kindern wenigstens teilweise als spielerische Beschäftigung erlebt wird und manches an negativen motivationalen Einflüssen entfällt.

2.3.5.7 Pharmako-Elektroenzephalographie

Die Elektroenzephalographie hat bei der Prüfung von Psychopharmaka seit langem eine Rolle gespielt, die sich in erster Linie auf die Erkennung von Nebenwirkungen beschränkte. Seit bekannt wurde, daß psychotrope Substanzen, vor allem Neuroleptika, Antidepressiva und Stimulanzien das Auftreten hypersynchromer Aktivität im EEG induzieren können, muß diese Untersuchung routinemäßig vor Beginn der eigentlichen klinischen Prüfung, also während Phase I oder zu Beginn von Phase II durchgeführt werden. Die einfache, visuelle Analyse des EEG kann darüberhinaus Hinweise auf die Wirkungsweise psychoaktiver Substanzen geben, wenn sich in Abhängigkeit von der Einnahme die Grundfrequenz verlangsamt oder rasche Frequenzen in Erscheinung treten („Beta-Induktion"), wie dies typischerweise bei Barbituraten und Diazepinen der Fall ist. Dieser Zugang wird heute als *qualitative* Elektroenzephalographie bezeichnet, deren eher bescheidener Beitrag zur Psychopharmakologie nach Einführung quantifizierender Analysemethoden nunmehr durch die *quantitative Pharmako-Elektroenzephalographie* (ITIL 1974) nahezu verdrängt wurde. Quantifizierende Analysemethoden haben der Elektroenzephalographie neue Gebiete erschlossen und mit den Anwendungen in Neurologie und Psychophysiologie schließlich BERGER (1930) recht gegeben, der in den Hirnströmen den Ausdruck geistiger und psychischer Vorgänge vermutete. Wirkungen von Psychopharmaka lassen sich über verschiedene Zugänge quantitativ darstellen: über die Grundaktivität des EEG während definierter Verhaltenszustände, Wachen, Schlaf, Tätigsein oder über ereignisabhängige Potentiale, die sog. evozierten Potentiale (EP) und die „Erwartungswelle" („contingent negative variation"). Ereignisabhängige Potentiale sind zwar von mehreren Einflußgrößen, z. B. Aufmerksamkeit und Ermüdung abhängig, sie lassen sich jedoch leicht aufzeichnen und quantifizieren, auch bei Kindern. Die Registriertechnik für die Grundaktivität stellt vergleichbare Ansprüche, bei allerdings höherem Aufwand für die quantitative Analyse. Es ist deshalb schwer verständlich, warum diese Methoden in die kinderpsychiatrische Forschung nur zögernd und in die klinische Prüfung von Psychopharmaka beim Kind hierzulande praktisch noch nicht aufgenommen wurden.

Tabelle 2.2. Durch quantitative Analyse ermittelte Wirkungen einiger psychoaktiver Substanzen auf das EEG (nach FINK 1974)

Substanz	Frequenz (Hz)					Amplitude	Hypersynchrone Aktivität
	0–3,5	3,5–7,5	7,5–13	13–22	22–33		
Chlorpromazin	+	+ +	±	0	0	+	+
Reserpin	+	+	–	0	0	+	+
Barbiturat	0	+	0	+ +	+	+	0
Amphetamin	0	–	–	+	+ +	–	+
Imipramin	+	+ +	–	+	+	–	0

+ = Zunahme   – = Abnahme

Pharmaka, die die Hirnfunktion verändern, erzeugen diskrete, aber meßbare Änderungen im von der Kopfhaut abgeleiteten EEG, wobei vor allem Frequenz und Amplitude betroffen sind. Wie sich in den letzten eineinhalb Jahrzehnten herausgestellt hat, sind diese Effekte für Substanzen bzw. Substanzgruppen *spezifisch*. Die Untersuchung einer großen Zahl von Einzelsubstanzen hat den Beleg erbringen können, daß biochemische Unterschiede anhand ihrer Wirkung auf das EEG klassifizierbar sind (s. Tabelle 2.2). Es ergeben sich charakteristische Muster, die wiederum eingesetzt werden können, um die Wirkungsweise neuer Substanzen vorherzusagen. Statt Frequenz und Amplitude der Grundaktivität gesondert zu analysieren, stützt sich die Quantitative Pharmako-Elektroenzephalographie mittlerweile ausschließlich auf die Spektralanalyse und die sich aus ihr ergebenden Intensitätsspektren („Power-Spektren"). Deren Änderung zwischen Placebo und Verum im Sinne einer Zu- oder Abnahme der spektralen Intensität wird als sog. Pharmako-EEG-Profil dargestellt. Es zeigt ebenfalls substanztypische Muster (s. Abb. 2.2). Neuroleptika induzieren eine Intensitätszunahme in den langsamen Frequenzen und eine Abnahme im Betabereich. Anxiolytika erzeugen eine Zunahme im Betabereich, eine Verringerung der Alphaintensität und je nachdem, ob eine sedierende Komponente vorhanden ist, eine Zu- oder Abnahme im Bereich langsamer Frequenzen. Antidepressiva bewirken eine Zunahme langsamer und rascher Frequenzen bei gleichzeitiger Verringerung der Alphaintensität.

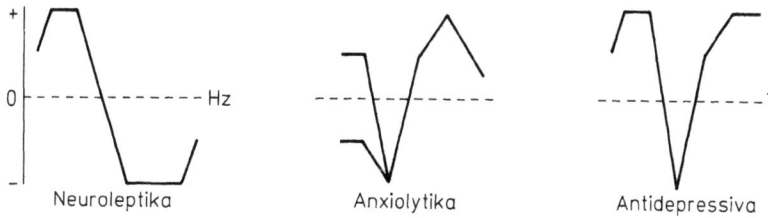

Abb. 2.2. Pharmako – EEG – Profile (nach SALETU 1977)

Eine wesentliche Erweiterung gegenüber der konventionellen, qualitativen Elektroenzephalographie liegt in der Tatsache, daß die Wirkung einiger psychotroper Substanzen in Frequenzbereich des EEG fällt, die oberhalb des für die klinische Diagnostik interessanten Bereichs liegen. Die Übernahme quantifizierender Techniken in das klinische EEG-Labor und deren Anwendung in der Prüfung von Psychopharmaka hat diesen Umstand zu berücksichtigen.
Die quantitative Pharmako-Elektroenzephalographie bietet den enormen Vorteil, daß sie als Untersuchung wenig belastend, „untraumatisch" ist und kurzfristig, sogar nach Einzeldosen, aussagekräftige Daten liefert. Der beträchtliche methodische und apparative Aufwand wird durch diese Vorteile aufgewogen. Für die klinische Prüfung von Psychopharmaka ergeben sich bedeutsame Konsequenzen, z. B. für den Umfang zu untersuchender Populationen und die zeitliche Einengung des Einsatzes von Placebos. Nachdem sich die klinische Prüfung manchen Angriffen, darunter durchaus berechtigten, ausgesetzt sieht, sollte alles unternommen werden, um mögliche Erleichterungen und Verbesserungen in die Praxis umzusetzen. Die Möglichkeiten der

quantitativen Pharmako-Elektroenzephalographie werden noch nicht ausreichend gesehen und genutzt.

2.3.6 Statistik

Vergleichende Therapiestudien sind ohne statistische Prüfverfahren nicht verläßlich auswertbar. Hierbei treten häufig Probleme auf, die „post hoc" nicht mehr lösbar sind. Psychopharmakologische Untersuchungen sind in besonderer Weise anfällig, weil die Anforderungen an sie erheblich gestiegen sind und Wirkungsunterschiede oft nur klein und schwer objektivierbar sind. Probleme ergeben sich aber seltener aus der statistischen Behandlung der Ergebnisse als aus Mängeln der klinischen Planung, einschließlich der Vorkehrungen für die spätere statistische Bearbeitung. Im Zusammenhang mit der Erörterung der Voraussetzungen wurden Einzelheiten bereits angesprochen, so die Festlegung der Wirkungskriterien, die Patientenselektion und der Untersuchungsplan. Die Fragestellung muß klar sein, um Hypothesenbildungen zuzulassen. Und nur diese ermöglichen eine Überprüfung mit mathematisch-statistischen Modellen. Sie erfolgt durch Umformulierung der medizinischen Frage in die statistische Symbolsprache, ausgedrückt als Null- und Alternativhypothesen. Der Stichprobenumfang muß groß genug gewählt sein; er läßt sich bereits im Stadium der Planung vorausberechnen. Angesichts der Vielzahl von Einzelsymptomen, über die bei Verwendung von Beurteilungs- und Schätzskalen Daten anfallen und die wegen ihrer definitorischen Unschärfe eine sinnvolle Prüfung auf Unterschiede nicht zulassen, gilt für psychopharmakologische Untersuchungen in besonderer Weise die Forderung, nur wenige, dafür aber relevante und reproduzierbare Zielgrößen zur Differenzierung von Wirkungsunterschieden heranzuziehen (FERNER 1977). Mehrfaktorielle Versuchspläne bedürfen einer entsprechenden Analyse, für die die statistischen Modelle der Wahl die Varianz- und die Faktorenanalyse sind. Für einfache Fragestellungen stehen jedoch auch nicht-parametrische Verfahren zur Verfügung. Am Ende ist entscheidend, ob ein signifikanter Unterschied auch relevant ist, denn Signifikanzen können zufällig auftreten oder sich aus einer falsch definierten Stichprobe ergeben. Ebenso können relevante Unterschiede das Signifikanzniveau nicht erreichen, weil z.B. ein falsches mathematisches Modell gewählt wurde. Die frühzeitige Einbeziehung solcher Überlegungen bedeutet zwar einen zusätzlichen und potentiell initiativehemmenden Einfluß; die durch sie zu bewirkende Anhebung der Qualität psychopharmakologischer Forschung kann jedoch nicht hoch genug eingeschätzt werden.

2.3.7 Kritik der klinischen Prüfung von Psychopharmaka

Wenn bei klinischen Prüfungen nicht häufig gegen die Voraussetzungen von Wissenschaftlichkeit und gegen ethische Gebote verstoßen worden wäre, gäbe es Angriffsflächen für Kritik nur in Bereichen, die Grundsätzliches betreffen, etwa an der Randomisierung als solcher und am Einsatz von Placebos. Eine

Darstellung der klinischen Prüfung muß, um vollständig zu sein, die Kritik an Grundsatzfragen berücksichtigen. Wenn der Arzt – und hierüber besteht Einigkeit sein Handeln nicht durch den ärztlichen Eingriff *allein* legitimiert, sondern gleichermaßen den Auftrag hat, Heilmaßnahmen nach Zielvorstellungen anzuwenden, so kann es unterschiedliche Auffassungen nur über die Wege geben, die zu Zielvorstellungen, d. h. einem theoretischen Wissen über Ursachen und Wirkungen, führen. In der Tat liegt der eigentliche Konflikt an der Stelle, wo einerseits die Meinung vertreten wird, die wissenschaftliche klinische Studie sei unrealistisch, weil die formalen und ethischen Anforderungen nie ganz erfüllbar seien und dem andererseits entgegengehalten wird, Intuition vermöge kontrollierte Studien nicht zu ersetzen. Beide Meinungen sind begründet, und dies nicht von ungefähr, weil m. E. beide Zugangswege zu den Zielvorstellungen mögliche Wege sind, jedoch nicht einander ausschließend, sondern komplementär. Die vereinzelte Beobachtung („Einzelfallstudie") ist ein notwendiger Teil der klinischen Prüfung, aber eben nur ein Teil. Das Argument, eine Vielzahl von Einzelstudien gebe verläßliche Antworten, ist schon deswegen nicht haltbar, weil die gleichzeitige Prüfung an vielen Patienten durch eine ebenso große Zahl von Prüfern zu erfolgen hätte, von denen jeder seine eigenen subjektiven Beobachtungen machte. Die so notwendigerweise entstehenden Irrtümer sind schon ethisch nicht vertretbar. Einzelfallstudien sind jedoch unumgänglich für die vor der kontrollierten Prüfung zu fordernde Hypothesenbildung. Es ist überdies kein Geheimnis, daß pharmakologische Entdeckungen häufig über intuitive oder gar zufällige Beobachtungen gemacht werden. Entdeckungen aber, die nicht überprüft werden, sind gefährlich. Gegen die kontrollierte klinische Prüfung wird weiterhin vorgebracht, sie sei für den Patienten inakzeptabel, es vergehe zuviel Zeit, bis Ergebnisse in die Praxis umgesetzt würden und sie sei zu kostspielig. Auch diese Argumente sind begründet, selbst dann, wenn man in Rechnung stellt, daß nur Patienten in kontrollierte Studien einbezogen werden, die der Teilnahme nach Aufklärung über die Prüfung, ihren Zweck und ihre Risiken, zugestimmt haben. Denn sie stellen als solche eine Auswahl dar, und für Kinder, deren Teilnahme über die Zustimmung der Eltern erwirkt wird, wird man Bedenken nie ganz überwinden können, selbst dann nicht, wenn die betroffenen Kinder ebenfalls unterrichtet wurden und ihr Einverständnis gegeben haben. Eine verbleibende Lücke der Argumentation läßt sich hier nur mit einer utilitaristischen Begründung schließen. Auch das Problem der Auswahl der Patienten durch deren Zustimmung wird nicht ganz überwindbar sein. Es stellt sich, wo es um psychopharmakologische Wirkungen geht, in besonderer Weise. Hier bleibt allenfalls das formale Kriterium einer festzusetzenden Mindestzahl von Teilnehmern aus einer zur Teilnahme gebetenen Gesamtgruppe, unterhalb deren eine Prüfung sinnvoll nicht durchgeführt werden kann. Selbstverständlich sind klinische Prüfungen kostspielig. Als Folge gestiegener formaler und qualitativer Anforderungen wird die Zahl von Prüfungen abnehmen, dafür die einzelne Studie kostspieliger werden. Gemessen an den materiellen und ideellen Folgelasten unterbliebener oder fehlerhafter Prüfungen sollte dieser Einwand zurückstellbar sein.

Der Einsatz von Placebos erfährt nicht selten von Vertretern jener Heilweisen Kritik, die sich selbst das Attribut „natürlich" geben. Sie übersehen dabei, daß sie sich schwerpunktmäßig und erfolgreich mit Krankheiten befassen, die psychogen verursacht sind und deren Symptome leichter über den Glauben an die Wirksamkeit einer Behandlung zu bessern sind als es bei rein somatischen Erkrankungen der Fall ist. Diesen Wirksamkeitsanteil im Rahmen einer klinischen Prüfung kennenzulernen, ist bei psychoaktiven Substanzen ein prinzipielles Postulat, das selbstverständlich zu Art und Schwere einer Erkrankung in Relation gesetzt werden muß. Ist von vornherein abschätzbar, daß einem Patienten durch die Placebogabe eine notwendige Behandlung vorenthalten wird, darf sie nicht erfolgen. Deswegen aber überhaupt auf Placebos zu verzichten, hieße eine unersetzliche und für das Wohl vieler Menschen wichtige Erkenntnisquelle zu verschließen. Letzten Endes ist der Placeboeffekt selbst ein Phänomen mit noch unbekannten Aspekten, deren Erforschung einer auf den Menschen ausgerichteten Medizin angelegen sein sollte.

Medikamente helfen, Krankheitsursachen zu beseitigen oder Symptome zu lindern. Sie werden gebraucht in der Behandlung häufiger wie seltener Erkrankungen. Unsere Zeit hat Gebrauch und Mißbrauch von Medikamenten gefördert. Der Gebrauch muß durch verbesserte Kenntnisse mit strengeren Indikationen versehen und deren Mißbrauch nicht zuletzt durch frühzeitige Erkenntnisse über das Suchtpotential in Gebrauch befindlicher und neuer Substanzen begegnet werden. Beide Ziele sind nur mit der klinischen Prüfung zu verwirklichen.

2.4 Voraussetzungen für die Psychopharmakotherapie im Kindes- und Jugendalter

G. NISSEN

2.4.1 Einleitung

Für eine erfolgreiche Therapie psychischer Störungen im Kindes- und Jugendalter sind einige *Voraussetzungen* erforderlich, von denen diejenigen dargestellt werden sollen, die für eine ausreichende *Kooperation* zwischen Arzt, Kind und Eltern wichtig sind und die maßgeblich die notwendige *Compliance* gewährleisten. Es wird ferner ein Überblick über die *Definition und Häufigkeit* psychischer Störungen im Kindes- und Jugendalter gegeben und es werden einige Grundlagen der Psychopathologie dieses Lebensabschnittes dargestellt. Für die Behandlung psychisch gestörter Kinder ist nicht nur die Erkennung von *Zielsymptomen* notwendig. Neben dem phänomenologischen Symptom und Syndrom muß auch eine nosologische Einordnung der meistens ätiologisch mehrfach determinierten Krankheitsbilder erfolgen. Das polyätiologische Konzept der kinder- und jugendpsychiatrischen Diagnostik wurde nicht programmatisch festgelegt, es hat sich pragmatisch entwickelt. Es entstand aus der Erfahrung, daß bereits einfache Krankheitszeichen sich meistens auf mehrere, allerdings unterschiedlich akzentuierte (somatogene, konstitutionelle, psychogene) Ursachen zurückführen lassen. Das gilt in noch stärkerem Maße für komplexe psychopathologische Störungen, für Syndrome mit unterschiedlicher oder weitgehend identischer Symptomatik. So weisen die *Familienanamnesen* und die Vorgeschichten psychisch gestörter Kinder gehäuft familiäre Charakter- und Persönlichkeitsvarianten und pathologische Schwangerschafts- und Geburtsverläufe, gestörte frühkindliche Entwicklungen und disharmonische häusliche Verhältnisse auf. In den Familien psychisch gestörter Kinder läßt sich nicht selten eine abnorme dispositionelle Reaktionsbereitschaft nachweisen, während sich bei psychosomatischen Erkrankungen familiär gehäufte Organdispositionen finden und bei Psychosen im Kindes- und Jugendalter eine erbgenetische Penetranz besonders eindringlich zutage treten kann. Das ursachenzentrierte Konzept der Syndromgenese ist nach kinder- und jugendpsychiatrischer Erfahrung eine wesentliche Basis für eine rationelle Therapie.

2.4.2 Beziehungsstrukturen in der Therapie

2.4.2.1 Der Arzt und die Eltern

Psychopharmaka können *Erziehung* nicht ersetzen. Aber sie können eine wichtige Rolle für die Einleitung und Unterstützung heilpädagogischer oder psychotherapeutischer Maßnahmen beim Kind spielen. Bei einigen psychischen Störungen und Erkrankungen werden mit Psychopharmaka konkurrenzlos hohe Besserungsraten erzielt, d. h. es liegt eine *absolute Indikation* vor. Für jede Behandlung, besonders bei Kindern, nicht immer bei Jugendlichen, ist eine enge Zusammenarbeit, ein „*therapeutisches Bündnis*" mit seinen nächsten Beziehungspersonen, den Eltern oder Erziehern notwendig.

Das *Gespräch* mit den Eltern dient einmal dazu, die familiäre und die eigene Anamnese des Kindes zu eruieren, um Bausteine für die Diagnose zu gewinnen. Zum anderen bildet die Kooperation mit ihnen eine wesentliche Voraussetzung für die Therapie. Die Einstellung des Kindes zum Arzt ist wesentlich von der seiner Eltern abhängig. Ob das Kind regelmäßig die vorgeschriebene Dosis des verordneten Medikamentes einnimmt, wird wesentlich von der Einstellung der Eltern zum Arzt mitbestimmt. Das Rezept und das *Medikament* stellen für manche Behandlung ein wirksames Bindeglied zwischen Arzt, Kind und Eltern dar. Mit ihm wird nicht nur ein Medikament verordnet, es ist zugleich Botschaft und Erinnerung an die in den Beratungsgesprächen gewonnenen Einsichten und Absichten. Schon deshalb sollte ein Medikament an psychisch kranke Kinder niemals isoliert verordnet werden, sondern stets von *flankierenden Maßnahmen* begleitet sein.

Kooperation mit den Eltern wird dadurch erzielt, daß größtmögliche Übereinstimmung über die Art und das Ziel der Behandlung besteht. Bei der latenten Verunsicherung vieler Eltern gegenüber der Verschreibung von Medikamenten, speziell Psychopharmaka, für ihre Kinder ist es zweckmäßig, ihre Einstellung zu dieser oder anderen Behandlungsformen zu erfahren. Es ist nutzlos, Medikamente zu verschreiben, die nicht angewendet werden. Nach FISCHER (1981) nimmt fast jeder zweite erwachsene Patient seine Arzneimittel nicht korrekt ein. Bei Kindern dürfte diese Zahl eher noch höher liegen. Andererseits sollte der Arzt aufmerksam werden, wenn bei Eltern eine allzu große Bereitwilligkeit vorliegt, Probleme mit ihren Kindern medikamentös lösen zu lassen. In beiden Fällen sind klärende Gespräche notwendig, von denen es abhängt, welche Therapieform gewählt wird.

Vor der Darstellung des *Therapieplanes* sollte den Eltern die Frage gestellt werden, wie sie sich die Behandlung ihres Kindes vorstellen. Manche Eltern haben relativ feste Vorstellungen davon, was sie wollen, besonders aber auch davon, was sie nicht oder nicht so gerne möchten. Ob eine medikamentöse oder nicht-medikamentöse, eine ambulante oder eine stationäre Behandlung, darüber bestehen oft feste Meinungen, auch Vorurteile. Diese Informationen stellen keine Vorwegnahme der ärztlichen Entscheidung dar, sie erleichtern vielmehr das weitere diagnostische und therapeutische Vorgehen.

Es ist keineswegs selbstverständlich, daß Arzt und Eltern immer gleiche *Behandlungsziele* haben. Nicht wenige psychisch kranke Kinder stammen aus einem disharmonischen Familienmilieu. Diese Kinder fungieren nicht selten als *Symptomträger ihrer Eltern*. Diese Eltern sind deshalb nicht immer zuverlässig kooperativ, weil sie selbst therapiebedürftig sind und die Symptomatik des Kindes bereits zum Repertoire der Familienneurose gehört. Die Besserung oder Beseitigung von Symptomen des Kindes kann sowohl zu einer *Symptomverschiebung* führen als auch zu einer *Symptomverlagerung* auf andere Familienmitglieder. In solchen Fällen ist auf eine Behandlung des kranken Familienmitgliedes hinzuwirken, ohne die ein stabiler Therapieerfolg beim Kind wenig aussichtsreich ist.

Schließlich ist auch die Einstellung des Arztes zu dem von ihm verordneten Medikament von Bedeutung dafür, ob es hilft oder nicht hilft. Nicht nur beim Placebo, sondern auch bei spezifisch wirksamen Medikamenten tritt ein „*Doktor-Effekt*" hinzu, der anscheinend erst den Wirkungseffekt eines Medikamentes komplettiert. Es ist deswegen u.a. zweckmäßig, dem Kind und den Eltern zu erklären, warum er gerade dieses Medikament verschrieben hat und was er aufgrund seiner bisherigen Erfahrungen davon erwartet.

Die *Exploration* der Eltern und ihre Stellungnahme zur Symptomatik des Kindes lassen regelmäßig nicht nur ihre Sorgen und ihre Hoffnungen erkennen. Viele Mütter berichten über eigene latente oder manifeste Verstimmungen oder über psychische Störungen ihres Ehepartners, die bislang unbehandelt blieben. Der Kinderpsychiater wird in solchen Fällen zum Berater der Eltern selbst. Bei schwereren Störungen sollte er ihre Behandlung nicht übernehmen, sondern einem anderen Arzt überlassen. Sonst kommt es erfahrungsgemäß rasch zu unüberwindlichen Kollisionen zwischen den therapeutischen Erfordernissen des Kindes und denen seiner Eltern. Allerdings ist in solchen Fällen eine besonders gute und enge Zusammenarbeit zwischen den Kollegen erforderlich, die die Behandlung des Kindes und der Eltern durchführen.

Die *Vorgeschichte des Kindes* erfährt der Arzt aus dem Gespräch mit den Eltern. Er sollte ihnen die Gesprächsführung überlassen, aber ergänzende Fragen stellen, die die äußere und „innere" Biographie des Kindes betreffen. Handelte es sich um ein erwünschtes oder ein unerwünschtes, später voll oder nie akzeptiertes Kind? Konnte das drei- oder vierjährige Kleinkind „ausdauernd, sinn- und phantasievoll" allein und mit anderen spielen? Lagen die vorliegenden Störungen in abgeschwächter Form „schon immer" vor oder trat die Symptomatik aus heiterem Himmel auf? Wie alt war das Kind, als es allein sitzen, stehen, laufen konnte? Wann sprach es einzelne Wörter oder Zwei- bis Drei-Wort-Sätze? Erfolgte die psychische und körperliche Entwicklung kontinuierlich, verlief sie partiell verzögert oder stagnierte sie?

Den *Eltern* stehen diese Daten ebenso zur Verfügung wie Angaben über Komplikationen während der Schwangerschaft, Störungen des Geburtsablaufes oder Komplikationen bei Infektionskrankheiten. Das gilt auch für frühe Heim- und Krankenhausaufenthalte, für häufige kurze oder länger anhaltende Trennungen des Kindes von seiner Mutter und die Versorgung des Säuglings oder des Kleinkindes durch andere Bezugspersonen. Diese Befragungen lassen sich, soweit es sich um Aufenthalte in Kinderkrippen oder Kindergärten, Heimen oder Kliniken handelt, durch Jugendamtsakten, Berichte und Krankengeschichten ergänzen und belegen.

In den Gesprächen mit den Eltern sollten auch etwaige *pädagogische Fehler* eruiert und registriert werden. Der Arzt sollte sich aber davor hüten, sie vorzeitig zu korrigieren. Er sollte auch niemals gleich zu Beginn einer Therapie die Partei des Kindes einnehmen. Dieses wäre der sicherste Weg, die Therapie vorzeitig zu beenden. Er sollte allenfalls, wenn entsprechende Kenntnisse bestehen, durch beiläufige Bemerkungen darauf hinweisen, daß z. B. Lob stärker als Tadel wirkt oder daß körperliche Bestrafungen weniger den Kindern als den Eltern helfen, weil sie dabei ihre Affekte abführen können. *Ehekonflikte* lassen sich nur dann angehen, wenn die Bereitschaft zum Gespräch bei beiden Partnern vorhanden ist. Es sollte versucht werden, zu erfahren, was das Symptom für die Mutter oder den Vater einerseits und für das Kind andererseits bedeutet. Nicht selten läßt sich ermitteln, daß Kinder keinen Leidensdruck verspüren und, wenn sie schon etwas älter sind, nicht verstehen, warum das Symptom beseitigt werden soll. Andererseits kommt es auch vor, daß Eltern über störende Merkmale ihrer Kinder berichten, die nur in der Schule auftreten, zu Hause dagegen nicht bemerkt oder nicht als störend empfunden werden. Meistens aber ist es so, daß sich in erster Linie die Eltern durch psychische Auffälligkeiten ihres Kindes gestört fühlen und diese abgestellt haben möchten.

Wenn eine absolute oder relative *Indikation* für eine psychopharmakologische Behandlung vorliegt, übt das richtig ausgewählte, gut dosierte Medikament oft nicht nur einen günstigen Einfluß auf das Verhalten des Kindes aus, sondern es werden indirekt auch die Einstellung und die Haltung der Eltern zum Kind verbessert. Besonders dann, wenn durch eine Symptomheilung die Sozialisation des Kindes begünstigt und seine pädagogische Beeinflussung erleichtert wird. Eltern, die keine oder nur eine leichte Besserung erwarten, sind manchmal überrascht, was z. B. durch eine medikamentöse Veränderung der Antriebslage bewirkt werden kann. Für einige medikamentös erfolgreich behandelte Kinder kann sich allerdings eine zusätzliche Belastung dadurch ergeben, daß ihre Eltern sie nunmehr endgültig als das „kranke Glied der Familie" abstempeln, obwohl sie selbst vielleicht entscheidend an der Manifestation und Persistenz der Störung beteiligt sind. Das ist einer der Gründe, weshalb eine *„Medikation nach Leitsymptomen"* erst nach besonders sorgfältiger Erhebung der Familien- und eigenen Vorgeschichte des Kindes und seiner Umgebung erfolgen darf.

2.4.2.2 Der Arzt und das Kind

Zu den selbstverständlichen Voraussetzungen jeder Therapie gehört eine gründliche körperliche *Untersuchung* des Kindes mit Längen- und Gewichtsmessung, Urin- und Blutstatus sowie eine sorgfältige neurologische Untersuchung; außerdem, wenn erforderlich, eine EEG- bzw. andere neurophysiologische und röntgenologische Befunderhebungen. Das Kind sollte immer, seinem Lebens- und Entwicklungsalter entsprechend, angehört werden. Wo eine verbale Verständigung, eine Stellungnahme des Kindes zu seinen Konflikten, Problemen und Störungen nicht möglich ist, treten explorierende Spiel-, Fragebogen- oder Testmethoden an ihre Stelle. Schon durch diese notwendigen Voraussetzungen ist die psychopharmakologische Behandlung eines Kindes nicht zeitsparender oder einfacher als jede andere Therapie.

Am *Beginn* der Konsultation, des Spieles oder des Gespräches, ist ein beruhigender Zuspruch zweckmäßig, da viele Kinder mit einer ängstlichen Erwartung in die Sprechstunde kommen. Wenn sicher abzusehen ist, daß schmerzhafte Eingriffe (Blutentnahme, Injektionen) nicht vorgesehen sind, sollte man es mitteilen. Wenn die Eltern getrennt vom Kind exploriert werden, sind für das Kind, je nach Alter und Entwicklung, Mal- und Spielzeug sowie Bilderbücher bereitzulegen. Im Gespräch sollte das Kind niemals direkt nach seinen Beziehungen zu den Eltern befragt werden, da dadurch die Vertrauensbasis des Kindes und seiner Eltern zum Arzt gefährdet wird.

Für ein psychisch krankes Kind kann schon eine *Symptomheilung* eine Entlastung bedeuten, wenn es bisher einfach als *„schwer erziehbar"* angesehen wurde: Als böswillig, aggressiv, stur, faul oder hinterhältig. Aber Kinder und Jugendliche haben oft eine starke Abneigung gegen jedes Medikament. Sie wehren sich strikt dagegen „eingelullt" oder „gefügig" gemacht zu werden. In der Pubertät und Adoleszenz haben viele Kinder und Jugendliche bislang gültige Meinungen und Ansichten über Eltern, Lehrer und die Gesellschaft verändert und verworfen. Sie lieben ihre Eltern, aber sie hassen sie gleichzeitig und wissen nicht, ob sie ihnen rückhaltlos vertrauen können. Das Medikament kommt in der Regel von einem Arzt, der das Vertrauen der Eltern genießt. Das schließt aus der Sicht eines Jugendlichen aber nicht ein, daß damit seine eigenen Interessen vertreten werden. Im Gegenteil. Es liegt ihm näher anzunehmen, daß der Arzt ein „Agent" der Eltern ist. Sie sind deshalb ihm und seinen

Verordnungen gegenüber mißtrauisch. Das drückt sich dann darin aus, daß sie Medikamente konsequent ablehnen oder sie nur unregelmäßig oder in unzureichender Dosierung einnehmen.

Die *Verordnung* psychotroper Medikamente setzt bei Kindern und Jugendlichen eine besonders sorgfältige Indikationsstellung voraus. Die Toxizität, die Pharmakokinetik und (teilweise vielleicht noch unbekannte) Nebenwirkungen sind im Vergleich zum Erwachsenenalter wesentlich weniger erforscht. Es ist deshalb zweckmäßig, sich an jahre- und jahrzehntelang bewährte Substanzen zu halten, über die einschlägige Erfahrungen vorliegen.

Das Kind ist, im Vergleich zum Erwachsenen, ein schwer definierbares, sich ständig entwickelndes, werdendes Wesen. Daraus ergeben sich auch Probleme für eine *adäquate Dosierung* (s. Kap. 2.4.8), da mg/kg KG oder cm^3 Hautoberfläche ebenso wie das Lebens- und Entwicklungsalter keine verläßlichen Größen sind.

Kindern sollte man *Psychopharmaka* immer dann ersparen, wenn gleiche oder ähnliche Effekte mit anderen therapeutischen Maßnahmen zu erzielen sind. Die realen oder irrealen Ängste eines Kindes vor einer Trennung von der Mutter oder die Angst vor der Schule lassen sich durch Tranquilizer oder Betablocker erträglicher gestalten. Antidepressiva können die normale Trauer um den Verlust eines nahestehenden Menschen vielleicht erleichtern. Für die Behebung milieureaktiver Schlafstörungen stehen eine Unzahl hypnotisch wirkender Medikamente zur Verfügung. Antriebsschwache oder antriebsüberschüssige Kinder lassen sich mit geeigneten Medikamenten aktivieren oder beruhigen. Jeder Arzt, besonders derjenige, der sich mit psychischen Störungen und Erkrankungen beschäftigt, ist für diese Fortschritte der Therapie dankbar. Dennoch wird *niemand jede Angst, jede Trauer, jede Schlafstörung, jede Depression oder andere psychische Auffälligkeiten mit Psychopharmaka behandeln wollen, besonders nicht im Kindes- und Jugendalter.*

2.4.2.3 Der Arzt in der Praxis

Für die Behandlung von psychischen Störungen bei Kindern und Jugendlichen gilt als therapeutische *Grundregel,* daß psychogene Störungen möglichst psychotherapeutisch, vorwiegend konstitutionelle oder hirnorganische Abweichungen mit heilpädagogischen oder kombinierten heilpädagogischen und medikamentösen Maßnahmen behandelt werden sollten. Bei der bekannten nosologischen Komplexität psychischer Störungen einerseits und der vorwiegend symptomatischen Wirkungsweise der Psychopharmaka andererseits ist es aber durchaus möglich, daß psychotrope Medikamente auch bei psychoreaktiven (neurotischen) Störungen eine günstige Wirkung entfalten. Dennoch sollte der Arzt, von Ausnahmen abgesehen, nicht mit medikamentösen Maßnahmen einer anderen, aufwendigeren Therapiemethode aus dem Wege gehen, wenn diese günstigere Dauererfolge aufzuweisen haben. Dabei ist allerdings zu berücksichtigen, daß der niedergelassene Arzt in der Regel unter stärkerem Zeit-, Entscheidungs- und Erfolgsdruck steht als der Klinikarzt, dem, besonders in einer kinder- und jugendpsychiatrischen Klinik, bedeutend mehr therapeutische Möglichkeiten zur Verfügung stehen.

Demgegenüber haben der Allgemein- und der Kinderarzt, die das Kind und seine Familie über Jahre, manchmal über Jahrzehnte kennen und betreuen, andere *Vorteile,* die sie in die Behandlung einbringen können. Ihnen sind die Schwangerschafts- und Geburtsanamnese, die frühkindliche Entwicklung und die psychische Reaktionsweise des Kindes ebenso bekannt wie schwelende häusliche Konflikte, körperliche und psychische Dispositionen, die Einstellung der Eltern zueinander und zum Kind. Sie kennen die prämorbide Persönlichkeit eines psychisch kranken Jugendlichen aus eigener Erfahrung. Sie wissen, wie zuverlässig oder unzuverlässig ärztliche Verordnungen in bestimmten Familien befolgt werden. Sie kennen schließlich häufig auch die Einstellung der Eltern zu Medikamenten überhaupt, speziell zu psychotropen Arzneimitteln und wissen, ob und wie sie darauf reagieren. Diese Kenntnisse wiegen viele Vorteile einer Klinik auf. Hinzu kommt, daß der niedergelassene Arzt das Kind in seinem gewohnten sozialen Umfeld, in seiner Familie, in seiner Schule behandelt. Ein hier erzielter *Erfolg* erweist sich als wesentlich stabiler als derjenige, der in der entlastenden, manchmal verwöhnenden Glashaus- und Zauberbergatmosphäre einer Klinik gewonnen werden kann. Nach der Entlassung aus der Klinik, nachdem alle psychotherapeutischen und heilpädagogischen Hilfen, alle lebens- und existenzerleichternden Maßnahmen fortgefallen sind, treten nicht selten Rezidive auf, die eine erneute Behandlung erfordern.

Einige nicht psychiatrisch eingestellte Ärzte haben *Schwierigkeiten,* psychische Störungen bei Kindern und Jugendlichen zu erkennen und zu klassifizieren. Andere spüren starke innere Widerstände gegen eine Überweisung solcher Kinder an einen Kinder- und Jugendpsychiater. Sie verschreiben lieber selbst ein psychotropes Medikament mit einem relativ breitem Wirkungsspektrum. Ärzte, die eine psychotherapeutische Weiterbildung erworben haben, lehnen es manchmal strikt ab, Psychopharmaka einzusetzen. Sie fürchten, mit dem Medikament Konflikte und Probleme chemisch zu beseitigen, wenn sie nicht überhaupt von der Wirkungslosigkeit psychotroper Medikamente überzeugt sind. Andererseits gibt es ebenso Ärzte, die auf die Verschreibung von Psychopharmaka so fixiert sind, daß gravierende psycho- oder soziogene Konflikte und Probleme übersehen oder gar geleugnet werden, ohne deren Bearbeitung eine tieferreichende Besserung der Störung aber nicht möglich ist.

Die *Vorzüge* einer medikamentösen Therapie gegenüber einer pädagogischen oder psychologischen Behandlung liegen auf der Hand. Rasche Verfügbarkeit, jederzeitige Wiederholbarkeit und relativ geringfügige Kosten. Diese Vorzüge werden zu *Nachteilen,* wenn keine ausreichende Indikation für eine solche Behandlung vorliegt, die Dosierung fehlerhaft ist oder massive, nicht kalkulierte Nebenwirkungen auftreten. Zahlreiche Ärzte sind mit der Anwendung von Psychopharmaka bei Kindern und Jugendlichen nur unzulänglich vertraut und haben deshalb eine abstinente, ambivalente oder polypragmatische Einstellung zu ihnen.

Die *Therapie* einfacher psychischer Störungen kann ambulant von Ärzten durchgeführt werden, die die Grundzüge der psychopathologischen Diagnostik und der Elternberatung beherrschen und mit einigen Medikamenten der verschiedenen Substanzgruppen hinreichend vertraut sind. Jeder Arzt, der häufiger Kinder mit psychischen Störungen behandelt, kann mit einigen Beispielen, mit *anekdotischen Fällen* belegen, daß manchmal allein durch die kurzfristige Verordnung eines psychotropen Medikamentes eine lange bestehende psychische Störung beseitigt werden konnte. Es ist anzunehmen, daß hier verschiedene günstige Faktoren zusammenflossen, von denen das Medikament den letzten Anstoß zur Besserung gab.

In der Praxis ist der Arzt bei der Beurteilung der *Wirksamkeit* eines Medikamentes auf die Beobachtungen und Beurteilungen der Eltern angewiesen. Er sollte sie systematisch nach möglichst zahlreichen Einzelheiten fragen, um die Aufstellung einer Beurteilungsskala zu erleichtern. Etwa über das Verhalten des Kindes beim Spiel, bei den Schularbeiten, vor dem Fernsehgerät, beim Essen und im Umgang mit seinen Geschwistern. Er sollte sich auch nach dem Appetit, dem Schlaf und den Ausscheidungsfunktionen erkundigen. Im Gespräch mit dem Kind kann er alters- und entwicklungsangepaßt ähnliche Fragen stellen und selbst Eindrücke über die Spontaneität und Impulsivität des Kindes sammeln. Bei einer *Langzeitmedikation* sind die notwendigen Blutbild- und Urinkontrollen regelmäßig durchzuführen und, wo dies notwendig und möglich ist, Plasmaspiegelbestimmungen zur Beurteilung der therapeutischen Wirksamkeit, etwa von bestimmten Antiepileptika oder des Lithium.

Die durch *repräsentative Befragungen* von Ärzten und Eltern ermittelte hohe Zahl von Verschreibungen von psychotropen Medikamenten an Kinder läßt befürchten, daß einige Ärzte zu rasch und zu leicht Medikamente verordnen, wo Gespräche und andere therapeutische Maßnahmen zweckmäßiger und nützlicher wären. Die Verordnung eines psychotropen Medikamentes darf weder eine Notlösung noch ein Signal darstellen, mit dem das Ende der Beratung angezeigt wird. Die Verschreibung des Medikamentes muß im *Mittelpunkt der Therapie* stehen. Auch dann, wenn sie von „flankierenden Maßnahmen" begleitet wird. Wenn diese Voraussetzungen sorgfältig beachtet werden, kann man sich der Ansicht von Cantwell anschließen: „Die Ärzte sollten die medikamentöse Therapie nicht verketzern, vielmehr in einem positiven Licht darstellen, damit sie im Zusammenhang mit der Familienberatung das höchste Maß an Besserung erzielen können" (1977).

2.4.2.4 Der Arzt in der Klinik

In der Klinik werden überwiegend Kinder und Jugendliche mit schweren oder therapieresistenten *psychischen Krankheiten* eingewiesen; seltener aus familiären oder sozialen Gründen. Soweit es sich nicht um akute Krankheitsbilder handelt, wurde oft bereits ambulant eine Therapie, meistens eine psychopharmakologische Behandlung eingeleitet. Wenn eine solche Behandlung bereits seit einiger Zeit ohne Erfolg bei regelmäßiger Einnahme des Medikamentes durchgeführt wurde, sollte man sie beenden.

Für beide, für den Arzt und den Patienten, ist es vorteilhaft, wenn nicht sofort nach der *Aufnahme* mit der medikamentösen Behandlung begonnen wird. Das noch unveränderte abnorme bzw. pathologische Verhalten kann mit zur Beurteilung des Therapieerfolges herangezogen werden. Einige Kinder oder Jugendliche vertrauen sich nicht zunächst dem Arzt, sondern eher einer Schwester an, andere werden nur in der Gruppe auffällig, etwa durch motorische Stereotypien oder mißtrauisches Verhalten beim Essen. Es kommt aber auch vor, daß Jugendliche, deren krankhafte Symptomatik aus der Fremdanamnese gesichert schien, vorübergehend symptomfrei sind. Das Wiederauftreten der Symptomatik sollte abgewartet werden, auch deshalb, weil sonst der Eindruck entstehen könnte, daß der Kranke auch ohne Medikamente gesund geworden wäre. Von dieser Karenzregel gibt es Ausnahmen. Etwa dann, wenn ein Krankheitsbild sich unter einer ambulant begonnenen psychopharmakologischen Behandlung bereits entscheidend gebessert hat. Der Behandlungserfolg würde verzögert werden, wollte man diesen Prozeß unterbrechen. Die Regel gilt auch dann nicht, wenn ein schweres psychotisches Syndrom vorliegt, das eine sofortige therapeutische Intervention erfordert.

Bei psychisch kranken Kindern und Jugendlichen kann, schon im Hinblick auf die Schule, nicht auf *leistungspsychologische Untersuchungen* verzichtet werden. Bei diagnostisch unabgeklärten Fällen ist es häufig zweckmäßig, diese durch Persönlichkeitstests zu ergänzen. Psychologische Leistungs- und Persönlichkeitstests aber sollten nur in Ausnahmefällen unter einer medikamentösen Therapie durchgeführt werden.

Zu den *Vorzügen* einer klinischen Behandlung gehört es, daß die regelmäßige Einnahme der Medikamente durch das Pflegepersonal kontrolliert werden kann. Unerwünschte Wirkungen können rascher erkannt und bekämpft werden. Medikamentöse Umstellungen sind leichter möglich. Der Arzt kann sich regelmäßig über den Verlauf der Therapie orientieren. Erfahrene Schwestern können die Wirksamkeit eines Medikamentes oft sehr gut beurteilen, weil sie das Kind in verschiedenen Situationen über längere Zeiträume sehen. Erzieher oder Sozialpädagogen sollten schon aus juristischen Gründen nicht mit der Verabfolgung von Medikamenten betraut werden.

Aber auch in der Klinik setzen manche Kinder und Jugendlichen der Einnahme von Medikamenten oft starken *Widerstand* entgegen und versuchen sie zu umgehen. Sie wollen das Medikament „selbst einnehmen" und sich nicht auf die Zunge legen lassen und in Gegenwart der Schwester herunterschlucken. Sie verstecken Tabletten oder Dragees unter der Zunge oder zwischen den Zahnreihen und der Wangenschleimhaut, so daß sie bei einer einfachen Inspektion der Mundhöhle nicht entdeckt werden. Sie werden danach fortgeworfen oder gesammelt und bilden dann nicht selten das Reservoir für einen späteren Suizidversuch.

2.4.2.5 Das Kind in der Schule

Die natürliche *Selbstverwirklichung* des Kleinkindes liegt im Spiel, im Umgang mit Spielgefährten, mit Geschwistern und den Eltern. Mit der Einschulung findet eine allmähliche Aufgabenverlagerung vom Spiel zur Arbeit, zum Lernen in der Schule statt. Manchmal mit dem Einverständnis, nicht selten aber auch gegen den erklärten Willen des Kindes, das unwillig auf Leistungsanforderungen reagiert, weil sie mit Einschränkungen seiner Freiheit einhergehen.
Eltern und Lehrer stehen sich manchmal als *Kontrahenten* gegenüber, weil Eltern aus emotionalen Gründen oft die realen kognitiven Fähigkeiten ihres Kindes nicht zuverlässig beurteilen können. Der Lehrer sieht das Kind in einer konkurrierenden, sich hierarchisch entwickelnden Gruppe. Die Eltern beurteilen die Leistungsfähigkeit ihres Kindes überwiegend in der freundlich-bestätigenden Einzelsituation. Für den Behandlungserfolg ist es wichtig, sich nicht nur der Mitarbeit der Eltern, sondern auch der fachlichen Kooperation der Lehrer zu versichern. Das gilt nicht allein für Kinder mit Lernstörungen, hier ist sie unerläßlich. Bei der psychopharmakologischen Behandlung eines Kindes muß die *Schulfähigkeit* ebenso berücksichtigt werden wie die Arbeitsfähigkeit bei einem erwachsenen Patienten.
Lehrer sind in der Regel sehr kooperativ, wenn es sich um die Förderung und das Wohl der ihnen anvertrauten Kinder handelt. Die von ihnen angeforderten *Berichte* über das Verhalten von Kindern und Jugendlichen in der Klasse bilden wertvolle Ergänzungen zu den Angaben der Eltern. In der *Schulklasse* ist im Interesse der Wissensvermittlung ein gewisses Maß an Ein- und Unterordnung erforderlich. Im Unterricht sind Konzentration, Aufmerksamkeit und Tenazität notwendig. Abgeschwächte Nebenwirkungen eines Medikamentes werden hier oft eher und störender bemerkt als in der Familie oder in der Klinik. Der Arzt wird deshalb, wenn er den Lehrer auf das Verhalten eines medikamentös behandelten Kindes in der Schule anspricht, eher erwarten, daß dieser ihm in erster Linie über Störungen der Lernfähigkeit berichtet. Bei psychotischen Kindern und Jugendlichen, die neuroleptisch behandelt werden, bessern sich aber manchmal überraschend die Schulleistungen, obgleich die Erkrankung, etwa ein schizophrener Schub, noch nicht abgeklungen ist. Nicht selten erfährt man dann, daß der Schulunterricht von den betreffenden Kindern und Jugendlichen als ein entängstigender Faktor erlebt wird. Sie stellen fest, daß sie trotz ihrer Krankheit leistungsfähiger bleiben, als sie insgeheim befürchteten. Auch ist es für sie beruhigend, daß sie den Anschluß an die Schule durch die Bewältigung des Lernstoffes halten können.
Ständige Kontakte mit Lehrern *ambulant* behandelter Kinder aufrechtzuerhalten ist oft schwierig. Telefonische Kontakte sind an die Schulpausen gebunden, die Übermittlung schriftlicher Mitteilungen ist oft umständlich. Außerdem bedürfen diese Kontakte der Einwilligung der Eltern bzw. der Jugendlichen. Manche Eltern fürchten, die Lehrer könnten vom Arzt etwas erfahren, was ihrem Kind schadet. Dazu gehört oft schon die Tatsache, daß ein Kind sich in ambulanter oder stationärer psychiatrischer Behandlung befindet. Weil

Vorurteile über psychische Störungen und Krankheiten noch weit verbreitet sind, lassen sich solche Vorstellungen nicht immer als unberechtigt zurückweisen.

Für die *stationäre* Behandlung ist eine enge Zusammenarbeit mit den Klinik- oder Heimlehrern unerläßlich. In der ersten Zeit nach der Aufnahme wird aus unterschiedlichen Gründen oft eine Schul- oder Lernkarenz erforderlich sein. Die meisten Kinder und Jugendlichen gehen jedoch gern in die Schule; diese Bereitschaft wird durch die Möglichkeit des Einzelunterrichtes oder des Unterrichtes in kleinen Gruppen in der Klinik noch verstärkt. In dem verhaltenstherapeutischen Konzept stellt die Wiederaufnahme des Schulunterrichtes oft einen wichtigen Belohnungsfaktor dar.

Die *Zusammenarbeit* zwischen Arzt und Lehrer findet dort eine Grenze, wo die Schweigepflicht des Arztes beginnt. Aus Erfahrungen mit Lehrern, die als Eltern mit ihren eigenen Kindern in die kinderpsychiatrische Sprechstunde kommen, ist bekannt, daß Aufzeichnungen über Telefonate oder ärztliche Berichte manchmal in die Schülerbögen bzw. -karteien übernommen werden, die das Kind dann während seiner ganzen Schullaufbahn begleiten.

2.4.3 Spezielle Voraussetzungen

Die *Einführung* der Psychopharmaka in die Behandlung psychischer Krankheiten im Kindes- und Jugendalter hat dazu geführt, daß die phänomenologische, besonders aber die nosographische Diagnostik, die in einigen Ländern zugunsten rein sozio- und milieutheoretischer Kausallehren vernachlässigt worden war, eine Renaissance erlebten.

Obgleich schon um die Jahrhundertwende in fast allen Kulturstaaten Lehrbücher vorlagen, die sich mit den Ursachen der psychischen Krankheiten im Kindes- und Jugendalter differenziert auseinandersetzten, wurde in monokausal-psychodynamischer Sicht fast jede psychische Erkrankung als eine reaktive Störung angesehen. Eine solche Tendenz war weder von S. Freud, dem Begründer der *Psychoanalyse,* noch von seinen Schülern (hier sei A. Adler genannt, der sich große Verdienste um die Psychotherapie des Kindesalters erworben hat) intendiert oder begünstigt worden. Sowohl Freud mit seiner „Ergänzungsreihe" als auch Adler mit der „Organdisposition" haben immer erneut und nachdrücklich auf die biologischen Anteile in der Pathogenese psychischer Krankheiten hingewiesen. Fast dogmatisch vertrat besonders die frühe *Lernpsychologie* die Auffassung, daß alle psychischen Störungen erlernt und damit erworben seien. Unabhängig davon, aber unter Einbeziehung der wesentlichen Positionen psychodynamischer Theorien, die besonders in den ambulanten Beratungsstellen weiterhin die Grundlage der Therapie bilden, entwickelte sich eine polyätiologisch orientierte Kinder- und Jugendpsychiatrie, offen für alle wissenschaftlich begründbaren Therapiekonzepte.

Die folgenden Kapitel können nicht mehr als eine *knappe Einführung* in die psychopathologische Problematik und einen kurzen Abriß über die phänomenologische und nosographische Diagnostik geben, die für die Erkennung und

Festlegung der psychopharmakologisch wichtigen *Zielsymptome* notwendig sind.

2.4.3.1 Definition und Häufigkeit psychischer Krankheiten bei Kindern und Jugendlichen

Die *Verhaltensstörung* ist keine Diagnose. Mit „Verhaltensstörung" kann ebenso wie mit dem Begriff der „Schul- und Erziehungsschwierigkeit" nur der soziologische Raum beschrieben werden, in dem psychische Störungen am ehesten registriert werden: in der Schule und in der Familie. Aus pathogenetischer Sicht kommt ihr keine Bedeutung zu. Sie läßt sich vergleichen mit lokalisierenden Hinweisen wie „Kopfschmerzen" oder „Harnverhaltung". Sie alle, natürlich auch die „Verhaltensstörung" bedürfen einer Ergänzung durch die ätiologische Diagnose, gerade im Hinblick auf die Therapie. Die „Kommission für Nomenklatur in der Sektion Kinderpsychiatrie" gab auf dem 1. Weltkongreß für Psychiatrie dann auch die Empfehlung, mit dem Ausdruck Verhaltensstörungen die Gesamtheit der Schwierigkeiten zu bezeichnen, die das Erscheinen der Eltern in einer Beratungsstelle motivieren.

Die *Häufigkeit* von psychischen Störungen bei Kindern und Jugendlichen wird mit großer Übereinstimmung von Pädagogen, Psychologen und Ärzten auf 25 bis 30% (VON HARNACK 1958, FALK 1959, STEUBER 1973, THALMANN 1971) geschätzt. Bei Anlegung methodisch strengerer Bewertungsmaßstäbe fand Scholz „sehr schwerwiegende Verhaltensanomalien" bei 1 bis 1,5% der von ihm untersuchten Schulkinder, während Kluge den Prozentsatz „verhaltensauffälliger Schüler" mit 3,3% bezifferte. Diese unterschiedlichen Angaben über die Häufigkeit zeigen deutlich, wie notwendig eine definitorische Abgrenzung der leichten von den schwereren psychischen Störungen ist, um exakte Aussagen über ihre Inzidenz zu erhalten.

2.4.3.2 Psychopathologie des Kindes- und Jugendalters

Die *Psychopathologie* des Kindesalters ist historisch dadurch charakterisiert, daß sie zunächst die Terminologie, Methoden und Konsequenzen der Psychiatrie des Erwachsenenalters übernahm. Sowohl bei KRAEPELIN, einem hervorragenden Vertreter der heute „klassischen" Psychiatrie, als auch bei FREUD, der dem frühen Kindesalter eine entscheidende Bedeutung für die Entstehung psychischer Krankheiten einräumte, handelte es sich um retrospektiv orientierte Forscher, die aber statistisch und analytisch fast ausschließlich mit Erwachsenen arbeiteten. Während die Pädiater schon früh darauf hinwiesen, daß das Kind körperlich keine *Miniaturausgabe des Erwachsenen* sei, wurden analoge Einsichten für die psychische Entwicklung erst sehr viel später berücksichtigt. Psychiater waren und sind auch heute noch vorwiegend an der Psychopathologie Erwachsener interessiert, Pädiater an der Pathophysiologie von Kindern. Die Entdeckung der pathogenetischen Bedeutsamkeit der Kind-

heit für die Entwicklung psychischer Krankheiten führte zwar zu einer Intensivierung der entwicklungschronologischen Forschung, aber erst allmählich zu Ansätzen einer eigenständigen Psychopathologie des Kindesalters.
Psychopathologie ist die Lehre von den krankhaften Veränderungen der menschlichen Psyche. Die Psychopathologie des Kindes- und Jugendalters umfaßt beschreibend alle *psychischen Abweichungen* dieses Lebensabschnittes: Abnorme psychische Reaktionen und Entwicklungen, Neuropathien und Psychopathien, Sozialisationsstörungen und Verwahrlosung, Hirnfunktionsstörungen, Intelligenzstörungen, Teilleistungsschwächen, neurotische und psychosomatische Erkrankungen, zentrale Anfallsleiden, Autismus, exogene und endogene Psychosen, um nur die wichtigsten zu nennen.
Das normale psychische oder psychopathologische *Verhalten* eines Menschen läßt sich mit deskriptiv-phänomenologischen, verstehenspsychologischen, psychodynamischen, ethologischen und anthropologischen Methoden erfassen, ableiten und registrieren. Die Psychopathologie des Kindes- und Jugendalters steht jedoch im Gegensatz zu der des Erwachsenenalters vor zusätzlichen Schwierigkeiten. Sie ist im Säuglings- und *Kleinkindalter* vorwiegend auf die Beobachtung der Affekte, der Physiognomik und der Psychomotorik, d. h. auf eine interpretierende Befunderhebung angewiesen. Für die Entwicklung einer Säuglingspsychologie fehlen vergleichende introspektive Parameter. Im Vorschul- und jüngeren *Schulalter* lassen sich zwar bereits verbale Methoden anwenden. Ihre diagnostische Bedeutung ist jedoch begrenzt, weil das Kind in diesem Entwicklungsabschnitt nur bedingt zu einer intrapsychischen Analyse und abwägenden Interpretation und Wiedergabe fähig ist. Bei wertenden Untersuchungsmethoden besteht außerdem die Gefahr, daß bei verbalen Äußerungen oder aus dem Ausdrucksverhalten des Kindes symbolische Inhalte übersehen oder mißdeutet werden. Besonders dann, wenn alters- und entwicklungspsychologische Relevanz zusätzlicher subjektiv gefärbter psychischer Phänomene nicht bekannt ist.
Eine wesentliche Aufgabe der Psychopathologie des Kindes- und Jugendalters ist es, die *Metamorphose* psychischer Störungen nicht retrograd aus der Sicht des Erwachsenenalters zu rekonstruieren, sondern sie primär beschreibend zu erfassen und darzustellen. Diese psychopathologische Grundlagenforschung geht dabei von kinderpsychiatrisch dokumentierten Störungen bei Kindern aus, die nach längeren Zeitabständen nachuntersucht werden. Aus der Gegenüberstellung der primär und der katamnestisch erhobenen Untersuchungsbefunde lassen sich statistisch günstige bzw. ungünstige Symptome ermitteln, die für die Diagnose und die Prognose, besonders aber für die Therapie von großer Bedeutung sind.
Die *gestörte psychische Entwicklung* eines Kindes ist durch eine große Anzahl relativ einförmiger Symptome und Syndrome gekennzeichnet, die nicht immer in einem gesetzmäßigen Zusammenhang mit der Persönlichkeits- und Charakterstruktur stehen. Im *Kleinkindalter* werden vorwiegend psychosomatische Erkrankungen und Angstsyndrome beobachtet, später treten Depressions-, Zwangs- und Konversionssyndrome hinzu. Psychosen sind im Vorschul- und frühen Schulalter sehr selten, häufiger werden autistische Syndrome, frühe

Demenzprozesse, u. a. beobachtet. Minimale zerebrale Dysfunktion, hyperkinetische Syndrome und Teilleistungsschwächen werden meistens im mittleren bzw. späten Kleinkind- oder erst im frühen Schulalter als behandlungsbedürftig vorgestellt. Unter den zahlreichen Symptomen, die noch im Grenzbereich einer normalen oder schon gestörten Entwicklung angesiedelt sind, lassen sich aufzählen: Daumenlutschen, Nägelbeißen, Haarausreißen, Spiel- und Lernstörungen, Zündeln, Enuresis, Enkopresis, Weglaufen, Mutismus, Appetitstörungen u. a. Sie bedürfen nicht regelmäßig einer besonderen Therapie, sie können gleichwohl das erste Wetterleuchten einer sich formierenden schwereren psychischen Erkrankung bilden. Andererseits gibt es psychopathologische Syndrome, die teilweise bevorzugt in bestimmten Entwicklungsabschnitten auftreten, etwa Appetitstörungen, Pavor nocturnus und respiratorische Affektkrämpfe im Kleinkindalter. Im frühen *Schulalter:* Hetero- und Autoaggressivität oder Schulverweigerung; im mittleren Schulalter neurotische und beginnende sexuelle Fehlentwicklungen. In der Vorpubertät und *Pubertät* Anorexia nervosa, psychogene Anfälle, sexuelle Aberrationen und erste Schübe und Phasen einer Schizophrenie oder einer Affektpsychose.

Die *psychopathologische Untersuchung* von Kindern und Jugendlichen ist einerseits auf die Erhebung entwicklungs- und altersspezifischer Befunde durch Beobachtung, Spiel und Exploration ausgerichtet. Sie umschließt andererseits aber regelmäßig das familiäre Feld und den sozialen Raum. Die Eltern sind aus ärztlicher Sicht nicht nur Träger des genetischen Kodes, sie sind als Milieugestalter schon bei Neugeborenen entscheidend daran beteiligt, daß aus angeborenen „umweltlabilen" „umweltstabile" Merkmale werden.

Die neurobiochemischen und neurophysikalischen *Funktionsabläufe* sind zwar ebenso wie die morphologischen Strukturen des Gehirns genetisch festgelegt. Für eine optimale Hirnentwicklung kommt es jedoch entscheidend auf die Qualität und Quantität einfallender Reize an und darauf, ob, in welcher Weise und in welchem Ausmaß vorhandene Entwicklungskapazitäten genutzt werden oder nicht. Zahlreiche tierexperimentelle Untersuchungen weisen darauf hin, daß der Grad des Wachstums funktionstragender morphologischer Bestandteile des zentralen Nervensystems, etwa Dendritenverzweigung, Vaskularisation und Hirnrindendicke, vom Grad und von der Güte einfallender Reize, von seiner Umwelt abhängig sind. Aus analogen Beobachtungen an Kindern, die etwa in einem unterschiedlichen sozialen Milieu aufwuchsen und von solchen Kindern, die unmittelbar nach der Geburt von ihren leiblichen Eltern getrennt wurden und in Adoptivfamilien kamen, entstand manchmal der Eindruck, daß allein das Milieu für die intellektuelle und emotionale Entwicklung und damit für die Struktur und Funktion des Gehirns verantwortlich sei. Diese Annahme trifft aber nur im Rahmen ihrer biologischen Limitierung zu.

2.4.4 Diagnose und Klassifikation

Vor die Therapie haben die Götter die *Diagnose* gesetzt, auch bei psychisch kranken Kindern und Jugendlichen. In der Kinder- und Jugendpsychiatrie spricht man, ebenso wie in der Psychiatrie, von einer phänomenologischen und von einer nosologischen Diagnose. Die *phänomenologische* Diagnose beschreibt psychische Phänomene ohne Einbeziehung ätiologischer Kriterien. Das phänomenologische Verfahren, das auf die Phänomenologie von Husserl zurückgeht, wurde von K. JASPERS in die Psychiatrie eingeführt und ist auch heute noch ein tragender Eckpfeiler der Psychopathologie. Die *nosologische Diagnose* zielt auf eine systematische Beschreibung und ätiologische Klassifizierung von Krankheiten ab. Beide „Diagnosen" sind, wie sich erweisen wird, von unterschiedlicher Bedeutung für die Ätiologie, haben aber gemeinsam große Bedeutung für die Prognose und für die Therapie.

Die gelegentlich anzutreffende Meinung, man könne gefahrlos kausale Aspekte fallenlassen und therapeutisch allein von der *Symptombeschreibung* ausgehen, ist schädlich. So, wie ein Husten, dem ein Lungenkrebs zugrunde liegt, nicht mit einem Hustenblocker geheilt werden kann, ebensowenig gelingt es, eine „Enuresis" mit Verhaltenstherapie zu kurieren, wenn es sich um eine urologisch bedingte Inkontinenz handelt. Das psychische Symptom oder Syndrom läßt prinzipiell keine Rückschlüsse auf seine Ursache zu. Aus medizinischer Sicht sollte immer versucht werden, eine mehrgliedrige Diagnose zu erstellen, in die neben einer abgestuften Ursachen-Skala die Persönlichkeitsstruktur, der Beginn und der Verlauf der psychischen Krankheit ebenso einbezogen werden sollte, wie die phänomenologische Diagnose und die sich daraus ergebenden prognostischen und therapeutischen Überlegungen. Nur durch eine differenzierte Analyse der polyätiologisch bedingten psychischen Erkrankung kann der Gefahr einer polypragmatischen zugunsten einer polyzentrischen Therapie begegnet werden.

Eine *Klassifikation* der psychischen Störungen und Erkrankungen des Kindesalters aus phänomenologischer und nosologischer Sicht mag für Pädagogen und Soziologen vielleicht von untergeordneter Bedeutung sein, weil sich pädagogische Maßnahmen nur bedingt nach der Störungsursache richten und aus soziologischer Sicht nicht die Erkennung der Grundursache, sondern die Konsequenzen für die Gesellschaft von Bedeutung sind.

Für die Psychiatrie des Erwachsenenalters gelang es KRAEPELIN um die Jahrhundertwende ausgehend von Quer- und Längsschnittuntersuchungen *Krankheitseinheiten* aufzustellen und in ein System zu vereinigen, das heute noch das Fundament der von der WHO erarbeiteten internationalen Klassifikation der Erkrankungen (ICD, vgl. DEGKWITZ et al. 1980) bildet. Ihre Gliederung erfolgte teils nach ätiologischen, teils nach syndromatologischen und Verlaufsgesichtspunkten. Die Hauptgruppen teilte KRAEPELIN allein nach ursächlichen Faktoren ein, sie blieben allerdings hypothetischer Natur.

In der *ICD* ist der übergeordnete Klassifikationsgesichtspunkt symptomatologisch. Danach werden unterschieden:

1. krankhafte Zustände mit schwerer Beeinträchtigung der psychischen Funktion, die zu Störungen des Realitätsbezuges führen (Psychosen und Demenzen),
2. nichtpsychotische psychische Störungen ohne Beeinträchtigung der Intelligenz (Neurosen, Psychopathien, sexuelle Deviationen, Süchte, psychosomatische und andere psychogene Störungen wie nichtpsychotische psychische Störungen auf organischer Grundlage) und
3. geistige Entwicklungshemmungen (Oligophrenien).

Die *GAP* („Group for the Advancement of Psychiatry", 1966) stellte in ihrem Report No. 62 folgende Kategorien von psychischen Störungen im Kindes- und Jugendalter auf:

1. Normale Reaktion.
2. Reaktive Störung.
3. Entwicklungsstörung.
4. Neurotische Störungen.
5. Persönlichkeitsstörungen.
6. Psychosen.
7. Psychosomatische Störungen.
8. Zerebrales Syndrom.
9. Lern- und geistige Behinderung.
10. Andere.

Das *Ziel* eines in sich schlüssigen, ebenso logischen wie natürlichen und vollständigen Systems der Krankheiten bleibt nicht nur in der Kinder- und Jugendpsychiatrie, sondern ebenso in den meisten Gebieten der Medizin eine Fiktion; eine Fiktion, die aber eine asymptotische Annäherung nicht ausschließt.

Im Zusammenhang mit der ICD (International Classification of Diseases) wurde von RUTTER, SHAFFER und STURGE ein *„Multiaxiales Klassifikationsschema für psychiatrische Erkrankungen im Kindes- und Jugendalter"* entwickelt, für den deutschen Sprachraum bearbeitet und herausgegeben von H. REMSCHMIDT, M. SCHMIDT und C. KLICPERA (1977), das sich besonders für die Dokumentation bewährt hat. Das Prinzip der multiaxialen Klassifikation beruht darauf, daß psychiatrische Diagnosen zwangsläufig verschiedene Elemente enthalten. Das Schema besteht aus *fünf Achsen:* 1. Klinisch-psychiatrisches Syndrom, für das die ICD zuständig ist, 2. umschriebene Entwicklungsrückstände, 3. Intelligenzniveau und Intelligenzstörungen, 4. körperliche Symptomatik, 5. abnorme psychosoziale Umstände. Die Interpretation der grundlegenden Termini wird durch ein Glossar vermittelt.

2.4.5 Zielsymptom und Indikation

Eine *kausale* Behandlung psychischer Störungen und Erkrankungen ist auch mit Psychopharmaka nicht möglich. Im Gegensatz zu vielen körperlichen Krankheiten ist es bislang nicht gelungen, die Ursachen psychischer Erkrankungen, etwa der endogenen Psychosen, aufzudecken. Es hat sich erwiesen, daß die Wirkung der Psychopharmaka vorwiegend symptom- bzw. syndromgerichtet ist. FREYHAN (1957) hat die durch bestimmte Psychopharmaka beeinflußbaren psychopathologischen Symptome als „Zielsymptome" bezeichnet. Dennoch werden neben den *Zielsymptomen* regelmäßig auch nosologische Aspekte von Syndromen berücksichtigt, die behandelt werden sollen. Es wurde lange Zeit darüber diskutiert, ob Antidepressiva nur bei endogen-phasischen, nicht aber bei psychogenen oder somatogenen Depressionen wirksam sind oder ob die Ursache psychischer Krankheiten für die Wirksamkeit eines Medikamentes ohne Bedeutung sei. Inzwischen neigen die meisten Autoren dazu, eine allgemeine, vom „Zielsymptom" abhängige Wirksamkeit der Antidepressiva anzunehmen. Es hat aber dennoch den Anschein, daß endogene Depressionen eindeutiger und nachhaltiger gebessert werden als andere, nicht-endogene Depressionsformen.

Die Zielsymptome spielen bei psychischen Störungen und Erkrankungen im Kindes- und Jugendalter insofern eine besondere Rolle, als das *Wirkungsspektrum* vieler Psychopharmaka weit über ihre ursprüngliche Indikation hinausreicht. So wirken Antidepressiva z. B. nicht nur günstig auf Depressionen, es lassen sich damit auch nicht-depressive psychische und psychosomatische Symptome beeinflussen, z. B. Enuresis nocturna, phobische Zustände, hyperkinetische Syndrome oder Persönlichkeitsstörungen.

In der Kinder- und Jugendpsychiatrie werden viel häufiger als in der Erwachsenenpsychiatrie Patienten mit *störenden Einzelsymptomen* vorgestellt: Tic, Pavor nocturnus, Weglaufen, Haarausreißen, Mutismus, Anorexie, Kontaktschwäche u. a. Diese Symptome sind keinem bestimmten Syndrom zugeordnet, wenn es auch Symptomenkomplexe gibt, in denen sie besonders häufig vertreten sind. So ist der *Mutismus* manchmal der Ausdruck einer depressiven Verstimmung, er wird aber auch bei konversionsneurotischen Kindern angetroffen. *Trichotillomanie* wird bei durchschnittlich intelligenten Kindern häufig mit Depressionssyndromen gesehen, kommt aber auch bei nicht-depressiven, etwa geistigbehinderten Kindern vor. Versuche, bestimmte psychopathologische Symptome mit bestimmten Persönlichkeitsstrukturen zu verbinden („Einnässer- bzw. Enkopretiker-Psyche") haben sich als nicht haltbar erwiesen.

2.4.6 Praktische Psychopharmakotherapie

Die *kinder- und jugendpsychiatrische Pharmakotherapie* weist einige *Besonderheiten* auf, die berücksichtigt werden müssen. Sie liegen darin begründet, daß (1.) die Arzt-Patient-Beziehung bei Kleinkindern maßgeblich von den *Eltern* bestimmt und bei Schulkindern mitbestimmt wird. Sie tritt bei Jugendlichen zwar immer weiter zugunsten einer direkten Partnerschaft zurück. Sie ist aber häufig durch pubertätsspezifische Konflikte und Probleme erschwert und beeinträchtigt. Zum anderen sind (2.), vielen *Ärzten* psychologische, psychopathologische und psychiatrische Daten und Fakten des Kindes- und Jugendalters weniger geläufig als die Erkennung und Behandlung somatischer Krankheiten. Das gilt sehr weitgehend auch (3.) für den praktischen Umgang mit der chemischen Substanz, dem *Medikament,* und seiner Verschreibung für Kinder und Jugendliche.

Die maßgeblichen Erfahrungen über *Wirksamkeit* und Nebenwirkungen, über Dosierungen und Spätfolgen stammen aus der Therapie Erwachsener. Bei Kindern und Jugendlichen liegen zwar für viele psychotrope Substanzen ebenfalls Untersuchungen vor, aber nicht für alle Medikamente und nicht für alle Altersgruppen. Die spezielle *Pharmakokinetik* psychotroper Substanzen ist bei Kindern kaum erforscht. Die Beurteilung der Wirkung läßt sich kaum standardisieren, da sie durch entwicklungspsychologische und milieureaktive Einflüsse leicht verfälscht werden kann. Hinzu kommt, daß es schwierig ist, ausreichend große alters- und entwicklungshomogene Kindergruppen mit ähnlicher Zielsymptomatik zusammenzustellen, die eine verläßliche Beurteilung erlauben.

2.4.6.1 Bezeichnungen der Psychopharmaka

Die Psychopharmakologie beschäftigt sich mit *chemischen* Substanzen, die auf die Psyche einwirken. Der Begriff Psychopharmakologie hat sich eingebürgert, obgleich die Pharmakologen darauf hinweisen, daß diese nur als Neuropharmakologie verstanden werden kann. Psychopharmaka haben einen psycholeptischen, psychoanaleptischen und psychodysleptischen Effekt (DELAY), der sich durch standardisierte Untersuchungen am Tier und am Menschen nachweisen läßt.

Psychopharmaka haben verschiedene Bezeichnungen. Die *chemische Bezeichnung* beschreibt ihre chemische Struktur. Sie ist meistens lang und für den täglichen Gebrauch wenig praktikabel. Die *generische Bezeichnung* ist wesentlich kürzer und deshalb praktischer. Sie stellt meistens eine Abkürzung der chemischen Bezeichnung dar. Die *Handelsnamen* werden von den Herstellern nach mnemotechnischen und werbewirksamen Gesichtspunkten ausgewählt. Chemisch identische Substanzen verschiedener Hersteller tragen meistens unterschiedliche Namen, aber auch diese Bezeichnungen wechseln oft von Land zu Land. In diesem Buch wird die generische Bezeichnung an erster Stelle genannt, in Klammern der Handelsname. Für die Identifikation der generischen Bezeichnung oder der Handelsbezeichnung stehen entsprechende Verzeichnisse am Ende des Buches zur Verfügung.

2.4.7 Beginn und Kontrolle der Therapie

Die *Einleitung* einer psychopharmakologischen Therapie wird manchmal durch Vorurteile der Eltern gegenüber Medikamenten erschwert. Der Vorschlag zur Durchführung einer psychopharmakologischen Therapie kann zu einer Art Vertrauensfrage werden. Wenn die *Indikation* zu einer psychotropen Therapie unabweisbar ist, sollte nicht auf ihre Durchführung verzichtet werden. Es gelingt fast immer, die Eltern von dem Wert und dem Nutzen einer solchen Behandlung zu überzeugen. Dabei können vereinfachte wissenschaftliche und schematische Darstellungen des Hirnstoffwechsels, die dem Interessen- und Erfahrungsstand der Eltern angepaßt sind, nützlich sein.

Die Behandlung sollte nach Möglichkeit mit solchen Psychopharmaka begonnen werden, die die *geringsten Nebenwirkungen* aufweisen. Zeigen diese nicht die gewünschte Wirkung, werden die Eltern darauf nicht vorwurfsvoll reagieren, wenn man sie darüber vorher informiert hat. Sie betrachten es vielmehr als gewissenhaft und verantwortungsvoll, wenn zunächst Medikamente mit geringer Toxizität verordnet werden. Man sollte ihnen, wenn entsprechende Erfahrungswerte vorliegen, die reale oder geschätzte Erfolgsquote bestimmter Medikamente mitteilen, aber auch darauf hinweisen, daß weitere, stärker wirksame Medikamente zur Verfügung stehen. Dadurch werden viele Eltern zusätzlich motiviert. Sie werden besonders sorgfältig die verordnete Dosis verabreichen und, wenn erforderlich, auch über längere Zeit geduldig beobachten, ob sich Verhaltensbesserungen zeigen. Sie reagieren weniger ungeduldig, weil auch sie das Bestreben haben, mit einem milde wirkenden Medikament befriedigende Wirkungen zu erzielen. Ausnahmen von dieser Regel liegen vor, wenn z. B. ein Kind weit vom Behandlungsort entfernt wohnt oder notwendige flankierende Maßnahmen nicht durchgeführt werden können. In solchen Fällen kann natürlich unter ganz besonders *strenger Kontrolle* (telefonische Rückmeldungen in kürzeren Zeitabständen; Kontrolle der Behandlung durch einen Arzt am Wohnort des Kindes) gleich zu Beginn mit dem am besten wirksamen Medikament begonnen werden.

Bei einer *klinischen* Behandlung kann man dagegen gleich mit stärker wirksamen Medikamenten beginnen, rascher die Dosis steigern und eher Nebenwirkungen in Kauf nehmen.

2.4.8 Dosierung und Applikation

Kinder gleichen Alters, mit gleichem Körpergewicht und ähnlichen psychiatrischen Störungen benötigen oft unterschiedliche *Dosen*. Körpergewicht und Körperoberfläche sind keine verläßlichen Bezugsgrößen für die Ermittlung

der individuellen Dosierung. Aber sie können Anhaltspunkte geben. Kinder benötigen in der Regel relativ höhere Dosen als Jugendliche und Erwachsene. Dennoch ist es zweckmäßig, mit geringeren Dosen zu beginnen und, jeweils mit einem Intervall von einigen Tagen, allmählich die Dosierung zu steigern, um unerwünschte Wirkungen frühzeitig zu erkennen.
In der *Sprechstunde* oder Poliklinik entstehen bei der Verordnung eines Medikamentes oft Zweifel, ob das Kind überhaupt in der Lage ist, ein bestimmtes Medikament einzunehmen. Kleinkinder bevorzugen meistens flüssige Substanzen, Tropfen oder Säfte. Bei geruchs- und geschmacksempfindlichen Kindern kann es zweckmäßig sein, sie das Medikament probieren zu lassen. Einige Säfte weisen z.B. ein als unangenehm und penetrant empfundenes Geschmackskorrigens auf, das andere, chemisch identische Substanzen, nicht haben. Viele Kinder können größere, nicht wasserlösliche Tabletten oder Dragees nicht schlucken. Es ist zweckmäßig, dies an Ort und Stelle zu prüfen und evtl. ein anderes Medikament zu verschreiben.

2.4.9 Wirkung, Wirkungseintritt und Wirkungsdauer

Der Arzt sollte Eltern, aber auch ältere Kinder und Jugendliche vor Beginn der Medikation darauf hinweisen, daß diese keine Wunder bewirken könne. Eine Aufklärung über die *Wirksamkeit* ist nicht nur im Hinblick auf etwaige Nebenwirkungen notwendig. Eltern und Kinder müssen auch über den ungefähren Termin des Wirkungseintrittes und über die Wirkungsart informiert werden. Andererseits sollte nachdrücklich auf einen möglichen Mißerfolg hingewiesen werden, um einer späteren Vertrauenskrise vorzubeugen. Beides, übertriebene Hoffnungen ebenso wie resignative Einstellungen, sollten relativiert werden, etwa durch Schilderung von „Fremdbeispielen".
Einige Psychopharmaka haben eine *Wirkungsdauer,* die 24 Stunden überschreitet. Diese tagesüberdauernde Wirkung wird oft nicht beachtet. Statt einer morgendlichen oder abendlichen Einzeldosis werden drei Arzneimittelgaben täglich (morgens, mittags und abends) verordnet. Das ist bei Kindern, die sich vormittags im Kindergarten oder in der Schule befinden, oder erst gegen Abend (Ganztagsschule) wieder nach Hause zurückkehren, besonders nachteilig, weil unnötig zusätzliche Bezugspersonen (Erzieher, Lehrer) in den therapeutischen Prozeß einbezogen werden müssen.
Bei manchen psychotropen Substanzen, etwa bei einigen Antiepileptika und Antidepressiva, setzt die *Wirkung* erst nach Tagen oder Wochen ein. Eine Information der Eltern darüber ist notwendig, damit z.B. eine antiepileptische Therapie trotz rezidivierender Anfälle fortgesetzt wird. Für die antidepressive Behandlung ist die Kenntnis des verzögerten Wirkungseintritts besonders bei gesteigerter Suizidalität von Belang. In solchen Fällen muß mit großem Nachdruck auf zusätzliche therapeutische Maßnahmen bzw. auf die Möglichkeit einer, wenn auch nur zeitlich befristeten, präventiven klinischen Behandlung hingewiesen werden.

2.4.10 Unerwünschte Wirkungen

Psychopharmaka, die einen exakt umschriebenen Wirkungsbereich aufweisen, sind nicht bekannt. Jedes psychotrope Medikament löst Reaktionen und Gegenreaktionen aus, von denen die erwünschte Wirkung als *Hauptwirkung* bezeichnet wird. Von den unerwünschten Wirkungen, den *Nebenwirkungen,* können nur die erfaßt werden, die wir erkennen. Vermutlich gibt es medikamentös bedingte Wirkungen, die bei *einem* Kind zusätzliche erwünschte, bei einem *anderen* zusätzliche unerwünschte Wirkungen hervorbringen. Daß Wirkungen und Nebenwirkungen auch vom Lebensalter abhängig sind ist bekannt.

Viele *Nebenwirkungen,* die bei Erwachsenen auftreten, werden im Kindesalter nicht beobachtet. DENBER (1979) stellte deshalb zur Diskussion, ob das im Zusammenhang mit der geringeren Dosierung, mit der kürzeren Behandlungsdauer oder mit noch unbekannten, spezifischen oder unspezifischen Faktoren in diesem Lebensabschnitt stehen könne. In der Regel verstärken sich mit zunehmender Dosierung auch die Nebenwirkungen. Bei einigen Kindern lassen sich aber auch mit hohen Dosen nur geringe Wirkungen und Nebenwirkungen erzielen, während bei anderen mit geringen Dosen unerwartete und übersteigerte erwünschte und unerwünschte Wirkungen auftreten.

Häufige *unerwünschte Wirkungen* (Nebenwirkungen) von Psychopharmaka bei Kindern und Jugendlichen sind:

- *psychische:* Müdigkeit, Schläfrigkeit, Bewußtseinstrübung, die abgesehen von der subjektiven Beeinträchtigung besonders im Hinblick auf das Lernen und die Schule unerwünscht sind. Viele Eltern neigen deshalb dazu, solche Medikamente rasch abzusetzen oder die Dosis drastisch zu reduzieren; manchmal auch dann, wenn sie vorher über zeitlich befristete Nebenerscheinungen aufgeklärt wurden.
- *somatische:* Extrapyramidal-motorische Dyskinesien, Störungen im hämatopoetischen System. Leber-, Nieren-, Atem- und Kreislaufstörungen. – Die extrapyramidal-motorischen Dyskinesien lassen sich auf i. v.-Gaben eines *Anti-Parkinson-Mittels* vom anticholinergischen Typ, wie Biperiden (Akineton) oder Benztropin (Cogentin) relativ rasch und zuverlässig beseitigen. Manchmal wird eine euphorisierende Wirkung beobachtet. Eine orale Medikation mit einem anticholinergisch wirkenden Medikament sollte bei Kindern nicht routinemäßig, sondern erst dann durchgeführt werden, wenn extrapyramidal-motorische Nebenwirkungen auftreten. Dabei muß auf manchmal auftretende vegetative Nebenwirkungen (Blasensperre) geachtet werden.
- *vegetative:* Arterielle Hypotonie, Tachy- oder Bradykardie, Schwindel, Schweißneigung, Obstipation, Diarrhoe; insgesamt bei Kindern seltener und nicht so stark ausgeprägt wie bei Erwachsenen.

2.4.11 Kombinationstherapie

Die Verordnung *eines* Medikamentes ist im Prinzip immer der Verordnung mehrerer Medikamente vorzuziehen. Das gilt auch für die Verwendung von Kombinationspräparaten. Bei einem Vorhandensein mehrerer Symptome läßt sich die Verordnung mehrerer Psychopharmaka manchmal nicht vermeiden. Dadurch können nicht nur mehr oder weniger unerwünschte Nebenwirkungen auftreten, auch die erwünschte Wirkung kann vermindert oder verstärkt werden.
Die *Beurteilung* der Wirkung *eines* Medikamentes ist einfacher als die eines Kombinationspräparates. Die Behandlung mit Monosubstanzen hat sich z. B. in der Epilepsietherapie weitgehend durchgesetzt. Das sollte auch für die psychopharmakologische Behandlung von Kindern und Jugendlichen gelten. Es kann einmal nützlich sein, einem ängstlich-erregten depressiven Mädchen zusätzlich zu einem Antidepressivum ein Neuroleptikum oder Anxiolytikum zu verordnen. Meistens aber ist es zweckmäßiger, ein stärker angstlösendes oder dämpfendes Antidepressivum einzusetzen. Es ist zweckmäßiger, zu Beginn der Therapie die zuverlässigen „Zielsymptome" zu ermitteln und danach das geeignete Psychopharmakon auszuwählen, als später additiv vorzugehen.
Während der *Kombinationstherapie* ergeben sich leicht unübersichtliche Situationen. Wenn das erste Medikament nicht ausreichend hilft, wird zunächst die Dosis gesteigert. Bleibt ein befriedigender Effekt aus, wird eine zweite Substanz hinzugegeben. Allenfalls wird dann die erste reduziert, später wieder erhöht oder durch weitere Medikamente ergänzt. Abgesehen davon, daß bereits bekannte, pharmakokinetische Regeln oft außer acht gelassen werden, verliert der Arzt leicht die Übersicht darüber, welche Substanzen in welcher Dosierung eine günstige Wirkung entfaltet haben, wenn eine Besserung eintritt. In der ambulanten Behandlung werden die Eltern außerdem nicht selten durch die Vielzahl der zu verabfolgenden Medikamente veranlaßt, eine Reduzierung nach eigenem Gutdünken vorzunehmen.

2.4.12 Beipackzettel und Zusatzinformationen

Viele Eltern entwickeln *Angst- und Abwehrreaktionen,* wenn sie in den Beipackzetteln der Präparate den Indikationskatalog lesen. Sie vermuten manchmal, der Arzt habe ihnen nicht die volle Wahrheit über die psychische Störung ihres Kindes gesagt oder sie fürchten, manchmal zu Recht, ihr Kind werde durch mögliche Nebenwirkungen des Medikamentes in seiner Lern- und Leistungsfähigkeit beeinträchtigt. Jugendliche haben den Verdacht, der Arzt wolle mit Hilfe des Medikamentes elterliche Erziehung durchsetzen und sie „mattsetzen".
In solchen Fällen geben die Eltern das Medikament manchmal nicht oder nur in *unzureichenden Dosen* und die Jugendlichen verweigern oder umgehen die Einnahme. Der Arzt wird darüber aus naheliegenden Gründen nicht immer

informiert. Jeder medikamentösen Verordnung muß deshalb eine angemessene Aufklärung und Unterrichtung der Eltern und Kinder über das Ziel der Behandlung, sowie über die Wirkung und die möglichen Nebenwirkungen des Medikamentes vorausgehen; das setzt u.a. voraus, daß der Arzt den Beipackzettel des betreffenden Medikamentes kennt.

2.4.13 Heimliche Gaben von Medikamenten

Die Voraussetzung jeder Arzt-Patienten-Beziehung ist gegenseitiges *Vertrauen*. Bei Kleinkindern und jüngeren Schulkindern wird das Vertrauensverhältnis sehr wesentlich von der Haltung und Einstellung der Eltern zum Arzt bestimmt. Haben sie Vertrauen zu ihm, überträgt sich dieses in der Regel auch auf das Kind. Das schließt nicht aus, daß der Arzt sich ständig um die Zuwendung des Kindes bemühen muß. Er sollte es deshalb, alters- und entwicklungsangepaßt, immer über notwendige diagnostische und therapeutische Maßnahmen unterrichten und sich seiner Mitarbeit vergewissern. Jenseits des zehnten Lebensjahrs, besonders aber in der Pubertät und Adoleszenz, tritt mit der entwicklungsspezifischen Änderung des Eltern- und Erwachsenenbildes auch ein Wandel in der Arzt-Kind- bzw. Jugendlichenbeziehung ein. Der Arzt ist nicht mehr selbstverständlich sein Helfer und Ratgeber, er wird als Helfer und Ratgeber der Eltern, manchmal als ihr „Agent" angesehen.

Als *Compliance* wird neuerdings die Art und der Grad der Zusammenarbeit zwischen Arzt und Patient bezeichnet und zwischen einer guten und schlechten Compliance unterschieden. Bei *guter* Compliance arbeitet der Patient aktiv an seiner Genesung mit. Als eine *schlechte* Compliance wird bezeichnet, wenn der Patient lediglich die ärztlichen Anweisungen befolgt, ohne aktiv mitzuarbeiten.

Der Arzt sollte, wenn er Unsicherheit und *Mißtrauen* bei Kindern und Jugendlichen spürt, sie konkret darauf ansprechen und ausdrücklich versichern, daß man in erster Linie *ihr* Arzt sei; auch und besonders gerade dann, wenn sie gegen ihren Wunsch und ihren Willen in die Sprechstunde gebracht oder in die Klinik eingewiesen wurden. In vielen Fällen ist es zweckmäßig, daß man in der Sprechstunde *Jugendliche* vor den Eltern zur Exploration in das Sprechzimmer holt. Der vermehrte Zeitaufwand, der durch die oft einseitige, verteidigungsorientierte Berichterstattung des Jugendlichen aufzutreten scheint, wird ausgeglichen durch eine stärkere Gesprächsmotivation. In manchen Fällen ist es zweckmäßig, dem Jugendlichen anzubieten, bestimmte Probleme im Rahmen der ärztlichen Schweigepflicht zu behandeln, d.h. sich darüber keine Notizen in seiner Gegenwart anzufertigen und vor allem die Eltern darüber nicht zu informieren. Es empfiehlt sich, die Eltern über diese Verabredung zu unterrichten, was sie fast ausnahmslos akzeptieren. In den meisten Fällen haben die Kinder und auch Jugendliche keine gravierenden Geheimnisse vor ihren Eltern. Gelegentlich aber kommt es zu überraschenden Geständnissen, z.B. wenn eine homosexuelle Triebdeviation vorliegt, die den Eltern verborgen werden soll, weil eine Entfremdung von ihnen befürchtet wird.

Als Maßnahmen, die das *Vertrauen* des Kindes und des Jugendlichen zum Arzt anhaltend und tiefgehend schädigen können und deshalb, wenn irgend möglich, *vermieden* werden sollen, sind zu nennen: (1.) die *heimliche Verabfolgung von Medikamenten* in Getränken und Speisen auch dann, wenn sie geruchs- und geschmacklos sind. Akzeptiert werden kann allenfalls einmal eine bereits laufende heimliche Medikation, etwa bei einem katatonen Unruhe- und Erregungszustand zur Erleichterung der stationären Aufnahme. Sie sollte danach aber auf keinen Fall fortgesetzt werden. (2.) Die unter Vorspiegelung und mit Tricks erschlichene oder *erzwungene stationäre Aufnahme*. (3.) Die *Vortäuschung* eines Entlassungstermines, den einzuhalten nicht möglich oder nicht beabsichtigt ist.

Eine *notwendige stationäre Aufnahme* kann auch in schwierigen Fällen durch Besuche oder Rücksprache mit den Kindern und Jugendlichen erreicht werden. Sie muß, wenn dies unbedingt erforderlich ist, sonst mit richterlicher Hilfe erfolgen. Wenn bei einer schweren psychiatrischen Erkrankung eine psychopharmakologische Therapie abgelehnt wird, muß diese notfalls parenteral verabreicht werden.

2.4.14 Erfolgsbeurteilung

Die *Erfolgsbeurteilung* von Psychopharmaka bei psychisch kranken Kindern und Jugendlichen ist ein besonders problematisches und noch ungenügend bearbeitetes Gebiet. Kinder können erst in der Vorpubertät psychische Qualitäten durch Introspektion kritisch beurteilen und ihre Befindlichkeit verbalisieren. Bei einer ambulanten Beurteilung der Wirksamkeit eines Medikamentes ist man deshalb entscheidend auf die Mitarbeit der Eltern angewiesen, die durch Angaben von Lehrern manchmal ergänzt werden können.

Ein „*Doktor-Effekt*" läßt sich bei Kindern häufig beobachten. Wenn sich psychische Symptome auf psychotrope Medikamente auffallend rasch und vollständig zurückbilden, ist auch eine *Placebo-Wirkung* in Erwägung zu ziehen. So reagieren ängstliche und phobische Kinder relativ gut auf minimale therapeutische Interventionen. Selten sind Placebo-Effekte dagegen bei Kindern mit Tics, Aggressivität, hyperkinetischen Syndromen oder Teilleistungsschwächen. EISENBERG et al. (1961) fanden keine signifikanten Unterschiede zwischen Placebo- und Psychotherapie einerseits und Perphenazin andererseits in der Behandlung von Kindern mit neurotischen Störungen. DENBER mahnte, diese Ergebnisse kritisch und mit einiger Reserve zu betrachten. Placebo ist offenbar keine unwirksame Substanz. In ihr verdichtet sich das, was zwischen dem Arzt und dem Kind vor sich geht. Es gibt offenbar eine bestimmte Einstellung und Haltung von Ärzten, die Kinder und Eltern mehr beeindrucken als andere, die ihnen mehr Vertrauen und Hoffnung als andere einzuflössen vermögen. „Auch Strophantin hilft nur, wenn man daran glaubt" (FAHRENKAMP).

Nicht jede Besserung sollte deshalb vorzeitig auf eine spezifische Wirkung des Medikamentes zurückgeführt werden. Abgesehen vom Placebo-Effekt kann allein durch die Gabe eines Medikamentes ein günstiges therapeutisches Klima geschaffen werden, weil durch die Anerkennung eines Symptoms als Krankheit eine Haltungsänderung in der Familie eintreten kann, die sich wiederum günstig auf die psychische Symptomatik des Kindes auswirkt.

2.4.15 Spätfolgen

Untersuchungen und Informationen über *Spätfolgen* langfristiger Behandlungen mit Psychopharmaka sind spärlich. Sie sind theoretisch durchaus vorstellbar, weil Psychopharmaka in zentralnervöse und endokrine Funktionsabläufe eingreifen.
Die nach langfristigen psychopharmakologischen Behandlungen bei Erwachsenen nicht selten auftretenden, gefürchteten *Spätdyskinesien* (Tardive dyskinesia) sind nach POLIZOS und ENGELHARDT (1978) bei Kindern sehr selten, während CAMPBELL (1979) auf gegenteilige Erfahrungen hinweist.

2.4.16 Das Medikament im Rahmen der Gesamttherapie

Für die *Therapie* psychisch kranker Kinder und Jugendlicher ist die Psychopharmakotherapie nur *eine* unter anderen Therapiemethoden. Mit der Einsicht, daß auch psychische Krankheiten meistens nicht mono-, sondern multikausal entstehen, ist die Diskussion über eine generelle Priorität bestimmter Therapieverfahren verstummt. Um eine polypragmatische Therapie zu vermeiden, ist eine möglichst exakte diagnostische Herausarbeitung deskriptiver und ätiologischer Schwerpunkte erforderlich. Nur dann, wenn die Ursache, der Störungsherd geortet werden kann und noch existiert, kann er mit in das therapeutische Programm einbezogen werden. Aber die absolut kausale Therapie psychischer Krankheiten ist ein Wunschtraum, von dem sowohl psychodynamische wie psychopharmakologische Therapiemethoden noch weit entfernt sind.
Für die Behandlung psychisch kranker Kinder und Jugendlicher steht eine *große Anzahl* von Therapiemethoden zur Verfügung. Sie können hier nur unvollständig und kursorisch abgehandelt werden. Die Anzahl der psycho- und verhaltenstherapeutischen Techniken ist in den letzten Jahren sprunghaft angestiegen; sie läßt sich kaum noch übersehen. Parallel mit dem zunehmenden Interesse der Öffentlichkeit, besonders aber junger Menschen an der Betreuung und Behandlung von seelisch, geistig und körperlich Behinderten hat auch die Zahl der therapeutischen Berufe zugenommen. Neben Ärzten und Psychologen sind nicht nur Schwestern und Pfleger, sondern Beschäftigungs- und Bewegungstherapeuten, Heilpädagogen und Kinderpsychotherapeuten, Musiktherapeuten und Logopäden tätig, die für spezielle therapeutische Zielsetzungen ausgebildet wurden. Ihre besonderen therapeutischen Aufgaben und Möglichkeiten müssen im Therapieplan berücksichtigt werden.
Die *Delegation* therapeutischer Maßnahmen an Beschäftigungs- oder Bewe-

gungstherapeuten, Logopäden, Heilpädagogen usw. sollte nicht pauschal unter Hinweis auf das Telefonbuch gegeben werden, sondern mit Name und Anschrift des Therapeuten erfolgen. Die Eltern sollten auch über den erforderlichen Zeitaufwand, über Kostenfragen (Krankenkasse, Beihilfe, BSHG) und etwaige zusätzliche finanzielle Belastungen aufgeklärt werden. Der beste Ratschlag ist nur so gut, wie er realisiert werden kann.

2.4.17 Elternberatung und Elterntherapie

Die Beratung und Behandlung der *Eltern* als Teil der Therapie des Kindes ist ein eigenständiges Gebiet, das über zahlreiche Techniken und eine eigene Nomenklatur verfügt und über die eine umfangreiche Literatur vorliegt. Elternberatung ist überall notwendig, wo über die Abgabe eines Rezeptes hinaus heilpädagogische Richtlinien oder Ratschläge gegeben werden müssen. Das ist in der Kinder- und Jugendpsychiatrie nicht die Ausnahme. Es ist die Regel.

2.4.18 Milieu- und Soziotherapie

Milieu- und soziotherapeutische Maßnahmen sind überall dort indiziert, wo permanent ungünstige peristatische Faktoren auf die Entwicklung eines Kindes einwirken.
In der *Einzelfallarbeit* („case-work") wird versucht, die soziale Integration dadurch zu erleichtern, daß pädagogische, psychotherapeutische und soziale Hilfen angeboten werden. Meistens handelt es sich um die Bewältigung lang hingestreckter Entwicklungsdeviationen, etwa durch frühe Deprivationen, und/oder um akute Lebenskrisen. Sie erfordern oft konkreten Rat und Hilfe; Beendigung der Schule und Aufnahme einer Berufsausbildung, Wohnungssuche, finanzielle Unterstützung usw. Eine derartige, oft „vertiefte" Einzelfallhilfe leisten viele niedergelassene Ärzte und Psychologen in Beratungsstellen. Sie wird in den Jugendämtern und psychiatrischen Kliniken meistens von dazu ausgebildeten Sozialpädagogen ausgeführt.
Soziotherapeutische Verfahren werden meistens in *Gruppen* praktiziert, mit dem Ziel, Jugendliche zu resozialisieren. Die Jugendlichen sollen an eine sinnvolle Arbeit herangeführt werden, die zunehmende Anforderungen an Konzentration und Ausdauer stellt.

2.4.19 Heilpädagogik

Heilpädagogik ist für die Kinder- und Jugendpsychiatrie von ebenso großer Bedeutung wie Heilgymnastik für die Orthopädie. Sie ist überall dort indiziert, wo seelische oder emotional gestörte Kinder und Jugendliche durch ein gezieltes und intensives Training in ihrer Entwicklung gefördert werden können. Leichte sensorische oder körperliche Behinderungen werden von psychisch gesunden Kindern eher folgenlos integriert als von psychisch gestörten Kindern oder Jugendlichen. Ein durchschnittlich intelligentes Kind mit einer leichten Hörstörung wird noch gute Lernleistungen erbringen, weil es gelernt hat, sie durch verstärkte Konzentration zu kompensieren. Bei einem leicht lernbehinderten Kind kann die gleiche Störung jedoch zu einem inadäquaten Leistungsabfall und zur Versetzung in eine Sonderschule führen. Das gilt auch für Teilleistungsschwächen, die das Selbstbewußtsein dieser Kinder schwächen und sekundäre neurotische Entwicklungen begünstigen. Die Visusprüfung, die Flüsterprobe, ein einfaches Diktat und eine klassenadäquate Rechenaufgabe, besser noch ein einfacher Intelligenztest, sollten wie Blutdruckmessung und Pulskontrolle zur diagnostischen Routine des Arztes gehören, der auch psychisch gestörte Kinder behandelt.

Am *Beginn* einer heilpädagogischen Behandlung steht nicht selten die Empfehlung an einen Elternteil, sich in eine psychiatrische oder psychotherapeutische Behandlung zu begeben oder eine Eheberatungsstelle aufzusuchen. Als Reaktion auf chronische Behinderungen eines Kindes finden wir bei den Eltern nicht ganz selten reaktive psychische Störungen, etwa Depressionen oder Alkoholmißbrauch.

Heil- und sonderpädagogische Maßnahmen sind in erster Linie pädagogische Aufgaben, die von der Sinnesbehindertenpädagogik, Sprachheilpädagogik, der Lernbehindertenpädagogik, der Geistigbehindertenpädagogik, der Verhaltensgestörtenpädagogik u. a. geleistet werden.

Außerschulische Heilpädagogik wird im Rahmen der Kinder- und Jugendpsychiatrie von Heilpädagogen bzw. Diplomheilpädagogen ausgeführt.

2.4.20 Psychotherapie

Die Psychotherapie des Kindes entwickelte sich aus der *Psychoanalyse*. Wir unterscheiden im wesentlichen: (1) *Spieltherapie,* (2) *verbale Analyse,* (3) *deutungsfreie Kinderanalyse,* (4) *nicht-direktive Kindertherapie.*

Die *Spieltherapie* ist als vorwiegend nicht-verbale Methode besonders für die Behandlung von psychischen Störungen bei kleineren Kindern geeignet. Die früher lebhafte Diskussion, ob das Kind seine eigenen Konflikte im Spiel zum Ausdruck bringen kann, stellt sich nicht mehr in dieser Schärfe. Niemand zweifelt daran, daß dies der Fall sein kann. Der Zweck der Spieltherapie liegt im Aufdecken krankhafter Konflikte, ihrer therapeutischen Bearbeitung und einer Überwindung bestehender Konflikte.

Darüber, ob der Therapeut dem Kind direkte oder indirekte *Deutungen* und Interpretationen geben sollte oder nicht, besteht keine Einigkeit. Nach unseren Erfahrungen haben beide Methoden in bestimmten Abschnitten des therapeutischen Prozesses ihre Berechtigung.

Der Kinderpsychotherapeut muß aus verschiedenen Gründen eine besondere Bereitschaft zur *Improvisation* zeigen, da er es nicht mit dem Kind allein, sondern zusätzlich mit den Eltern, häufig auch noch mit anderen Verwandten zu tun hat, die den Therapieverlauf beeinflussen möchten und die Möglichkeit haben, die Behandlung vorzeitig zu beenden.

Es gibt nur wenige *ärztliche Psychotherapeuten,* die über umfassende Erfahrungen in der Kindertherapie verfügen. Die Kinderpsychotherapie wird überwiegend von *Kinder- und Jugendlichenpsychotherapeuten* ausgeübt, die eine eigene Lehranalyse und ein mehrsemestriges Studium an einem anerkannten psychotherapeutischen Institut absolviert haben. Sie arbeiten im Rahmen der kassenärztlichen Versorgung mit Ärzten zusammen, die den Zusatztitel „Psychotherapie" oder „Psychoanalyse" erworben haben und delegationsberechtigt sind. Außer in Großstädten (Berlin, Hamburg, München, Stuttgart) gibt es nur wenige niedergelassene Kinder- und Jugendlichenpsychotherapeuten. Ihre Breitenwirkung wird zusätzlich dadurch eingeschränkt, daß sie kaum mehr als sechs bis acht Kinder täglich behandeln können, jedes Kind mindestens zwei bis drei Wochenstunden benötigt und selbst Kurztherapien mindestens 30 bis 50 Stunden erfordern.

2.4.21 Andere Therapiemethoden

Die *Bewegungstherapie* (psychomotorische Heilbehandlung) läßt sich in drei Elemente aufgliedern. 1. Haltungs- und Organtraining, 2. krankengymnastische Übungen (Balance- und Koordinationsübungen, Fang- und Zielübungen) und 3. gezielte rhythmisch-psychomotorische Therapie mit und ohne Musik. Für die psychomotorische Behandlung eignen sich ebenso scheue und gehemmte, wie auch psychomotorisch unruhige, antriebsüberschüssige Kinder und Jugendliche.

Die *Beschäftigungstherapie* versucht, in gelöster Atmosphäre spielerisch-schöpferische Kräfte zu fördern, um dadurch innere Spannungen und rigide Einstellungen zu lösen. Bei Kindern und Jugendlichen: Spielen, Zeichnen, Malen, Formen, Musizieren. Die Beschäftigungstherapie kennt bestimmte Indikationen für den Umgang mit speziellen Materialien, um psychisch kranke Kinder und Jugendliche z. B. von Angst, Aggressivität, Unruhe zu beeinflussen.

Die *Musiktherapie* versucht, psychische Krankheiten durch eine passive oder aktive Musiktherapie zu beeinflussen. Bei der passiven Musiktherapie wird Musik vorgespielt. An der aktiven Musiktherapie nehmen die Kinder und Jugendlichen selbst teil durch Singen, einfache Betätigungen an Instrumenten. Sie hat für die Behandlung von psychischen Krankheiten bei Kindern (insbesondere autistische Syndrome, Sprachentwicklungsstörungen) zunehmende Bedeutung erlangt.

In der *Gruppentherapie* leisten sich die Gruppenmitglieder gegenseitig Mithilfe. Die Technik ist von der zugrunde liegenden Theorie und von der Einstellung des Therapeuten abhängig. Sie wird vorwiegend mit Erwachsenen (Elterngruppen) als unterstützende Maßnahme zur Therapie des Kindes oder mit Jugendlichen ausgeübt; diese Altersgruppe ist dafür besonders aufgeschlossen.

Als weitere Therapiemethoden seien das *autogene Training* (SCHULTZ 1970) und die *Entspannungsmethode* („Progressive Relaxation", JAKOBSON 1962) angeführt. Sie haben sich bei Angst- und Unruhezuständen und bei psychosomatischen Erkrankungen bewährt. Für die Behandlung sensorischer Teilleistungsstörungen gibt es spezielle Übungsprogramme (Legasthenie).

2.4.22 Der Therapieplan

Der *Therapieplan* ist das Ziel der Diagnostik. Er berücksichtigt Therapiemittel und Therapieziele und legt den therapeutischen Stellenwert von Therapeuten und Co-Therapeuten fest. Im Therapieplan werden nicht nur Schwestern, Pfleger und alle im Hause tätigen Ärzte, Psychologen und Therapeuten berücksichtigt, sondern auch Pädagogen und Sonderpädagogen, aber auch Praktikanten der verschiedenen Fachrichtungen. Außerdem werden eigene Wünsche und Ziele der Kinder und Jugendlichen im Therapieplan beachtet, die einen therapierelevanten Stellenwert besitzen: Telefonate und Besuche der Eltern, Einzel- und Gruppenaktivitäten auf der Station, Turnen und Schwimmen, Nachhilfeunterricht und Schulbesuch, erster Ausgang, Wochenendurlaube usw.

Der Therapieplan legt primäre und sekundäre *Therapieziele,* ihre zeitliche Abfolge (parallel oder sukzessiv) fest. Er bestimmt die Häufigkeit und die Intensität verschiedener Behandlungsmethoden und schließt Elternberatungen ebenso ein wie Gespräche mit anderen Erziehungspersonen des Kindes. Er sollte eine sorgfältige Abstimmung aller parallel oder chronologisch laufenden therapeutischen Maßnahmen vorsehen. Dazu gehört auch der Einsatz des Psychopharmakons.

Daß beim Einsatz psychotroper Medikamente eine Kombination mit anderen Behandlungsmethoden stattfindet, ist für die Therapie psychisch kranker Kinder und Jugendlicher nicht die Ausnahme, sondern die *Regel.* Das psychotrope Medikament ermöglicht nicht selten die Einleitung einer Psychotherapie, z.B. bei einem schulphobischen Kind. In anderen Fällen stellt es einen wesentlichen therapeutischen Faktor dar, ohne den der Behandlungsverlauf wesentlich schleppender wäre, z.B. in der Therapie der Enuresis nocturna. Manchmal bildet es den absoluten Mittelpunkt, begleitet von flankierenden Maßnahmen nicht-medikamentöser Art, z.B. bei der Behandlung affektiver oder schizophrener Psychosen. In einer kinder- und jugendpsychiatrischen Klinik, in der die meisten Therapieverfahren angewandt werden können, kommen praktisch alle Methoden bei den verschiedensten Zielsymptomen und Syndromen zum Einsatz.

2.4.23 Grundregeln der Medikation

Für die psychiatrische Pharmakotherapie von Kindern und Jugendlichen lassen sich zusammenfassend *Grundregeln* aufstellen. Die wichtigsten sind:

- Die *Indikation* für die Verordnung von Psychopharmaka sollte erst nach sorgfältiger Diagnostik gestellt werden. Eine gründliche körperliche und neurologische Untersuchung, wenn möglich unter Einschluß neurophysiologischer Methoden, ist erforderlich. Ferner sollten regelmäßig Blut-, Urin- und andere Laborbefunde erhoben werden.
- Die *Verordnung* eines psychotropen Medikamentes steht nicht im Mittelpunkt der Therapie, sie bildet nur einen ihrer Bestandteile. Sie sollte deshalb nicht am Beginn, sondern am Ende der Konsultation stehen.
- Jeder Arzt sollte mit wenigen, ihm *gut bekannten Medikamenten* arbeiten, deren Dosierung, Wirkungseintritt und Nebenwirkungen er kennt.
- Um ein vorzeitiges *Absetzen* des Medikamentes zu vermeiden, sollten die Eltern, manchmal auch das Kind, immer aber ein Jugendlicher darüber informiert werden, wann mit dem Eintritt des Behandlungseffektes, oder etwaiger Nebenwirkungen gerechnet werden muß.
- Es sollte stets mit einer *niedrigen Dosierung* begonnen werden. Körpergewicht und Körperoberfläche sind bei Kindern keine verläßlichen Bezugsgrößen. Die optimale Dosierung läßt sich nur *individuell* entwickeln.
- Im Hinblick auf den Inhalt der *Beipackzettel* ist den Eltern ein beruhigender Hinweis zu geben. Sie vermuten sonst manchmal, daß sie nicht die volle Wahrheit über die psychische Störung ihres Kindes erfahren haben. Sie werden außerdem durch die angeführten möglichen Nebenwirkungen manchmal so geängstigt, daß sie die Verordnung überhaupt nicht befolgen oder nur unzureichende Dosen geben.
- Die Eltern sollten befragt werden, ob sie oder andere *Familienmitglieder* bereits mit Psychopharmaka behandelt wurden und ob dabei unerwünschte Wirkungen auftraten. Solche Angaben können Hinweise für die Verträglichkeit des Medikamentes beim Kind geben.
- *Unterschwellige Dosen* sind therapeutisch nicht ausreichend wirksam, besonders dann nicht, wenn sie über zu kurze Zeit gegeben werden. Bestimmte Psychopharmaka, z. B. Antidepressiva, aber auch einige Antiepileptika, benötigen längere Zeit, bis sie ihre therapeutische Wirksamkeit entfaltet haben.
- Es sollte immer nur *ein* Medikament verschrieben werden, besonders bei ambulanten Behandlungen. Die Risiken der Interaktion mehrerer Medikamente sind hoch. Außerdem: Je mehr Medikamente dem Kind verschrieben werden, desto weniger wird es einnehmen.
- Den Eltern sind eingehende mündliche und schriftliche *Informationen* (Pläne, Kalender) über den Zeitpunkt der Einnahme, Steigerung der Dosis, Eintragung über telefonische Rückrufe und Wiedervorstellungen zu geben.
- Psychopharmaka können nicht die psychische oder *kognitive Ausstattung* eines Kindes verbessern. Sie können nur helfen, bestimmte psychopathologische Symptome zu verändern.

- Bei *ambulanten Behandlungen* sind zu Beginn telefonische Rücksprachen in kürzeren Zeitabständen mit den Eltern zu vereinbaren. Manchmal ist es zweckmäßig, den Behandlungsbeginn in die Schulferien, jedenfalls aber in die zweite Wochenhälfte zu legen, da evtl. auftretende Nebeneffekte dann von den Eltern registriert werden können.
- *Jugendliche* befürchten manchmal, daß das Medikament nur dazu dient, sie *anzupassen* oder „kampfunfähig" zu machen. Sie verweigern oder umgehen die Einnahme, wenn es nicht gelingt, sie von der Notwendigkeit zu überzeugen.
- Grundsätzlich muß in den Fällen, in denen die Eltern an der Entstehung und Unterhaltung der psychischen Störungen des Kindes beteiligt sind, eindeutig festgestellt werden, daß dieses mit der Gabe des Medikamentes nicht endgültig als das *kranke Glied* der Familie abgestempelt wird.
- Außer der Verordnung des psychotropen Medikamentes und anderen Therapien ist für die Dauer der Behandlung eine *ständige Elternberatung* notwendig.
- Eine kinder- und jugendpsychiatrische Pharmakotherapie sollte nur bei solchen psychischen oder psychosomatischen Erkrankungen erfolgen, die die *Entwicklung* eines Kindes erheblich beeinträchtigen.

3 Substanzen

3.1 Einleitung

J. MARTINIUS

Psychopharmaka werden bei Kindern und Jugendlichen häufig angewendet, und dies, obwohl das Wissen über die Eigenschaften der verwendeten Substanzen und über deren Wirkungen im sich entwickelnden Organismus noch lückenhaft ist. Hieran entzündet sich ein Teil der allgemeinen Kritik an der Behandlung von Kindern mit Psychopharmaka, die dann durchaus berechtigt ist, wenn psychotrope Substanzen mit mangelhafter Kenntnis des *verfügbaren* Wissens über Eigenschaften, Wirkungen, Nebenwirkungen und Indikationen verordnet werden. Denn das verfügbare Wissen ist beachtlich. Vom behandelnden Arzt wird nicht verlangt, daß er sich in chemischen Strukturformeln detailliert auskennt. Er soll aber die Zugehörigkeit eines Medikamentes zu bestimmten *Substanzklassen* (z. B. Neuroleptika) und *Untergruppen* (z. B. solche mit starker und schwacher neuroleptischer Potenz) kennen, um Wirkungen und Nebenwirkungen mit größtmöglicher Sicherheit vorhersehen und -sagen zu können. Das Vertrauen zwischen Arzt und Patient bzw. dessen Eltern gründet sich ganz wesentlich auf die Vermittlung dieses Wissens. Der Blick in ein Verzeichnis, welches Indikationen und „zugehörige" Psychopharmaka stichwortartig auflistet, genügt nicht, da ein sich daraus ergebendes Handeln weitgehend nach Versuch und Irrtum abläuft.

Für die Psychopharmakologie hat sich diejenige Klassifikation als die brauchbarste erwiesen, die eine Einteilung von Substanzen nach ihren *psychotropen Wirkungen* erlaubt. Dies hat sich deshalb als sinnvoll erwiesen, weil sich die Wirkungen chemisch ähnlicher Stoffe deutlich unterscheiden können, z. B. die antidepressive Wirkung trizyklischer Antidepressiva von der antikonvulsiven Wirkung des ihnen strukturell nah verwandten Carbamezepin. Umgekehrt können sich die psychotropen Wirkungen chemisch unterschiedlicher Substanzen ähneln oder überschneiden (z. B. Tranquilizer und Beta-Rezeptorenblocker). Deshalb wird im folgenden Kapitel aus *praktischen Erwägungen* die Einteilung der Psychopharmaka nach ihren Hauptwirkungen vorgenommen. Gleichzeitig wird aber bei der Abhandlung jeder Einzelsubstanz, wo es nötig erscheint, auf strukturelle Besonderheiten hingewiesen. Wer mehr erfahren will, sollte die jeweils zitierte weiterführende Literatur zu Rate ziehen.

Die Zahl der in Gebrauch befindlichen Psychopharmaka ist beachtlich und als solche ein Beleg für enorme Fortschritte, die vor allem während der letzten

30 Jahre in Richtung auf eine differenzierte, an den Ursachen angreifende Therapie mit Psychopharmaka gemacht wurden. Es schien uns notwendig, eine Auswahl zu treffen und den breitesten Raum für solche Psychopharmaka zu reservieren, über deren Pharmakologie die umfassendsten Kenntnisse existieren und deren Wirksamkeit beim Kind am besten belegt wurde. Angesichts des Tempos, mit dem das psychopharmakologische Wissen wächst, sind baldige Akzentverschiebungen gegenüber dem Status quo nicht ausgeschlossen. Psychotrope Substanzen sind primär wegen therapeutischer Wirkungen interessant. Neben diesem klinischen Aspekt darf jedoch nicht vergessen werden, daß psychotrope Wirkungen bestimmter Substanzen beim Kranken u. U. spezifische Aussagen über die Art des Krankheitsprozesses zulassen. KRAEPELIN hat, als er 1892 den Begriff „Pharmakopsychologie" prägte, dies schon so gesehen, indem er schrieb: „... daß wir in die Lage kommen werden, aus der besonderen Wirkung, die ein schon genauer bekanntes Mittel auf einen bestimmten psychischen Vorgang ausübt, die wahre Natur dieses letzteren besser zu erkennen".

3.2 Stimulanzien

J. MARTINIUS

3.2.1 Einleitung

Die Verordnung von Stimulanzien hat in der kinderpsychiatrischen und pädiatrischen Pharmakotherapie in den letzten 10 Jahren auch in Europa erheblich an Bedeutung gewonnen, nachdem Stimulanzien in den 50er und 60er Jahren in den USA eine die Therapie von Lernstörungen beherrschende Rolle erobert hatten. Mittlerweile ist diese Euphorie einer differenzierteren Betrachtungsweise gewichen, und es steht zu hoffen, daß sich andernorts begangene Fehler und Übertreibungen nicht an Hunderttausenden unserer Kinder wiederholen.

Die erste Beobachtung über spektakuläre Wirkungen bei Kindern mit Schulproblemen geschah Ende der 30er Jahre durch BRADLEY, der in einer offenen klinischen Studie *d-Amphetamin* einsetzte und bei der Hälfte der behandelten Kinder Verbesserungen von Leistung und Leistungsmotivation sowie günstige Wirkungen auf die soziale Anpassung feststellte. Die Beobachtungen BRADLEYs wurden in den folgenden Jahren bestätigt und auf andere Stimulanzien mit z. T. sehr unterschiedlicher Struktur ausgeweitet. Im Handel und am breitesten in Anwendung ist das Sympathikomimetikum *Methylphenidat* (Ritalin); es ist zugleich die klinisch am besten untersuchte Substanz aus der Stimulanziengruppe. *Amphetamin* ist als oral einzunehmendes Monopräparat in der BRD nicht im Handel, kann im Bedarfsfalle jedoch rezeptiert werden (s. u.).

Methamphetamin (Pervitin) ist im Handel, sollte jedoch wegen seiner starken Wirksamkeit (Suchtgefährdung!) bei Kindern keine Anwendung finden. Weniger bekannt sind der Amphetaminabkömmling *Pemolin* (Tradon) und das zu den Nicht-Amphetaminen gehörende *Deanol-aceglutamat* (Deanol). Wegen der einfachen Rezeptierbarkeit wird *Fenetyllin* (Captagon) nicht ungern verordnet.

3.2.2 Chemische Struktur

Psychostimulanzien bilden keine einheitliche Substanzklasse. Man unterscheidet „Amphetamine" und „Nicht-Amphetamine". Erstere sind Derivate des Phenyläthylamins. Es besteht aus einem aromatischen Kern, dem Benzolring, und einem aliphatischen Zusatz, Äthylamin. Diese Struktur erlaubt Substitutionen an den Alpha- und Beta-Kohlenstoffatomen und an der Amino-Endgruppe, mit denen sich eine Vielzahl sympathikomimetischer Substanzen herstellen läßt. Die Beziehungen zwischen Struktur und Aktivität sind gut untersucht. Bei den Katecholaminen (z. B. Adrenalin) entsteht durch Substitution an der Aminogruppe eine Wirksamkeit auf Alpha- und Betarezeptoren. Bei den Amphetaminen ist die stärkere zentral stimulierende Wirkung dem Fehlen der OH-Gruppen am Benzolring zuzuschreiben, unter gleichzeitigen Einbußen der Wirksamkeit an vegetativen Neuronen.

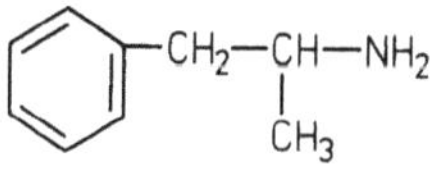

Abb. 3.1. Strukturformel des Amphetamin

Fenetyllin (Captagon) basiert auf der Verbindung des Amphetaminmoleküls mit Theophyllin. Ein wesentlicher Wirkbestandteil ist wahrscheinlich das Amphetamin (KLUG 1973; BAHR et al. 1970).
DEANOL, eine biologische Vorstufe des Azetylcholins, gehört zu den „Nicht-Amphetaminen".

3.2.3 Pharmakologie

Die Wirkungen von Stimulanzien sind bei Mensch und Tier prinzipiell die gleichen: psychische und motorische Antriebssteigerung, Appetithemmung und, in höherer Dosierung, Auslösen von Verhaltensstereotypien. Zum geringeren Teil beruht die Stimulanzienwirkung auf einer indirekten Mobilisierung von Adrenalin aus adrenergen Depots (indirekte sympathikomimetische Wirkung), vorwiegend jedoch auf einem direkten Angriff an dopaminergen und noradrenergen Effektorzellen. Stimulanzien werden nach oraler Applikation

rasch resorbiert und passieren die Blut-Hirn-Schranke leicht. Kurz- und Langzeitwirkungen sind zu unterscheiden. Im Tierversuch ließ sich ein charakteristisches Wirkprofil ermitteln. Mäuse und Ratten zeigten bei niederiger Dosierung eine Antriebssteigerung in Form gesteigerten Explorationsverhaltens, Umherlaufens, Körper- und Brutpflegeverhaltens. Wird die Dosis gesteigert, verschwindet das Explorationsverhalten. Stattdessen lassen sich stereotypes Kopfnicken, Nagen, Schnüffeln und Lecken beobachten. Nach weiterer Steigerung der Dosis folgen Krämpfe, Coma und Exitus (LEWANDER 1977). Ohne nun die zerebralen Prozesse, die diesen Wirkungen zugrundeliegen, genau zu kennen, kann doch begründet angenommen werden, daß Psychostimulanzien katecholaminerge Systeme aktivieren. Gesteigerte Lokomotion scheint über noradrenerge und dopaminerge Systeme vermittelt zu werden und Stereotypien nur über dopaminerge. Die Stimulanzienwirkung unterliegt beim Tier mehreren unabhängigen Einflußgrößen, darunter Alter (Reife), soziale Umgebung (Isolation, Gruppe), Ausmaß von Spontanaktivität und Nahrungsentzug. In Übereinstimmung mit den Erkenntnissen zur hemmenden Wirkung der Stimulanzien auf die Monoaminooxydase (MAO) konnte nachgewiesen werden, daß MAO-Hemmsubstanzen die antriebssteigernde Wirkung von Stimulanzien verstärken, indem sie die Katecholaminaktivierung blockieren (RECH u. STOLK 1970). Andererseits blockiert Alphamethyl-p-tyrosin (α-MPT) über eine Hemmung der Katecholaminsynthese den Stimulanzieneffekt (BUUS LASSEN 1973). Reserpin hingegen hemmt die Amphetaminwirkung nicht, da offenbar die durch Stimulanzien bewirkte Katecholaminausschüttung aus anderen Depots erfolgt als aus den durch Reserpin entleerten. Neuroleptika blockieren die postsynaptischen Katecholaminrezeptoren und damit auch die Amphetaminwirkung. Durch hirnlokale Zerstörung katecholaminerger Neurone wurde die stimulierende Amphetaminwirkung abgeschwächt (ERNST 1969) und selbst dann, wenn nur dopaminerge Neurone stillgelegt wurden, ließ sich die Stimulanzienwirkung blockieren (HOLLISTER et al. 1974). Nicht alle Amphetamine sind in ihrem pharmakologischen Verhalten vergleichbar. Während z. B. die Wirkung von d-Amphetamin auf den motorischen Antrieb durch Reserpin nicht beeinträchtigt wird, läßt sich durchs Methylphenidat erzeugte Hyperaktivität durch Reserpin deutlich reduzieren. Umgekehrt fehlt gegenüber Methylphenidat der Blockierungseffekt des α-MPT.
Eine der eindruckvollsten Stimulanzienwirkungen liegt bei allen untersuchten Spezies in der Reduktion der Nahrungsaufnahme. Auch eine Abnahme der Trinkmenge wurde beobachtet. Diese akuten Wirkungen bleiben jedoch unter längerdauernder Verabfolgung nicht erhalten. Es entwickelt sich eine Toleranz, die sogar von Substanz zu Substanz übertragbar ist („cross-tolerance"), z. B. von Methylphenidat auf d-Amphetamin.
Aggressivität konnte im Tierversuch mit Stimulanziendosen ausgelöst werden, die unter stereotypieerzeugenden Mengen lagen. Dies scheint jedoch wenigstens z. T. die mittelbare Folge der allgemeinen Aktivitätssteigerung zu sein. Bei der Ratte war hierfür außerdem von Bedeutung, ob ein Tier in einer Gruppe dominant ist. Wie andere Stimulanzienwirkungen zeigte auch Aggressivität eine Dosisabhängigkeit; ob sich eine Toleranz entwickelt ist nicht bekannt.

Die mit höheren Dosen auslösbaren Stereotypien zeigten innerhalb derselben Spezies substanzbezogene Unterschiede. Bei Mäusen z.B. ließ sich mit d-Amphetamin repetitives Lecken und rasches Kopfnicken und mit Methylphenidat fast ausschließlich stereotyes Nagen erzeugen (PEREL u. DAYTON 1977). Der zugrunde liegende Mechanismus ist dopaminerg. Selektive Ausschaltung dopaminerger Neurone vermochte durch d-Amphetamin induzierte Stereotypien zum Verschwinden zu bringen, während dies bei Ausschaltung noradrenerger Neurone nicht der Fall war.

Eine Reihe weiterer Amphetaminwirkungen wurde tierexperimentell dokumentiert, wobei niedrige und hohe Dosen sich oft als einander entgegenwirkend erwiesen. Ein unter niedrigen Dosen erkennbarer Anstieg sozialer Verhaltensweisen wurde aufgehoben, ebenso eine Zunahme der Antwortraten (Hebeldrücken) beim konditionierten Vermeidungsverhalten. Nach verschiedenen Plänen positiv verstärktes Verhalten änderte sich je nach Grundkurve: Niedrige Antwortraten stiegen an und hohe fielen ab. Sexuelle Aktivität und intrazerebrale Selbststimulation wurden gesteigert. Entsprechend ihrer auch peripheren katecholaminergen Wirkungsweise wurden Blutdruckanstieg und Beschleunigung der Herzfrequenz beobachtet.

Wiederholte Gabe von Psychostimulanzien ist von einer Abschwächung der akut erzeugbaren pharmakologischen und biochemischen Wirkungen gefolgt. Es entwickelt sich eine *Toleranz,* die jedoch dosis- und intervallabhängig ist, nicht alle Wirkungen in gleicher Weise betrifft und zwischen Spezies Unterschiede zeigt. Mehrwöchige Behandlung mit d-Amphetamin führte bei Ratten zu einer Verminderung von Dopamin im Gehirn, vor allem im Hippokampus, nicht aber im Striatum. Eine Amphetamintoleranz entwickelte sich für Temperatursteigerung, Appetithemmung und kardiovaskuläre Reaktionen. Motorische Antriebssteigerung und Stereotypien waren von der Toleranzentwicklung ausgenommen.

Amphetamine sind toxisch, wenn sie in Überdosen verabfolgt werden. Die Dosis, bei der 50% der Versuchstiere starben (LD_{50}) lag zwischen 5 und 20 mg/kg KG. Final treten Krämpfe auf. Beim Menschen ist als toxische Reaktion das Auftreten einer paranoiden Psychose bekannt, mit Verkennungen und Halluzinationen in allen Wahrnehmungsbereichen.

Amphetamine sind suchterzeugend. Wie ebenfalls im Tierversuch klar belegt werden konnte, wirken Stimulanzien als primärer Verstärker, d.h. als ein Reiz, der die Wiederholung eines in engem zeitlichen Zusammenhang vorausgegangenen Verhaltens systematisch herbeiführt: Die zeitlich enge Koppelung von Hebeldruck und Amphetamininjektion führte zu immer häufigeren Selbstinjektionen, und zwar bei mehreren untersuchten Spezies (s. Übersicht bei VILLARREAL u. SALAZAR 1981), mit einem Wechsel zwischen Zeiten hohen und niedrigen Konsums, ganz analog dem Verhalten stimulanzienabhängiger Menschen.

3.2.4 Pharmakokinetik

Die Kinetik von *Amphetamin* wird hauptsächlich durch die Azidität des Urins bestimmt. Ein saures pH begünstigt die „Clearance" von noch nicht abgebautem Amphetamin, während ein basisches pH mehr Zeit für dessen enzymatischen Abbau verfügbar macht.
Amphetamine und verwandte Substanzen werden nach oraler Applikation rasch resorbiert und im Körper verteilt. Sie passieren ebenso rasch die Blut-Hirn-Schranke und erscheinen gleichmäßig in verschiedenen Hirnteilen. Innerhalb einzelner Hirnareale scheinen Amphetamine vorzugsweise von katecholaminergen Neuronen aufgenommen zu werden.
Amphetamin wird teilweise durch Hydroxylierung zu Parahydroxyamphetamin abgebaut, das nur noch schwach stimulierende Eigenschaften hat. Wesentlicher Schritt im Metabolismus des Amphetamins ist die oxydative Desaminierung und Überführung in Benzoe- bzw. Hippursäure.
Die Angaben über Halbwertszeit und Ausscheidung von Amphetamin variieren etwas. Die mittlere Halbwertszeit im Plasma lag bei Kindern mit saurem pH des Urins nach Einnahme von 10 mg d-Amphetamin bei $6,5 \pm 2,5$ Stunden mit einem Streubereich von 3–13 Stunden (BROWN et al. 1977). Etwa 2 Stunden nach der Einnahme wird die höchste Konzentration im Plasma erreicht. Die Ausscheidung erfolgt über einen Zeitraum von mehreren Tagen, wobei wiederum der Säuregrad des Urins der für den Zeitraum bestimmende Faktor ist.
Methylphenidat wird ebenfalls nach oraler Einnahme rasch resorbiert und erreicht gemessen am Plasmaspiegel mit einem Konzentrationsgefälle von 4:1 das Gehirn. Resorption und Stoffwechsel sind vom pH des Urins unabhängig. Der Hauptmetabolit des Methylphenidats ist Ritalinsäure, die durch Hydrolyse anfällt. Methylphenidat verschwindet nach oraler Applikation so kurzfristig wieder aus dem Plasma, daß die physiologische Halbwertszeit nur unzuverlässig bestimmbar ist. Sie variiert zwischen 2 und 7 Stunden. Konzentrationsmaxima im Plasma wurden 2 Stunden nach Einnahme gemessen. Im Verlauf von 3 Tagen sollen alle Metaboliten ausgeschieden sein (FARAJ et al. 1974).
Pemolin ist auf seine Pharmakokinetik noch wenig untersucht. 2–4 Stunden nach oraler Einnahme wurden Konzentrationsmaxima ermittelt, die physiologische Halbwertszeit liegt bei 12 Stunden und die Ausscheidung ist nach 24 Stunden weitgehend erfolgt.

3.2.5 Wirkungsmechanismen

Einer kaum noch überschaubaren Menge von Publikationen über die klinische Wirksamkeit der Stimulanzienbehandlung bei Kindern mit psychomotorischer Unruhe und Leistungsproblemen steht die Tatsache gegenüber, daß die Wirkungsmechanismen von Psychostimulanzien noch nicht ausreichend geklärt sind. Dies hat vielfältige Gründe. Die Darstellung der tierexperimentellen Befunde ließ bereits deutlich werden, daß Stimulanzien dosisabhängig verschiedene Verhaltensreaktionen erzeugen. Beobachtungen an Kindern folgten notwendigerweise nicht den Tiermodellen, sondern geschahen als Heilversuche an Patienten, nachdem eher zufällig entdeckt worden war, daß Kinder mit Schulleistungsstörungen vorteilhaft auf die Behandlung mit d-Amphetamin reagierten. Dieser Effekt wurde als paradox bezeichnet, da bei den Kindern nicht eine der Pharmakologie entsprechende Steigerung des Antriebs, sondern eine Abnahme motorischer Aktivität, eine Verbesserung von Ausdauer und Konzentration und eine Verringerung emotionaler Schwankungen registriert worden war. In der Folgezeit entwickelte sich die Stimulanzienbehandlung zur Pharmakotherapie der Wahl für ein Syndrom von Auffälligkeiten, deren Ursachen, soweit überhaupt bekannt, heterogen sind und das von seiner Definition her nicht einheitlich genug ist, um einen einheitlichen Behandlungserfolg vorhersagen zu können. Die Annahme einer paradoxen Wirkung hat vor allem Vorstellungen gefördert, die die Wirkungsmechanismen bei gestörter Funktion zu erklären suchten. Neuerdings wurde jedoch die Stimulanzienwirkung auch an gesunden Erwachsenen und Kindern untersucht (RAPOPORT et al. 1980; WEINGARTNER et al. 1980), so daß die Wirkung auf hyperaktives Verhalten nicht mehr als das alleinige Modell für die Erklärung der Wirkungsmechanismen herhalten muß. Dennoch bleibt die Darstellung der Wirkungsmechanismen vorerst noch an Theorien orientiert.

Theorien über die Wirkungsmechanismen haben sich an der therapeutischen Wirkung bei Kindern mit dem hyperkinetischen Syndrom orientiert. Da eine therapeutische Stimulanzienwirkung aber nur bei einem Teil der betroffenen Kinder zu erzielen ist, gelten für die Modellvorstellungen jeweils nur für diese Untergruppe, die sog. „Responder".

SATTERFIELD et al. (1974) nahmen an, daß diese Untergruppe hyperaktiver Kinder an einer Unteraktivierung des zentralen Nervensystems leidet, mit der Folge mangelhafter zentraler Hemmfunktionen. Beides, Aktivierung („arousal") und Hemmung wurden in dieser Annahme funktionell-anatomisch der Formatio reticularis zugeschrieben. Hyperaktivität fand ihre pathophysiologische Erklärung in einer durch Unteraktivierung defekten inhibitorischen Kontrolle motorischer Aktivität und sensorischer Reizaufnahme, so daß das hyperaktive Kind von inneren und äußeren Reizen getrieben wird, die ein gesundes Kind zu ignorieren in der Lage ist. Diese, was den anatomischen Ort wie die pathophysiologischen Mechanismen betrifft, sehr spekulativen Annahmen hatten dennoch vieles für sich, weil sie den Wirkungsmechanismus der Stimulanzien nicht als paradox postulierten, sondern die günstige Wirkung auf Verhalten und Leistung über die bekannte, umgekehrt U-förmige Beziehung zwischen Aktivierung und Verhalten (MALMO 1959) verstehbar machten. Das Verhalten hyperaktiver Kinder könnte aber ebenso auch durch eine Überaktivierung des Zentralnervensystems erklärt werden, wie dies z. B. FREIBERGS und DOUGLAS (1969) versucht haben. Andere wiederum führten die Hyperkinese nur auf eine inhibitorische Schwäche ohne abnorme Aktivierung zurück (CONNERS 1976), wobei die jeweiligen Hypothesen mit unterschiedlichen anatomischen Strukturen (kortikal od. subkortikal) in Verbindung gebracht wurden.

Es entsprach der pharmakologischen Qualität der Psychostimulanzien als antriebssteigernder Substanzen mit peripheren und zentralen katecholaminergen Wirkungen, daß der Versuch unternommen wurde, an peripheren und zentralen Wirkungsparametern den Wirkungsmechanismus zu untersuchen.

3.2.5.1 Elektrodermale Parameter

Untersucht wurden Hautwiderstand, Hautleitfähigkeit und galvanische Hautreaktion (GSR: „galvanic skin response"). Die Wirkung von Stimulanzien auf diese Parameter war unterschiedlich. SATTERFIELD und DAWSON (1971) fanden z. B. eine Zunahme und ZAHN et al. (1975) eine Abnahme galvanischer Hautreaktionen unter Behandlung mit Stimulanzien. Die Hautleitfähigkeit erwies sich als erhöht, aber auch als erniedrigt (SPRING et al. 1974), je nach Befund wurde von den verschiedenen Untersuchern die Ausgangssituation als erniedrigtes oder erhöhtes Arousal gedeutet und der Wirkungsmechanismus der Stimulanzien als paradox oder nicht paradox interpretiert. Um die verwirrende Widersprüchlichkeit zu klären, wurden zahlreiche Replikationsversuche unternommen. Eine neuere, methodisch fundierte Studie (BARKLEY u. JACKSON 1977) verglich eine Gruppe von Respondern mit gesunden Kontrollen (Grundkurve) und den Stimulanzieneffekt nur bei den Respondern zwischen Placebo und Verum. Von den elektrodermalen Parametern wurde die galvanische Hautreaktion untersucht. Obwohl vom Verhalten her zwischen Gesunden und Hyperkinetikern signifikante Unterschiede bestanden, waren Zahl und Amplitude der galvanischen Hautreflexe in beiden Gruppen gleich. Unter Methylphenidat nahm beides ab, jedoch nicht in signifikantem Ausmaß. Daraus läßt sich entnehmen, daß Hyperaktive weder vom Arousal her eine pathologische Ausgangslage haben müssen, noch durch Stimulanzien eine an der psychogalvanischen Hautreaktion ablesbare Wirkung auf das Arousal induziert wird.

3.2.5.2 Reaktionen am Herz-Kreislauf-System

Widersprüche wurden ebenfalls bei Untersuchung der Stimulanzienwirkung auf cardiovaskuläre Parameter festgestellt. *Methylphenidat* soll einen leichten Anstieg von Blutdruck und Herzfrequenz bewirken, der jedoch nicht in allen Untersuchungen dokumentierbar war (ZAHN et al. 1975; BARKLEY u. JACKSON 1977). Andererseits wurde unter *Methylphenidat* eine Zunahme der antizipatorischen Verlangsamung der Herzfrequenz beobachtet (PORGES et al. 1975), im Sinne einer Verstärkung der Orientierungsreaktion, d. h. einer verbesserten Aufmerksamkeit. Bei solchen Wirkungen besteht mit Sicherheit eine Korrelation zur Dosis. Therapeutische Dosen sind in der Regel niedrig und bleiben möglicherweise ohne erkennbare Wirkung am vegetativen Nervensystem. Insgesamt deuten aber die Befunde über das Verhalten der kardiovaskulären Parameter in Richtung eines aktivierenden Wirkungsmechanismus der Stimulanzien, wobei wiederum die Frage offen bleiben muß, ob beim hyperaktiven Kind die Ausgangslage die einer Unteraktivierung ist. Die Hauptschwierigkeit für die Versuche, den Wirkungsmechanismus der Stimulanzien über autonom-vegetative Reaktionen zu erklären, liegt in der Tatsache, daß z. B. Aktivierung sich in ihren verschiedenen Äußerungsformen nicht einheitlich und gleichgerichtet darstellen muß (LACEY 1967).

3.2.5.3 Neurophysiologische Parameter

Es liegt nahe, zentrale Wirkungen so zentral wie möglich zu untersuchen, um aus deren Darstellungen direkte Schlüsse auf zentralnervöse Prozesse zu ziehen. Gerade die neurophysiologischen Parameter sind für die Erklärung des hyperkinetischen Syndroms als solchem wie des Wirkmechanismus der Stimulanzien herangezogen worden, wobei die Arousal-Theorie zur Interpretation bevorzugt wurde. Befunde wurden zunächst mit der qualitativen und später in großer Zahl mit der quantitativen Elektroenzephalographie erhoben.
Eine Zunahme von Alphaaktivität bei gleichzeitiger Amplitudenabnahme unter D-L-Amphetamin bemerkten LINDSLEY und HENRY 1941. LAUFER et al. (1957) prüften die Schwelle zur Auslösung der photokonvulsiven Reaktion und stellten fest, daß sich diese unter d-Amphetamin erhöhte. Stimulanzien (d-Amphetamin und Methylphenidat) waren in der Lage, bei hyperaktiven Kindern das sog. „photic driving" zu vermindern (SHETTY 1971), ein Befund, der jedoch nicht unwidersprochen blieb (MILSTEIN u. SMALL 1974).
Die quantitative Analyse des EEG hat nicht weniger uneinheitliche Befunde hervorgebracht. SHETTY (1971) bemerkte nach i. v.-Injektion von Stimulanzien bei hyperaktiven Kindern (s. o.) eine Zunahme der Intensität („power") im Alphabereich und interpretierte dies als eine Zunahme inhibitorischer Aktivität. SATTERFIELD et al. (1972) unterschieden das Verhalten der EEG-Grundaktivität (Power-Spektren) nach Ausmaß der unter Methylphenidat erzielten Verhaltensbesserung und stellten bei Respondern keine Zunahme der Intensität im Bereich 0–8 Hz fest. FINK (1977) hat durch pharmako-elektroenzephalographische Untersuchungen belegen können, daß es unter Amphetamin zu einer Alphaverminderung bei gleichzeitiger Amplitudenabnahme sowie zu einer Zunahme von Betawellen, vor allem oberhalb von 20 Hz, kommt. SALETU et al. (1977) konnten die sich hierin manifestierende Desynchronisation der EEG-Grundaktivität weitgehend bestätigen. Dennoch wurde von CRAGGS et al. (1980) wiederum bei hyperkinetischen Kindern, die auf Methylphenidat prompt ansprachen, eine Zunahme der spektralen Intensität im Alphabereich beobachtet. Wir haben in einer eigenen Untersuchung (MARTINIUS 1982) an 7 Respondern die Befunde von SHETTY (1971) und CRAGGS et al. (1980) nicht bestätigen können. Unter Methylphenidat war eine bedeutsame Abnahme der Intensität im Alphabereich erkennbar (Abb. 3.2), der eine signifikante Verbesserung der Leistung im Reaktionstest parallel ging. Daraus läßt sich ein zentral aktivierender, von einer Desynchronisation des EEG begleiteter Wirkungsmechanismus ablesen. Die Widersprüchlichkeit der Befunde verschiedener Un-

tersucher könnte damit erklärt werden, daß Kinder mit hyperkinetischem Syndrom, die auf Stimulanzien ansprechen, in sich keine homogene Gruppe darstellen.

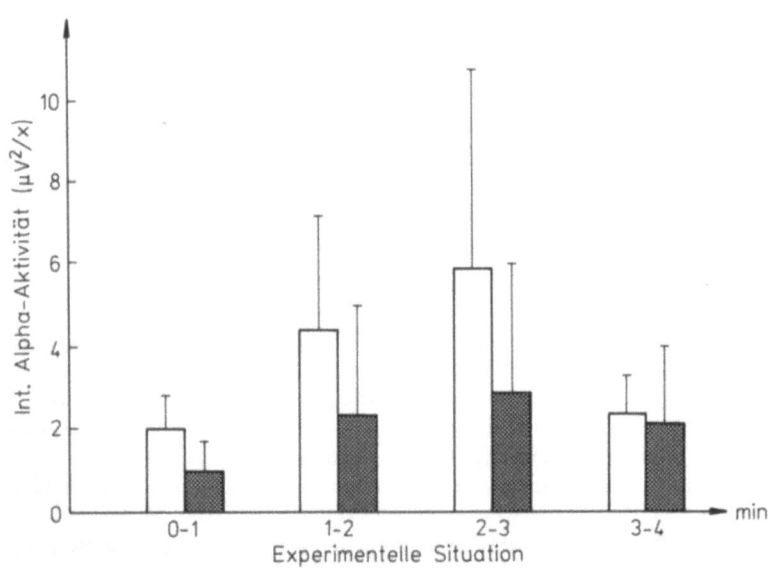

Abb. 3.2. Verhalten der Intensität (Power) der Alpha-Aktivität bei 7 hyperaktiven Kindern (sog. Responder) im neuropsychologischen Experiment. Mittelwerte als weiße (Placebo) und schraffierte (Methylphenidat) Säulen. Standardabweichungen jeweils über den Säulen

Analog dürfte das Verhalten evozierter Potentiale im Vergleich zwischen Placebo und Stimulanzien zu verstehen sein. Während SATTERFIELD et al. (1972) eine Abnahme der Potentialamplituden sahen, stellte CONNERS (1972) sowohl unter Pemolin als auch d-Amphetamin eine Amplitudenzunahme fest. SALETU et al. (1975) bestätigten die Amplitudenzunahme bei gleichzeitiger Verzögerung der Latenzen visuell evozierter Potentiale unter d-Amphetamin.
Insgesamt sind nach augenblicklichem Stand des Wissens weder die peripherautonomen noch die zentral-neurophysiologischen Parameter der Stimulanzienwirkung beim Kind so verläßlich darstellbar, daß über den Wirkungsmechanismus mehr als allgemeine Feststellungen möglich wären. Es wurde deshalb vermutet (FERGUSON u. PAPPAS 1979), daß Aktivierung (arousal) und die mit ihr zusammenhängenden Funktionen weniger gute Ansatzpunkte für

ein wissenschaftlich profitables Vorgehen bieten als Aufmerksamkeit und ihr zugrundliegende Prozesse, dies umso mehr, als elektrokortikale, autonom-vegetative und Verhaltensaktivierung verschiedene Formen des Arousal darstellen, deren Maße untereinander nicht austauschbar sind.
Folgt man PORGES (1976), so erfordert Aufmerksamkeit eine Balance zwischen sympathischer und parasympathischer Aktivität, die beim hyperaktiven Kind zugunsten einer sympathischen Dominanz verschoben ist. Die katecholaminergen Stimulanzien bewirken in diesem Modell ein cholinerges „rebound", welches inhibitorische Impulse fördert.
Es bleibt die begründete Vermutung, daß weder eine bestimmte anatomische Struktur, z. B. die aufsteigende Formatio reticularis, noch eine isolierbare Funktion wie das Arousal, Wirkart und -prinzip der Stimulanzien zu beschreiben erlauben, sondern daß beides, allgemeine Aktivierung (arousal) und selektive Aufmerksamkeit, teils parallel, teils differentiell und in Abhängigkeit von situativen Einflüssen der Wirkung von Stimulanzien zugänglich sind. Hierfür scheint das Intaktsein bestimmter struktureller (z. B. im nigrostriären System) und funktioneller Gegebenheiten die Voraussetzung zu sein, da ja gesunde und Responder in grundsätzlich gleicher Weise auf Stimulanzien ansprechen, andere, in ihrer Hirnentwicklung erkennbar gestörte Kinder jedoch nicht ansprechen oder gar zusätzliche Beeinträchtigungen erfahren. Die sorgfältige Untersuchung dieser letzteren Patientengruppe vermag möglicherweise indirekt über die Wirkmechanismen der Stimulanzien wichtige Beiträge zu liefern.

3.2.6 Dosierung

Die Frage, welches von den Psychostimulanzien im Einzelfall verordnet werden soll, beantwortet sich schon daraus, daß für den Gebrauch im Kindes- und Jugendalter nur sehr wenige Stimulanzien auf dem Markt sind und davon eins, das *Methylphenidat* (Ritalin), mit seinen therapeutischen Wirkungen alle Möglichkeiten der Amphetamine bietet. D-L-Amphetamin ist in der BRD nicht im Handel; es ist jedoch vereinzelt als Saft in Gebrauch, nach Herstellung durch den Apotheker. Beide Amphetamine unterliegen wegen Suchtgefährdung der besonderen Rezeptur für Betäubungsmittel und können nur in festgelegten Höchstmengen abgegeben werden (200 mg). D-L-Amphetamin hat gegenüber Methylphenidat den Nachteil stärkerer Nebenwirkungen, vor allem in Form von Appetithemmung. Über *Pemolin* (Tradon) liegen nicht so umfangreiche Erfahrungen vor; es hat den Vorteil des einfachen Rezeptierens. *Deanol* gehört nicht zu den Amphetaminen und ist in seiner Wirkungsweise bei Kindern wenig aufgeklärt.
Eine sehr strittige Frage knüpft sich an die Altersbegrenzung der Verordnung von Amphetaminen. Von Kinderpsychiatern wird die Stimulanzienbehandlung im Vorschulalter abgelehnt (NISSEN 1981), weil die Konsequenzen einer Aufmerksamkeitsstörung, der wesentlichen Indikation, andere sind, alternative Behandlungsmöglichkeiten zur Verfügung stehen und eine der bedenklicheren Nebenwirkungen, die Wachstumsverzögerung, natürlich umso mehr

auf der Entscheidung lastet, je früher mit der Stimulanzienbehandlung begonnen wird. Die noch grundsätzlichere Frage, ob Kinder überhaupt mit Amphetamin behandelt werden sollen, ist durch jahrzehntelange Erfahrungen und die daraus entstandene immer sorgfältigere Indikationsstellung in dem Sinne bejahend entschieden worden, daß sie stets im Zusammenhang mit anderen Maßnahmen zu erfolgen hat. Hierzu wird gesondert und eingehend Stellung genommen (s. Kap. 4.15). Jede Behandlung mit Psychostimulanzien ist ein Behandlungs*versuch*, der der sorgfältigen Überwachung bedarf. Aus dem Verhaltenssyndrom ist eine Vorhersage des Behandlungserfolges nicht mit hinlänglicher Sicherheit möglich, so daß der Behandlungserfolg post hoc den Beleg für seine Berechtigung liefert. Durch eigene Untersuchungen (MARTINIUS 1980) zeichnet sich allerdings ab, daß das Verhalten im Reaktionszeittest, vor allem die Variabilität der Reaktionen, ein brauchbares und zudem leicht erhältliches Merkmal für die Vorhersage des Stimulanzieneffektes darstellt.

Methylphenidat (Ritalin), das gebräuchlichste Psychostimulans aus der Amphetamingruppe, wird zur Erkundung der Wirksamkeit morgens in einer Einzeldosis von 10 mg gegeben. Die empfohlene Tagesdosis liegt zwischen 0,3 und 1,0 mg/kg KG, wobei zu beachten ist, daß unterschiedliche Mengen auf unterschiedliche Symptome wirken. Bereits kleine Mengen (0,1–0,3 mg/kg KG) können die Aufmerksamkeit deutlich verbessern, während höhere Dosen, wenn sie emotionale Störungen beeinflussen, die Konzentrationsfähigkeit schon wieder vermindern. Eine Steigerung der Initialdosis von 10 mg auf die empfohlene Tagesdosis kann erfolgen, wenn eine günstige Wirkung sich abzeichnet und Nebenwirkungen nicht erkennbar sind. Die Tagesdosis kann auf 2 Einzeldosen verteilt werden, z. B. 10 mg morgens und 5 mg mittags, falls die medikamentöse Stützung auch nachmittags sinnvoll erscheint. Die Wirkung

Tabelle 3.1. Conners-Skala zur Verhaltensbeurteilung hyperaktiver Kinder (abgekürzte Form). Eintragung erfolgt für die einzelnen Symptome nach Ausprägung. Die Endsumme der Skalenwerte wird durch 10 geteilt. Erreicht die Beurteilung einen Durchschnittswert von 1,5 und mehr, liegt Hpyeraktivität vor

Beobachtete Symptome	Bewertung*
1. Unruhig-überaktiv	
2. Erregbar, impulsiv	
3. Stört andere Kinder	
4. Fängt etwas an und führt es nicht zu Ende, kurze Aufmerksamkeitsspanne	
5. Zappelt andauernd	
6. Leicht abgelenkt	
7. Wünsche müssen sofort erfüllt werden, leicht frustrierbar	
8. Weint häufig	
9. Stimmung wechselt rasch und extrem	
10. Neigt zu Wutausbrüchen und unvorhersagbarem Verhalten	

* Gar nicht = 0, etwas = 1, deutlich = 2, sehr viel = 3

einer 10 mg Tbl. Methylphenidat, unmittelbar nach dem Frühstück eingenommen, tritt ca. ½ Stunde später ein und hält über den Vormittag (ca. 4 Stunden) an.
Die Ermittlung der für ein individuelles Kind optimalen Gesamtdosis und deren Verteilung über den Tag bedarf der sorgfältigen Beobachtung, an der Lehrer und Eltern bzw. Erzieher unbedingt zu beteiligen sind. Eine wesentliche Hilfe in dieser kritischen Phase der Entscheidung über eine möglicherweise längerdauernde Behandlung mit differenten Medikamenten ist durch den Einsatz von Skalen zur halbquantitativen Verhaltensbeschreibung zu erhalten (s. Kap. 2.3 Klinische Prüfung). Wir verwenden in jedem Falle die 10-Punkte Skala nach CONNERS (1973), um den Stand vor und unter Behandlung wiederholt zu vergleichen (Tabelle 3.1).
D-L-Amphetamin ist gelegentlich wirksam, wenn Methylphenidat ohne Effekt bleibt. Außerdem bietet der Amphetaminsaft einen Ausweg für Kinder, die mit der Tabletteneinnahme Probleme haben. Die Initialdosis ist einmal morgens 5 mg; die empfohlene Tagesmenge liegt zwischen 0,1 und 0,5 mg/kg KG, mit individuellen Variationen, die nur durch eine Nebenwirkungen aufmerksam beachtende Prüfung in Erfahrung gebracht werden können. Anderweitig (WENDER 1971) propagierte Tagesmengen von über 1,5 mg/kg KG D-L-Amphetamin bedeuten eine unnötige Belastung (WERRY 1978).
Anstelle von D-L-Amphetamin kann *Fenetyllin* (Captagon) verordnet werden. Die Behandlung beginnt mit ½ Tabl. morgens (25 mg) und kann gegebenenfalls auf 1 Tbl. morgens und ½ Tbl. mittags erhöht werden. *Pemolin* (Tradon) bietet Vor- und Nachteile. Es ist ausreichend belegt, daß die Wirksamkeit von Pemolin bei Kindern mit hyperkinetischem Syndrom der von D-L-Amphetamin weitgehend entspricht. Die Erfahrungen sind jedoch nicht annähernd so umfangreich. Vorteile liegen darin, daß Pemolin einfach rezeptierbar ist und nur in einer Enzeldosis morgens gegeben werden muß. Sie beträgt nach individueller Maßgabe 0,5–2,0 mg/kg KG, in der Regel sind 50–100 mg insgesamt ausreichend. Die Einnahme soll ½ Stunde vor dem Frühstück erfolgen. Ein Nachteil von Pemolin ist der protrahierte Wirkungseintritt. Nach den Untersuchungen von CONNERS u. TAYLOR (1980) sowie CONNERS et al. (1972) wird die volle Wirksamkeit erst 3 Wochen nach Behandlungsbeginn erreicht. Die Behandlung wird mit 1 Tbl. à 20 mg begonnen und bei Bedarf gesteigert.
Deanol, ein Nicht-Amphetamin ist in der Pharmakotherapie von leistungsgestörten Kindern nicht in dem Maße etabliert wie andere Psychostimulanzien. Von der Rezeptur her bietet es den gleichen Vorteil wie Pemolin. Die Behandlung wird mit morgens 200 mg und mittags 100 mg, jeweils zu den Mahlzeiten, begonnen und kann gesteigert werden. Als Tagesdosis werden bis zu 500 mg angegeben, aufgeteilt in 2mal 250 mg. Nach Erreichen eines befriedigenden Effekts ist es möglich, die Behandlung mit einer niedrigeren Erhaltungsdosis (z. B. 2 × 100 mg) fortzuführen.

3.2.7 Klinische Indikation

Die nahezu einzige Indikation für eine Behandlung von Kindern mit Psychostimulanzien sind die hyperkinetischen Syndrome des Kindesalters (ICD Nr. 314 bzw. 314.0-314.2 des Multiaxialen Klassifikationsschemas). Eine weitere Indikation stellt die Narkolepsie dar (ICD Nr. 347.0) Entsprechend der Vielzahl und Heterogenität von Symptomen, die unter dem hyperkinetischen Syndrom und seinen Unterformen zusammengefaßt werden, kann jedoch das Syndrom als solches weder eine Indikation zur Stimulanzienbehandlung noch zu irgendeiner anderen speziellen Therapie sein. Es stellt sich vielmehr bei jedem Kind mit entsprechenden Leistungsstörungen (Störungen der Aufmerksamkeit, leichte Ablenkbarkeit, Teilleistungsschwächen), wenn sie mit Impulsivität und leichter Erregbarkeit gekoppelt sind, stets vor einer Indikationsstellung die Frage nach dem Ausmaß der Störung und nach ihren Ursachen, oder wenigstens doch nach Faktoren, die erkennbar an der Entstehung beteiligt sind. Die gegenwärtig nicht nur innerhalb der Pädiatrie kontrovers geführte Diskussion über die Behandlung hyperaktiver Kinder wird aus der berechtigten Sorge genährt, daß aufgrund von relativ leicht zu stellenden Verhaltensdiagnosen unter Mißachtung ursächlicher, vor allem psychogener und situativer Faktoren, eine Pharmakotherapie *alternativ* zu einer kausalen Intervention unternommen wird. Einseitige Darstellungen (PADAN 1981; EICHLSEDER 1981) lassen diese Sorge nur umso begründeter erscheinen. Hinzu kommt, daß gesunde Kinder auf Stimulanzien in gleicher Weise „vorteilhaft" reagieren wie hyperaktive. Bei großzügiger Handhabung der subjektiv-beschreibenden „Diagnose" des hyperkinetischen Syndroms kann deshalb, wenn sie zu einer Behandlung mit Stimulanzien führt, die Einbeziehung gesunder Kinder und deren Verbuchung als „Therapieerfolg" nicht ausgeschlossen werden. Ein solches, in der Praxis schwer zu kontrollierendes Vorgehen bringt andererseits die wertvolle Hilfe in Mißkredit, die in der Behandlung mit Stimulanzien für mehr als einzelne hyperaktive Kinder liegt. Nachdem entsprechend aufwendige, prospektive Untersuchungen (SATTERFIELD et al. 1980) die Überlegenheit eines multimodalen therapeutischen Vorgehens demonstriert haben, in das die Stimulanzienbehandlung als eine flankierende Maßnahme einbezogen wurde, steht zu hoffen, daß ein leichtfertiger Umgang mit der Stimulanzienbehandlung als Monotherapie sich hierzulande nicht ausbreiten wird.

Erste Voraussetzung für eine den Problemen des Kindes gerecht werdende Indikationsstellung ist die umfassende diagnostische Abklärung, zu der eingehende Anamnese, körperliche, neurologische und testpsychologische Untersuchungen als Standardrepertoire gehören. Eine halbquantitative Verhaltensbeschreibung ist zur Erstellung eines Ausgangswertes mittels Skala (s. o.) möglichst von mehreren Beobachtern (Mutter, Lehrer, Arzt) zu erstellen. Abgesehen von der Untersuchung des intellektuellen Potentials, von Teilleistungsschwächen und psychopathologischen Besonderheiten ist die Abklärung in der Praxis möglich. Unter den Faktoren, die einen Erfolg der Stimulanzienbehandlung mit einer über dem Zufall liegenden Wahrscheinlichkeit belegen und deshalb in die Indikationsstellung einzubeziehen sind, gehört das besondere Betroffensein der Konzentrationsfähigkeit bzw. das Hervorstechen der Aufmerksamkeitsstörung und der leichten Ablenkbarkeit innerhalb des Gesamtsyndroms. Des weiteren sind Responder eher jene Kinder, bei denen verläßliche Hinweise auf eine frühkindlich erworbene Hirnentwicklungsstörung zu erhalten sind, d.h. bei denen das hyperkinetische Syndrom als besondere Form des exogenen frühkindlichen Psychosyndroms besteht. Motorische Hyperaktivität, kognitive Defizite und Störungen im affektiv-emotionalen Bereich scheinen hingegen kein Indikator für den möglichen Erfolg einer Behandlung mit Stimulanzien zu sein.

Die *Reihenfolge* des Vorgehens ist kaum regelhaft festlegbar. Sie richtet sich nach der Syndromkonstellation und dem Zusammenwirken von Einflußgrößen, die als beteiligt erkannt werden. Finden sich unter letzteren pathogene situative Gegebenheiten, seien sie nun schulischer oder familiär-sozioökonomischer Art, so wird die Intervention dort einer Pharmakotherapie voraus- und parallel gehen. Die Indikation zur Psychotherapie und vor allem, zu welcher Form, wird am besten durch den Kinderpsychiater gestellt. Auf diese Weise wird vermieden, daß ein exogenes Psychosyndrom verkannt und der möglicherweise indizierte Einsatz von Stimulanzien irrtümlich vorenthalten wird. Andererseits läßt sich gewährleisten, daß eine psychotherapiebedürftige neurotische Entwicklung, sei es in der Familie des Kindes oder beim Kind selbst, einer adäquaten Behandlung zugeführt wird. Zum Zeitpunkt der Indikationsstellung fällt, was die Pharmakotherapie betrifft, auch die Entscheidung über die Auswahl des Medikamentes. Zu den Stimulanzien gibt es in der Behandlung des hyperkinetischen Syndroms Alternativen: hierzu gehören einige Antidepressiva und Neuroleptika (s. Kap. 4.15.4). Welches Medikament im Falle der Indikation einer Pharmakotherapie zuerst eingesetzt werden soll, ist eine offene Frage. Für reine oder überwiegende Störungen der Aufmerksamkeit empfiehlt sich primär der Einsatz von Stimulanzien.

Ein bestimmender Faktor für die Entscheidung zur Stimulanzienbehandlung sind Beratung und Kooperation der Familie und die Herstellung eines Kontaktes zur Schule, um für den Fall der ambulanten Behandlung verläßliche Rückmeldung über den Verlauf zu erhalten. In Zweifelsfällen und bei schwererer Ausprägung von Störungen wird es immer wieder nötig und vorzuziehen sein, spezielle Untersuchungen, Indikationsstellung und Behandlung wenigstens vorübergehend teil- oder auch vollstationär durchzuführen.

3.2.8 Psychische Effekte

Kein anderes Psychopharmakon ist auf seine Wirkungen beim Kind so gut untersucht wie die Stimulanzien. Die Stimulanzienwirkung ist komplex; sie betrifft motorische, affektive und kognitive Komponenten des Verhaltens, wobei zu unterscheiden ist zwischen Kurz- und Langzeitwirkungen. Eine Vielzahl von Untersuchungen über Stimulanzienwirkungen bei hyperaktiven Kindern wurde zusammenfassend referiert von BARKLEY (1977) und KLICPERA (1978).

Die Wirkung auf gestörtes Verhalten, wie es Kinder mit dem hyperkinetischen Syndrom bieten, ist bei einem Drittel der Kinder deutlich (sog. Responder), bei einem weiteren Drittel weniger deutlich, aber in Teilbereichen erkennbar (Intermediärgruppe) und bei dem restlichen Drittel, also bei nicht wenigen Kindern, nicht vorhanden oder sogar negativ (Non-Responder). Positiv reagierende Kinder sind im Schulunterricht motorisch ruhiger, aufmerksamer, genauer und überhaupt leistungsfähiger. Sie sind emotional ausgeglichener und in der Gruppe kontaktfähiger. Die Kinder werden zugänglicher und lenkbarer und werden bereitwilliger akzeptiert, ein dramatischer Wandel, der sich gleichermaßen in der schulischen und häuslichen Umgebung manifestiert. Daß diese Verhaltensbesserung durch Stimulanzien bewirkt wird, ist erwiesen (BARKLEY 1977). Allerdings sollte zu denken geben, daß eine Reihe von Untersuchern einen beachtlichen Placeboeffekt bei hyperaktiven Kindern (im Durchschnitt bei kanpp 40%!) fand. Wo immer, wie BARKLEY sagt, über nicht gegen Placebo gemessene Erfolge der Stimulanzienbehandlung berichtet wird, sind solche Berichte nahezu wertlos.

Durch den Einsatz von Skalen wurde es möglich, innerhalb der Gesamtänderung des Verhaltens Faktoren und Faktorengruppen zu bestimmen. Lehrer bemerkten übereinstimmend eine Abnahme der motorischen Unruhe und der Erziehungsschwierigkeiten (Ungehorsam, Aggressivität), daneben – aber weniger deutlich – eine Verbesserung der Aufmerksamkeit. Dabei schien die Ausgangslage bestimmend für die Stimulanzienwirkung zu sein, im Sinne der auch im Tierversuch nachgewiesenen Aktivitätsabhängigkeit („rate dependency"): Starke Unruhe wurde mehr gedämpft als weniger ausgeprägte. Ähnlich wie ROBBINS und SAHAKIAN (1979) eine Beziehung zwischen Reaktionsfrequenz im Konditionierungsexperiment und Stimulanzienwirkung feststellten (hohe Frequenz: Dämpfung, niedrige Frequenz: Zunahme) wurde auch bei Kindern Aktivitätszunahme dann beobachtet, wenn sie vor der Behandlung niedrig war.

Das Elternurteil über die Stimulanzienwirkung differierte von dem der Lehrer nur geringfügig. Hyperaktivität, Impulsivität und mangelnde Aufmerksamkeit wurden als die Symptome bezeichnet, an denen die stärkste Wirkung erkennbar war. Emotionale Störungen hingegen wurden als unverändert angegeben. Die sorgfältige Analyse der halbquantitativen Bewertung der Stimulanzienwirkung hat also die ersten Eindrucksurteile nur in Teilbereichen bestätigt, obwohl Skalen zur Verhaltensbeurteilung auch nur Eindrücke wiedergeben. Verläßlicher ist die Beurteilung durch objektive Tests.

Intelligenztests. Im wesentlichen fand der Hamburg-Wechsler-Intelligenztest für Kinder Anwendung. Es wurden keine signifikanten Änderungen festgestellt, abgesehen von einigen Studien, die Verbesserungen im Handlungsteil nachwiesen. Dieser Erfolg war jedoch nicht das Ergebnis von tatsächlichen Verbesserungen in Teilleistungsbereichen, sondern ließ sich auf eine Verbesserung der allgemeinen Leistungsbereitschaft und der Aufmerksamkeit zurückführen (KLICPERA 1978). Dasselbe gilt für andere Tests, die das Gesamt der Leistungsfähigkeit erfassen. RIE et al. (1976) fanden als Ergebnis der Behandlung mit Methylphenidat nur wenige Verbesserungen, die wiederum am ehesten auf eine erhöhte Konzentrationsfähigkeit zurückführbar waren. Widersprüchlich fielen die Untersuchungen zur Lesefähigkeit aus (WERRY and SPRAGUE 1974).

Aufmerksamkeitstests. Aufmerksamkeit läßt sich am besten durch Tests untersuchen, die das Reaktionsvermögen auf diskriminante Signale über längere Zeiträume erfassen. Mit entsprechenden Verfahren, die neben der einfachen und komplexen Reaktionszeit auch deren Variabilität sowie Auslassungen und Fehler messen, sind spielerisch, d.h. auf kindgerechte Weise quantitative Ergebnisse erhältlich. Bekannt sind der Vigilanztest („Continuons Performance Test", CPT, ANDERSON et al. 1974) und ähnliche Verfahren, so der von uns entwickelte programmierte Reaktionstest (MARTINIUS et al. 1979). Stimulanzien bewirken beim gesunden wie beim hyperaktiven Kind eine Verkürzung der durchschnittlichen Reaktionszeit (SYKES et al. 1972), wobei diese Veränderung des Durchschnittswertes eine mittelbare Folge der Variabilitätsverminderung ist (MARTINIUS 1980). Die Kinder, sofern sie zu den Respondern gehören, arbeiten kontinuierlicher, konzentrierter. Dies kommt ebenso in der Abnahme der Stimuluswiederholungen (wegen flüchtigen Hinsehens) und der Auslassungen (Ausbleiben der Reaktion innerhalb einer vorgegebenen Zeit) zum Ausdruck (MARTINIUS 1982; Tabelle 3.2). Letzteres entspricht den „Fehlern" im Vigilanz- („Continuons Performance"-) Test, wie sie ANDERSON et al. 1974 sowie WERRY und AMAN 1975 beobachteten. Hingegen war in unseren Untersuchungen *keine* Verbesserung der kognitiven Leistung festzustellen. Die Zahl

Tabelle 3.2. Vergleich des Leistungsverhaltens im Reaktionszeittest bei 15 hyperaktiven Kindern (sog. Respondern) unter Methylphenidat und Placebo. Untersucht wurde die einfache und komplexe visuelle Reaktionszeit (in msec) und deren Variabilität als Standardabweichung s. Berücksichtigt wurde außerdem die Zahl der nicht wahrgenommenen und deshalb wiederholten Stimuli (Wiederholungen) sowie die Zahl der fehlerhaften Antworten im komplexen Reaktionszeittest. Angaben in Mittelwerten ($\bar{x}$) und Standardabweichung (s), Statistischer Vergleich mit Wilcoxon-Test

n = 15	Einfache visuelle Reaktionszeit $\bar{x}$ (msec)	s	Anzahl Wiederholungen $\bar{x}$(s)	Komplexe vis. Reaktionszeit $\bar{x}$ (msec)	s	Anzahl Fehler $\bar{x}$(s)	Anzahl Wiederholungen $\bar{x}$(s)
Placebo	633	580	0,9 (1,0)	2306	1139	18,5 (7,5)	3,8 (3,5)
Ritalin	493	312	1,0 (1,4)	1996	723	16,6 (6,7)	1,8 (1,9)
	$p \leq 0.01$	$p \leq 0.01$	nicht signif.	$p \leq 0.05$	$p \leq 0.05$	nicht signif.	$p \leq 0.01$

der Erkennungsfehler im visuellen Diskriminationstest blieb auch bei Respondern die gleiche (vgl. Tabelle 3.2). Andere (WERRY u. AMAN 1975) fanden auch in der kognitiven Leistung Verbesserungen.

Lernen. Über die Wahrnehmungsfunktionen hinaus steht im Zentrum von Lernvorgängen das Gedächtnis. Eine Verbesserung der Gedächtnisleistung bei hyperkinetischen Kindern (Respondern) durch Methylphenidat wurde belegt (KINSBOURNE u. SWANSON 1979), unter interindividuell bemerkenswert variablen Medikamentmengen. Von immenser Bedeutung ist der in diesem Zusammenhang erhobene Befund des *zustandsabhängigen Lernens*. Hiermit ist das Gebundensein der Reproduktionsfähigkeit von Gedächtnisinhalten an den Zustand gemeint, in dem sie gebildet wurden. Unter Methylphenidat geübte Aufgaben konnten von den Kindern besser unter Methylphenidat erneut bearbeitet werden. Die schlechtesten Ergebnisse wurden erzielt, wenn unter Methylphenidat geübte Aufgaben unter Placebo erneut bearbeitet werden sollten. Vorerst fehlen zuverlässige Informationen über das Erhaltenbleiben von Verhaltensänderungen, die nur durch Stimulanzien bewirkt werden (WERRY 1980).

Immerhin hat sich durch *Langzeitbeobachtungen* klarstellen lassen, daß, was die Erfolge der Stimulanzienbehandlung betrifft, kein Grund zu Optimismus besteht. MINDE et al. (1972) kamen aufgrund einer über 5 Jahre gehenden Verlaufsuntersuchung zu dem Ergebnis, daß es mit und ohne Medikament zwar zu einer Reduktion von Symptomen gekommen war, nach wie vor aber erhebliche Probleme bestanden. WEISS et al. (1975) berichteten, daß hyperaktive Kinder, die mit Stimulanzien behandelt worden waren, nach 5 Jahren weder emotional angepaßter, noch motorisch ruhiger, weniger dissozial oder leistungsfähiger waren als Kinder, die kein Medikament erhalten hatten.

Dem kurzfristigen Effekt einer Verbesserung der Aufmerksamkeit und mittelbar hierdurch erzielbarer Wirkungen auf die soziale Anpassung steht langfristig keine anhaltende und generalisierende Verbesserung gegenüber. Stimulanzien (und andere Medikamente) sind nicht geeignet, die Prognose hyperkinetischer Kinder entscheidend zu verbessern. Dies ist mit nachgewiesenem Erfolg nur durch Kombination von speziellen erzieherischen Maßnahmen mit auf die Behebung von Teilleistungsschwächen gerichteter Übungsbehandlung und Psychotherapie, vor allem Verhaltenstherapie möglich (SATTERFIELD et al. 1980). Stimulanzien spielen dabei vorübergehend eine unterstützende Rolle.

3.2.8.1 Interaktion mit anderen Medikamenten

Amphetamin und verwandte psychomotorische Stimulanzien wirken auf den Katecholaminstoffwechsel und können auf diese Weise mit anderen, dort wirksamen Substanzen interagieren. Bekannt ist, daß Methylphenidat über eine Anhebung des Blutspiegels trizyklischer Antidepressiva deren Wirkung verstärken kann. Das Zusammenwirken mit Monoaminoxydasehemmern

(s. Antidepressiva) kann adrenerge Krisen auslösen. Die gleichzeitige Verordnung mit Antikonvulsiva ist möglich.

3.2.9 Unerwünschte Wirkungen

Die häufigsten Nebenwirkungen sind Schlaflosigkeit bzw. Schlafstörungen (verzögertes Einschlafen) und Inappetenz, die zu Gewichtsverlust führen kann. Beide unterliegen einer Toleranzentwicklung, d.h. sie können sich bei gleichbleibender Dosis im Laufe von Wochen abschwächen. Dennoch sind Korrekturen der Dosis nach unten notwendig, zumal bei D-L-Amphetamin, wenn das Körpergewicht primär niedrig ist. Andere, weniger häufige Nebenwirkungen sind Kopfschmerzen, Müdigkeit, Schwindel und Übelkeit, intermittierende Bauchschmerzen, Verstimmungen bis hin zu Depressivität, Ängstlichkeit u.a. Einige der körperlichen Nebenwirkungen verschwinden prompt mit einer Dosisreduzierung. Außerdem ist zu empfehlen, z.B. Methylphenidat (Ritalin) zusammen mit den Mahlzeiten einnehmen zu lassen, da ein saures pH die Resorption beschleunigt. Falls wegen Einschlafstörungen eine Dosisreduktion nötig ist und damit der therapeutische Effekt verlorengeht, kann versucht werden, die Gesamtdosis morgens zu geben oder vor dem Schlafengehen 25–50 mg Thioridazin (Melleril) hinzuzufügen (KATZ et al. 1975).
Eine gravierende Nebenwirkung ist die Wachstumsverzögerung. Beide Amphetamine, D-L-Amphetamin und etwas weniger auch Methylphenidat, wirken hemmend auf das Längenwachstum (SAFER et al. 1972), wenn sie über längere Zeiträume eingenommen werden. Wie eine Überprüfung durch die gleichen Autoren gezeigt hat, kommt es zwar bei vorübergehendem Absetzen der Medikation zu einer kompensatorischen Wachstumsbeschleunigung und Gewichtszunahme, die Zeit der Sommerferien z.B. reicht jedoch nicht aus, um die Verzögerung ganz wettzumachen. Bei Kindern, deren Körpergröße an der unteren Altersgrenze liegt, birgt die Stimulanzienbehandlung ein kaum überwindliches Problem. Auch sonst muß während mehrmonatiger Behandlungen mit Stimulanzien die körperliche Entwicklung somatographisch dokumentiert werden.
Entsprechend ihrer Wirksamkeit am vegetativen Nervensystem sind Nebenwirkungen in diesem Bereich bekannt geworden: Gesichtsblässe und halonierte Augen, Anstieg der Herzfrequenz und des Blutdrucks, sämtlich jedoch nicht so gravierend, daß die Behandlung abgesetzt werden mußte.
Amphetamine haben psychische Nebenwirkungen, die hier und da im unteren Bereich empfohlener Dosierungen, häufiger aber unter mittleren und höheren Dosen auftreten. Beschrieben werden Verstimmtheit, Ängstlichkeit und Depressivität oder auch Aggressivität. Die Behandlung kann zu einer tatsächlichen Abnahme sozialer Kontakte und zu einer Einengung von Spontaneität führen (SCHLEIFER et al. 1975), so daß die berechtigte Frage aufgeworfen wurde, ob Stimulanzien die emotionale Erlebnisfähigkeit einengen und unter dieser Behandlung stehende Kinder Erfahrungsdefizite erleiden (ROSS u. ROSS (1976). Gerade die psychischen Nebenwirkungen, deren Häufigkeit wegen ih-

rer schwierigen Erfaßbarkeit nicht genau bekannt ist, sind ein entscheidendes Argument gegen die alleinige medikamentöse Behandlung.

In einzelnen Fällen wurden durch die Stimulanzienbehandlung (D-L-Amphetamin und Methylphenidat) psychotische Reaktionen induziert (s. BARKLEY 1977). Bei den Kindern traten visuelle und taktile Halluzinationen auf, die nach Absetzen der Behandlung prompt verschwanden. Zur Erklärung wird ein dopaminerger Mechanismus angenommen, da ja Dopaminantagonisten potente antipsychotische Eigenschaften haben.

Eine *Suchtgefahr* ist für hyperaktive Kinder selbst nach mehrjähriger Stimulanzienbehandlung nicht gegeben. Allerdings liegen nur für diese Kinder ausreichende Erfahrungen vor. Stimulanzien scheinen von Kindern nicht bereitwilliger als andere Medikamente eingenommen zu werden (GREENBERG et al. 1972); unsere eigenen Beobachtungen gehen in die gleiche Richtung. Natürlich ist bei ambulanter Behandlung stets an die Möglichkeit zu denken, daß im Umfeld eines Kindes Interesse am Gebrauch von Stimulanzien besteht, sei es wegen einer entsprechenden Abhängigkeit oder zur Bereicherung.

Insgesamt sind die bekannten Nebenwirkungen der Stimulanzienbehandlung erheblich. Sie erfordern die stets und sorgfältige ärztliche Überwachung und, falls die Dosisreduzierung Nebenwirkungen nicht zum Verschwinden bringt, das Abwägen gegen den Nutzen einer Verbesserung der Aufmerksamkeit und eines besseren Angepaßtseins in der schulischen und häuslichen Umgebung. Nebenwirkungen sind ein zusätzliches Argument für den Einsatz anderer therapeutischer Möglichkeiten.

3.2.10 Substanzen

3.2.10.1 Amphetamine

D-L-Amphetamin

In der BRD als Pharmakon zugelassen, aber als Fertigpräparat nicht im Handel; unterliegt den besonderen Richtlinien für die Verschreibung von Betäubungsmitteln (Höchstmenge 200 mg)

oral:	als Saft, z. B.	
	D-L-Amphetamin-Sulf.	0.2 g
	Acid. citric.	0.2 g
	Sirup. simpl.	30.0 ml
	Aqua conserv.	70.0 ml

Chemie: $D\text{-}\alpha\text{-Methylphenäthylamin} \cdot SO_4$

Indikationen: Behandlung des hyperkinetischen Syndroms beim Kind im Schulalter, wenn es als Teil einer Hirnentwicklungsstörung angesehen werden kann und Aufmerksamkeitsstörungen überwiegen.

Dosierung: Zur initialen Erprobung des Effektes morgens einmal 5 mg. Die individuell zu ermittelnde Tagesmenge liegt zwischen 0,1 und 0,5 mg/kg Körpergewicht. Bei auftretenden Schlafstörungen evtl. nur morgendliche Gabe, sonst Aufteilung der Tagesmenge auf 2 Einzeldosen, z. B. morgens 5–10 und mittags 5 mg.

Nebenwirkungen: Schlaflosigkeit, verzögertes Einschlafen, Inappetenz, Gewichtsverlust, Kopfschmerzen, Müdigkeit, Schwindelgefühl, Übelkeit, intermittierende Bauchschmerzen, Ängstlichkeit und depressive Verstimmungen. Diese Nebenwirkungen sind meist durch Dosisreduktion bzw. auch Toleranzentwicklung überwindbar. Eine Wachstumsverzögerung (Kontrolle d. Somatogrammes!) ist nur durch längeres Absetzen (3 Monate) aufholbar.

Kontraindikationen: Tachykardie, Tics (cave TOURETTE-Syndrom), Psychosen, Minderwuchs, Untergewichtigkeit, Psychogenese der Hyperaktivität, bekannte Drogenabhängigkeit im Umfeld des Kindes. Keine Kombination mit MAO-Hemmern.

Methylphenidat

Ritalin (CIBA)

oral: Tbl. – 10 mg

Chemie: Methyl-α-phenyl-2-piperidinacetat · HCl

Indikationen: Mittel der Wahl für die Stimulantientherapie des hyperkinetischen Syndroms beim Kind im Schulalter. Nur in Ausnahmefällen ist D-L-Amphetamin besser wirksam als Methylphenidat.

Dosierung: Zur initialen Erprobung der Wirksamkeit morgens einmal 10 mg. Die individuell zu ermittelnde Tagesmenge liegt zwischen 0,3 und 1,0 mg/kg KG. Wirkung dosisabhängig; niedrige Dosierung verbessert die Konzentrationsfähigkeit, höhere Dosierung kann auf die Emotionalität wirken und gleichzeitig die Konzentrationsfähigkeit wieder verschlechtern. Falls erforderlich, Aufteilung der Tagesmenge in 2 Einzeldosen, z. B. morgens 10 und mittags 5 mg. Einnahme unmittelbar nach den Mahlzeiten.

Nebenwirkungen: Tachykardie, Schlafstörungen, Inappetenz, Gewichtsverlust, Kopfschmerzen, Müdigkeit, Schwindelgefühl, Übelkeit, Bauchschmerzen, Verstimmungen und Erregungszustände. Wegen Wachstumsverzögerung unbedingt Kontrolle des Somatogramms.

Kontraindikationen: Tachykardie, Tics (besonders TOURETTE-Syndrom), Psychogenese der Hyperaktivität, bekannte Drogenabhängigkeit im Umfeld des Kindes. Keine Kombination mit MAO-Hemmern.

Fenetyllin

Captagon (Homburg)

oral: Tbl. – 50 mg

Chemie: 7-[2-(α-Methyl-phenyläthyl-amino)-äthyl]-theophyllin · HCl

Indikationen: Antriebsarmut, z. B. bei exogenen Psychosyndromen, psychomotorische Unruhe und Störung der Aufmerksamkeit beim Schulkind (hyperkinetisches Syndrom).

Dosierung: ½–1 Tbl. morgens, eventuell mittags zusätzlich ½ Tbl.

Nebenwirkungen: Tachykardie, Schlafstörungen, Kopfschmerz, Schwindel.

Kontraindikationen: Tachykardie, Tics, (besondere TOURETTE-Syndrom), Psychogenese der psychomotorischen Unruhe, bekannte Drogenabhängigkeit im Umfeld des Kindes.

Pemolin

Tradon (Beiersdorf)

oral: Tbl. – 20 mg

Chemie: 5-phenyl-2-imino-4-oxo-oxazolidin

Indikationen: Antriebsschwäche, mangelndes Konzentrationsvermögen, letzteres auch im Rahmen eines hyperkinetischen Syndroms beim Kind im Schulalter.

Dosierung: Einzeldosis morgens ausreichend. Beginn mit 20–40 mg. Die individuell zu ermittelnde Tagesmenge liegt zwischen 0,5 und 2,0 mg/kg KG. Einnahme ½ Stunde vor dem Frühstück. Eintritt der vollen Wirkung erst nach 2–3 wöchiger Medikation.

Nebenwirkungen: Schlafstörungen und Inappetenz, die in der Regel nur initial bestehen.

Kontraindikationen: Erregungszustände und Psychosen. Keine Kombination mit Koffein.

3.2.10.2 Nicht-Amphetamine

Deanol (Kettelhack Riker)

oral: Tbl. – 100 mg (OP 50)

Chemie: 2-Dimethylaminoäthanol

Indikationen: Schulleistungsstörungen im Rahmen eines hyperkinetischen Syndroms.

Dosierung: Beginn der Behandlung mit morgens 200 und mittags 100 mg. Einnahme jeweils zu den Mahlzeiten. Verzögerter Wirkungseintritt (2–3 Wochen). Die Behandlung kann mit einer niedrigeren Erhaltungsdosis (z. B. 2 × 100 mg) fortgeführt werden.

Nebenwirkungen: Einschlafstörungen, Erregungszustände, Kopfschmerzen, Muskelschmerzen, Blutdruckabfall, die gegebenenfall durch Dosisreduktion zu beheben sind.

Kontraindikationen: Grand mal-Epilepsie.

3.3 Antidepressiva

G. NISSEN

3.3.1 Einleitung

Vor über 25 Jahren, 1957, wurde die antidepressive Wirksamkeit von chemischen Substanzen entdeckt, die erstmalig eine gezielte pharmakologische Therapie endogen-phasischer und nicht-endogener Depressionen ermöglichten. Sie kamen auch depressiven Kindern und Jugendlichen zugute; es wurden jedoch gerade für diesen Lebensabschnitt auch andere Indikationen entdeckt. KUHN (1957), der das Präparat G 22355 auf eine sedativ-hypnotische oder antipsychotische Wirkung prüfte, stellte als erster die therapeutische Wirksamkeit des *Imipramin* (Tofranil) bei Depressionen fest. Schon ein Jahr später, 1958, berichtete Verena KUHN-GEBHARD über erste Behandlungserfolge bei depressiven Kindern. Außerdem wurden tri- und später auch tetrazyklische Antidepressiva bei zahlreichen anderen psychischen Störungen erprobt und eingesetzt, teilweise mit gutem Erfolg; so z. B. in der Bekämpfung der Enuresis nocturna (auch E. diurna), von Separationsängsten (einschließlich der Kindergarten- und Schulverweigerung), aber auch bei autistischen und besonders bei hyperkinetischen Kindern.
Etwa zur gleichen Zeit stellten LOOMER et al. (1957) fest, daß der *Monoaminooxidasehemmer* (MAOH) Iproniazid (Marsilid), der zur Behandlung der Tuberkulose entwickelt worden war, eine antidepressive Wirkung hatte. Auch diese Substanz wurde für die Behandlung depressiver Kinder und Jugendlicher verwendet. Sie mußte jedoch wegen starker Nebenwirkungen und toxischer Erscheinungen aus dem Vertrieb genommen werden. MAO-Hemmer werden in Mitteleuropa, im Gegensatz zu England, nur noch selten (Tranylcypromin, Parnate) eingesetzt; häufiger in Kombination mit einem trizyklischen Thymoleptikum (Jatrosom).
Mit der Entwicklung der *tetrazyklischen Antidepressiva* (Maprotilin, Mianserin) ergab sich eine vorläufige Bestandsaufnahme, die sich etwa in dem „*Drei-Komponenten-Schema*" (KIELHOLZ 1966) niederschlug. Es wurden drei klinisch-therapeutische Wirkungsgruppen differenziert, die eine gezielte Indika-

tion zuließen. Diese Medikamente wurden bald durch neu entdeckte Antidepressiva ergänzt, die strukturchemisch und pharmakologisch einen anderen Ansatz darstellten. Dabei ist erstaunlich, daß die Wirksamkeit einige dieser Substanzen auf nicht-depressive Zielsymptome bei Kindern (Enuresis nocturna, hyperkinetisches Syndrom) ähnlich ist wie die tri- und tetrazyklischen Antidepressiva. Bei diesen nicht-klassifizierbaren Antidepressiva handelt es sich um Viloxazin (Vivalan), Nomifensin (Alival), Trazodon (Thrombran).

3.3.2 Chemische Struktur

Die *trizyklischen Antidepressiva* weisen ähnlich wie die Phenothiazine ein Grundgerüst aus drei Ringen auf und eine Seitenkette mit basischen Substituenten (bei Neuroleptika meist ein 6er Ring, bei den Antidepressiva ein 7er Ring). Mit einer neuroleptischen Wirkung ist zu rechnen, wenn die dreiringigen Strukturen annähernd eben sind; eine antidepressive Wirkung ist zu erwarten, wenn sie stark gegeneinander verkantet sind. Die bekanntesten trizyklischen Antidepressiva sind: *Imipramin* (Tofranil), *Amitriptylin* (Laroxyl, Saroten, Tryptizol) und *Clomipramin* (Anafranil). Die trizyklischen sind mit den *tetrazyklischen Antidepressiva* strukturchemisch eng miteinander verwandt. Amitriptylin ist nach Imipramin die am besten pharmakologisch, pharmakokinetisch und klinisch untersuchte antidepressive Substanz. Sie hat einen ausgesprochen depressionslösenden und dämpfenden Effekt („Amitriptylin-Typ"). Der Wirkstoff von Maprotilin stammt aus der Stoffklasse der Dibenzobizyklo-Oktadiene. Im Gegensatz zu den trizyklischen Pharmaka ist die tetrazyklische Struktur des Maprotilin stereochemisch fixiert.

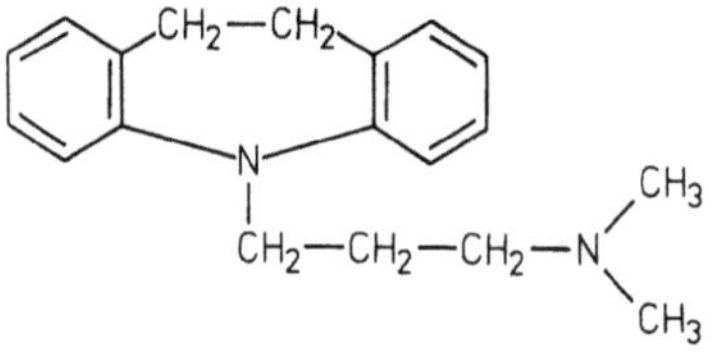

Abb. 3.3. Strukturformel des Imipramin

Von den *Monoaminooxidasehemmern* ist in der Bundesrepublik Deutschland nur das Tranylcypromin (Parnate) im Handel. Es ähnelt in seiner chemischen Struktur dem Amphetamin.
Als *nicht-klassifizierbare Antidepressiva* werden *Nomifensin* (Alival), *Trazodon* (Thombran) und *Viloxazin* (Vivalan) bezeichnet. *Sulpirid* (Dogmatil), das als nicht-klassifiziertes *Neuroleptikum* angesehen werden kann, entfaltet offenbar besonders bei Kindern und Jugendlichen auch eine antidepressive Wirkung. Das gilt auch für *Thioridazin* (Melleril), für *Chlorprothixen* (Taractan, Truxal) und *Levomepromazin* (Neurocil). Die nicht-klassifizierten Antidepressiva weisen keine strukturchemischen Beziehungen zu den tri- oder tetrazyklischen

Antidepressiva auf. Mit *Nomifensin* (Alival) findet eine Substanz aus der Stoffklasse der Tetrahydroisochinoline erstmals in der Psychopharmakotherapie Verwendung. Das *Trazodon* (Thombran) ist die erste s-Triazolo-Pyridin-Verbindung, die als Prototyp einer neuen Klasse psychotroper Medikamente angesehen wird. *L-Tryptophan* (L-Tryptophan) und 5-Hydroxytryptophan sind biologische Serotoninvorstufen. *Viloxazin* (Vivalan) entstammt einer Reihe von Verbindungen, die synthetisiert wurden, um die ZNS-Aktivität von Derivaten der Beta-Rezeptorenblocker zu untersuchen. *Sulpirid* (Dogmatil) ist ein heterozyklisch substituiertes Benzamid, das chemisch mit den bisher bekannten psychoaktiven Substanzen in keiner Weise verwandt ist.

3.3.3 Pharmakologie

Die Pharmakologie *trizyklischer Substanzen,* insbesondere des Imipramin ist im Tierversuch, aber auch bei Erwachsenen außerordentlich gründlich erforscht worden. Für *Kinder* liegen allerdings keine vergleichbaren Untersuchungen vor. Dies gilt nicht allein für antidepressive, sondern generell für psychotrope Substanzen (s. Kap. 2.2). Das ist deshalb von besonderer Bedeutung, weil beim Kind nicht nur in der Pharmakokinetik, sondern auch allgemeinpharmakologisch erhebliche Unterschiede zum Erwachsenen vorliegen (WERRY 1978). *Experimentelle Untersuchungen* über das spontane Verhalten mehrerer Spezies normaler Versuchstiere unter *Imipramin* ergaben kein einheitliches Bild. Mittlere Dosen zeigten eine dämpfende Wirkung, im subtoxischen Bereich folgten Erregung und Konvulsionen. Diese Effekte entsprechen weitgehend Erfahrungen beim Menschen. Bei Hunden ließen sich psychotische Syndrome auslösen, die bei Dosissteigerung zu zunehmender Erregung, zu „manischen Reaktionen" führten, wie sie unter antidepressiver Therapie auch beim Menschen mit bipolaren Affektpsychosen auftreten können. Bei Affen traten epileptische Anfälle nach einer Dosis von 40 mg/kg KG i.m. auf. Aggressives Verhalten zwischen Tieren gleicher (z. B. siamesische Kampffische) und verschiedener Tierspezies wird durch Imipramin abgeschwächt, sofern diese Reaktion spontan auftritt. Bei Katzen konnten durch Stimulation des ventromedialen Anteils des Hypothalamus auftretende Wutreaktionen nicht sicher mit Imipramin beeinflußt werden. Bei Ratten wurde eine Verkürzung der Anlernzeit für mechanische Tätigkeiten erreicht, wenn sie mit Imipramin vorbehandelt worden waren. 24 Stunden nach Verabreichung von Imipramin wurde außerdem eine Zunahme der Reaktionshäufigkeit für Flucht nachgewiesen.

Trizyklische Antidepressiva heben im *Tierversuch* einige Reserpinwirkungen auf oder schwächen sie ab *(Reserpin-Antagonismus):* z. B. Katalepsie, Hypotonie, Ptosis; ferner potenzieren sie Äthanol- und Barbituratwirkungen. Unter Barbituraten kommt es zu einer Enzyminduktion, die über eine stärkere Metabolisierung zu einer Senkung der Plasmakonzentration der Antidepressiva führen kann, die wiederum eine Verminderung der antidepressiven Wirkung zur Folge haben kann. Beim Nikotin wurden geschlechtsspezifische Unterschiede auf die Kinetik von Antidepressiva festgestellt. Neuroleptika und Methylphenidat führen wahrscheinlich zu einer Enzymhemmung, die eine steigende Plasmakonzentration der Antidepressiva und damit eine rasche Besserung depressiver Symptome bewirken kann.

EEG-Untersuchungen bei Versuchstieren ergaben bei kleinen Dosen eine Frequenzverlangsamung mit erhöhter Amplitude. Bei Dosissteigerungen traten Dysrhythmien auf; unter hohen Dosen traten Krampfpotentiale auf. Zu ähnlichen Ergebnissen gelangten EEG-Profil-Analysen bei Erwachsenen. Bei Kindern mit epileptischen Anfällen bzw. bei Kindern ohne Anfälle, die aber im EEG eine „gesteigerte zerebrale Irritabilität" aufweisen, sollte Imipramin nicht verordnet werden, z. B. in der Enuresis-Therapie.

Unter dem Eindruck der klassischen pharmakologischen Untersuchungen, die an den *trizyklischen Antidepressiva* und MAO-Hemmern unternommen worden waren, wurde die Theorie entwickelt, daß alle Antidepressiva ähnliche pharmakologische und pharmakokinetische Charakteristika besitzen. Die meisten bis heute untersuchten Antidepressiva verschiedener Klassen führen, ebenso wie der Elektroschock, in Tierexperimenten zu einer Reduzierung der β-adrenergen Rezeptorempfindlichkeit.

Tetrazyklische Antidepressiva (Maprotilin, Mianserin) zeigen pharmakologisch ein eigenes Wirkungsbild mit imipramin-konformen und imipramin-differenten Wirkungsqualitäten. Wie das Imipramin können tetrazyklische Substanzen eine zentral erregende Wirkung durch die Antagonisierung von Reserpin erzeugen. *Maprotilin* hemmt z. B. bei mehreren Tierspezies die Noradrenalinaufnahme in verschiedene Organe und verstärkt in vivo den Noradrenalin-Effekt auf den Blutdruck. Während die trizyklischen Antidepressiva die Erregbarkeit und Aggressivität von Nagetieren steigern, zeigt sich unter Maprotilin ein deutlicher Zähmungseffekt. In dieser Hinsicht gleichen tetrazyklische Substanzen den Anxiolytika, von denen sie sich jedoch durch das Fehlen eines antikonvulsiven Schutzeffektes unterscheiden. Tetrazyklische Substanzen wirken weniger dämpfend als Amitriptylin, dafür aber stärker anxiolytisch-antiaggressiv.

3.3.4 Pharmakokinetik

Die Pharmakokinetik der antidepressiven Substanzen ist bei *Kindern* kaum erforscht. Sicher ist, daß biologische und psychologische Reaktionen eine Alters- und Entwicklungsabhängigkeit aufweisen, die von verschiedenen Faktoren abhängig sind, z. B. von der Hirnreifung. Außerdem haben Kinder ein relativ geringes Fettpolster, wodurch sich die Resorption und Verteilung fettlöslicher Substanzen verändert. Auch liegen anscheinend graduelle Unterschiede zu Erwachsenen in Bezug auf den Plasmaspiegel vor (PRUITT u. DAYTON 1971; WINSBERG et al. 1972).

Die *Resorption* der *trizyklischen Substanzen* erfolgt relativ rasch. Beim Erwachsenen ist nach etwa 2 Stunden der größte Teil der oral angebotenen Menge (praktisch ausschließlich über das Duodenum) resorbiert. Die Bindung von

Imipramin an Blutplasma wird mit etwa 60–90% angegeben; diese Werte werden von Kindern etwa mit dem 13. Lebensjahr erreicht.
Die *tetrazyklischen Antidepressiva* werden ebenfalls zum größten Teil innerhalb der ersten 4–6 Stunden resorbiert und bis zu 90% an Plasmaproteine gebunden. Die *Monoaminooxidase-Inhibitoren* (Tranylcypromin, Parnate) werden nach oraler Gabe ebenfalls rasch resorbiert; das gilt auch für das *Nomifensin* (Alival), *Trazodon* (Thombran), *L-Tryptophan, Viloxazin* (Vivalan) und für *Sulpirid* (Dogmatil).
Die biologische *Halbwertszeit* als Maß für die Eliminationsgeschwindigkeit ist die Zeit, die vergeht, bis die Substanzmenge im Organismus auf die Hälfte des Ausgangswertes abgesunken ist. Sie beträgt beim *Imipramin* (Tofranil) bei Erwachsenen 9–15 Stunden, bei Kindern zwischen 10 und 17 Stunden (WINDSBERG et al. 1974), je nach der angewandten Methode. Bei den anderen antidepressiven Substanzen sind zuverlässige Halbwertszeiten bei Kindern nicht bekannt. Beim *Amitriptylin* (Laroxyl, Saroten, Tryptizol) liegt sie bei Erwachsenen nach oraler Gabe bei 10–20 Stunden. Sie ist bei *tetrazyklischen Antidepressiva* länger: Maprotilin (Ludiomil) hat eine Halbwertszeit von 52 Stunden, Mianserin (Tolvin) von 17 Stunden. Der *MAO-Hemmer* Tranylcypromin (Parnate) weist eine Halbwertszeit von etwa 9–10 Stunden auf. Unter den *nichtklassifizierten Antidepressiva* hat *Nomifensin* (Alival) eine Halbwertszeit von 2–3 Stunden, während beim *Trazodon* (Thombran) die Elimination aus dem Blut in zwei Phasen mit Halbwertszeiten von 1 Stunde und von 10–12 Stunden abläuft. *L-Tryptophan* hat eine Halbwertszeit von 2½ Stunden, *Viloxazin* (Vivalan) von 3 Stunden, *Sulpirid* (Dogmatil) von 7–9 Stunden.
Der *Metabolismus* antidepressiver Substanzen, der zur Entstehung von unwirksamen oder wirksamen Metaboliten führt, folgt allgemeinen oder spezifischen Gesetzmäßigkeiten (s. Kapitel 2.2). *Imipramin* (Tofranil) wird durch Demethylisierung zu einem aktiven Metaboliten (Desipramin) abgebaut. Der Metabolit ist an Plasmaprotein gebunden. Imipramin wird rasch ausgeschieden, fast 40% innerhalb von 24 und 70% nach 72 Stunden. Der Abbau von *Amitriptylin* (Laroxyl, Saroten, Tryptizol) erfolgt durch Demethylisierung, Hydroxilierung, Oxydation und teilweise durch Konjugation. Nach i.v.-Gabe von 25 mg (Mensch) wurden innerhalb einer Woche insgesamt ca. 70–90% eliminiert, die Ausscheidung erfolgte vorwiegend in den ersten beiden Tagen. Beim *Maprotilin* (Ludiomil) entstehen Metaboliten durch einfache und mehrfache Demethylierung des Grundskelettes sowie oxydativer Veränderung der Seitenkette; im Harn sind die meisten Metaboliten an Glukuronsäure gebunden. Die Biotransformation von Mianserin erfolgt ähnlich wie beim Maprotilin: 60–70% werden im Harn ausgeschieden, davon ca. 60% in 24 Stunden. Über den Metabolismus des MAO-Hemmers von *Tranylcypromin* (Parnate) ist sehr wenig bekannt. Die Ausscheidung unveränderter Substanzen in den Urin ist gering. *Nomifensin* (Alival) erscheint im Harn zu 40% als unveränderte Substanz, 30% als Konjugat. *Trazodon* (Thombran) wird abgebaut nach dem Schema: Spaltung und Oxydation, danach Hydroxylierung. Die Ausscheidung erfolgt hauptsächlich auf renalem Wege; etwa zwei Drittel werden mit dem Urin und ein Drittel mit dem Stuhl ausgeschieden. *L-Tryptophan* wird durch Hydro-

xylierung und Dekarboxylierung im Hirnstoffwechsel zur Neurotransmittersubstanz Serotonin umgewandelt. Ein großer Teil wird in der Leber durch die Tryptophan-Pyrrolase zu Kynurenin abgebaut. Das erklärt die Notwendigkeit einer relativ hohen Dosierung. Beim *Viloxazin* (Vivalan) erfolgt der Abbau primär über Hydroxylierung des aromatischen Ringes allein oder zusammen mit dem Heterozyklus und anschließender Konjugation mit Glukuronsäure. *Sulpirid* (Dogmatil) wird ohne nachweisbare Metaboliten im Urin unverändert ausgeschieden. Bei oraler Zuführung wurden Metaboliten in der Galle nachgewiesen. Unabhängig von der Applikationsart ließen sich 6 bis 8 Stunden im Serum keine Spuren mehr nachweisen.

3.3.5 Wirkungsmechanismen

Die Wirkungsmechanismen antidepressiver Substanzen bei depressiven Menschen sind noch ungeklärt. Es gibt aber zahlreiche Ansätze verschiedener Arbeitsgruppen, die auf bestimmte neuronale Systeme hinweisen. In erster Linie handelt es sich um Ergebnisse biochemischer, in neuerer Zeit auch neuroendokrinologischer Forschungen (MATUSSEK 1980).

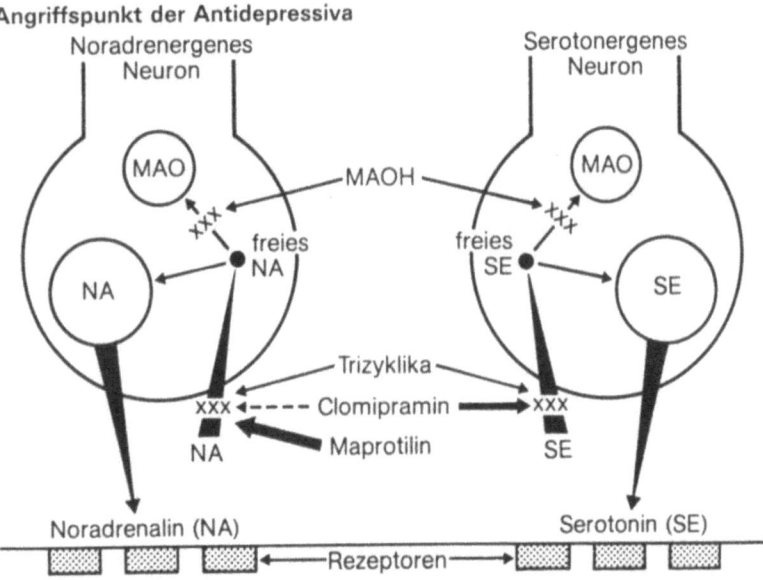

Abb. 3.4. Nach dem hypothetischen Konzept zahlreicher Arbeitsgruppen liegt den endogenen, wahrscheinlich auch den psychogenen Depressionen ein Mangel oder ein Ungleichgewicht der Transmitter oder eine Hyposensibilität der postsynaptischen Rezeptoren zugrunde. Die Wirkung der bekannten Antidepressiva wird vorwiegend auf eine Hemmung des Re-uptake der Transmitter und ihrer dadurch bewirkten Vermehrung im synaptischen Spalt zurückgeführt (Abb. nach KIELHOLZ)

Die Entdeckung der *biogenen Amine* bildete eine wesentliche Voraussetzung für die biochemische Depressionsforschung. Es wurden zahlreiche Hypothesen aufgestellt, deren Gültigkeit durch die Schwierigkeit des Nachweises bestimmter Substanzen in umschriebenen Hirnregionen allerdings nicht geführt werden konnte. Die biochemischen Untersuchungen erfolgten vorwiegend im Liquor cerebrospinalis und im Harn, wo vor allem die Metaboliten (Abbaustoffe der biogenen Amine) untersucht wurden. Die beiden wichtigsten *Theorien* der biochemischen Depressionsgenese sind: 1. Es liegt ein Defizit von Noradrenalin bzw. eine Störung des *Katecholaminstoffwechsels* vor (SCHILDKRAUT 1965), 2. es besteht ein Defizit und eine Störung des *Serotonin-Stoffwechsels* (ASHCROFT et al. 1962; COPPEN et al. 1965). BIRKMAYER (1966) fand in Gehirnen verstorbener Depressiver eine Verminderung des Noradrenalins und des Serotonins, besonders aber eine Veränderung der Relation der beiden biogenen Amine zueinander. Diese *Balancestörung* als Folge einer „biochemischen Dekompensation" wird von ihm als die entscheidende Voraussetzung für die Entstehung depressiver Syndrome angesehen.

Diese Befunde sind jedoch umstritten. MATUSSEK (1983) führte aus, daß man bei grober Vereinfachung der Verhältnisse davon ausgehen könne, daß bei reaktiven bzw. neurotischen Depressionen präsynaptische, bei endogenen Depressionen dagegen postsynaptische Stoffwechselstörungen vorliegen. Für die Behandlung neurotischer Depressionen eignen sich danach besonders Mianserin und Sulpirid.

Von den in der Hypophyse gebildeten *Hormonen* spielen offensichtlich drei für die Depressionsforschung eine herausragende Rolle, das STH, das TH und das ACTH.

Nach dem bisherigen Wissensstand hemmen trizyklische Antidepressiva den Rücktransport der Monoamine aus dem synaptischen Spalt in die Speichervesikel der präsynaptischen Nervenendigungen, dadurch kommt es zu einer Vermehrung der aktiven Amine am Rezeptor des postsynaptischen Neurons. Dabei gibt es gewisse Unterschiede im Mechanismus bei den trizyklischen Antidepressiva. Imipramin hemmt offenbar nicht den Rücktransport von Dopamin, während Amitriptylin den Rücktransport von Noradrenalin nicht zu hemmen scheint. Desipramin hemmt dagegen den Noradrenalin-Rücktransport stärker als Amitriptylin oder Nortriptylin. Clomipramin wirkt am stärksten hemmend auf den Rücktransport von Serotonin ein, während Imipramin eher schwächer ist und Desipramin keinen Einfluß darauf zu haben scheint. Dagegen hemmt das tetrazyklische Antidepressivum Maprotilin den Rücktransport von Noradrenalin, während Serotonin nicht betroffen zu sein scheint. Die MAO-Hemmer vermindern die Aktivität der Monoaminooxydase und führen zu einem Anstieg der Konzentration von Katecholaminen und dem Serotonin im Gehirn. Offenbar beruht die antidepressive Wirkung der MAO-Hemmer überwiegend auf einer vermehrten Serotoninfreisetzung.

Bei der Erforschung der Depressionen spielen die *„Katecholamin-Hypothese"* einerseits und andererseits die „Serotonin-Hypothese" für die Entstehung der Depression eine bedeutsame Rolle. Ausgehend davon, daß bei der Behandlung von Hypertonikern mit Reserpin ein Teil der Patienten depressiv wurde, ergab sich in tierexperimentellen Untersuchungen, daß durch Reserpingaben die Konzentration verschiedener biogener Amine im Gehirn gesenkt wurde. Unter den biogenen Aminen gewannen Noradrenalin, Dopamin und Serotonin die größte Bedeutung. In verschiedenen Hirnteilen (Hypothalamus) wurden hohe Konzentrationen von Noradrenalin und Serotonin festgestellt, in den Basalganglien fanden sich hohe Dopaminkonzentrationen. Ein weiterer wichtiger Neurotransmitter ist die Gamma-Amino-Buttersäure (GABA), deren Bedeutung für die Entwicklung psychischer Krankheiten jedoch noch nicht geklärt ist.

Ausgehend von der Beobachtung, daß im *Tierversuch* eine durch hohe Dosen erzeugte kataleptische Starre durch DOPA aufhebbar ist (nicht dagegen durch 5-Hydroxytryptophan), wurde gefolgert, daß der Noradrenalinmangel für die kataleptische Starre nach Reserpin verantwortlich sei. Untersuchungen mit *trizyklischen Antidepressiva* ergaben, daß diese den Rücktransport von Noradrenalin und Serotonin hemmen und dadurch Noradrenalin und Serotonin vermehrt vorhanden ist. Diese Untersuchungen wurden unter Imipramingaben durchgeführt. Später zeigte sich, daß *Clomipramin* die stärkste Hemmwirkung für die Serotoninaufnahme hat, während *Maprotilin* den Serotonin-Stoffwechsel nicht zu beeinflussen scheint. *Viloxazin* zeigt nur eine schwache Noradrenalin- und Serotonin-Aufnahmehemmung. *Mianserin* und *Trazodon* haben eine vorwiegend den Serotonin-Rezeptor blockierende Wirkung. *Mianserin* hemmt zusätzlich präsynaptisch α-adrenerge Rezeptoren. Im Tierexperiment zeigte *Nomifensin* einen stärkeren Reserpin- und Tetrabenazin-Antagonismus als Imipramin. *Viloxazin* weist ebenfalls einen Reserpin-Antagonismus auf, allerdings bei fehlender Amphetamin-Potenzierung. Bei *Monoaminooxidasehemmern* kommt es im Tierversuch zu einem Anstieg der Konzentration von Katecholaminen und Serotonin im Gehirn. Gleichzeitig tritt eine Steigerung der motorischen Aktivität auf. Durch Gaben von *L-Tryptophan* als Serotoninpräkursor entsteht wahrscheinlich eine Vermehrung über die Norm hinaus, wodurch ein in seiner Sensibilität reduzierter postsynaptischer Rezeptor wieder erregt werden kann. *Sulpirid* (Dogmatil) bewirkt in niedriger Dosierung eine Blockade präsynaptischer dopaminerger und α-adrenerger Rezeptoren, die eine Dopamin- und Noradrenalinfreisetzung in den synaptischen Spalt steuern, so daß an den postsynaptischen Rezeptoren wieder ausreichend Transmittersubstanz zur Verfügung steht. Dadurch kann der depressionslösende Effekt erklärt werden. In höherer Dosierung soll es auch eine Blockade spezieller postsynaptischer Dopaminrezeptoren bewirken, woraus sich vielleicht die antipsychotische Wirksamkeit des Präparates ableitet.

Das *Nomifensin* (Alival) greift in den Katecholamin-Stoffwechsel ein, indem es die Wiederaufnahme von Noradrenalin und Dopamin in den Synaptosomen hemmt. Nomifensin beeinflußt antagonistisch die Reserpin-Katatonie bei der Ratte, ein Syndrom, das früher, heute aber nicht unumstritten, in der Psychopharmakologie als „Depressionsmodell" gilt. Die Senkung der Herzfrequenz und andere kardiotoxische Wirkungen sind nach Nomifensin weit weniger ausgeprägt als nach gleichen Dosen Imipramin oder Amitriptylin.

Das *Trazodon* (Thombran), ebenfalls ein neuartiges, nicht in eine klassische

Gruppe der Psychopharmaka einzuordnendes Medikament, verhält sich gegenüber dem dopaminergen System neutral und weist keine antikonvulsiven, anticholinergischen oder MAO-hemmenden Wirkungen auf. Die toxikologischen Untersuchungen lassen auf eine besonders große therapeutische Breite des Präparates beim Menschen schließen. Es führt zu keinem Anstieg des Augeninnendruckes und kann daher auch bei Glaukom-Erkrankungen gegeben werden. Seine selektive antidepressive Wirksamkeit wird in letzter Zeit bestritten.

Das *L-Tryptophan* ist eine der acht essentiellen Aminosäuren, auf deren Aufnahme der Mensch angewiesen ist. Daneben gehen aber vom L-Tryptophan eine Reihe von Stoffwechselwegen aus, die für den Organismus von großer Bedeutung sind, z. B. die Biosynthese des Serotonins. An der Aufklärung der Beziehungen zwischen psychischen Störungen und Störungen des Stoffwechsels der biogenen Amine wird seit vielen Jahren gearbeitet.

Beim *Viloxazin* (Vivalan) wurde durch tierexperimentelle Untersuchungen ein eigenständiges Wirkungsprofil festgestellt. Es zeigte bei pharmakologischen Prüfungen an Tier und Mensch eine ausgeprägte antidepressive Potenz, aber keine anticholinergen und antihistaminergen Wirkungen. Kardiotoxische Eigenschaften fehlen, ebenfalls zentral dämpfende Wirkungen bei gesunden Probanden. Hervorzuheben ist eine krampfschwellenkonstante Wirkung, über die unter den antidepressiven Substanzen sonst nur das L-Tryptophan verfügt.

Das *Sulpirid* (Dogmatil) zeigt nur unter sehr hohen Dosierungen eine katatone Wirkung bei Versuchstieren. Das erklärt, daß extrapyramidale Störungen relativ selten auftreten. Das Sulpirid hat eine starke, spezifische antiemetische Wirkung, andererseits werden die Vigilanz und die motorische Koordination nicht beeinflußt. In seiner Eigenschaft als Antidepressivum werden hemmungslösende, antriebssteigernde, aktivierende und stimmungsaufhellende Effekte beschrieben.

Die *Wirksamkeit* antidepressiver Medikamente ist von verschiedenen, u.a. auch von *genetischen Faktoren,* abhängig. WEINBERG et al. (1973) konnten nachweisen, daß die Kinder, die eine homologe familiäre Belastung mit Depressionen in der Familie aufwiesen, selbst jedoch nur unter Verstimmungszuständen litten, signifikant besser und häufiger auf Imipramin reagierten als eine Gruppe mit gleichem Hereditätsfaktor, deren Eltern nicht auf dieses Medikament ansprachen.

Seit Einführung der antidepressiven Substanzen in die Depressionsbehandlung war und ist es immer wieder strittig, ob die *Symptomatik* allein oder auch die *Ätiologie* einer Depression für die *Indikation* maßgeblich ist. Nach den bisherigen Erfahrungen sprechen sowohl endogene als auch psychogene Depressionen auf Antidepressiva an, wenngleich letztere deutlich schwächer. Das läßt sich in grober Vereinfachung biochemisch mit folgender Hypothese begründen: Bei *endogenen Depressionen* besteht eine Hyposensibilität der Rezeptoren, bei *psychogenen Depressionen* ein Mangel an Neurotransmittern in den präsynaptischen Speichern. Durch Antidepressiva wird die Konzentration der Neurotransmitter im synaptischen Spalt durch Hemmung der Rückresorption erhöht, deshalb können beide Depressionsformen durch ein Antidepressivum beeinflußt werden.

Der *Wirkungsmechanismus* der *Imipramin-Therapie* der *Enuresis,* insbesondere der Enuresis nocturna, ist nicht gesichert. Sie ist wahrscheinlich multifaktoriell. Das hängt auch damit zusammen, daß die Ursache der Enuresis (s. Kap. 4.13) sehr unterschiedlich ist. Die Annahme, daß enuretische Kinder regelmäßig depressiv sind, läßt sich klinisch-psychiatrisch ebensowenig bestätigen wie die Annahme, daß Depressionen in Familien enuretischer Kinder gehäuft vorkommen.

Die Wirkungsmechanismen *tri- und tetrazyklischer Antidepressiva,* die bei der psychopharmakologischen *Enuresis-Behandlung* am besten untersucht wurden, bestehen offenbar darin, daß

1. die *Schlaftiefe* herabgesetzt wird, wodurch die Wahrnehmung von Weckreizen (Harndrang) möglich wird,
2. eine Erhöhung der *Blasenkapazität* durch Tonusminderung des Detrusor vesicae und
3. eine Tonussteigerung des *Blasenschließmuskels* erzeugt wird und
4. infolge leichter lokalanästhesierender Wirkung auf die Blasenschleimhaut *Harndrang* erst bei stärkerer Blasenfüllung auftritt.

Bemerkenswert ist, daß die Behandlung enuretischer Erwachsener deutlich schlechtere Ergebnisse zeigt als die bei Kindern. Hier ist generell an die differenten pharmakokinetischen Voraussetzungen von Kindern und Erwachsenen zu erinnern. Inzwischen liegen auch *Erfahrungen* über die Behandlung enuretischer Kinder mit *Sulpirid* (Dogmatil), *Nomifensin* (Alival) und *Viloxazin* (Vivalan) vor. Es wurden teilweise gute Ergebnisse erzielt, für eine abschließende Beurteilung fehlen aber noch ausreichende Kontrolluntersuchungen.

Ungeklärt ist auch der Wirkungsmechanismus trizyklischer Substanzen auf das *hyperkinetische Syndrom* bei Kindern (s. Kap. 4.15). Die manchmal rasch einsetzende Besserung steht im Gegensatz zu dem verzögerten Wirkungseffekt bei Depressionen, der manchmal erst nach 2–3 Wochen eintritt.

3.3.6 Dosierung

Für die Behandlung von Depressionen bei Erwachsenen wird grundsätzlich *kein* starres Dosierungsschema angewandt. Dieser Grundsatz hat noch stärkere Gültigkeit bei Kindern und Jugendlichen.

Bei den *trizyklischen Antidepressiva* (z. B. Imipramin, Amitriptylin) wird empfohlen, während der ersten 3 Tage niedrige Dosen zu geben. Erst dann sollte auf die Erhaltungsdosis umgesetzt werden. Kindern bis zum Alter von 5 Jahren sollten keine trizyklischen Antidepressiva gegeben werden. Bis zum Alter von 10 Jahren sollte die Dosis 50 mg/die nicht überschreiten (normale Dosierung 10–20 mg). Im Alter von über 10 Jahren sind Dosen von 20–50 mg/die gebräuchlich. WIENER (1980) weist darauf hin, daß Amitriptylin nicht an Kinder unter 10–12 Jahren und Nortriptylin (z. B. Nortrilen) überhaupt nicht an Kinder verabfolgt werden sollte.

Die *tetrazyklischen Antidepressiva* Maprotilin (Ludiomil) und Mianserin (Tolvin) werden bei Kindern und Jugendlichen relativ häufig verwendet. Eine einschleichende Dosierung ist zu empfehlen, etwa zwei- bis dreimal ein Filmdragee Ludiomil mite (10 mg) täglich, bei Bedarf Steigerung der Einzeldosis. Bei Jugendlichen zwei- bis dreimal 25 mg täglich. *Mianserin* (Tolvin) wird ähnlich wie Maprotilin (Ludiomil) dosiert. Es ist in Form von Filmtabletten (10 bzw. 30 mg) im Handel. Die Tagesdosis von Maprotilin (Ludiomil) oder Mianserin (Tolvin) kann in 2–3 Einzeldosen oder auf einmal am Abend eingenommen werden. Bei Gabe in Einzeldosen sollte die Hauptmenge immer am Abend verabfolgt werden. Bei intravenösen *Tropfinfusionen* empfehlen sich für Jugendliche Tagesdosen von 25–75 mg Maprotilin. Die Substanz wird mit 250–500 ml steriler physiologischer Kochsalzlösung oder isotonischer Glukoselösung verdünnt und innerhalb von 2–3 Stunden langsam infundiert.

Der *MAO-Hemmer* Tranylcypromin (Parnate) sollte nach Empfehlungen der deutschen Herstellerfirma weder Kindern noch Jugendlichen verabfolgt werden, dementsprechend liegen keine Dosierungsangaben vor.

Für die *nicht-klassifizierten Antidepressiva* liegen weniger breite Erfahrungen mit der Dosierung vor als für tri- und tetrazyklische Antidepressiva. *Nomifensin* (Alival) sollte in der Regel nur älteren Schulkindern und Jugendlichen gegeben werden, ein- bis dreimal 25 mg täglich, davon die letzte Dosis nicht nach 17 Uhr (Schlafstörungen). Als tägliche Erhaltungsdosis sind in der Mehrzahl der Fälle 25–50 mg ausreichend. Von *Trazodon* (Thombran) wird Kindern morgens oder abends 25 mg/die gegeben, Jugendlichen zweimal 25 bzw. morgens 25 und abends 50 mg/täglich. *L-Tryptophan* (L-Tryptophan) eignet sich, da es sich um eine physiologische Aminosäure handelt, besonders für Kinder, bei Schlafstörungen 1 Tbl. vor dem Schlafengehen. Die Behandlungserfolge bei depressiven Verstimmungen sind unterschiedlich; Dosierung ein- bis dreimal täglich 1 Tbl., bei Jugendlichen zweimal 2 Tbl. täglich. *Viloxazin* (Vivalan): Bei Kindern ½ bis 1 Tbl. täglich, bei Jugendlichen 3 × ½ bis 1 × 2 Tbl. täglich; letzte Tabletteneinnahme 2–3 Stunden vor dem Schlafengehen. *Sulpirid* (Dogmatil) dreimal 1 Tbl. (25 mg bzw. 3 × 1 Teelöffel, 5 ml = 25 mg) täglich, ältere Kinder und Jugendliche zwei- bis dreimal 50 mg/die (5–10 mg/kg KG/die). Dogmatil steht als Saft und in Tablettenform zur Verfügung.

Häufige *Fehler* bei der Verordnung antidepressiver Substanzen sind entweder zu *hohe* initiale Dosierung oder zu *niedrige Dauerdosierungen* und *vorzeitiges Absetzen der Medikamente*. Wenn ein guter Behandlungserfolg, etwa bei einer endogenen Depression eines Jugendlichen erzielt wurde, sollte die Medikation nicht vorzeitig beendet, sondern über Wochen, besser über Monate fortgesetzt werden. Im allgemeinen sollte zu Beginn einschleichend dosiert werden. Die mittlere Tagesdosis sollte dabei innerhalb der ersten Woche erreicht werden. Erst wenn nach 3 Wochen der erwünschte Therapieerfolg ausbleibt, kann die Dosis erhöht oder das Medikament abgesetzt werden. Manche Therapieversager sind auf eine Unter-, nur wenige auf eine Überdosierung zurückzuführen, die dann allerdings oft wegen stärkerer Nebenwirkungen reduziert werden muß.

In Analogie zu den Erfahrungen bei Erwachsenen ist auch bei Kindern damit zu rechnen (WINSBERG et al. 1972), daß die *Plasmaspiegel* z. B. bei trizyklischen

Antidepressiva außerordentlich variieren können. Es ist durchaus möglich, daß mit einer durchschnittlichen Dosierung nicht bei allen Kindern und Jugendlichen ein therapeutischer Blutspiegel erzielt wird. GITTELMAN-KLEIN und KLEIN (1971) haben bei schweren Trennungsängsten Imipramin in einer Dosierung bis 200 mg täglich eingesetzt. Das ist in solcher Höhe nach unseren Erfahrungen nicht erforderlich.

Der *Wirkungseintritt* der verschiedenen Antidepressiva ist ebenso unterschiedlich wie der der einzelnen Wirkungskomponenten. Meistens tritt die *sedierende* Wirkungskomponente der Antidepressiva zuerst auf, häufig mit einem angstlösenden Effekt kombiniert. Von zahlreichen Autoren wird auf eine Wirkungslatenz von 2–4 Wochen hingewiesen, z. B. bei trizyklischen Substanzen (Imipramin, Tofranil). Demgegenüber wies KUHN schon in seiner ersten Arbeit (1957) darauf hin, daß unter Imipramin bereits innerhalb von 1–7 Tagen deutliche Besserungen beobachtet werden konnten. Auch kontrollierte Prüfungen zeigten später, daß viele Patienten bereits in den ersten 5–10 Behandlungstagen eine beginnende Besserung erfuhren, die sich dann allerdings erst nach 20–30tägiger Behandlung vertiefte. Der Wirkungsbeginn ist im Hinblick auf eine bestehende Suizidalität ebenso von Bedeutung wie dafür, wie lange eine erfolglose antidepressive Behandlung fortgesetzt werden soll bzw. wann ein Wechsel des Medikamentes zweckmäßig ist.

Tabelle 3.3. Dosierungen einiger in der Kinder- und Jugendpsychiatrie gebräuchlicher Antidepressiva

Stoffgruppe	Initialdosis (Richtwerte)	Erhaltungsdosis (Richtwerte)
– Imipramin	5–10 Jahre: 10– 20 mg/die 10–14 Jahre: 20– 50 mg/die 14–18 Jahre: 50–100 mg/die	30 mg/die 50– 75 mg/die 75–100 (150) mg/die
– Amitryptilin	5–10 Jahre: – 10–14 Jahre: 20– 30 mg/die 14–18 Jahre: 30– 75 mg/die	– 50– 75 mg/die 75–100 (150) mg/die
– Clomipramin	5–10 Jahre: 10– 20 mg/die 10–14 Jahre: 20– 50 mg/die 14–18 Jahre: 50–100 mg/die	30 mg/die 50– 75 mg/die 75–100 mg/die
– Maprotilin	5–10 Jahre: 10– 30 mg/die 10–14 Jahre: 50– 75 mg/die 14–18 Jahre: 50– 75 mg/die	30– 50 mg/die 50–100 mg/die 75–100 (150) mg/die
– Viloxazin	5–10 Jahre: 25– 50 mg/die 10–14 Jahre: 50–100 mg/die 14–18 Jahre: 50–150 mg/die	50– 75 mg/die 50–100 mg/die 150–200 mg/die
– Sulpirid	5–10 Jahre: 25– 50 mg/die (Saft) 10–14 Jahre: 50–100 mg/die 14–18 Jahre: 100–150 mg/die	50 mg/die 100–300 mg/die 300–500 mg/die

Auch bei Kindern und Jugendlichen kommt es immer wieder zu *Überdosierungen* mit entsprechenden unerwünschten Wirkungen (Nebenwirkungen). Zu Intoxikationen kommt es manchmal, wenn Kinder Antidepressiva einnehmen, die einem depressiven Elternteil oder einem enuretischen Geschwister verschrieben wurden. Diese Vergiftungen sind lebensbedrohlich und erfordern sofortige Einweisung in eine Klinik. Bei *Vergiftungen* mit Imipramin (Tofranil) kann als Antidot der Cholesterinesterasehemmer Physostigmin i.m. oder i.v. injiziert werden. Bei arterieller Hypotonie, Bewußtseinsstörungen oder Kreislauf- und Atemkomplikationen muß das Kind auf eine medizinische Intensivstation verlegt werden (s. Kap. 5).

3.3.7 Psychische Effekte

Antidepressive Substanzen werden zur Behandlung psychischer und psychosomatischer Störungen bei depressiven Erkrankungen unterschiedlicher Ursachen eingesetzt. KUHN (1957), der als erster die antidepressive Wirkung des Imipramin beschrieb, führte aus, daß das *Verhalten* und *Erleben* der depressiven Patienten die wesentlichen Kriterien für die Anwendung antidepressiver Substanzen bilden. Dabei spielen die Erlebnisse, die *subjektiven* Beschwerden, eine besondere Rolle. Das sind vor allem physisch und psychisch empfundene Gefühle der Bedrückung und der Verlangsamung, der Erschwerung und Hemmung des Denkens, Handelns und Entscheidens; der Verlust der Fähigkeit, sich zu freuen und an Interessen festzuhalten und, besonders bei endogenphasischen Depressionen, Tagesschwankungen mit morgendlichen Verstimmungen.

Bei depressiven *Kindern* kommen als Beurteilungs- und Indikationskriterien der medikamentösen Effizienz in erster Linie Veränderungen des *Verhaltens* in Betracht. Aus einer Besserung und Harmonisierung ihrer Stimmung, Aktivität, Spontaneität, Tenazität, Psychomotorik, ihres Antriebes u.a. kann indirekt oder direkt auf eine Befindensbesserung geschlossen werden. Bei älteren Kindern und bei *Jugendlichen* ist ähnlich wie bei Erwachsenen bereits eine verbale Verständigung, ein Dialog über medikamentös bedingte psychische Veränderungen möglich.

Die *Wirkung* antidepressiver Medikamente auf die psychische Befindlichkeit ist sowohl ätiologisch als auch symptom- und syndromorientiert. Ihre nosologische Wirksamkeit ergibt sich daraus, daß *endogen-phasische Depressionen* zuverlässiger und nachhaltiger auf antidepressive Substanzen ansprechen als psychogene oder somatogene Depressionen. *Psychogene Depressionen* erfordern in erster Linie psychotherapeutische, erst in zweiter Linie psychopharmakologische Maßnahmen. *Somatogene Depressionen* sollen zumindest zusätzlich immer auch ursachenorientiert behandelt werden.

Es hat sich empirisch als nützlich erwiesen, für die Indikation antidepressiv wirksamer Medikamente spezielle „*Leitsymptome*" (FREYHAN 1957) zu berücksichtigen. Von ihnen stehen die Kriterien der depressiven *Hemmung*, der depressiven Erregung und der vitalen *Verstimmung* im Vordergrund.

Mit dem „Drei-Komponenten-Schema" (KIELHOLZ 1966) wurde eine Therapie depressiver Krankheiten, die sich an Leitsymptomen orientiert, entwickelt. Diese Leitsymptome und -syndrome bewegen sich von der *„psychomotorischen Gehemmtheit"* über die *„vitale depressive Verstimmung"* bis zu der *„ängstlich-psychomotorischen Erregtheit"*. Mit diesem Schema wird versucht, die bekannten antidepressiven Substanzen um diese drei Pole zu gruppieren. Diese Einordnung antidepressiver Substanzen beruht auf klinischer Erfahrung und ist nicht unumstritten; sie hat sich aber praktisch bewährt, auch bei depressiven Kindern und Jugendlichen.

Depressive Leitsymptome der depressiven Verstimmung wie Bedrücktheit, Traurigkeit, Niedergeschlagenheit, Hoffnungslosigkeit u.a. bessern sich häufig unter *stimmungshebenden Antidepressiva* (z. B. Imipramin, Clomipramin, Dibenzepin, Lofepramin, Maprotilin). Leitsymptome der Angst und ängstlichen Agitiertheit, hypochondrische Sensationen und innere Unruhe werden durch *sedierend-angstlösende Antidepressiva* (z. B. Amitriptylin, Lofepramin, Trimipramin, Maprotilin) günstig beeinflußt. Stehen eine psychomotorische Gehemmtheit, Antriebsschwäche und Apathie im Vordergrund des depressiven Syndroms, eignen sich *antriebssteigernde Antidepressiva* (z. B. Desipramin, Nortriptylin, Protriptylin, Nomifensin) besonders für die Therapie. Aus kinder- und jugendpsychiatrischer Erfahrung stellt Maprotilin ein *Antidepressivum mit breitem Wirkungsspektrum* dar, das sich besonders für die Therapie gemischter depressiver Syndrome und für begleitende vegetative und funktionelle Organbeschwerden eignet.

Die *Beurteilung* der Antidepressiva auf das Befinden und Verhalten depressiver Kinder und Jugendlicher ist schon wegen deren entwicklungsbedingter eingeschränkter psychischer Introspektions- und verbaler Expressionsfähigkeit besonders schwierig, wenn auch in graduell unterschiedlichem Ausmaß. Fast alle antidepressiven Substanzen können zumindest initial die *Wahrnehmung* beeinflussen, vorwiegend bedingt durch *Nebenwirkungen* (s. Kap. 3.3.9). Bei längerer Verabreichung adäquater Dosen können sie aber manchmal auch zu einer Verbesserung der Konzentration und Aufmerksamkeit führen, wie dies z. B. unter der Medikation von Imipramin bei Kindern mit hyperkinetischen Syndromen nachgewiesen wurde. Ein stabilisierender psychotroper Effekt wird gelegentlich als Begleiterscheinung bei der Behandlung enuretischer Kinder mit tri- oder tetrazyklischen Antidepressiva spontan von den Eltern berichtet.

3.3.8 Klinische Indikationen, Kontraindikationen

Anders als z. B. die Stimulanzien haben einige antidepressive Substanzen bei Kindern einige *zusätzliche* klinische Indikationen. Sie wurden frühzeitig für das Imipramin (Tofranil) entdeckt und besonders gründlich untersucht. An *enuretischen Kindern* wurden mit Tofranil zahlreiche Doppelblindversuche im Vergleich zu Placebo oder auch zusätzlich zu anderen Kontrollgruppen durchgeführt. *Imipramin* (Tofranil) hatte dabei, verglichen mit Placebo, eine eindeu-

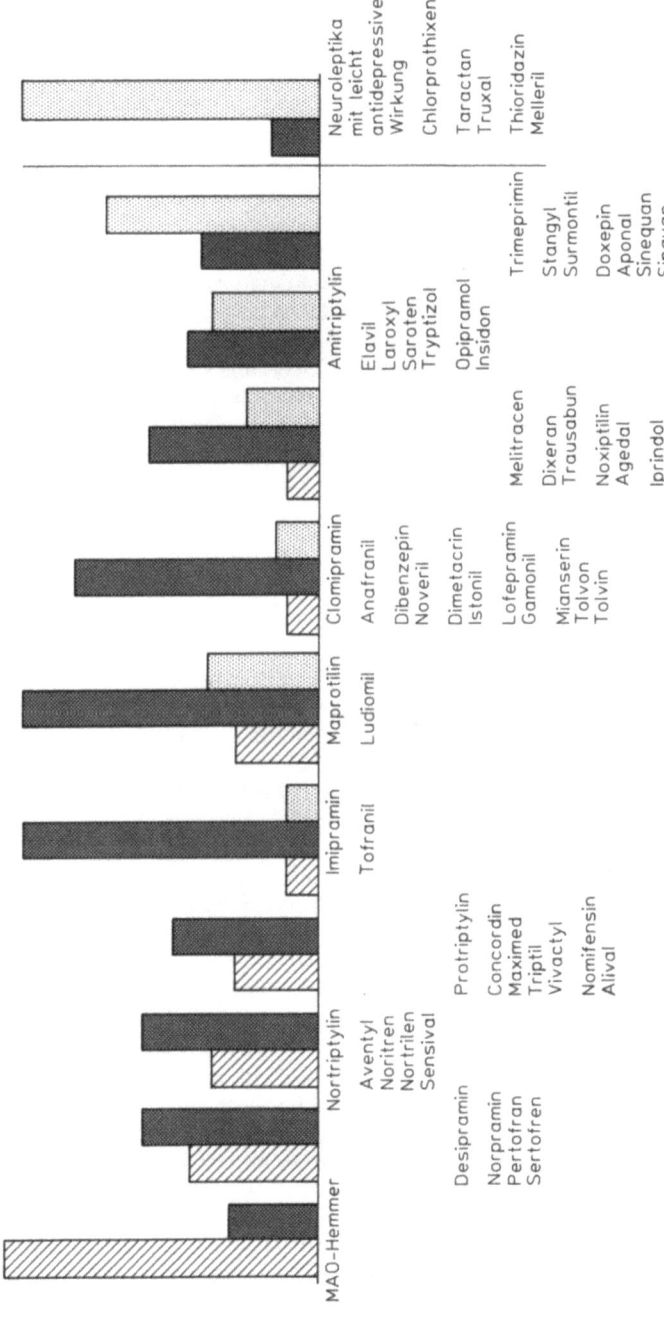

Abb. 3.5. Schematische Darstellung der Wirkungsprofile der Antidepressiva (KIELHOLZ 1978, persönliche Mitteilung)

tig gesicherte Wirkung auf die Enuresis nocturna. Aber auch *Amitriptylin* (Laroxyl, Saroten, Tryptizol), *Maprotilin* (Ludiomil), *Mianserin* (Tolvin) und *Nomifensin* (Alival) zeigen eine anti-enuretische Wirkung, ebenso *Sulpirid* (Dogmatil) und *Viloxazin* (Vivalan).

Über Erfolge bei *Enkopresis* (Einknoten) liegen nur spärliche, überwiegend anekdotische Einzelbeobachtungen und Berichte vor. Nach CONNELL (1972) läßt sich die anti-enkopretische Wirkung durch den anticholinergischen Effekt des Präparates erklären. WHITE (1977) sah am meisten Erfolge, wenn die Imipramin-Tagesdosis (Tofranil) in zwei Portionen vor und nach dem Schulbesuch verabfolgt wurde.

Für die psychopharmakologische Behandlung *hyperkinetischer Kinder* eignet sich in erster Linie *Methylphenidat* (Ritalin), (s. Kap. 3.2.7). Aber auch *tri-* und *tetrazyklische Antidepressiva* wurden ebenso wie 2-Dimethylamino-äthanol (Deanol) und Tiaprid (Tiapridex) mit Erfolg eingesetzt. Die meisten Erfahrungen liegen mit *Imipramin* (Tofranil) vor. WINSBERG et al. (1972) untersuchten in einer Doppel-Blind-Studie 32 hyperkinetische und aggressive Kinder im Alter von 5-14 Jahren. 69% reagierten gut auf Imipramin (Tofranil), nur 44% auf Dextroamphetamin. Störungen der Aufmerksamkeit besserten sich nur unter Imipramin. RAPOPORT et al. (1974) verglichen die Wirksamkeit von Imipramin (Tofranil), Methylphenidat (Ritalin) und Placebo bei 76 hyperaktiven Kindern. Sie waren 6-12 Jahre alt, ihr IQ lag über 80. Beide Psychopharmaka wiesen höhere Erfolgsraten als Placebo auf. Das Methylphenidat war dem Imipramin deutlich überlegen. In einer Doppelblindstudie untersuchten NISSEN und KNÖLKER (1982) 18 Kinder im Alter von 6-12 Jahren mit *Nomifensin* (Alival) und Imipramin (Tofranil). Beide zeigten bei der Indikation „hyperkinetisches Syndrom im Kindesalter" annähernd gleiche Erfolgsraten, jedoch weniger Nebenwirkungen in der Nomifensin-Gruppe. Langzeitstudien mit *trizyklischen Antidepressiva* ergaben (GITTELMAN-KLEIN 1974; QUINN u. RAPOPORT 1975), daß Besserungsraten unter Methylphenidat signifikant höher lagen als unter trizyklischer Medikation, obgleich die initiale Besserungsrate nach 6 Wochen annähernd gleich war.

Für die Behandlung der *Schulverweigerung,* wie von Trennungsängsten überhaupt, haben sich *tri-* und *tetrazyklische* ebenso wie *andere Antidepressiva* bewährt. In einer Doppelblindstudie mit Imipramin und Placebo, flankiert von anderen therapeutischen Maßnahmen, ergab sich, daß in der Verum-Gruppe doppelt so häufig als in der Kontrollgruppe Behandlungserfolge zu verzeichnen waren. Dabei wurden auffallend hohe Dosen (100-200 mg täglich!) gegeben (GITTELMAN-KLEIN u. KLEIN 1971). In der Regel sollte *Kindern* zwischen dem 8. und 12. Lebensjahr nicht mehr als 50 mg und Kindern über 12 Jahren nicht mehr als 75 mg *Imipramin* (Tofranil) täglich verordnet werden. RABINER und KLEIN (1969) stellten fest, daß Imipramin (Tofranil) den gleichen Effekt bei Kindern mit Schulverweigerung zeigte wie bei Erwachsenen mit Agoraphobie.

Anekdotische Berichte über die gute Wirksamkeit von Antidepressiva bei *Pavor nocturnus* und *Somnambulismus* (Schlafwandeln) dürften auf einen ähnlichen Wirkungsmechanismus zurückzuführen sein wie bei Enuresis nocturna

(abgeschwächter Tiefschlaf, verkürzter REM-Schlaf, Hemmung der Arousal-Reaktion). Imipramin-Dosierung: 10-50 mg Tofranil vor dem Schlafengehen, einschleichender Beginn, allmähliche Steigerung.
Bei der Untersuchung *hyperkinetischer Kinder* (RAPAPORT et al. 1974) wurde eine Verbesserung der kognitiven Leistungen unter *Imipramin* (Tofranil) registriert. Andere Untersuchungen (WERRY 1978; YEPES et al. 1977) bestätigten diese Ergebnisse.
Die *primäre Indikation* der Antidepressiva bilden auch im Kindes- und Jugendalter die *endogen-phasischen* und die *nicht-endogenen Depressionen*. Endogen-phasische Depressionen spielen im *Kindesalter* nur eine untergeordnete Rolle. Sie treten erst vereinzelt in der Präpubertät und vermehrt in der Pubertät und Adoleszenz hervor. Depressionen *anderer* Ursachen werden dagegen auch im Kindesalter häufiger beobachtet als dies früher angenommen wurde. Deshalb ist auch der Kinder- und Jugendpsychiater an der pharmakologischen Behandlung von Depressionen und ebenso an den biochemischen Forschungsergebnissen interessiert, die allerdings vorwiegend an depressiven Erwachsenen gewonnen wurden.
Zahlreiche Arbeiten und einige Monographien (NISSEN 1971; SCHULTERBRAND u. RUSKIN 1977; STÄDELI 1978) haben die Existenz ätiologisch differenter Depressionen bei Kindern belegt. Katamnestische Studien (SPIEL 1961; NISSEN 1971; EGGERS 1973) ergaben eine relativ ungünstige Prognose kindlicher Depressionen. Bis heute liegen keine repräsentativen katamnestischen Untersuchungen über die Prognose nach konsequenter antidepressiver Behandlung von depressiven Kindern vor, wohl aber nach kurzfristiger Therapie. LUCAS (1966) berichtete über eine Gruppe von 10-17jährigen depressiven Kindern und Jugendlichen, von denen sich etwa die Hälfte, vorwiegend die Jugendlichen, unter einer Amitriptylinbehandlung besserte. FOSTER (1967) behandelte eine Kindergruppe vom 3.-11. Lebensjahr, die vorwiegend an neurotischen Depressionen litt, mit Nortriptylin (Nortrilen). Die meisten Kinder zeigten eine Symptombesserung nach 2-4 Wochen. EICHHORN (1960) zeigte sich von den Behandlungserfolgen durch Imipramin (Tofranil) bei depressiven Kindern nicht beeindruckt.
Kontraindikationen für eine antidepressive Behandlung bieten die bei älteren Kindern und Jugendlichen manchmal auftretenden depressiven Vorstadien schizophrener Psychosen, weil mit antriebssteigernden Antidepressiva schizophrene Symptome provoziert werden können. In Zweifelsfällen sollte, wenn eine antidepressive Medikation erforderlich ist, diese nur in Kombination mit einem Neuroleptikum durchgeführt werden.
Bei *Enuresis nocturna et diurna* ist eine Behandlung mit Imipramin (Tofranil) relativ kontraindiziert, wenn Mißbildungen bzw. Erkrankungen des Urogenitaltraktes vorliegen bzw. vermutet werden. Es ist bekannt, daß unter Imipramin Miktionsstörungen, Blasenatonie, Harnsperre, Harnverhaltung, Harnretentionen, Dysurie, Oligurie u. a. vorkommen können; allerdings sind ältere Patienten dafür besonders disponiert. Kinder und Jugendliche mit *epileptischen Anfallsleiden* sollten *nicht* mit Antidepressiva behandelt werden, das gilt auch für Enuretiker, die im EEG eine sog. „gesteigerte zerebrale Anfallsbereit-

schaft" aufweisen. *Viloxazin* (Vivalan) senkt, soweit bislang bekannt, *nicht* die Krampfschwelle.

3.3.9 Unerwünschte Wirkungen

Neben der erwünschten haben alle antidepressiven Substanzen unterschiedlich stark und häufig ausgebildete *unerwünschte Wirkungen* (Nebenwirkungen). Antidepressiva wirken teilweise vegetativ-adrenerg und anticholinergisch. Sie sind stark dosisabhängig. Mit steigender Dosierung konnten verschiedene Arbeitsgruppen tierexperimentell zeigen, daß nach chronischer Gabe von Antidepressiva vor allem eine Abnahme der β-adrenergen Rezeptorenempfindlichkeit auftritt. Die Art der vegetativen Nebenwirkungen hängt von zahlreichen Faktoren, z. B. von der Art, der Dosierung und Applikation des Psychopharmakons, von zentralen und peripheren Faktoren, etwa von der Konstitution und Disposition des Patienten ab. Deshalb kann dasselbe Medikament bei verschiedenen Patienten unterschiedliche, manchmal konträre Nebenwirkungen hervorrufen.

Die *bekanntesten Nebenwirkungen* sind: Beschleunigung oder Senkung der Herzfrequenz, herabgesetzte Kreislaufregulationsfähigkeit mit Blutdruckabfall, Trockenheit von Mund- und anderen Schleimhäuten, Pupillenerweiterung und Akkommodationsschwäche, Schwitzen, Hitzewallungen, Steigerungen des Augeninnendruckes bei Engwinkelglaukom und Verlangsamung der Erregungsausbreitung im EKG; ferner orthostatische Regulationsstörungen und arterielle Hypotonien. Gelegentlich kommt es zu vegetativen Irritationen mit entgegengesetzten Wirkungen; so kann anstelle einer Hypotonie eine Blutdrucksteigerung oder Pulsverlangsamung eintreten.

Als *ernste Komplikationen* können kardiotoxische Wirkungen und Veränderungen des weißen Blutbildes auftreten, ebenso Harnsperre und Kollapszustände. Die Krampfschwelle wird durch die meisten Antidepressiva gesenkt, d. h. das Auftreten von Anfällen wird begünstigt.

Zentrale Nebenwirkungen sind Müdigkeit und Dösigkeit. Sie sind weniger ausgesprochen nach Imipramin (Tofranil) und Nortriptylin (Nortrilen) als nach Amitriptylin (Laroxyl, Saroten, Tryptizol) und Militracen (Trausabun). Störungen des Schlaf-Wach-Rhythmus können durch alle Antidepressiva hervorgerufen werden. Sie werden häufig unter Desipramin (Pertofran), Nortriptylin (Nortrilen) und Nomifensin (Alival) angetroffen. Diese unerwünschten Wirkungen treten anscheinend unter den nicht-trizyklischen Antidepressiva seltener auf, z.B. bei Maprotilin (Ludiomil) Mianserin (Tolvin) und den nichtklassifizierten Antidepressiva Trazodon (Thombran) und Viloxazin (Vivalan), während L-Tryptophan eine deutlich schlafanstoßende Wirkung hat.

Der im *deutschen* Sprachbereich nur selten verordnete MAO-Hemmer Tranylcypromin (Parnate) kann nach Genuß tyraminreicher Nahrung während der Therapie zu schweren Kopfschmerzattacken und gefährlichen Blutdruckkrisen führen. Während einer Behandlung mit MAO-Hemmern sollten z. B. bestimmte Käsesorten, Fleischextrakte, Joghurt und Wild nicht gegessen werden. Auch eine Kombinationsbehandlung mit anderen Medikamenten kann ein Risiko bedeuten.

Bei Kindern und Jugendlichen, die mit *Imipramin* (Tofranil) behandelt werden, sind die häufigsten Nebenwirkungen: Appetitlosigkeit, Schwindelgefühl, Schlafstörungen, Mundtrockenheit und motorische Unruhe. Außerdem werden beschrieben: Zunahme des Blutdrucks, Gewichtsverlust, orthostatische Kollapsneigung und EEG-Anomalien. Über den Tod eines sechsjährigen Kindes mit einer Schulphobie, das 15 mg/kg KG Imipramin (Tofranil) täglich erhalten hatte, berichteten SARAF et al. (1974). Die Risiken der Verordnung antidepressiver Medikamente bei Kindern beschrieben RAPOPORT und MIKELSEN (1978).

Unter *Amitriptylin* (Laroxyl, Saroten, Tryptizol) kommen Müdigkeit, Schwindel, Unruhe, Schlafstörungen, Mundtrockenheit, Obstipation und Miktionsstörungen vor.

Die *tetrazyklischen Antidepressiva* Maprotilin (Ludiomil) und Mianserin (Tolvin) sind relativ gut verträglich. Als *Nebenwirkungen* können initial schwindelähnliche Zustände, Unruhe, Mundtrockenheit, Obstipation, Harnverhaltung, Akkommodationsstörungen und Müdigkeit in den ersten Tagen vorkommen. Vegetative Begleitsymptome einer Depression werden im allgemeinen nicht verstärkt, sie nehmen im Laufe der Behandlung eher ab.

Bei *Nomifensin* (Alival) können Schlafstörungen, Unruhe, Agitiertheit, Müdigkeit auftreten, seltener Herzklopfen, Übelkeit und Erbrechen, Kopfschmerzen und Mundtrockenheit. Im allgemeinen sind die Nebenwirkungen leicht und vorübergehend, wenn keine Überdosierung vorliegt.

Trazodon (Thombran) hat keine anticholinergen, kardiotoxischen oder extrapyramidalen Nebenwirkungen. Schläfrigkeit, Erregung oder Schlaflosigkeit, Schwindel, Schweißausbrüche oder Magenbeschwerden treten manchmal auf, gehen aber meistens relativ rasch zurück. Unter *L-Tryptophan* (L-Tryptophan) wird nur selten über Nebenwirkungen berichtet, Schwindel und Übelkeit kommen gelegentlich vor. Auch *Viloxazin* (Vivalan) wird im allgemeinen gut vertragen. Nebenwirkungen wie gelegentlich auftretende Magen-Darm-Beschwerden mit Übelkeit und Appetitlosigkeit sind auch bei Kindern und Jugendlichen selten und gehen meist unter der weiteren Behandlung spontan zurück. *Sulpirid* (Dogmatil) hat eine geringe *Nebenwirkungsrate,* es ist frei von anticholinergischen und sedierenden Eigenschaften. Wie bei fast allen anderen Antidepressiva und Neuroleptika können auch unter Dogmatil Einschlafstörungen, Transpiration, Allergien, Mundtrockenheit, Nausea, Akkommodationsstörungen, Erregungszustände, Hypotonien und Gewichtszunahme beobachtet werden.

3.3.10 Substanzen

3.3.10.1 Trizyklische Antidepressiva

Amitriptylin

Laroxyl (Roche)

oral:	Drg. – 10 mg (OP 50) Drg. – 25 mg (OP 50)
parenteral:	Amp. – 50/2 ml (OP 5)

Saroten (Tropon)

oral:	Drg. – 10 mg (OP 50)
	Drg. – 25 mg (OP 50)
parenteral:	Amp. – 50 mg/2 ml (OP 5)

Saroten retard Kps. – 25 mg (OP 50)
Kps. – 75 mg (OP 20, 50)

Tryptizol (Sharp & Dohme)

oral:	Sirup	– 10 mg = 5 ml (OP 100)
	Tbl.	– 10 mg (OP 50)
	Tbl.	– 25 mg (OP 30, 100)
parenteral:	Inj.-Fl.	– 10 mg = 1 ml (OP 10 ml)

Limbatril (Roche)

oral: Kps. – 12,5 mg Amitriptylin + 5 mg Chlordiazepoxid (OP 20, 50)

Limbatril tabs (teilbare Tbl.) – 12,5 mg Amitriptylin + 5 mg Chlordiazepoxid (OP 20, 50)

Limbatril F Kps. – 25 mg Amitriptylin + 10 mg Chlordiazepoxid (OP 20, 50)

Chemie: 5-(γ-Dimethylaminopropyliden)-5H-dibenzo(a,d) (1,4)-cycloheptadien

Indikationen: Mit Amitriptylin liegen bei Kindern weniger Erfahrungen vor als mit Imipramin (Tofranil). Bei Enuresis ist es mit ähnlich guten Ergebnissen wie mit Imipramin eingesetzt worden. – Bei *ängstlich-agitierten Depressionen* wird es wegen seiner dämpfenden und depressionslösenden Wirkung („Amitriptylin-Typ") geschätzt, auch bei Jugendlichen und älteren Kindern. Es hat außerdem eine schlafanstoßende Wirkung und ist deshalb bei Depressionen mit Störungen des Schlaf-Wach-Rhythmus indiziert. Wegen seiner sedierenden Komponente kann es bei begleitender Suizidgefährdung eingesetzt werden, evtl. in Kombination mit einem Neuroleptikum.

Dosierung: Bei Jugendlichen zwei- bis dreimal 25 mg/täglich. Bei zusätzlichen persistierenden Schlafstörungen evtl. morgens 25, abends 50 mg. In Einzelfällen zwei- bis dreimal 50 mg/täglich, jedoch allmähliche Steigerung unter Beachtung der Nebenwirkungen. Bei ängstlich-agitierten Unruhe- und Erregungszuständen i. m.-Injektionen (30–40 mg), ebenfalls bei stärker ausgeprägter Suizidgefährdung.

Nebenwirkungen: Trockenheit der Mund- und Nasenschleimhäute, Müdigkeit, Obstipation, Schweißneigung, Gewichtszunahme, Tachykardie, arterielle Hypotonie, orthostatische Dysregulationen (Schwindel).

Kontraindikationen: Gesteigerte zerebrale Anfallsbereitschaft (EEG!), schwere Leber- und Nierenschäden, Glaukom, kardiale Schäden (!). Keine Kombination mit MAO-Hemmern. Nicht bei Intoxikationen (Psychopharmaka und andere Medikamente).

Clomipramin

Anafranil (Geigy)

oral: Anafranil 10, Drg. (OP 20, 50, 100)
Anafranil 25, Drg. (OP 20, 50, 100)
parenteral: Amp.– 25/2 ml (OP 5)

Chemie: 3-Chlor-5-(γ-Dimethylaminopropyl)-10,11-dihydro-5H-dibenz(b,f)-azepin

Indikationen: Für das Kindesalter liegen nur wenige Untersuchungen vor, deshalb ist Zurückhaltung geboten (Nebenwirkungen!). Bei Jugendlichen wird Clomipramin in erster Linie bei ängstlich-gehemmten Depressionen eingesetzt, da es eine antriebssteigernde Komponente hat. Bei therapieresistenten Depressionen und bei schweren Zwangssyndromen haben sich Clomipramininfusionen, kombiniert mit Maprotilin (Ludiomil) auch bei Jugendlichen bewährt.

Dosierung:
Oral: Bei Kindern und Jugendlichen in Abhängigkeit von Lebensalter und Körpergewicht zwei- bis dreimal 10 mg bis zwei- bis dreimal 25 mg täglich. Wegen der antriebssteigernden Komponente keine abendlichen Gaben (Schlafstörungen).
Parenteral: Auch bei Jugendlichen mit therapieresistenten Depressionen und Zwangssyndromen haben sich Clomipramintropfinfusionen (25, 50 bzw. 75 mg), evtl. kombiniert mit Maprotilin (Ludiomil), 25 evtl. 50 mg, in 250–500 ml Infusionslösung bewährt, Infusionsdauer 2–3 Stunden. Nach 10 bis 14 Tagen Übergang auf orale Medikation.

Nebenwirkungen: Trockenheit der Mund- und Nasenschleimhäute, Akkommodationsstörungen, Harnverhaltung, Obstipation, Hypotonie, Herzjagen,

Schwindel und Kopfschmerzen, Schlafstörungen, innere Unruhe. Unter *Infusionstherapie* kann es zu hypotonen Blutdruckkrisen, aber auch zu zerebralen Anfällen (EEG!) kommen.

Kontraindikationen: Gesteigerte zerebrale Anfallsbereitschaft. Ängstlich-agitierte Depressionen, Suizidgefährdung. Keine Kombination mit MAO-Hemmern. Nicht bei Intoxikationen (Psychopharmaka u. a. Medikamente, Alkoholrausch). Herz-, Leber- und Nierenschäden.

Imipramin

Tofranil (Geigy)

oral:

Tofranil mite, Drg. – 10 mg (OP 20, 50, 100)
Tofranil 25, Drg. – 25 mg (OP 20, 50, 100)
Tofranil 50, Drg. – 50 mg (OP 20, 50, 100)
Tofranil Sirup 25 mg = 5 ml (1 Meßlöffel) (OP 100)

parenteral: Amp.– 25 mg/2 ml (OP 10)

Chemie: 5-(γ-Dimethylaminopropyl)-10,11-dihydro-5H-dibenz(b,f)-azepin

Indikationen: Bei Kindern (ab 6. Lebensjahr) wird Imipramin bei *Enuresis nocturna* (weniger aussichtsreich bei E. diurna), vereinzelt bei *Enkopresis*, häufiger beim *hyperkinetischen Syndrom* eingesetzt; bei älteren Kindern auch bei *ängstlich-gehemmten depressiven Syndromen*. Bei Jugendlichen sind die gehemmten Depressionen der Hauptindikationsbereich wegen der antriebssteigernden und stimmungsaufhellenden Wirkung des Imipramin. Bei *Suizidalität* ist wegen einer oft zuerst auftretenden Antriebssteigerung ohne Stimmungsaufhellung Zurückhaltung geboten.

Dosierung: Bei Kindern (ab 6. Lebensjahr) mit *Enuresis* (in Abhängigkeit von Körpergewicht und Lebensalter) 20–30 mg in 2 Portionen (z. B. 10 mg um 17 Uhr, 20 mg vor dem Schlafengehen) kombiniert mit heilpädagogischen Maßnahmen (s. Enuresis nocturna, Kap. 4.13). Bei älteren Kindern und Jugendlichen bis 50–75 mg. Behandlungsversuch der *Enuresis diurna* mit zwei- bis dreimal 10 mg täglich bei jüngeren Schulkindern, bei älteren Kindern und Jugendlichen zwei- bis dreimal 25 mg (wenn kein nächtliches Einnässen, keine Abenddosis). Beim *hyperkinetischen Syndrom* in Abhängigkeit von Lebensalter und Körpergewicht zwei- bis dreimal 25 mg Imipramin täglich und mehr, nach Empfehlung einiger Autoren auch als Einzeldosis morgens oder abends.
Bei Jugendlichen mit ängstlichen und gehemmten *Depressionen* zwei- bis dreimal 25 mg, auch als Erhaltungsdosis; wenn erforderlich Steigerung auf zwei- bis dreimal 50 mg täglich, evtl. höher (nur unter klinischer Beobachtung).

Nebenwirkungen: Trockenheit der Mund- und Nasenschleimhäute, Herzklopfen, Schwindel, hypotone Blutdruckkrisen, Akkommodationsstörungen, Schweißneigung, Händezittern, Obstipation, Schlafstörungen (Krampfanfälle!)

Kontraindikationen: Gesteigerte zerebrale Anfallsbereitschaft (EEG!), Beeinträchtigung der Herzfunktion (Herzmuskelschädigung, Reizleitungsstörungen). Leber- und Nierenerkrankungen. – Ängstlich-agitierte Depressionen, Selbstmordgefährdung. Intoxikationen (Psychopharmaka und andere Medikamente, Alkohol).

Amitriptylinoxid-dihydrat

Equilibrin (Nattermann)

oral: Tbl. – 20 mg (OP 30, 60)
– 30 mg (OP 20, 50)
– 60 mg (OP 20, 50)

Chemie: 3-(10,11-Dihydro-5H-dibenzo-[a,d]-cyclohepten-5-yliden)-N, N-dimethyl-l-propylamin-N-oxid-dihydrat.

Indikationen: Mit Amitriptylinoxid-dihydrat liegen bei Kindern noch keine Erfahrungen vor. Bei Jugendlichen wird es wie bei Erwachsenen, besonders bei ängstlich-agitierten Depressionen empfohlen.

Dosierung: Bei Jugendlichen 2–3 × tägl. 1 Tbl. 20 mg.

Nebenwirkungen: Müdigkeit, Mundtrockenheit, Schwitzen, Übelkeit, Schwindel, Erbrechen. Nach bisher vorliegenden Untersuchungen ist die Intensität der unerwünschten Wirkungen geringer als bei anderen trizyklischen Antidepressiva.

Kontraindikationen: Gesteigerte zerebrale Anfallsbereitschaft (EEG!), Nieren- und Leberschäden, Glaukom, Herzmuskelschädigungen. Keine Kombinationen mit MAO-Hemmern.

3.3.10.2 Tetrazyklische Antidepressiva

Maprotilin

Ludiomil (Ciba)

oral:

Ludiomil 10, Drg. – 10 mg (OP 20, 50, 100)
Ludiomil 25, Drg. – 25 mg (OP 20, 50, 100)
Ludiomil 50, Drg. – 50 mg (OP 20, 50, 100)
Ludiomil 75, Drg. – 75 mg (OP 20, 50, 100)

parenteral: Amp. – 25 mg/5 ml (OP 10)

Chemie: 1-(3-Methylaminopropyl)dibenzo(b,e)bicyclo(2.2.2)octadien

Indikationen: Bei Kindern und Jugendlichen werden tetrazyklische Antidepressiva wegen der leichteren und seltener als bei trizyklischen Antidepressiva auftretenden Nebenwirkungen relativ häufig verordnet; außerdem ist die Toxizität wesentlich geringer. Maprotilin wird in der Behandlung der *Enuresis nocturna* erfolgreich eingesetzt. Vergleichende Untersuchungen zwischen Imipramin und Maprotilin an einer ausreichend großen und homogenen Kindergruppe liegen nicht vor. Besonders bei leichteren Fällen sollte man mit Maprotilin beginnen und erst dann, wenn kein ausreichender Erfolg erzielt wird, Imipramin einsetzen. Auch bei *Mutismus*, bei *Pavor nocturnus*, bei *Schulverweigerung* ist ein Versuch angezeigt. Bei Kindern und Jugendlichen mit ängstlich-agitierten *Depressionen* hat sich Maprotilin bewährt, in einigen kinder- und jugendpsychiatrischen Kliniken wird es hier als Mittel der Wahl eingesetzt.

Dosierung:

Oral: Bei jungen Schulkindern zwei- bis dreimal 10 mg/täglich (Ludiomil mite). Bei *Enuresis nocturna* erste Portion gegen 17 Uhr, zweite unmittelbar vor dem Schlafengehen (siehe Hinweise zur kombinierten Enuresistherapie und der Indikationen s. Kap. 4.13). Bei älteren Schulkindern und Jugendlichen je nach Lebensalter und Körpergewicht zwei- bis dreimal 25 mg bis zwei- bis dreimal 50 mg täglich.

Parenteral: Bei *therapieresistenten Depressionen* des Jugendalters Tropfinfusionen mit 1–3 Amp. (25 bis 75 mg), evtl. kombiniert mit Clomipramin (Anafranil) in 250–500 ml Infusionslösung. Infusionsdauer 2–3 Stunden. Nach Erreichung eines befriedigenden Therapieerfolges Umstellung auf orale Medikation.

Nebenwirkungen: Die Nebenwirkungen sind ähnlich wie bei Amitriptylin, jedoch wesentlich schwächer ausgebildet. Zu Beginn der Behandlung häufiger Müdigkeit, auch Schwindelgefühle, gelegentlich Trockenheit der Mund- und Nasenschleimhäute, arterielle Hypotonie. Senkung der Krampfschwelle.

Kontraindikationen: Gesteigerte zerebrale Anfallsbereitschaft (EEG). Leber- und Nierenschäden. Harnverhaltung, Glaukom. Keine Kombination mit MAO-Hemmern. Nicht bei akuten Intoxikationen (Psychopharmaka und andere Medikamente, Alkohol).

Mianserin

Tolvin (Organon)

oral: Tbl. – 10 mg (OP 60)
Tbl. – 30 mg (OP 20, 60)

Chemie: 1,2,3,4,10,14b-Hexahydro-2-methyldibenzo(c,f)pyrazino(1,2-a)azepine

Indikationen: Mianserin hat sich im Kindes- und Jugendalter wegen der relativ schwachen Nebenwirkungen bewährt. Indikationen sind *Mutismus, Pavor nocturnus, Schulverweigerung,* u. a. ängstlich-agitierte Angst- und Spannungssyndrome.

Nebenwirkungen: Ähnlich wie bei Maprotilin sind Nebenwirkungen relativ selten und schwächer ausgebildet. Zu Beginn häufiger Müdigkeit, auch Schwindelerscheinungen, auch Trockenheit der Mund- und Nasenschleimhäute, arterielle Hypotonie. Die Nebenwirkungen sind schwächer ausgeprägt als bei Amitriptylin und Imipramin.

Kontraindikationen: Gesteigerte zerebrale Anfallsbereitschaft (EEG!). Leber- und Nierenschäden. Keine Kombination mit MAO-Hemmern. Nicht bei akuten Intoxikationen (Psychopharmaka u. a. Medikamente, Alkohol).

3.3.10.3 Monoaminooxidasehemmer

Tranylcypromin

Parnate (Röhm-Pharma)

oral: Tbl. – 5 mg (OP 50)

Chemie: 2-Phenylcyclopropylamin

Indikationen: Tranylcypromin und andere Monoaminooxidasehemmer sollten wegen ihrer hohen Toxizität bei Kindern überhaupt nicht und auch bei Jugendlichen nach Möglichkeit nicht eingesetzt werden. Als Indikationen gelten allgemein schwere *gehemmte Depressionen*.
In Großbritannien, aber auch in den USA, Australien, Kanada u. a. werden MAO-Hemmer auch und mit Erfolg bei Kindern verwendet.

Dosierung: Bei Jugendlichen 1–2 Drgs. täglich, je nach Lebensalter und Körpergewicht.

Nebenwirkungen: Unruhe- und Erregungszustände, Schlafstörungen. Blutdruckkrisen, Kopfschmerzen, Schwindelerscheinungen. Exazerbation von zerebralen Anfällen.

Kontraindikationen: Ängstlich-gespannte Zustandsbilder, insbesondere agitierte Depressionen mit suizidaler Gefährdung. Gesteigerte zerebrale Anfallsbereitschaft. Leber- und Nierenschäden. – Während einer Tranylcypromin-Behandlung keine tyraminhaltigen Getränke und Nahrungsmittel, insbesondere Käse, Salzheringe, Fleischextrakt u. a., außerdem Alkoholunverträglichkeit und Komplikationen bei gleichzeitiger Einnahme anderer Medikamente (Amphetamin, Ephedrin, Barbiturate). Es wurden Todesfälle beschrieben.

3.3.10.4 Andere Antidepressiva

Nomifensin

Alival (Hoechst)

oral: Kps. – 25 mg (OP 30, 50)
Kps. – 50 mg (OP 30, 50)

Chemie: 8-Amino-1,2,3,4-tetrahydro-2-methyl-4-phenylisochinolin

Indikationen: Für das Kindesalter liegen nur wenige Untersuchungen vor. Nomifensin hat sich sowohl bei *hyperkinetischen Syndromen* als auch bei *Enuresis nocturna* bewährt und ist mit Erfolg bei *Schulverweigerungen* und *Mutismus* eingesetzt worden.
Bei Jugendlichen kann man es bei *ängstlich-gehemmten Depressionen* einsetzen.

Dosierung:
Oral: In Abhängigkeit von Lebensalter und Körpergewicht 1–3 Kps. zu 25 mg/täglich; bei schweren Fällen 2–3 Kps. zu 50 mg/täglich. Nach Möglichkeit keine abendlichen Verordnungen (Schlafstörungen).

Nebenwirkungen: In seltenen Fällen initiale Übelkeit, Trockenheit der Mund- und Nasenschleimhäute, insgesamt sind die Nebenwirkungen schwach ausgebildet und kommen relativ selten vor.

Kontraindikationen: Schwere Leber- und Nierenschäden. Nicht bei Intoxikationen (Psychopharmaka u.a. Medikamente, Alkoholrausch), nicht bei gesteigerter zerebraler Anfallsbereitschaft (EEG!)

Trazodon

Thombran (Thomae)

oral:

Thombran mite Kps. – 25 mg (OP 20, 50)
Kps. – 50 mg (OP 20, 50)
Kps. – 100 mg (OP 20, 50)
parenteral: Amp. – 25 mg/2,5 ml (OP 5, 10)
Amp. – 50 mg/5 ml (OP 5, 10)

Chemie: 2-(3-(4-(3-Chlorophenyl)-1-piperazinyl)propyl)-1,2,4-triazolo(4,3-a)pyridin-3-(2H)-one

Indikationen: Trazodon hat eine anxiolytische Komponente und läßt sich bei Kindern bei rezidivierenden phobischen und Angstzuständen, z.B. bei *symbiotischen Syndromen, Schulverweigerung, Mutismus* u.a. einsetzen. Bei Jugendlichen, aber auch bei älteren Kindern liegt eine Indikation bei *ängstlich-gehemmten Syndromen* vor.

Dosierung: Bei Kindern in Abhängigkeit vom Körpergewicht 1-2 Kps. Thombran mite (25 mg) täglich, einschleichende Dosierung. Bei Jugendlichen täglich 2-3 Thombran mite, bei schwerer Symptomatik 1-2 50 mg/täglich.

Nebenwirkungen: Gelegentlich initiale Müdigkeit, Schwindelerscheinungen, die meist nach einigen Tagen vorübergehen und nur selten zum Abbruch der Behandlung führen.

Kontraindikationen: Wie bei allen Medikamenten mit einer sedierenden Nebenwirkung sollten Eltern und Jugendliche auf ein evtl. reduziertes Reaktionsvermögen (Schule!) aufmerksam gemacht werden; Therapiebeginn am besten im letzten Drittel der Woche. Herz-, Leber- und Nierenschäden. Nicht bei Intoxikationen (Psychopharmaka u. a. Medikamente, Alkoholrausch). Nicht bei gesteigerter zerebraler Anfallsbereitschaft (EEG!)

Viloxazin

Vivalan (ICI-Pharma)

oral: Tbl. - 100 mg (OP 20, 50, 100)

Chemie: 2-(2'-Aethoxyphenoxymethyl)morpholin

Indikationen: Bei Kindern wegen schwacher und seltener Nebenwirkungen bei *Schulverweigerung* (insbesondere Schulphobie und Schulangst). Bei *hyperkinetischen Syndromen, Mutismus* u. a., ferner versuchsweise bei *Antriebsschwäche*. Bei älteren Kindern und Jugendlichen bei *ängstlich-gehemmten Depressionen* und *Verstimmungszuständen*.

Dosierung: Bei jüngeren Schulkindern je nach Körpergewicht ½-1 Tbl./täglich, bei älteren Kindern und Jugendlichen 3 × ½-2 × 1 Tbl./täglich.

Nebenwirkungen: Gelegentlich gastrointestinale Störungen (Übelkeit, Erbrechen), meist nur bei hoher Dosierung. Viloxazin *soll* keine krampfsteigernden Nebenwirkungen aufweisen.

Kontraindikationen: Wie beim Imipramin („Imipramin-Typ") nicht bei ängstlich-agitierten Depressionen, da dadurch u. a. die Suizidgefährdung verstärkt wird. Nicht bei Intoxikationen (Psychopharmaka u. a. Medikamente, Alkoholrausch).

Sulpirid

Dogmatil (Schürholz)

oral: Kps. – 50 mg (OP 20, 50)
Saft – 5 mg = 1 ml (OP 200 ml)
Tbl. – 200 mg (OP 12, 60)

parenteral: Amp. 100/2 ml (OP 6)

Chemie: N-((1-Aethyl-pyrrodilin-2-yl)-methyl)-2-methoxy-5-sulfamoyl-benzamid

Indikationen: Sulpirid hat sich bei Kindern sowohl als leichtes Neuroleptikum wie als mildes Antidepressivum und wegen seiner geringen Nebenwirkungen gut bewährt. Es wird sowohl bei *psychovegetativen Syndromen* mit depressiver Komponente, bei *Antriebsschwäche*, bei *Phobien* und *Verstimmungszuständen* eingesetzt. Es hat sich bewährt bei *Schulverweigerung* (besonders Schulphobie und Schulangst), *Mutismus*, bei phobischen Reaktionen u.a. Es kann versuchsweise bei *autistischen Syndromen* und leichten *psychotischen Syndromen* eingesetzt werden, bei schwereren Formen ist stärkere Dosis (dann auch vermehrte Nebenwirkungen) erforderlich.

Dosierung: Bei Kindern empfiehlt sich Dogmatilsaft (5 mg = 1 ml) in Abhängigkeit vom Körpergewicht 20–50 mg/täglich. Bei Jugendlichen 1–3 Kps. (50 mg) täglich. Bei Psychosen im Jugendalter Tagesdosen zwischen 300–600 mg/täglich.

Nebenwirkungen: Relativ geringe Nebenwirkungen, erst bei höheren Dosen zunehmende extrapyramidale Erscheinungen. Mäßige Antriebssteigerung, selten Erregungszustände. Keine abendlichen Dosen (Schlafstörungen), Mittagsdosen haben anscheinend eine schlafanstoßende Wirkung.

Kontraindikationen: Gesteigerte zerebrale Anfallsbereitschaft (EEG!). Leber- und Nierenschäden. Ängstlich-agitierte Syndrome (Verstärkung einer bestehenden Suizidtendenz). Nicht bei Intoxikationen (Psychopharmaka u.a. Medikamente, Alkoholrausch).

L-Tryptophan

L-Tryptophan (A.S.)

oral: Tbl. – 500 mg (OP 20, 60)

Chemie: α-Amino-β-indolyl-(3)-propionsäure

Indikationen: Die antidepressive Wirkung des L-Tryptophans ist noch nicht ausreichend belegt. Sollte sie zutreffen, wäre L-Tryptophan wegen seines physiologischen Wirkungsmechanismus besonders gut für die Behandlungen im Kindes- und Jugendalter geeignet. Bei chronischen Schlafstörungen soll es sich bewährt haben.

Dosierung: 2–6 Tbl. (500 mg) täglich, in Abhängigkeit vom Körpergewicht.
Nebenwirkungen: Gelegentliches Auftreten von Schwindel und Übelkeit.
Kontraindikationen: Leberschäden. Das Medikament wurde bisher nur selten bei Kindern und Jugendlichen eingesetzt, deshalb sind mögliche weitere Kontraindikationen bisher nicht bekannt.

3.4 Antimanika

G. NISSEN

3.4.1 Einleitung

Die *Prophylaxe* und die *Therapie* manischer, aber auch depressiver Phasen im Rahmen affektiver Psychosen mit Lithium muß als ein psychopharmakologischer Fortschritt ersten Ranges bezeichnet werden. Affektive Psychosen treten zwar meistens erstmalig im Erwachsenen- und Jugendalter auf, sie kommen gelegentlich aber schon im späten Kindesalter, häufiger in der Präpubertät und Pubertät vor. In der Adoleszenz nimmt ihre Häufigkeit deutlich zu. Rezidivierende manische und/oder depressive Phasen bedeuten für Kinder und Jugendliche zusätzlich eine schwere Beeinträchtigung der Entwicklung. Für sie selbst, ihre Eltern und Angehörigen ist die Verhinderung oder Abschwächung von Rückfällen deshalb von großer Bedeutung.
Als *Rezidivprophylaxe* manischer, aber auch depressiver Phasen bei mono- und bipolaren affektiven Psychosen, in abgeschwächtem Maße auch bei schizoaffektiven Psychosen, nimmt Lithium inzwischen unumstritten den ersten Platz ein. Lithiumsalze können aber auch zur Behandlung *akuter manischer* und hypomanischer Syndrome eingesetzt werden. In erster Linie sollten bei der akuten Manie Neuroleptika verordnet werden. Erst wenn damit kein befriedigender Erfolg erzielt wird, kann zusätzlich Lithium gegeben werden.
Nachdem CADE (1949) das Lithium in die Therapie psychiatrischer Krankheiten eingeführt hatte, wurde versucht, für das Kindes- und Jugendalter *zusätzliche Indikationen* ausfindig zu machen. Lithium wurde für die Behandlung *hyperkinetischer* und *aggressiver* Kinder ebenso eingesetzt wie bei schweren Unruhe- und Erregungszuständen, aber auch bei extrapyramidal-motorischen Dyskinesien. Es wurde über Erfolge, über Nachuntersuchungen und über Mißerfolge berichtet. Eindeutige neue Indikationen ergaben sich bislang nicht.
Die therapeutische Stellung der Lithiumsalze in der Kinder- und Jugendpsychiatrie ist damit aber noch nicht definitiv geklärt. Durch die *„High-risk-Forschung"* wurden früher gewonnene Einsichten über die Bedeutung genetischer Faktoren für die Entstehung affektiver Psychosen vertieft. Es ist nicht ausge-

schlossen, daß spezifisch wirksame Psychopharmaka, wie das Lithium, später einmal eine Rolle in der Prävention psychosegefährdeter Kinder und Jugendlicher spielen werden.

3.4.2 Chemische Struktur

Lithium ist ein Metall, das mit Wasser reagiert und in der Natur nicht frei vorkommt, aber als Salz in vielen Mineralien, im Seewasser, Pflanzen und in tierischen Organismen enthalten ist. Es ist nach Wasserstoff das leichteste aller festen Elemente, halb so schwer wie Wasser und das schwerst fettlösliche alkalische Metall. Für therapeutische Zwecke stehen in der Bundesrepublik Deutschland fünf Lithiumsalze zur Verfügung: Lithiumazetat, Lithiumaspartat, Lithiumkarbonat, Lithiumorotat und Lithiumsulfat.

3.4.3 Pharmakologie

Lithium ist nicht an Plasma gebunden. Es kommt in der Körperflüssigkeit in einem Verhältnis von 2:4 extra- und intrazellulär vor. Im Gehirn findet sich relativ mehr Lithium im synaptischen Bereich als im Myelin oder im mikrosomalen Bereich.

3.4.4 Pharmakokinetik

Lithium wird *oral* verabreicht. Die Tabletten der verschiedenen Präparate enthalten unterschiedliche Lithiummengen. Ein mäq ($=1$ mval $=1$ mmol $=6,9$ mg) Lithium sind enthalten in: 37 mg Lithiumkarbonat, 55 mg Lithiumsulfat, 66 mg Lithiumazetat und in 156 mg Lithiumaspartat.
Lithiumsalze werden rasch und fast vollständig im Verdauungstrakt absorbiert. Der höchste Plasmaspiegel ist bereits nach 30 Minuten erreicht. Die Halbwertszeit ist relativ lang: bei Jugendlichen etwa 18 Stunden, bei Erwachsenen annähernd 24 Stunden. Die Zellgrenzflächen passiert das Lithium relativ langsam, deshalb ist sein Gleichgewicht zwischen Resorption und Ausscheidung erst nach etwa 8tägiger Verabreichung eines Lithiumpräparates erreicht. Danach bleibt der Konzentrationsverlauf im Serum konstant, wenn die Zufuhr nicht erhöht oder die Ausscheidung nicht verringert wird. Im Liquor kommt es nach etwa 24 Stunden zu maximalen Konzentrationen; sie ist hier nur halb so hoch wie im Serum. Das Lithium wird vorwiegend durch die Nieren ausgeschieden, 50% haben den Körper nach 24 Stunden verlassen. Durch Diuretika kann die Lithium-Clearance verändert werden. Die Ausscheidungsrate ist auch abhängig von der Aufnahme von Natriumchlorid mit dem Essen: Unter kochsalzarmer Diät wird Lithium langsamer ausgeschieden. Lithium dringt in die Zellen ein und entwickelt ein Gleichgewicht zwischen intra- und extrazellulären Konzentrationen. Die Lithiumkonzentration im Se-

rum ist deshalb ein Maßstab für den Lithiumgehalt im Organismus und wird für die Überwachung der Dosierung verwendet.

3.4.5 Wirkungsmechanismen

Der genaue Mechanismus, nach dem Lithium seine therapeutische Wirkung entfaltet, ist noch nicht bekannt. Lithium beeinflußt offenbar maßgeblich das *Elektrolytgleichgewicht,* die biogenen Amine und zelluläre Transportmechanismen. Nach dem Beginn einer Lithiumtherapie kommt es zu einem Abfall der Kalium- und Natriumwerte, die sich jedoch eine Woche danach normalisieren. Die Kalziumausscheidung geht zurück, während sich die Serumspiegel im Tierversuch erhöhen. Es ist möglich, daß die Wirkung des Lithiums in einer regulierenden Funktion auf die Nervenzellmembranen beruht. Außerdem soll Lithium den Noradrenalin- und Serotoninstoffwechsel im Gehirn beeinflussen. Zwei Wirkungsmechanismen werden diskutiert (BUNNEY u. MURPHY 1976): Lithium führt präsynaptisch zu einer Verminderung von Dopamin und Noradrenalin oder es stabilisiert postsynaptisch die Effekte von Noradrenalin und Dopamin am Rezeptor.

3.4.6 Dosierung

Lithium wird oral eingenommen, meistens morgens und abends; man sollte jedoch versuchen, mit einer Abenddosis auszukommen. Bindende Richtlinien über die Höhe der täglichen Lithiumzufuhr gibt es nicht. Die individuelle Dosierung erfolgt über die Kontrolle der Serumwerte. Kinder und Jugendliche benötigen ebenso hohe Dosen wie Erwachsene, um therapeutisch oder prophylaktisch wirksame Serumspiegel zu erreichen.
Die Einstellung auf Lithium ist besonders verantwortungsvoll und setzt Erfahrungen und Kenntnisse von seiten des Arztes und eine erhebliche Kooperationsbereitschaft beim Patienten und seiner Familie voraus. Es sollte mit einer niedrigen Dosis begonnen werden, etwa 10–20 mval Lithium täglich, danach allmähliche Steigerung. Nach einer Woche Kontrolle des Lithiumserumwertes. Die Blutentnahme sollte mindestens 12 Stunden nach der letzten Lithiumdosis erfolgen, am besten vor der morgendlichen Lithiumeinnahme. Der Lithiumspiegel sollte anfangs wöchentlich, später monatlich kontrolliert werden. Längere Intervalle nur bei besonders zuverlässigen Patienten mit relativ gleichbleibendem Lithiumspiegel. Der prophylaktische Lithiumspiegel sollte 0,5–1,0 mval/l, der therapeutische 1,2–1,4 mval/l betragen. Die prophylaktische Therapie sollte mindestens 1 Jahr lang durchgeführt werden, meistens ist die Behandlungsdauer unbefristet. Auch wenn erneut manische oder depressive Phasen auftreten sollten, ist die Behandlung weiterzuführen. Der Beginn einer prophylaktischen Lithiumbehandlung erfolgt am besten vor Beendigung einer akuten Phase.
Vor *Beginn* jeder Lithiumbehandlung ist besonders die Nierenfunktion sorg-

fältig zu untersuchen. Außerdem sollte eine Kreatinin-, Harnstoff- und Elektrolytbestimmung vorgenommen werden sowie die Untersuchung von Urin, Blutbild, Nüchternblutzucker, Körpergewicht und Halsumfang. Ein EKG ist ebenfalls erforderlich. Eine Woche nach Behandlungsbeginn sollten Nüchternblutzucker, Leukozyten, Serumelektrolyte und Lithiumspiegel kontrolliert werden, nach 2 Wochen Nüchternblutzucker, Serumelektrolyte, Serumlithium, EEG und EKG. Diese Untersuchungen müssen bis zur endgültigen Einstellung des Lithiumspiegels wöchentlich wiederholt werden, später monatlich. Allgemein sollte in bestimmten Abständen auch die Schilddrüsenfunktion (T3, T4, TRH, TSH und TRH-TSH-Test) untersucht werden, weil bei Lithium häufiger eine Hypothyreose auftritt.

Zusätzliche Lithiumspiegelbestimmungen können aus folgenden Gründen notwendig werden: 1. Verdacht auf unregelmäßige Tabletteneinnahme, 2. fieberhafte interkurrente Erkrankungen, 3. kochsalzarme Diät, 4. während einer diuretischen Behandlung, 5. in der Gravidität und post partum, 6. bei Anzeichen einer Intoxikation.

Bei einer *Überdosierung* ist die Medikation zu reduzieren oder vorübergehend zu unterbrechen. Das Ziel besteht darin, die Elimination von Lithium zu beschleunigen. Wenn die Nieren funktionsuntüchtig sind, ist eine forcierte Diurese durchzuführen, sonst Dialysebehandlung. Natrium- und Kaliumverluste sind auszugleichen. Die Überdosierung kann nur durch routinemäßige Kontrolle des Lithiumserumspiegels verhütet werden.

3.4.7 Klinische Indikationen, Kontraindikationen

Lithium wird in erster Linie *prophylaktisch* bei häufig rezidivierenden endogen-phasischen Erkrankungen im Rahmen einer affektiven Psychose verordnet, außerdem bei schizoaffektiven Psychosen. Mit dem Einsetzen der prophylaktischen Wirkung ist nicht vor 6 Monaten zu rechnen.

Bei *Jugendlichen* ist die Entscheidung, ob eine Lithiumprophylaxe eingeleitet werden soll, besonders schwierig und verantwortungsvoll, da es sich um eine Dauermedikation mit allen sich daraus ergebenden, auch sozialen Konsequenzen handelt. Außerdem sind evtl. Nebenwirkungen zu berücksichtigen, u. a. die Möglichkeit einer spezifischen Nierentoxizität des Lithium. Schwere und gehäufte Phasen (2–3 Phasen innerhalb von 1–2 Jahren) können manchmal schon eine Lithiumprophylaxe im späten Kindes-, häufiger im Jugendalter, erforderlich machen. Da eine präzise Einhaltung des Behandlungsschemas (regelmäßige Einnahme der Tabletten und Kontrolle des Serumspiegels) unbedingte Voraussetzung für den Behandlungserfolg ist, ist die Fähigkeit und die Bereitschaft zur Kooperation von seiten der Jugendlichen und ihrer Familien erforderlich.

Lithium hat aber nicht nur eine prophylaktische, sondern auch eine *therapeutische Wirkung* bei akuten manischen und hypomanischen Phasen. In der Regel werden manische Phasen neuroleptisch behandelt. Nur wenn kein ausreichender Therapieerfolg erzielt wird, sollte zusätzlich Lithium eingesetzt werden.

Der therapeutische Effekt tritt in 1–2 Wochen ein. Der Lithiumserumspiegel sollte zwischen 0,6 und 1,0 mval liegen. Der Behandlungseffekt korreliert aber nicht immer mit den Serumlithiumwerten.

In der Kinderpsychiatrie wurde Lithium in den vergangenen Jahrzehnten auch bei *anderen psychischen Störungen* und Erkrankungen mit unterschiedlichen Erfogen eingesetzt. ANNELL (1969) berichtete über Lithiumbehandlungen von Kindern und Jugendlichen mit unterschiedlichen psychischen Störungen. DYSON und BARCAI 1970 berichteten über zwei Knaben, deren Eltern mit Lithium behandelt worden waren. Die uncharakteristischen Störungen der Kinder (erniedrigte Frustrationsschwelle, explosible Durchbrüche u. a.) sprachen ebenfalls gut auf Lithium an. CAMPBELL et al. (1972) stellten in einer kontrollierten Studie mit Lithium und Chlorpromazin dagegen fest, daß Chlorpromazin bei hyperkinetisch-aggressiven Kindern eine bessere Wirksamkeit zeigte. Nur ein 6 Jahre alter Junge mit Hyperaktivität, explosiblen Durchbrüchen und Autoaggressivität besserte sich eindeutig unter Lithium. GREENHILL et al. (1973) behandelten 9 Kinder mit schweren hyperkinetischen Syndromen, sechs zeigten keine Besserung. Die 3 Kinder, die sich unter Lithium besserten, wiesen „affektive Komponenten" auf wie Labilität, Euphorie und Depressivität. Um zu verläßlichen weiteren Indikationen für die Lithiumbehandlung bei psychisch gestörten Kindern und Jugendlichen zu gelangen, müßten überzeugend dokumentierte Studien an klar definierten Kindergruppen durchgeführt werden.

Kontraindikationen der Lithiumbehandlung bilden schwere Nieren-, Herz- und Kreislauferkrankungen, Hypothyreose, Addison'sche Erkrankungen sowie Krankheiten, die mit Diuretika oder kochsalzarmer Diät behandelt werden.

3.4.8 Psychische Effekte

Lithium hat keinen sedierenden Effekt. Schlafstörungen im Rahmen einer manischen Phase bessern sich fast regelmäßig. Nach kinderpsychiatrischen Untersuchungen kann unter Lithium eine Besserung aggressiven, unruhigen Verhaltens auftreten. Selbstbeobachtungen von Jugendlichen und Kindern, die mit Lithium behandelt wurden, liegen nicht vor.

3.4.9 Unerwünschte Wirkungen

Leichte Nebenwirkungen, besonders am Beginn einer Lithiumtherapie gehen oft spontan zurück; sie sollten nicht zu einer Unterbrechung der Behandlung führen. Ein feinschlägiger Tremor, der persistieren kann, tritt häufiger auf. Er läßt sich durch Betablocker beseitigen. Weitere Nebenwirkungen sind Übelkeit, leichte Diarrhoe, Polyurie und Polydipsie.

Initial treten eine leichte Nausea, Magenschmerzen und Diarrhoe auf, auch Muskelschwäche und Schwindel werden beobachtet. Diese Symptome werden meistens schwächer und verschwinden nach einiger Zeit. EKG-Veränderungen, z. B. Abflachung der T-Welle treten gelegentlich auf. Auch diese Veränderungen sind reversibel.

Unter *längerer* Therapie entwickeln sich bei etwa 10% leichte bis mäßige Strumen. Diese Lithiumstrumen werden auf die gleiche Weise behandelt wie nichttoxische Strumen (z. B. mit Novothyral). Kontrolle der Schilddrüsenfunktion vor Beginn der Lithiumtherapie und Wiederholung dieser Untersuchungen (regelmäßige Messung des Halsumfanges) in regelmäßigen Abständen ist anzuraten. Unter längerer Therapie treten außerdem manchmal drastische Gewichtszunahmen auf, die entsprechende diätetische Maßnahmen erfordern.

Toxische *Nebenwirkungen* treten bei Lithiumserumspiegeln von mehr als 1,4 mval/l auf, meistens erst über 1,6 mval/l, besonders häufig bei Kalium- oder Natriummangel (etwa nach starkem Schwitzen oder bei Erbrechen). Dabei verstärken sich die oben geschilderten Symptome, insbesondere grobschlägiger Tremor der Hände, Durchfälle, Krampfanfälle mit entsprechenden EEG-Veränderungen.

Das Bild einer *Lithiumintoxikation* ist durch Bewußtseinstrübung, gesteigertem Muskeltonus und Hyperreflexie, durch unwillkürliche Bewegungen der Gliedmaßen sowie gelegentlich durch Anfälle charakterisiert. Eine Lithiumintoxikation erfordert stationäre Behandlung. Die Therapie erfolgt wie bei einer Barbituratvergiftung: Normalisierung der Flüssigkeits- und Elektrolytstörungen, Untersuchung der Nierenfunktion, des Blutdrucks und der Herztätigkeit, Infektionsprophylaxe usw. Die Lithiumausscheidung kann durch diuretische Maßnahmen und Alkalisation des Harnes beschleunigt werden.

3.4.10 Substanzen

Lithiumsalze. In den deutschsprachigen Ländern (BRD, DDR, Österreich, Schweiz) gibt es etwa 10 verschiedene Lithiumpräparate, die Lithiumkarbonat, Lithiumsulfat, Lithiumaspartat oder Lithiumazetat enthalten. Entscheidend ist der Lithiumanteil, der in den verschiedenen Tbl. unterschiedlich groß ist. Die Lithiummenge schwankt von 3,2–12,2 mmol pro Tbl. Die Tbl. liegen in normaler Ausführung oder als Retardpräparate vor. Von den in der BRD, in Österreich und in der Schweiz hergestellten Lithiumpräparaten sollen hier nur zwei besprochen werden, die sich im Jugendalter bewährt haben. Es wird jedoch ausdrücklich darauf hingewiesen, daß nach den bisherigen Erkenntnissen (mit Ausnahme von Lithiumaspartat, das klinisch noch nicht ausreichend untersucht wurde), keine Wirkungsdifferenzen zwischen den einzelnen Lithiumsalzen und ihren verschiedenen Handelsformen festgestellt werden konnten.

3.4.10.1 Lithiumazetat

Quilonum (Smith Kline, Dauelsberg)

oral: Oblong-Tbl. (OP 50, 250)
Lithiummenge pro Oblong-Tbl.: 8,1 mval

Chemie: C_3COOLi

Indikation: Mehrere rasch aufeinanderfolgende manische oder manische und depressive Phasen oder eine lang anhaltende, therapeutisch schwer beeinflußbare manische Phase. Schizoaffektive Psychosen stellen eine relative Indikation dar, die auf diese Therapie manchmal sehr gut ansprechen. Unterschiedliche Beurteilungen des Therapieerfolges hängen auch mit differenten diagnostischen Einstufungen der Patienten zusammen.

Dosierung: Eine einschleichende Behandlung reduziert sonst oft initial auftretende Magen- und Darmunverträglichkeiten. Anfangs ½–1 Tbl./die, innerhalb einer Woche ansteigend bis zu 2–3 Tbl. Quilonum, bzw. 2 Tbl. Quilonum retard als abendliche Gabe. Für einen vollen therapeutischen bzw. prophylaktischen Effekt mit einem Minimum an Nebenwirkungen ist im allgemeinen ein Serumspiegel zwischen 0,6 und 1,0 mval/l ausreichend. Manchmal bringt eine Erhöhung auf 1,2 mval/l noch eine Verbesserung der Wirkung. Diese Werte sind Konzentrationen, gemessen 12 Stunden nach der letzten Einnahme von Quilonum ret.

Nebenwirkungen: Lithiumsalze besitzen eine relativ geringe therapeutische Breite. Störungen der Nierenausscheidung können zur Kumulation von Lithium führen. Regelmäßige und sorgfältige Kontrolle des Serumlithiumspiegels ist eine entscheidende Hilfe bei der Einstellung der therapeutischen Dosierung. Während der Lithiumtherapie soll der Patient die Kochsalzzufuhr nicht einschränken, weil sich dadurch die Lithiumausscheidung reduzieren kann. – Eine Lithiumvergiftung kündigt sich durch Prodromalsymptome wie grobschlägiger Tremor, Benommenheit, Dysarthrie, Ataxie, Erbrechen und Diarrhoe an. Von der Intoxikation ist vor allem das Zentralnervensystem betroffen.

Der Fingertremor ist eine der häufigsten Begleiterscheinungen der Lithiumtherapie. Wenn eine Minderung der Lithiumdosis nicht möglich ist, läßt sich der Tremor oft durch Beta-Rezeptorenblocker günstig beeinflussen. Patienten mit Asthma, Bronchitis oder Heuschnupfen sollten allerdings von einer derartigen zusätzlichen Behandlung ausgeschlossen bleiben.

Kontraindikationen: Schwere Nieren-, Herz- und Kreislauferkrankungen. Morbus Addison. Erkrankungen mit gestörtem Na-Haushalt, kochsalzarme Diät. Während einer Gravidität ist Lithium nur nach besonders strenger Indikationsstellung zu verordnen oder ganz abzusetzen.

3.4.10.2 Lithiumkarbonat

Hypnorex retard (Delalande)

oral: Tbl. (OP 50, 100)
Lithiummenge pro Tbl. 10,8 mval

Quilonum retard (Smith Kline, Dauelsberg)

oral: Oblong-Tbl. (OP 60, 300)
Lithiummenge pro Oblong-Tbl. 12,2 mval

Chemie: $LiCO_3$

Indikation: Hypnorex retard-Tbl. haben einen Depoteffekt durch eine verzögerte Wirkstoffabgabe. Die Wirksubstanz wird während der Passage durch den Verdauungstrakt gleichmäßig über eine längere Zeitperiode protrahiert abgegeben. Ihre Freisetzung erfolgt unabhängig von der Zusammensetzung des Magen-Darm-Inhaltes. Die Anwendung dieser Tbl. bringt somit eine Verlängerung des Dosisintervalls und eine Verminderung der Gefahr von Nebenwirkungen. – Es sollte bei Langzeitbehandlungen grundsätzlich eine Behandlung mit Retard-Tbl. angestrebt werden.

Dosierung: Hypnorex-retard: 2 × 1 Tbl. täglich (morgens und abends). Anfangs wöchentliche Überprüfungen der Lithium-Serum-Konzentration. Angestrebte Einstellung: 0,6–0,9 mval/l, Erhöhung bzw. Reduzierung ggfs. auch um je ½ Tbl.
Quilonum retard: 2 × 1 bzw. morgens ½, abends 1 Tbl. täglich. Steigerung bzw. Reduzierung der Dosis nach Kontrolle der Lithium-Serum-Konzentration.

Nebenwirkungen: Lithiumsalze besitzen eine relativ geringe therapeutische Breite. Störungen der Nierenausscheidung können zur Kumulation von Lithium führen. Regelmäßige und sorgfältige Kontrolle des Serumlithiumspiegels ist eine entscheidende Hilfe bei der Einstellung der therapeutischen Dosierung. Während der Lithiumtherapie soll der Patient die Kochsalzzufuhr nicht einschränken, weil sich dadurch die Lithiumausscheidung reduzieren kann. – Eine Lithiumvergiftung kündigt sich durch Prodromalsymptome wie grobschlägiger Tremor, Benommenheit, Dysarthrie, Ataxie, Erbrechen und Diarrhoe an. Von der Intoxikation ist vor allem das Zentralnervensystem betroffen.
Der Fingertremor ist eine der häufigsten Begleiterscheinungen der Lithium-Therapie. Wenn eine Minderung der Lithiumdosis nicht möglich ist, läßt sich der Tremor oft durch Beta-Rezeptorenblocker günstig beeinflussen. Patienten mit Asthma, Bronchitis oder Heuschnupfen sollten allerdings von einer derartigen zusätzlichen Behandlung ausgeschlossen bleiben.

Kontraindikationen: Schwere Nieren-, Herz- und Kreislauferkrankungen. Morbus Addison. Erkrankungen mit gestörtem Na-Haushalt, kochsalzarme Diät. Während einer Gravidität ist Lithium nur nach besonders strenger Indikationsstellung zu verordnen oder ganz abzusetzen.

3.4.10.3 Carbamazepin

Seitdem OKUMA et al. (1979, 1981) über ihre Erfahrungen in der Behandlung *akuter* manischer aber auch depressiver Phasen mit Carbamazepin (Tegretal) berichteten, besonders aber über seine *prophylaktische Wirkung,* ist die Diskussion über die Verwendung dieser Substanz in der Behandlung affektiver Psychosen in vollem Gange.
Seit der *Einführung des Medikamentes* für die Behandlung der Epilepsie ist bekannt, daß Carbamazepin nicht nur eine starke antikonvulsive und analgetische, sondern auch eine deutliche psychotrope Wirkung (KNAUEL u. GRÜTER 1967) auf die Stimmung und Befindlichkeit hat. Für die Behandlung epileptischer Kinder und Jugendlicher wurde dieser stimmungsaufhellende Effekt schon frühzeitig erkannt und bei der medikamentösen Einstellung ängstlich-dysphorischer, aber auch antriebsschwacher Kinder und Jugendlicher berücksichtigt (NISSEN 1975). Carbamazepin (Tegretal) wurde in der Kinder- und Jugendpsychiatrie wegen seiner psychisch stimulierenden Wirkung deshalb nicht nur bei psychomotorischen Epilepsien, sondern auch bei Grand mal-Anfallsleiden und in einzelnen Fällen auch bei exogen-psychotischen Syndromen eingesetzt, oft mit überraschendem Erfolg.
Einzelfallstudien und kontrollierte Doppelblindversuche belegen (WUNDERLICH et al. 1982, BALLENGER u. POST 1980; FOLKS et al. 1982; NOLEN 1981; POST 1982), daß Carbamazepin bei bipolaren Psychosen einen deutlichen antimanischen und prophylaktischen Effekt hat. Kritische Untersuchungen (NOLEN 1983; GREIL et al. 1983) konnten diese Ergebnisse jedoch nur bedingt bestätigen; Übereinstimmung besteht darüber, daß Carbamazepin in der Kombination mit Lithium bei lithium-resistenten Fällen mit Aussicht auf Erfolg eingesetzt werden kann.

3.5 Neuroleptika

CH. EGGERS

3.5.1 Einleitung

Die Bezeichnung *Neuroleptika* geht auf einen Vorschlag des Pariser Psychiaters DELAY aus dem Jahre 1955 zurück. Damit wird lediglich zum Ausdruck gebracht, daß die unter diesem Begriff rubrizierten Substanzen auf neurale Strukturen einwirken. Sie gehören zu der Substanzgruppe der Neuro- bzw. Psychopharmaka. Letztere Bezeichnung ist die gebräuchlichere, obwohl die sog. Psychopharmaka nur mittelbar auf die Seele einwirken. Damit wird die Problematik des Verhältnisses Psyche – Soma angeschnitten. Es besteht kein Zweifel, daß die moderne neuropharmakologische Forschung die dialogische Antinomie des Leib-Seele-Bezugs besonders deutlich macht.

Die begrifflich klare und scheinbar einfache Formulierung von LORICHIUS aus dem Jahre 1548 „Psychopharmacon hoc est: medicina animae", hat nur dann ihre Berechtigung, wenn sie in der 300 Jahre früher formulierten und heute noch voll gültigen thomistischen Anthropologie gründet – für Thomas von AQUIN war die „vernünftige Seele" die „Wesensform des menschlichen Leibes" und der Mensch nicht ausschließlich Seele, „sed aliquid compositum ex anima et corpore".

Wie lassen sich Neuroleptika von anderen Psychopharmakagruppen abgrenzen? Obwohl sich die Einflußmöglichkeiten psychotroper Substanzen auf seelische Befindlichkeiten und Äußerungsformen überschneiden, soll eine Differenzierung verschiedener Substanzgruppen hier zunächst über das klinische Wirkungsspektrum erfolgen. Die Stoffgruppe der Neuroleptika ist durch folgende klinisch-therapeutische Effekte gekennzeichnet: positive Beeinflussung psychotischer Trugwahrnehmungen und Wahnsymptome, Besserung katatoner und stuporöser Verhaltensweisen einschl. Logorrhoe, Mutismus und anderer schizophrener und manischer Krankheitserscheinungen und Dämpfung psychomotorischer und affektiver Agitiertheit. In niedriger Dosierung wirken Neuroleptika emotional stabilisierend, entspannend, anxiolytisch und schlaffördernd. Das Wirkungsspektrum ähnelt dann durchaus demjenigen der sog. *Tranquilizer* (s. Kap. 3.6). Wegen dieser dosisabhängigen Überschneidung der Wirkweisen werden die Neuroleptika (= Antipsychotika) im angloamerikanischen Schrifttum als „major tranquilizer" den sog. „minor tranquilizer" (Anxiolytika) gegenübergestellt.

Eine Hauptgruppe neuroleptischer Substanzen, die *Phenothiazine,* wurde bereits in den 80er Jahren des vorigen Jahrhunderts synthetisiert und später als Anthelminthika (Piperazin) und Antiseptika therapeutisch eingesetzt. Erst später wurden die antiallergischen Eigenschaften der Phenothiazine entdeckt und das *Promethazin* (Atosil) entwickelt, das auch heute noch wegen seiner antiallergischen, brechreizstillenden und sedierenden Wirkung in der Pädiatrie gern verwendet wird. Wegen seines wesentlich stärker dämpfenden Charakters wurde ein weiterer Phenothiazinabkömmling, das *Chlorpromazin* (Megaphen, Largactil) 1951 von LABORIT und HUGUENARD als Narkosemittel propagiert. Zusammen mit den Phenothiazinderivaten *Promethazin* (Atosil) und *Petnidin* (Dolantin) wird das *Chlorpromazin* (Megaphen) auch in der Pädiatrie zur Fiebersenkung als „cocktail lytique" eingesetzt, wenn andere Mittel versagen. Durch die klinische Forschung von DELAY und DENIKER (1952) erhielt die Psychosentherapie mit Phenothiazinen, insbesondere mit Chlorpromazin, den Status einer Pionierleistung; der Umbruch von der bislang üblichen Elektroschock- oder Insulinschockbehandlung war eingeleitet. Zur gleichen Zeit wurden die neuroleptischen Eigenschaften des Rauwolfia-Alkaloids *Reserpin* entdeckt, das 1952 chemisch isoliert und 1954 in die Psychopharmakotherapie eingeführt wurde.

Mit der Entdeckung des Butyrophenons *Haloperidol* war ein weiterer Höhepunkt der Psychopharmakaforschung erreicht; es ist eines der meistverwendeten, sehr potenten Antipsychotika, das den Grundstock für die Entwicklung weiterer hochpotenter Kurzzeit- und Langzeitneuroleptika bildete.

3.5.2 Einteilung und chemische Struktur

Die in der Pädiatrie und Kinderpsychiatrie gebräuchlichen Neuroleptika können in folgende 5 Gruppen eingeteilt werden:

1. Phenothiazine
2. Thioxanthene
3. Butyrophenone und Diphenylbutylpiperidine
4. Rauwolfia-Alkaloide
5. Benzamide.

Die Phenothiazine und die Thioxanthene besitzen einen dreifachen Sechserring als Grundgerüst und werden deshalb auch als *trizyklische* Neuroleptika zusammengefaßt. Am Seitenring können verschiedene Ringsubstituenten (z. B. ein Cl-Atom beim Chlorpromazin) angebaut sein; am Mittelring hängt eine Propyl-Seitenkette mit verschiedenen basischen Substituenten (s. Abb. 3.6).

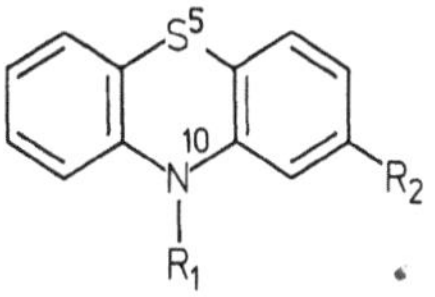

Abb. 3.6 Grundskelett eines trizyklischen Neuroleptikums. Ringgerüst mit Ringsubstituent (R_2)

Die verschiedenen trizyklischen Neuroleptika unterscheiden sich durch die Ringsubstituenten, die Seitenkette mit Substituenten und durch Veränderungen im Mittelring (Kohlenstoff-, Schwefel- oder Stickstoffatom in der 5- oder 10-Stellung). Die Phenothiazine und Thioxanthene haben beide in Stellung 9 ein Schwefelatom, in Position 10 haben die Phenothiazine ein Stickstoff-, die Thioxanthene ein Kohlenstoffatom.

Die Gruppe der Phenothiazine wird je nach Seitenkette in 3 weitere Untergruppen unterteilt:

1. Phenothiazinderivate mit aliphatischer Seitenkette,
2. solche mit Piperidinring und
3. solche mit Piperazinring.

Phenothiazine mit aliphatischer Seitenkette haben eine stärker sedierende Wirkung als die anderen beiden Untergruppen; zu ihnen gehören das *Chlorpromazin* (Megaphen), das *Promethazin* (Atosil), das *Laevomepromazin* (Neurocil) und das *Trifluopromazin* (Psyquil). Vegetative Begleiterscheinungen, insbesondere Hypotonie, sind stärker ausgeprägt als bei den anderen Gruppen, dafür sind die extrapyramidal-motorischen Symptome geringer.

Die Phenothiazine mit einer Piperidylseitenkette wirken mittelgradig sedierend; zu ihnen gehören das *Periciacin* (Aolept) und das *Thioridazin* (Melleril).

Die Phenothiazinderivate mit einem Piperazinring in der Seitenkette haben die stärkste antipsychotische Potenz, aber auch die stärksten extrapyramidalmotorischen Nebenwirkungen unter den Phenothiazinen; zu ihnen gehören u. a. das *Fluphenazin* (Dapotum, Lyogen und Omca), das *Perazin* (Taxilan), das *Perphenazin* (Decentan) und das *Trifluoperazin* (Jatroneural).

Die gebräuchlichsten Präparate der trizyklchen Thioxanthene sind das *Chlorprothixen* (Truxal, Taractan), das *Chlorpenthixol* (Ciatyl), das *Flupenthixol* (Fluanxol) und das *Thiothixen* (Orbinamon). Sie werden in den USA bei frühkindlichen autistischen oder symbiotischen Beziehungspsychosen angewandt (CAMPBELL et al. 1970).

Zu den trizyklischen Neuroleptika gehört auch das *Clozapin* (Leponex), ein Dibenzodiazepin mit einem Chlorsubstituenten in der 8-Stellung, das ebenfalls den Piperazinring hat und das pharmakologisch durch das Fehlen extrapyramidalmotorischer Symptome bei hoher antipsychotischer Potenz besonders interessant ist (im Tierversuch fehlende kataleptogene und Antiamphetamin- und Antiapomorphinwirkung).

Das bekannteste und am meisten verordnete Medikament unter den Butyrophenonen ist das *Haloperidol* (Haldol), Ausgangssubstanz dieser Neuroleptikagruppe. Die strukturchemischen Unterschiede zwischen den verschiedenen Butyrophenonderivaten sind gering. In der Pädiatrie und Kinderpsychiatrie werden folgende Butyrophenone und die ihnen verwandten Diphenylbutylpiperidine angewandt: *Haloperidol* (Haldol), *Floropipamid* (Dipiperon), *Benperidol* (Glianimon), *Fluspirilene* (Imap), *Penfluridol* (Semap), *Pimozid* (Orap), *Trifluoperidol* (Triperidol) und das *Melperon* (Eunerpan). Das *Floropipamid,* ein schwaches bis mittelstarkes Neuroleptikum, wird bevorzugt bei Kindern verwandt und zwar vorwiegend bei nicht-psychotischen Unruhezuständen, gesteigerter affektiver Erregung und aggressiven Verhaltensweisen, sofern sie durch pädagogisch-psychotherapeutische Maßnahmen allein nicht zu beheben sind. Ein Vorteil des Dipiperon ist, daß es die zentralnervöse Krampfschwelle nur gering beeinflußt und somit gerade bei Kindern und Jugendlichen mit zerebralen Anfallsleiden gut gegeben werden kann.

Das schwach potente Butyrophenonderivat *Melperon* hat sich als günstig bei der Beeinflussung hetero- und autoaggressiven Verhaltens geistig Behinderter erwiesen (HACKE 1980); da es im Tierversuch sowohl antikonvulsive als auch muskelrelaxierende Eigenschaften zeigte, dürfte *Melperon* bei Anfallskranken indiziert sein. *Benperidol,* z. Zt. das Neuroleptikum mit der höchsten neuroleptischen Potenz, das sich im Handel befindet, ist vorwiegend bei akut erregten schizophrenen Psychosen indiziert. *Fluspirilene* ist ein wirksames (nur i. m. applizierbares) Depotneuroleptikum zur Langzeitbehandlung von chronischen Psychosen aus dem schizophrenen Formenkreis. Das *Penfluridol* und das *Pimozid* sind oral applizierbare Diphenylbutylpiperidine mit Langzeitwirkung; letzteres hat sich auch zur Behandlung von Tic-Erkrankungen, insbesondere des Gilles-de-la-Tourette-Syndroms bei Kindern und Jugendlichen bewährt. *Trifluoperidol* ist ebenso wie *Haloperidol* sowohl oral als auch parenteral applizierbar, ist aber dreimal so stark wirksam.

Von den übrigen Neuroleptikagruppen sind für die Kinderpsychiatrie noch die Benzamidderivate von Bedeutung: das *Sulpirid* (Dogmatil), ein schwaches bis mittelstarkes Neuroleptikum, ist vor allem bei unproduktiven schizophrenen Psychosen vom „extensiven Typ" (PETRILOWITSCH 1966) mit Minussymptomen wie Antriebsarmut, Autismus, Negativismus indiziert. Das *Tiaprid* (Tiapridex) hat sich bei der Behandlung extrapyramidalmotorischer Dyskinesien, insbesondere choreatisch-dystoner Formen, und bei Tic-Erkrankungen des Kindes- und Jugendalters bewährt (EGGERS et al. 1981). Die *Benzamide,* die außer dem Benzamidring mit einem Sulfonamidsubstituenten einen Pyrrolidinring mit einer Äthylgruppe besitzen, sind als DA_2-Antagonisten neuropharmakologisch durch fehlende bzw. geringe extrapyramidal-motorische Nebenwirkungen gekennzeichnet (s. Kap. 3.5.5).

3.5.3 Pharmakologie

Über die Pharmakologie neuroleptischer Substanzen bei Kindern ist wenig bekannt. Man kann jedoch prinzipiell davon ausgehen, daß die pharmakologische Wirkung bei Kindern eine ähnliche ist wie bei Erwachsenen, was auch aufgrund der klinischen Praxis bestätigt wird. Unterschiede erklären sich im wesentlichen aus der unterschiedlichen Pharmakokinetik (s. Kap. 3.5.4) und durch entwicklungsbedingte Unterschiede der jeweiligen ontogenetischen Reifungsgrade zentralnervöser Strukturen und Stoffwechselsysteme (s. Kap. 3.5.5).
Der *klinischen Wirkung* im Sinne der Neurolepsie (psychomotorische Dämpfung, antipsychotischer Effekt, extrapyramidalmotorische Dyskinesien) entsprechen im *Tierversuch* folgende Charakteristika: Katalepsie, Antagonismus gegenüber Apomorphin- und Amphetaminstereotypien, Hemmung des Apomorphinerbrechens, Ptosis, Hemmung bedingter Fluchtreflexe, Beeinträchtigung des Explorations- und Neugierverhaltens in ungewohntem Milieu, Herabsetzung der Dosis letalis von Adrenalin und Noradrenalin, potenzierende Wirkung von Analgetika.
Aus der *pharmakologischen Wirkung im Tierexperiment* können allerdings *nur bedingt Rückschlüsse* auf entsprechende *Effekte beim Menschen* gezogen werden, zumal es keine echten tierexperimentellen Modelle psychischer Krankheitsphänomene gibt! Jedoch kommt dem Tierversuch eine große Bedeutung gerade für die neuropharmakologische Grundlagenforschung und als sog. „screening-Verfahren" zu (BENKERT u. HIPPIUS 1980).
Zur Definition der pharmakologischen Wirkung von Neuroleptika beim Tier werden insbesondere deren sedativ-hypnotische, antiemetische und kataleptogene Wirkung herangezogen. Durch die quantifizierende Bewertung dieser Wirkkomponenten wird versucht, das Ausmaß der pharmakologischen (hier: neuroleptischen) Potenz zu beurteilen. So besteht eine Beziehung zwischen der Neuroleptika-bedingten Katalepsie des Tieres (motorische Immobilität, Muskelhypertonus, Verharren in bizarren Körperhaltungen) und dem neuroleptischen Parkinsonoid des Menschen (Akinesie, Tremor, Rigor). Neuroleptika, die im Tierversuch eine hohe kataleptogene Wirkung haben wie z.B. die Butyrophenone, rufen beim Menschen ausgeprägte extrapyramidalmotorische Symptome hervor. Anders verhalten sich im Tierversuch u.a. das *Thioridazin,*

das *Laevomepromazin*, das *Chlorprothixen* und insbesondere das *Clozapin* und die *Benzamide*.

Thioridazin (Melleril) und *Clozapin* (Leponex) zeigen im Tierversuch nur einen schwachen oder keinen Apomorphinantagonismus (Hemmung des apomorphinbedingten Zwangsnagens und Brechreizes), und nur bei sehr hohen Dosen kommt es zu einer Beeinträchtigung des bedingten Fluchtreflexes. Im Gegensatz zu den übrigen trizyklischen Neuroleptika mit relativ schwacher neuroleptischer Potenz (sowohl klinisch als auch tierexperimentell) und geringen extrapyramidalmotorischen Nebenwirkungen ist das *Clozapin* trotz fehlender extrapyramidalmotorischer Symptome ein potentes Neuroleptikum. Das pharmakologische Wirkprofil dieser Substanz zwingt zu einer Revision der früheren Auffassung von der engen Korrelation zwischen kataleptogener (Tier) bzw. extrapyramidalmotorischer (Mensch) Wirkung einerseits und antipsychotischer Potenz andererseits. Das gleiche gilt für die *Benzamide*, die im Tierversuch *keine* Katalepsie hervorrufen und z. T. trotzdem, wie insbesondere das DAN 2163, klinisch sehr potente Antipsychotika darstellen. Sie antagonisieren auch kaum die durch Amphetamin hervorgerufene Hyperaktivität und wenig durch Apomorphin induzierte Stereotypien, sehr wohl aber das Apomorphinerbrechen. Auch können Apomorphin- und Amphetaminantagonismus und Hemmung der bedingten Vermeidungsreaktion nicht mehr ohne weiteres als Indikatoren für die neuroleptische Potenz eines Psychopharmakons dienen.

Daher sind *zusätzliche verhaltensphysiologische Parameter* zur Beschreibung der pharmakologischen Wirkungen von Neuroleptika im Tierexperiment eingeführt worden. So beeinflussen Neuroleptika das Fütterungs-, Pflege- und Beutefangverhalten von Tieren, das ebenso wie hetero- und autoaggressives Verhalten negativ i. S. einer Hemmung beeinflußt wird (KREISKOTT 1980). Das in der Kinderpsychiatrie sehr gebräuchliche *Floropipamid* (Dipiperon) setzt bei Mäusen ziemlich spezifisch den durch Isolierung hervorgehobenen Kampftrieb herab, dämpft das aggressive Verhalten bei Affen und erhöht deren Toleranz gegenüber Kontaktspielen ihrer Artgenossen und hemmt das konditionierte Flucht- und Vermeidungsverhalten bei Hunden. Außer dem Spontanverhalten wird auch das pharmakogen induzierte Verhalten von Tieren durch Antipsychotika verändert: So kommt es zu charakteristischen, verhaltensphysiologisch beschreibbaren Änderungen des durch Tryptamin induzierten Krampfverhaltens bei Ratten.

Darüber hinaus hat sich gezeigt, daß z. B. durch Apomorphininjektion induzierte Verhaltenskomponenten wie Lokomotion und Zwangsnagen durch verschiedene Neuroleptika unterschiedlich beeinflußt werden: Während die lokomotorische Aktivität der Ratte durch *Sulpirid* und *Clozapin* eindeutig behindert wird, wird das Zwangsnagen ganz bevorzugt durch *Haloperidol* und *Metoclopramid* gehemmt (LJUNGBERG u. UNGERSTEDT 1978). Die Autoren führen diese Unterschiede darauf zurück, daß durch Neuroleptika verschiedene dopaminerge Übertragungsmechanismen beeinflußt werden (s. Kap. 3.5.5).

Den verhaltensphysiologischen Befunden entspricht beim Menschen die antipsychotische Wirkung der Neuroleptika, insbesondere bei endogenen und exogenen schizophrenen Psychosen, bei der Manie und bei deliranten Zuständen. Obwohl Neuroleptika psychomotorische Unruhe- und Erregungs- und emotionale Spannungszustände lindern, sind sie keine eigentlichen Sedativa, die lediglich eine dämpfende, nicht aber antipsychotische Wirkung haben. Das *neuropharmakologische Wirkprofil* der Neuroleptika ist *differenzierter, komplexer* und *spezifischer* als dasjenige der herkömmlichen Sedativa, was in erster Linie mit dem *Wirkort* im Bereich des ZNS zusammenhängen dürfte (s. Kap. 3.5.5). Aus (neuro-)psychologischen und klinischen Beobachtungen und aufgrund neurophysiologisch-neurochemischer Befunde ist zu schließen, daß Neuroleptika neben motorischen und vegetativen Funktionen ganz besonders auf die Wahrnehmung, das Denken und Fühlen des Menschen Einfluß nehmen, also auf *spezifisch anthropologische Leistungen* und *Seinsweisen,* die im Tierversuch nicht darstellbar sind.

Trotz der in Kap. 3.5.2 beschriebenen strukturchemischen Variabilität ist das Wirkungsspektrum der Neuroleptika erstaunlich ähnlich. Die wesentlichen Unterschiede bestehen hinsichtlich der neuroleptischen Potenz und der Affinität zu extrapyramidal-motorischen Symptomen. Bei Auftreten starker dysleptischer Symtome sind die vegetativen Begleiterscheinungen wie Müdigkeit, Schläfrigkeit, Mundtrockenheit, Blutdruckerniedrigung, Tachykardie und Akkomodationsstörungen vergleichsweise gering und vice versa sind bei Neuroleptika mit relativ geringen extrapyramidal-motorischen Nebenwirkungen stärkere vegetative Symptome zu beobachten. Besonders ausgeprägt sind die anticholinergischen Eigenschaften beim *Clozapin* und *Thioridazin* bei fehlender extrapyramidal-motorischer Symptomatik.

Die pharmakologische Wirkung von Neuroleptika auf den *kindlichen Organismus* wird zusätzlich zu den einleitend erwähnten Bedingungen durch folgende entwicklungsphysiologische Faktoren modifiziert: Psychiatrische Symptome interferieren mit der psychophysischen Entwicklung und Reifung des Kindes, die Prognose einer psychotischen Erkrankung ist bei frühem Beginn schlechter als bei Erwachsenen, alle therapeutischen Interventionen haben über eine Symptombeseitigung hinaus letztlich die Ermöglichung und Förderung von Reifungsprozessen zum Ziel. Bei der Beurteilung der pharmakologischen Wirkung muß deshalb der jeweilige *psychophysische Entwicklungsstand* des Kindes berücksichtigt werden.

So reagieren psychotische Kinder auf ein und dasselbe Medikament unterschiedlich je nach Alter. Manche Kinder, die im jüngeren Alter stimulierende Pharmaka benötigen, reagieren später (mit 9-10 Jahren) günstiger auf sedierende Neuroleptika, die vorher keine Hilfe brachten. Die Butyrophenone und das *Trifluoperazin* (Jatroneural, Stelazine) haben sich zur Behandlung älterer psychotischer Kinder als wesentlich wirksamer erwiesen als bei jüngeren autistischen Kindern (FISH 1976; COHEN et al. 1980). Pharmaka aus der Reihe der Thioxanthene, insbesondere das *Thiothixen* (Orbinamon, Navane), hatten durch ihre gegenüber dem Trifluoperazin geringere sedative, aber stärkere stimulierende Wirkung einen günstigen Effekt auf autistische Vorschulkinder (CAMPBELL et al. 1970).

Chlorpromazin und *Haloperidol* haben sich sowohl in placebokontrollierten

Doppelblindstudien als auch im Vergleich mit *Methylphenidat* (Ritalin) als effizient zur Behandlung hyperaktiver, nicht-retardierter Schulkinder erwiesen (WERRY et al. 1976). In niedrigen Dosen (0,025 mg/kg KG) zeigte *Haloperidol* eine günstige Wirkung auf Konzentration, Ausdauer, Hyperimpulsivität, Gedächtnis und Lernleistung, die mit derjenigen von Methylphenidat vergleichbar war. Mehrere Studien sprechen dafür, daß *Thioridazin* bei hyperkinetischen und aggressiven, geistig retardierten Kindern günstig wirkt und gegenüber Amphetaminen und Placebo eindeutig überlegen ist (ALEXANDRIS u. LUNDELL 1968; LIPMAN 1970).

Fluphenazin, Haloperidol, Trifluoperidol und *Pimozid* haben bei kindlichen und jugendlichen Psychosen eine gute Wirksamkeit bewiesen. Bei autistischen Kindern hat sich die Kombination von Haloperidol und verhaltenstherapeutischen Techniken bei der Sprachanbahnung und Behandlung von Stereotypien und autistischem Rückzug bewährt (CAMPBELL et al. 1978).

Auch Zwangsphänomene, Zwangsbewegungen und Tics, insbesondere vom Gilles-de-la-Tourette-Typ, werden durch Butyrophenone (Haloperidol, Pimozid) und durch das Benzamidderivat *Tiaprid* günstig beeinflußt.

Ein Hinweis auf das Vorliegen neuraler Wirkmechanismen der Antipsychotika ergibt sich aus deren *neurophysiologischen Eigenschaften*. Frequenzanalysen des EEG unter Neuroleptikaeinfluß haben gezeigt, daß es zu *Veränderungen der Frequenzaktivitäten* kommt, und zwar vorwiegend zu Frequenzminderungen im Alpha- und Betabereich und zu einer Zunahme langsamer Wellen im Delta- und Thetabereich. Das EEG von gesunden Probanden und schizophrenen Patienten unter Einnahme von *Clozapin* zeigt andersartige Veränderungen als unter Neuroleptikaeinwirkung. Die Spektralanalyse zeigt eine leichte Verminderung und Verlangsamung im Alphabereich und ein hochsignifikantes Anwachsen der Delta- und Thetaaktivität sowie eine geringfügige Zunahme der Betaaktivität. Diese Unterschiede können mit dem gegenüber gewöhnlichen Neuroleptika andersartigen Wirkspektrum des Clozapins in Zusammenhang gebracht werden. *High-risk-for-schizophrenia-Kinder* haben ähnliche Muster wie *psychotische Kinder* und schizophrene Erwachsene. Daraus ist zu schließen, daß die neurophysiologischen Korrelate schizophrener Psychosen bereits lange Zeit vor Ausbruch der akuten Erkrankungen manifest sind. Außerdem läßt dies den vorsichtigen Schluß zu, daß das Vorliegen von vermehrter amplitudenniedriger schneller Aktivität und einer Abnahme der Alphaaktivität eine Prädisposition für Schizophrenien darstellt. Psychotrope Medikamente haben auch eine Veränderung der *evozierten Potentiale* zur Folge, insbesondere eine Verlängerung der Latenzzeit, sowohl in der frühen als auch vor allem in der späten Phase.

Auf die CNV („Contingent Negative Variation") scheinen Neuroleptika keinen nennenswerten Einfluß zu haben, in mittleren und höheren Dosierungen kann es zu einer Reduktion der CNV-Amplitude kommen. Letzteres ist ausgeprägter nach Applikation von Sedativa, während Stimulanzien in der Regel – aber nicht immer – zu einer Amplitudenzunahme der CNV führen.

Die Beeinflussung der neurophysiologischen Aktivität des ZNS durch psychotrope Substanzen findet ihren Ausdruck auch darin, daß es durch Neuroleptikagabe zum Auftreten *epileptischer Anfälle* kommen kann. Dies wurde erstmals unter *Chlorpromazin*, später auch bei anderen Neuroleptika beobachtet. Bei der Applikation von *Phenothiazinen* mit einer *aliphatischen* Seitenkette ist das *Risiko* für das Auftreten von Krampfanfällen *größer* als bei Phenothiazinen mit einer Piperazinylseitenkette. Tierexperimentelle Befunde mit neuroleptisch induzierten Krampfanfällen sind uneinheitlich. Durch Neuroleptika kann es sowohl zu einer Verstärkung als auch zu einer Abschwächung der elektrophysiologischen Reizschwelle kommen. Die Effekte sind dosisabhängig: So erhöhen niedrige Dosen Chlorpromazin die Reizschwelle, während sie durch hohe Dosen erniedrigt wird. Neuroleptika haben einen *antagonisierenden Effekt* gegenüber zahlreichen (jedoch nicht allen!) Antikonvulsiva. Dies gilt z. B. für Diphenylhydantoin (Zentropil, Phenydan).

3.5.4 Pharmakokinetik

Die klinische Wirksamkeit eines Pharmakons wird in der Hauptsache durch dessen *Konzentration* und die jeweilige *Wirkdauer* am *Wirkort* bestimmt. Diese Determinanten hängen aber wesentlich von pharmakokinetischen Variablen ab wie Resorption, Proteinbindung, Verteilungsmuster in verschiedenen Geweben und Organen, Metabolismus und Ausscheidung. Eine möglichst gründliche Kenntnis der pharmakokinetischen Eigenschaften von Neuroleptika hat eine exaktere Dosierung zur Konsequenz; die Bestimmung von Blutplasmaspiegeln ist hierbei zwar eine wesentliche, aber keine absolute Hilfe, weil sie nur ein ungefähres Maß für die genannten Parameter darstellt.
Die pharmakokinetischen Eigenschaften neurotroper Substanzen variieren in Abhängigkeit vom Alter. Beim *Kind* sind diese *Variationen* besonders *stark ausgeprägt* infolge der sich stets ändernden Wachstums- und Reifungsprozesse, auch im neurophysiologischen und neurochemischen Bereich. Aber auch unabhängig hiervon ist das pharmakokinetische Verhalten von Neuroleptika schwer bestimmbar. Es ist im allgemeinen durch eine *hohe Fettlöslichkeit,* eine *rasche Resorption* und ein sehr *kompliziertes Verteilungs- und Eliminationsmuster der individuellen Metaboliten* bestimmt. Unterschiedlich lange biologische Halbwertszeiten und vor allem starke interindividuelle Unterschiede bei der Verstoffwechselung erschweren die Voraussagbarkeit des pharmakokinetischen Verhaltens der verschiedenen Neuroleptika und damit der klinischen Auswirkungen sowohl bei Einzeldosisverabreichung als auch bei Langzeitbehandlung.
Die *lipophilen Eigenschaften* der Neuroleptika bewirken deren *starke Affinität* zu *Membranstrukturen*. Daraus resultiert eine relativ *hohe Bindung an Gewebestrukturen*. Nach heutiger Sicht steht der freie, nicht an Plasmaproteine gebundene Teil des jeweiligen Neuroleptikums mit dem Zielgewebe, d.h. mit der Konzentration am Wirkort im Gleichgewicht. Für *Chlorpromazin, Haloperidol* und *Perazin* ergaben sich intraindividuelle Unterschiede in der freien Fraktion um einen Faktor von 2, erheblich größere Unterschiede zwischen verschiedenen Patienten wurden beim *Thioridazin* und seinen Metaboliten gemessen

(Faktor um 8). Diese, bei den verschiedenen Substanzen unterschiedlich starken Variationen sind bei der pharmakologischen Bewertung der Serumplasmaspiegel von Neuroleptika zu berücksichtigen: Variationen um mehr als den Faktor 2 machen die aufwendige Bestimmung der frei im Plasmawasser gelösten Neuroleptikafraktionen notwendig, wenn man Rückschlüsse auf optimale Dosierungen beim Patienten gewinnen will.

Die Pharmakokinetik der trizyklischen Neuroleptika ist außer durch deren hohe Bindungsfähigkeit an Gewebsstrukturen durch eine hohe hepatische Clearance gekennzeichnet. Die extrahepatischen Pharmaspiegel sind deshalb stark von der Applikationsart abhängig. Die intestinale Resorption ist gut, bei *Chlorpromazin* und *Trifluoperazin* wurde jedoch eine hohe hepatische Extraktion gemessen (SCHMALZING 1977). Autoradiographische Verteilungsstudien bei Tieren haben ergeben, daß die Neuroleptikakonzentration in peripheren parenchymatösen Organen (Lunge, Leber, Nieren, Intestinum) am höchsten, im Gehirn dagegen relativ niedriger ist. Neueste Studien mit radioaktiv markierten *Butyrophenonderivaten* haben Hinweise dafür ergeben, daß diese Substanzgruppen eine Präferenz für dopaminerge Hirnstrukturen mit hohem Dopamingehalt haben (LADURON et al. 1978).

Um Aussagen über die Beziehungen zwischen Dosis, Blutspiegel und pharmakologischer Wirksamkeit machen zu können, ist die Bestimmung von Tagesprofilen notwendig. Letztere schwanken in Abhängigkeit von der *biologischen Halbwertszeit*. Neuroleptika mit kurzer Halbwertszeit zeigen ausgeprägte Maxima und Minima im *Tagesprofil*, während bei Pharmaka mit langer Halbwertszeit erst innerhalb mehrerer Wochen eine Kumulation zu einem konstanten Gleichgewichtsspiegel erreicht wird.

Die *biologischen Halbwertszeiten* der verschiedenen Neuroleptika weisen eine *hohe inter- und intraindividuelle Streubreite* auf. *Kinder verstoffwechseln* die Substanzen im allgemeinen *schneller*, so daß die Halbwertszeiten in der Regel unter den bei Erwachsenen gemessenen Werten liegen; so ist die Halbwertszeit von Haloperidol bei Kindern unter 12 Jahren viermal kürzer als bei Erwachsenen!

Die biologische Halbwertszeit nach einmaliger oraler Gabe von *Thioridazin* (Melleril) liegt bei Erwachsenen bei etwa 10 Stunden, bei einem Blutspiegel zwischen 0,13 und 0,52 µg/ml. Unter Langzeitbehandlung mit mehrfachen Einzeldosierungen werden größere Schwankungen (zwischen 0,15 und 1,26 µg/ml) beobachtet. Das *Verteilungsmuster der Thioridazinmetaboliten* unterliegt noch größeren intraindividuellen Unterschieden. Bei Phenothiazinen mit aliphatischer Seitenkette ist diese Variabilität ebenfalls groß. Die Halbwertszeit von *Fluphenazin* (Dapotum, Lyogen) nach einmaliger oraler oder intramuskulärer Applikation liegt bei etwa 15 Stunden, in der Depotform als Decanoat dagegen bei 5,3–11,7 Tagen (CURRY et al. 1979). Im übrigen konnten von mehreren Arbeitsgruppen positive Korrelationen zwischen Fluphenazin – sowie *Perazin*-Spiegeln im Serum und klinisch-psychopathologischen Befunden festgestellt werden (COOPER 1978; HARRIS et al. 1982).

Über die Pharmakokinetik der *Thioxanthene* bei Erwachsenen und Kindern ist wenig bekannt; sie scheinen sich jedoch ähnlich zu verhalten wie die Pheno-

thiazine mit analogen Seitenketten. Bei langdauernder Therapie mit *Thiothixen* (Orbinamon) kommt es zu einem Abfall der Plasmaspiegel, wahrscheinlich als Folge einer Induktion wirkstoffabbauender Enzymsysteme.
Die Halbwertszeit von *Clozapin* (Leponex) nach Einzeldosis liegt bei 6 Stunden, nach 6-10 Tagen werden stabile Pharmahalbwertszeiten erreicht (ACKENHEIL u. HIPPIUS 1977). Beim Haloperidol schwankt die Halbwertszeit bei Erwachsenen zwischen 12,6 und 35,5 Stunden aufgrund verschiedener Untersuchungen. Stabile Serumwerte sind nach etwa 2-5 Tagen zu erwarten. Bei Kindern unter 12 Jahren variiert die Halbwertszeit von *Haloperidol* zwischen 3 und 7 Stunden (COHEN et al. 1980). Die biologische Verfügbarkeit oral verabreichten *Haloperidol* liegt bei 50%.
Die Benzamide *Sulpirid* und *Tiaprid* werden nach oraler Aufnahme rasch resorbiert. Bereits nach 1-3 Stunden werden maximale Plasmaspiegel erreicht. Die plasmatische Halbwertszeit von *Tiaprid* liegt bei 4 Stunden, diejenige von *Sulpirid* zwischen 7 und 9 Stunden. Beide Substanzen werden zu 90% vorwiegend in unveränderter Form ausgeschieden; sie werden nur in sehr geringem Maße metabolisiert (*Sulpirid* zu etwa 5%, *Tiaprid* zu etwa 10-15%).
Die *Plasmaproteinbindung* der meisten Neuroleptika liegt bei Erwachsenen bei über 90%. Ähnlich wie bei den Antidepressiva nimmt der Grad der Bindung an die Plasmaproteine mit ansteigendem Alter zu, wobei die Endwerte bis zum Eintritt in die Pubertät erreicht werden. Die Relation zwischen proteingebundener Neuroleptikafraktion und freier Fraktion befindet sich jeweils in einem *dynamischen Gleichgewicht*.
Die Pharmakokinetik und damit die Wirksamkeit der Neuroleptika werden stark von der *Metabolisierung* bestimmt. Dies gilt in besonderem Maße für die *trizyklischen Neuroleptika*, deren Metaboliten z. T. ihre lipophilen Eigenschaften bewahren und die somit *pharmakologische Wirkungen* haben, die denjenigen ihres Ausgangsprodukts qualitativ und quantitativ ähneln. Dies ist z. B. bei den Oxydationsprodukten von *Thioridazin* der Fall, die als *Mesoridazin* (Serentil) und als *Sulforidazin* (Inofal) als eigene Präparate eingeführt sind. Es zeigt sich also, daß es wichtig ist, die Metaboliten der einzelnen Pharmaka zu kennen.
Die *Sulfoxydation* (Oxydation am Schwefelatom) ist ein Hauptabbaumechanismus der Phenothiazine und Thioxanthene, sie kann in Lebermikrosomen qualitativ und quantitativ nachgewiesen werden. Die Sulfoxide bilden das Hauptausscheidungsprodukt der Phenothiazine.
Ein weiterer Abbaumechanismus ist die *Oxydation* von ringplazierten *Kohlenstoffatomen*. Als einzige auf diese Weise entstandene Metaboliten konnten Phenole und ihre Konjugationsprodukte (in erster Linie Glukuronisierung) identifiziert werden. Die Hydroxylierung erfolgt beim *Promazin* (Protactyl) in der 3er Position, beim *Chlorpromazin* (Megaphen) und beim *Fluphenazin* (Dapotum, Lyogen) in der 7er Position. Das *Thioridazin* (Melleril) kann auch über eine *Ringspaltung* mit Bildung eines Methylthioäther abgebaut werden. Die Methylthiogruppe (-S-CH_3) am C2-Atom des Thioridazins wird weitgehend zu Sulfoxid- und Sulfonmetaboliten abgebaut (Nachweis in Serum und Urin des Menschen).

Veränderungen an der N 10-Seitenkette betreffen in erster Linie die *N-Dealkylierung*, d. h. die Abspaltung der Methylsubstituenten unter Bildung von Alkylaldehyden und Aminen, die *Oxydation des Piperazinrings* und die *N-Oxydation*. Die Seitenkettendealkylierung ist ein Abbauschritt bei Phenotiazinen mit alipathischen und Piperazinseitenketten und bei den Thioxanthenen. Die N-Dealkylierungsprodukte sind lipophile Bestandteile und haben ein ähnliches Verteilungsmuster wie die Ausgangssubstanzen (BREYER-PFAFF 1980).

Der Abbau von *Clozapin* (Leponex) wird durch Austausch des Chloratoms gegen eine Hydroxyl- oder eine Thiomethylgruppe eingeleitet. Weitere Abbauwege des Clozapins sind der Einbau von Karbonylgruppen in den Piperazinring sowie die Bildung von *Desmethylclozapin* und von *Clozapin-N-Oxyd*. Die beiden letzteren Substanzen wurden im Plasma und Urin nachgewiesen.

Die *Butyrophenone* werden weitgehend metabolisiert, bevor sie ausgeschieden werden. Der Hauptabbauweg des *Haloperidol* geht über eine oxydative N-Dealkylierung mit der Bildung von *p-Fluorobenzolpropionsäure*, die weiter zu *p-Fluorophenylessigsäure* abgebaut wird, die dann als Glyzinkonjugat ausgeschieden wird. Analogen Abbaumechanismen unterliegen auch andere Butyrophenonderivate; so wird das *Pimozid* (Orap) über 4,4-Bis-(p-Fluorophenyl)-Buttersäure zu Bis-(p-Fluorophenyl)-Essigsäure metabolisiert.

3.5.5 Wirkungsmechanismen

Will man die Wirkungsweisen von Neuroleptika auf neurale Strukturen beschreiben, so geht man am zweckmäßigsten von deren hemmender Wirkung auf die Impulsübermittlung an der Synapse aus. Neuroleptika hemmen in erster Linie die durch Dopamin und in unterschiedlichem Ausmaß auch die durch andere Monoamine vermittelte interneuronale Impulsübertragung durch eine postsynaptische Rezeptorblockade. Die sinnvolle Funktion neuraler Prozesse ist an das aufeinander abgestimmte Zusammenspiel dieser Überträgersubstanzen (Neurotransmitter) gekoppelt, die in Form eines *Mehrfachzügelsystems* mit agonisierenden und antagonisierenden exzitatorischen und inhibitorischen Wirkungen agieren. Die Neurotransmitterfunktionen selbst werden wiederum von neurochemischen und neurophysiologischen *Regelkreisprozessen* gesteuert. In dieses komplizierte, mehrfach determinierte System greifen Neuroleptika auf verschiedene Weise ein:

1. Die neuroleptischen Eigenschaften des heute als Psychopharmakon kaum noch verwendeten Rauwolfia-Alkaloids *Reserpin* beruhen auf dessen monoaminentspeichernder Wirkung. Reserpin führt ähnlich wie das zur Behandlung akuter und chronischer Schizophrenien verwandte Rauwolfia-Alkaloid Oxypertin (Forit) zu einer Entspeicherung der Katecholamine Noradrenalin und Dopamin, in geringerem Maße auch des Indolamins 5-Hydroxytryptamin (Serotonin). Beide Substanzen entleeren die präsynaptischen Speichergranula von den erwähnten Monoami-

nen, indem sie die Wiederaufnahme in die Speichergranula hemmen, wo sie vor dem Abbau durch die MAO geschützt wären. Infolgedessen werden diese Monoamine in verstärktem Maße enzymatisch inaktiviert, so daß die *Verfügbarkeit* am postsynaptischen Rezeptor *vermindert* ist. Für die neuroleptischen Effekte der Rauwolfia-Alkaloide ist deren dopaminentspeichernde Wirkung verantwortlich.

2. Die antipsychotische Wirkung der Neuroleptika beruht in der Hauptsache auf einer *kompetitiven Dopaminrezeptorblockade*. Diese läßt sich tierexperimentell unmittelbar verifizieren durch die antagonisierende Wirkung der Neuroleptika gegenüber Dopaminrezeptoragonisten wie *Apomorphin*. Es besteht eine Korrelation zwischen diesen antagonistischen Fähigkeiten und der klinisch-antipsychotischen Potenz der einzelnen Neuroleptika. In jüngster Zeit haben tierexperimentelle Befunde Hinweise für die Existenz mindestens zweier voneinander unterscheidbarer Dopaminrezeptortypen ergeben, die als DA1- bzw. DA2-Rezeptoren bezeichnet werden (COSTALL u. NAYLOR 1979). Stimulation der DA1-Rezeptoren bewirkt Hyperaktivität, die durch die üblichen Neuroleptika günstig beeinflußt wird; Stimulation der DA2-Rezeptoren bewirkt oro-linguo-faziale Dyskinesien, die gegenüber den üblichen Neuroleptika resistent sind. Es gibt jedoch potente DA2-Blocker wie das *Pimozid* (Orap), die Benzamidderivate *Tiaprid* (Tiapridex) und DAN 2163. Während *Pimozid* und *DAN 2163* hochpotente Antipsychotika sind, hat *Tiaprid* keine antipsychotischen Eigenschaften, es ist aber zur Behandlung choreatisch-dyskinetischer Bewegungsstörungen und von Tics sehr geeignet. – DA1-Rezeptoren finden sich gehäuft im N. accumbens und im Tuberculum olfactorium sowie zerstreut im gesamten Striatum. DA2-Rezeptoren sind besonders im medialen Teil des Neostriatum anzutreffen und kommen sonst in diffuser Verteilung vor. Entsprechend führen lokale Dopamininjektionen in den Nucleus accumbens zu Hyperaktivität, die durch Neuroleptika gehemmt wird, während durch direkte Dopaminapplikation in das mediale Neostriatum oro-linguofaziale Dyskinesien und Stereotypien hervorgerufen werden können, die auf DA2-Blocker wie *Pimozid* und *Tiaprid* ansprechen (weitere Einzelheiten s. Kap. 2.2).

3. Als Folge der neuroleptikabedingten Dopaminrezeptorblockade kommt es über Feedback-Mechanismen zu einer Stimulation der Dopaminsynthese und zu einem *meßbaren Anstieg des Dopaminturnovers*. Außerdem wird die Dopaminfreisetzung erleichtert. Es wurde eine *enge Korrelation* zwischen der Steigerung des Dopaminstoffwechsels im dopaminergen Striatum der Ratte und dem *Apomorphinantagonismus* nach Applikation von Neuroleptika gefunden. Der gesteigerte Dopaminumsatz läßt sich auch durch einen Anstieg des Dopaminmetaboliten *Homovanillinsäure* (HVA) im Liquor und Urin von neuroleptisch behandelten Patienten nachweisen. Darüber hinaus kommt es zu einer verstärkten Tyrosinhydroxylaseaktivität und zu einem Anstieg des Dopaminvorläufers *Dihydroxyphenylalanin* (DOPA).

Die *Feedback-Mechanismen,* die nach Neuroleptikablockade der postsynaptischen Rezeptoren für die Steigerung des Dopaminstoffwechsels verantwortlich zu machen sind, sind neuroanatomisch und -physiologisch an die Existenz neuronaler Schleifen gebunden, die die Information von den postsynaptischen Neuronen an die Zellkörper und Dendriten zurückmelden. Eine wichtige Rolle spielen hierbei darüber hinaus in den dopaminergen Neuronen selbst lokalisierte Dopaminrezeptoren, sog. *Autorezeptoren.* Stimulation der Autorezeptoren durch Dopamin führt zu einer Abnahme der Dopaminfreisetzung und -synthese; eine Blockierung durch Neuroleptika bewirkt umgekehrt eine Steigerung der impulsbedingten DA-Freisetzung (weitere Einzelheiten s. Kap. 2.2.4.2).
4. Zahlreiche Neuroleptika blockieren nicht nur Dopamin-, sondern auch α-adrenerge Rezeptoren, wodurch es ebenfalls infolge Feedback-Wirkung zu einem Anstieg der Noradrenalinsynthese und des Noradrenalin-turnover kommt. Allerdings ist die Korrelation zwischen der Beeinflussung des Noradrenalinstoffwechsels und der neuroleptischen Wirkung gering.
Die sedierenden und orthostatischen Nebenwirkungen zahlreicher Neuroleptika korrelieren mit deren α-rezeptorenblockierender Wirkung.
5. Neuroleptika hemmen die dopaminbedingte Stimulation der *Adenylatzyklase,* die ATP in zyklisches AMP verwandelt. Die Blockierung der dopaminsensitiven Adenylatzyklaseaktivität ist allen klassischen Neuroleptika eigen, jedoch ist die blockierende Wirkung unterschiedlich und z. B. bei den *Butyrophenonen* geringer ausgeprägt als aufgrund deren neuroleptischer Potenz zu erwarten wäre. Die *Benzamide* (Sulpirid, Tiaprid und DAN 2163) hemmen die Adenylatzyklase *nicht* und blockieren auch nicht wie die übrigen Neuroleptika die Bildung von zyklischem AMP. Dies ist experimentell in vivo nach Verabreichung von Apomorphin nachgewiesen worden, das als Dopaminrezeptoragonist die Aktivierung von Adenylatzyklase fördert und damit eine Akkumulation von zyklischem AMP bewirkt (MEMO et al. 1981). Dieses abweichende Verhalten der *Benzamide* erklärt sich durch deren elektive Wirkung auf DA2-Rezeptoren, die *nicht* an der enzymatischen Synthese von zyklischem AMP beteiligt sind (weitere Einzelheiten s. Kap. 2.2).
6. Neuroleptika greifen nicht nur in den Dopaminhaushalt ein, sondern beeinflussen auch nicht-katecholaminerge Systeme. Der Serotoninturnover wird durch Neuroleptika kaum tangiert, lediglich vom *Chlorprothixen* (Taractan, Truxal) ist eine Hemmung der 5-Hydroxytryptamin-Synthese bekannt. Das als Neuroleptikum kaum noch eingesetzte *Reserpin* verdankt, wie unter 1. bereits erwähnt, seine pharmakologische Wirkung z. T. einer Serotoninentspeicherung der präsynaptischen Nervenendigung.
Neuroleptika unterschiedlicher Klassifikation wie *Chlorpromazin, Haloperidol, Clozapin* und *Thioridazin* stimulieren den turnover und die Freisetzung von Azetylcholin im N. caudatus. Im Gegensatz hierzu hemmen Dopaminrezeptorsynergisten wie L-DOPA und Apomorphin die Aze-

tylcholinfreisetzung und wirken dem durch Neuroleptika geförderten Neurotransmitter-release entgegen. Vermutlich sind die kurzen cholinergen Neurone im Striatum unter inhibitorischer dopaminerger Kontrolle, die unter Neuroleptika infolge der Rezeptorblockade aufgehoben wird. Dieser Effekt wird in der sehr dopaminreichen limbischen Region nicht beobachtet, was darauf schließen läßt, daß die dopaminerge Kontrolle auf cholinerge Neurone im Striatum stärker ist als im limbischen System (BARTHOLINI et al. 1975). Diese Befunde sind hochinteressant, da sie eine Erklärung für die Tatsache geben, daß die extrapyramidalmotorischen Nebenwirkungen von Neuroleptika durch Anticholinergika aufgehoben oder zumindest gemindert (infolge Hemmung der neuroleptikabedingten Steigerung des striären Azetylcholin-turnovers), deren antipsychotischen Eigenschaften dadurch aber nicht beeinflußt werden (mesolimbische Wirkung!).

Es scheint so, daß Neuroleptika auch – indirekt – auf die GABA-erge Neurotransmission einwirken. GABA wirkt gegenüber Dopamin antagonistisch: Lokale Applikation von GABA an nigrostriäre dopaminerge Neurone hat eine Hemmung der Feuerrate dieser Neurone zur Folge, die im Gegensatz zur Dopaminwirkung auch nach Vorbehandlung mit einem Neuroleptikum persistiert. Durch mikrojontophoretische Applikation von GABA in die Substantia nigra wird der Dopamin-turnover im Striatum erniedrigt, was ebenfalls belegt, daß die inhibitorisch wirksame GABA regulierend auf dopaminerge Neurone einwirkt. Die durch GABA hervorgerufenen biochemischen Reaktionen gehen mit Verhaltensänderungen einher, die durch Neuroleptikagabe potenziert werden (CARLSSON 1980). Da GABA und GABA-erge Pharmaka nicht nur auf dopaminerge nigrostriäre, sondern auch auf mesolimbische Bahnen einwirken – GABA und GABA-Mimetika erniedrigen den limbischen Dopamin-turnover in noch stärkerem Maß als den striären –, haben sie auch einen antipsychotischen Effekt! *Haloperidol* verstärkt den GABA-turnover im Striatum und in der Substantia nigra. Die antipsychotische Neuroleptikawirkung ist also z. T. auch durch deren Einfluß auf den antidopaminergen, inhibitorisch wirksamen GABA-Zügel bedingt. Dabei ist unwahrscheinlich, daß Neuroleptika die GABA-Rezeptoren beeinflussen, da sie sie in vitro nicht oder nur in sehr hohen Dosen [^{3}H]-GABA von den Membranbindungsstellen zu verdrängen vermögen. Die Wechselwirkungen zwischen GABA-Stoffwechsel und Neuroleptika bedürfen noch weiterer Erforschung.

Die *extrapyramidalmotorischen Nebenwirkungen* der Neuroleptika sind auf eine *Enthemmung der striären cholinergen Aktivität infolge Blockade der dopaminergen Mechanismen* zurückzuführen. Während einer längerdauernden Neuroleptikamedikation kommt es zu einer spontanen Abnahme der Parkinson-Symptome (Rigidität, Tremor), wahrscheinlich infolge der Entwicklung einer *Überempfindlichkeit der Dopaminrezeptoren* gegenüber Dopamin. Choreatiforme Bewegungen i. S. einer *tardiven Dyskinesie* sind durch eben diese Überempfindlichkeit von Dopaminzellen gegenüber Dopamin möglicherweise zu erklären, wodurch die neuroleptisch bedingte Dopaminrezeptorenblockade funktionell teilweise wieder aufgehoben wird. Entsprechend wird die Azetylcholinaktivität wieder stärker gehemmt, was die choreatischen Symptome fördert. Die tardiven Dyskinesien werden deshalb durch Anwendung von potenteren Neuroleptika einerseits und durch die Verabreichung von Cholinergika andererseits gebessert. Im Gegensatz dazu aggravieren Anticholinergika die Symptome.

Eine *Überempfindlichkeit dopaminerger Neurone gegenüber Dopamin* im limbischen System nach Langzeitmedikation scheint bei einigen Patienten eine Rolle zu spielen, bei denen ein Nachlassen der antipsychotischen Wirksamkeit der verabreichten Neuroleptika zu beobachten ist.

Bereits in der Frühzeit neuroleptischer Therapie wurde, z. B. beim *Thioridazin*, eine Dissoziation zwischen antipsychotischer Wirksamkeit und extrapyramidalmotorischen Symptomen beobachtet. Auch sind die interindividuellen Unterschiede in dieser Hinsicht groß: Manche Patienten zeigen bei fehlender oder nur geringer antipsychotischer Besserung hochgradige striopallidäre Symptome und umgekehrt. Atypische Neuroleptika wie das *Clozapin,* das *Sulpirid* oder das DAN 2163 beeinflussen den limbischen Dopamin-Turnover in stärkerem Maße als den striären, wodurch sich das Ausbleiben bzw. die sehr geringe Ausprägung extrapyramidalmotorischer Nebenwirkungen erklären läßt. Die Ursache für die Präferenz der Wirkweise von *Clozapin* und der *Benzamide* auf das limbische System ist letztlich unbekannt. Eine unterschiedliche Rezeptoraffinität (limbisch versus striär) konnte ausgeschlossen werden. Wahrscheinlich spielen Unterschiede hinsichtlich der anticholinergischen Eigenschaften und der jeweiligen Affinität gegenüber noradrenergen Rezeptoren eine Rolle ebenso wie verschiedenartige Blockierungseffekte auf die Adenylatzyklase, die z. B. von den *Benzamiden*, wenn überhaupt, nur sehr schwach gehemmt wird (MEMO et al. 1981).

Die Präferenz der Hemmwirkung „atypischer" Neuroleptika auf limbische dopaminerge Neurone spricht sehr dafür, daß das *mesolimbische System* das *anatomische Substrat* für die *antipsychotische Wirkung* von *Neuroleptika* darstellt!

3.5.6 Dosierung und Applikation

Dosierung und Applikationsweise von Neuroleptika haben das Erreichen einer wirksamen Konzentration am Wirkort, d. h. am neuralen Rezeptor, zum Ziel. Entsprechend dem Grundsatz „nil nocere" muß ein ausgewogenes Verhältnis zwischen nützlicher Wirkung und schädlicher Nebenwirkung, d. h. eine *optimale Effizienz* hinsichtlich Auswahl, Dosierung und Applikation des Neuroleptikums angestrebt werden. Das bedeutet, daß Komponenten wie Alter, Größe, humoraler und sexueller Reifestatus, Gewicht, Körperoberfläche, Zielsymptomatik, Soziodynamik, individuelle Reaktionsweise und Drogentoleranz berücksichtigt werden müssen. Insofern sind starre Dosierungsschemata unangebracht.

Grundsätzlich sollte *einschleichend* bis zum Eintritt des Wirkungsoptimum dosiert werden, wobei die *einzelnen Dosissprünge* auch wieder *nicht zu klein* gewählt werden dürfen, um die Gesamtdosis nicht durch neurale Adaptationsprozesse zu hoch zu treiben. Bei der Dosierung ist die zu behandelnde *Zielsymptomatik* zu berücksichtigen. Bei unspezifischen Verhaltensstörungen sollten möglichst niedrige Dosierungen gewählt werden, häufig reichen Dosierungen aus, die einhalb- bis zehnmal niedriger sind als diejenige bei Psychosen. Bei der Behandlung akuter Schlafstörungen im Rahmen pädiatrischer Erkrankungen reicht die Gabe von 1-2 mg/kg KG *Promethazin* (Atosil) bzw. 1-2 mg *Laevomepromazin* (Neurocil) aus, während bei psychotischen Unruhe- und Angstzuständen die mittlere Dosis dieser Präparate bei etwa 3-6 mg/kg KG/die liegt. Darüber hinaus hängt die Dosis vom *Krankheitsstadium* (akut, subakut, chronisch, Erhaltungsdosis) ab. Im akuten Stadium, vor allem bei krisenhaft-malignen Erregungszuständen oder bei Verweigerung der oralen Medikation ist die intramuskuläre oder intravenöse Applikation angezeigt.

Medikamentenwahl und Dosierung haben auch den jeweiligen *psychophysischen Entwicklungsstand* zu berücksichtigen. Psychotische Kinder reagieren auf ein und dasselbe Medikament unterschiedlich, je nach Alter. Manche Kinder, die im jüngeren Alter stimulierende Pharmaka benötigen, reagieren später (mit 9-10 Jahren) günstiger auf sedierende Neuroleptika, die vorher keine Hilfe brachten. Die Butyrophenone und das *Trifluoperazin* (Jatroneural, Stelazine) haben sich zur Behandlung älterer psychotischer Kinder als wesentlich wirksamer erwiesen als bei jüngeren autistischen Kindern (FISH 1976). Pharmaka aus der Reihe der Thioxanthene, insbesondere das *Thiothixen* (Orbinamon, Navane) hatten durch ihre gegenüber dem *Trifluoperazin* geringere sedative aber stärkere stimulierende Wirkung einen günstigen Effekt auf autistische Vorschulkinder (CAMPBELL et al. 1970). Die Dosierung von *Trifluoperazin* und *Thiothixen* zur Behandlung jüngerer autistischer Kinder liegt bei 0,01-0,07 mg/kg KG, bei älteren psychotischen Kindern werden etwa 0,2-0,3 mg/kg KG gegeben. Auch *Haloperidol* wird, vorwiegend in den USA, bei autistischen Kindern angewandt. CAMPBELL et al. (1978) beobachteten bei 40 Kindern mit einem frühkindlichen Autismus KANNER (Alter zwischen 2½ und 7 Jahren) eine günstige Wirkung auf die Sprachanbahnung. Die optimale Dosis lag zwischen 0,5 und 4,0 mg *Haloperidol*/Tag (mittlere Dosis: 1,65 mg/die). Diese Therapie erwies sich bei über 4jährigen Kindern als wirksam, nicht aber bei jüngeren.

Bei älteren psychotischen Kindern (Schulalter) liegen die mittleren *Haloperidol*-Dosen bei 5-10 mg/die (50-100 Tropfen), bei älteren Schulkindern und Jugendlichen kann die 1½-2fache Dosis gegeben werden, u. U. ist eine Steigerung auf das 3fache notwendig. Als *Richtwert* kann bei schizophrenen Kindern und Jugendlichen eine Dosierung von 0,1-0,5 mg/kg KG/die gelten.

Einen Überblick über die Dosierungen der in der Kinder- und Jugendpsychiatrie gebräuchlichen Neuroleptika gibt Tabelle 3.4.

Der *Wirkungseintritt* der einzelnen Neuroleptika ist unterschiedlich und hängt

Tabelle 3.4. Dosierung der in der Kinder- und Jugendpsychiatrie gebräuchlichen Neuroleptika

Stoffgruppe	Initialdosis (Richtwerte)	Erhaltungsdosis (Richtwerte)
PHENOTHIAZINE		
– Chlorpromazin (Megaphen)	1,5–3 mg/kgKG/die	3–6 mg/kgKG (75–150 mg)
– Thioridazin (Melleril)	1–3 mg/kgKG/die	3–6 mg/kgKG (75–150 mg)
– Laevomepromazin (Neurocil)	0,5–2 mg/kgKG/die	2–4 mg/kgKG (60–200 mg)
– Promethazin (Atosil)	0,5–2 mg/kgKG/die	2–4 mg/kgKG (50–200 mg)
– Periziazin (Aolept)	1–2 mg/die	10–15 mg/die
– Trifluoperazin (Stelazine, Jatroneural)	0,02–0,1 mg/kgKG	0,15–0,3 mg/kgKG (6–15 mg)
– Perphenazin (Decentan)	25–100 mg alle 1–2 Wochen Alter unter 6 Jahren: 4 mg/die; 6–12 Jahre: 6 mg/die; über 12 Jahre: 6–12 mg/die	
– Fluphenazin (Dapotum, Lyogen)	0,025–0,05 mg/kgKG/die	0,15–0,3 mg/kgKG (3–12 mg)
– Chlorprothixen (Truxal, Taractan)	0,5–1,0 mg/kgKG/die	1–4 mg/kgKG (150–300 mg)
– Thiothixen (Orbanimon)	0,02–0,05 mg/kgKG	0,15–0,3 mg/kgKG (3–6 mg)
BUTYROPHENONE u. VERWANDTE		
– Haloperidol (Haldol)	0,025–0,05 mg/kgKG	0,15–0,3 mg/kgKG (2–12 mg)
– Floropipamid (Dipiperon)	0,5–1 mg/kgKG	1–4 mg/kgKG (30–150 mg)
– Fluspirilene (Imap)	1–4 mg i.m./Woche	0,5–4 mg i.m./Woche
– Penfluridol (Semap)	10–20 mg/Woche	20–60 mg/Woche
– Pimozid (Orap)	0,003–0,01 mg/kgKG	0,03–0,1 mg/kgKG (2–6 mg)
BENZAMIDE		
– Sulpirid (Dogmatil)	1–2 mg/kgKG	5–10 mg/kgKG (300–600 mg)
– Tiaprid (Tiapridex)	2–5 mg/kgKG	5–10 mg/kgKG (150–300 mg)

natürlich auch von der jeweiligen Applikationsart ab. Die psychomotorische Dämpfung tritt bei ausreichend hoher Dosierung bereits innerhalb von Stunden ein, während die Distanzierung von Wahnsymptomen und Halluzinationen in der Regel erst nach etwa 1-2 Wochen beginnt. Letzteres ist allerdings stark vom jeweiligen Akuitätstyp der Psychose abhängig.
Überdosierungen können sich in Form extrapyramidalmotorischer Störungen (Parkinsonismus, Akathisie, Hypersalivation und oro-bucco-faziale Dyskinesien mit Schluck- und Schlundkrämpfen, Torticollis und Blickkrämpfen) äußern. Es kann auch zum Auftreten von zerebralen Krampfanfällen kommen oder bei stärkeren Intoxikationen zu Herz-Kreislauf- und Ateminsuffizienz und/oder Bewußtseinsstörungen (näheres s. Kap. 3.5.9).

3.5.7 Klinische Indikationen, Kontraindikationen

Die Hauptindikation der Neuroleptika stellen *wahnhaft-halluzinatorische Psychosen* dar, die sich auch schon im Kindesalter und in der Präpubertät manifestieren können. Bei akut-bewegten, produktiven Symptombildern haben sich stark wirksame und mittelstarke Neuroleptika, insbesondere die Butyrophenonderivate *Haloperidol* (Haldol), *Trifluoperidol* (Triperidol), *Benperidol* (Glianimon) und die Phenothiazine *Perazin* (Taxilan), *Butyrylperazin* (Randolectil), *Fluphenazin* (Dapotum, Lyogen), *Perphenazin* (Decentan), Periciazin (Aolept), *Trifluoperazin* (Jatroneural), *Chlorprothixen* (Truxal, Taractan) und *Thiothixen* (Orbinamon) bewährt. Ähnlich wie bei der Antiepileptikabehandlung ist es günstig, seine eigenen Erfahrungen mit einer kleinen Medikamentenauswahl zu machen.
Bei Psychosen mit unproduktiver Symptomatik („Minussymptome") wie Antriebsarmut, psychomotorische Gehemmtheit, Negativismus, Autismus, hat sich das Benzamidderivat *Sulpirid* (Dogmatil) bewährt. Dies gilt auch für den *frühkindlichen Autismus* KANNER. Angloamerikanische Autoren berichten über gute Erfahrungen mit hochpotenten Neuroleptika wie *Trifluoperazin* (Jatroneural), *Haloperidol* (Haldol) und *Fluphenazin* (Dapotum, Lyogen) bei autistischen Kindern (Besserung der autistischen Kontaktstörung, der Hyperaktivität, Ängstlichkeit, Agitiertheit und Förderung der Sprachanbahnung). Bei *chronischen* und häufig rezidivierenden *schizophrenen Psychosen* sind Depotpräparate wie *Flupenthixol* (Fluanxol), *Fluphenazindecanoat* (Dapotum D, Lyogen Depot), *Fluspirilene* (Imap), *Pimozid* (Orap) und *Penfluridol* (Semap) indiziert. Dies ist auch bei rezidivierenden psychotischen Zuständen infolge *Drogenabhängigkeit* der Fall. Injektionen der i.m. applizierbaren Depotpräparate heben etwa für die Dauer von 3 Wochen die Wirkung von Halluzinogenen wie LSD auf. Das *Penfluridol* (Semap) wird oral zunächst in einem Dosisbereich von 10-20 mg alle 8-10 Tage und schließlich als Erhaltungsdosis von 20-60 mg/Woche gegeben. Auch *Pimozid* (Orap) ist ein orales Langzeitneuroleptikum, das jedoch nur dann geeignet ist, wenn die tägliche Einnahme der Medikation gewährleistet ist.
Auch bei unspezifischen Verhaltensstörungen werden Neuroleptika mit gutem

Erfolg angewandt: Die Kinder zeigen eine Besserung ihres aggressiven und oppositionellen Verhaltens, können sich besser konzentrieren, geraten weniger in Auseinandersetzungen mit ihren Altersgenossen und sind pädagogisch leichter führbar. Es sprechen jedoch nicht alle Kinder mit solchen Verhaltensstörungen auf Neuroleptika an, und es ist wenig bekannt über die Gründe der unterschiedlichen Wirksamkeit.

Butyrophenone wie *Haloperidol* haben sich bei der medikamentösen Therapie des *Stotterns* bewährt (Dosierung: 0,9–1,5 mg/kg/die).

Kinder mit einem *hyperkinetischen Syndrom* als Folge einer leichten frühkindlichen Hirnschädigung sprechen mitunter gut auf Neuroleptika an; nach eigenen und Erfahrungen anderer Autoren wirken sich vor allem das Butyrophenonderivat *Floropipamid* (Dipiperon) und die Phenothiazine *Promethazin* (Atosil) und *Thioridazin* (Melleril) günstig auf die Hyperimpulsivität, die erhöhte Reizbarkeit und Ablenkbarkeit, die mangelnde Steuerbarkeit und Unkonzentriertheit aus. Es kann jedoch auch zu paradoxen Reaktionsweisen kommen, was Anlaß geben sollte, den Einsatz von Stimulanzien zu erwägen (vgl. Kap. 3.2).

Die *antiemetischen Eigenschaften* der Phenothiazine können bei der Therapie des Brechreizes und des Erbrechens unterstützend eingesetzt werden. Wegen ihrer *antiallergischen Eigenschaften* sind sie beim Quincke-Ödem, bei der Urtikaria, beim Status asthmaticus, bei Arzneimittelexanthemen und bei der allergischen stenosierenden Laryngitis besonders nützlich.

Ein besonderes Indikationsgebiet für Neuroleptika stellen *maligne Tic-erkrankungen* im Kindes- und Jugendalter dar. Dies gilt insbesondere für das *Gilles de la Tourette-Syndrom,* dem eine entzündlich bedingte oder funktionelle Unreife des Striatum als organische Basis zugrundeliegen dürfte. Diese Hypothese wird durch die gute Ansprechbarkeit auf Neuroleptika unterstützt, die durch ihre Wirkung auf dopaminerge Neurone des nigrostriären Systems die Filter- und Bremsfunktion des Corpus striatum für motorische Impulse unterstützen, bzw. eine Funktionsschwäche dieser Neuronenstruktur ausgleichen. Bislang standen bei der *Tic-Behandlung,* insbesondere beim GTS die Butyrophenone *Haloperidol* (Haldol) und *Pimozid* (Orap) ganz im Vordergrund. Eigene Untersuchungen mit dem Benzamidderivat *Tiaprid* (Tiapridex) haben dessen Wirksamkeit bei kindlichen Tics belegt, wobei besonders hervorzuheben ist, daß eine Beeinträchtigung kognitiver Funktionen, von Vigilanz, Aufmerksamkeit und Psychomotorik nicht zu beobachten ist (EGGERS et al. 1981). Unsere mit einer Doppelblind-cross-over-Studie gewonnenen Erfahrungen mit *Tiaprid* legten die Vermutung nahe, daß die Tic-Symptomatik am besten auf *Tiaprid* anspricht, wenn der organische Anteil am Wirkungsgefüge der Tic-Symptomatik besonders groß ist. Kinder mit einer GTS-Symptomatik scheinen allerdings manchmal einer zusätzlichen Medikation mit *Pimozid* in einer Dosierung von 1–3 mg/die zu bedürfen.

Die Verordnung von Neuroleptika ist bei Vorliegen akuter Alkohol-, Schlafmittel-, Analgetika- oder Psychopharmakaintoxikationen *kontraindiziert,* auch wenn intoxikationsbedingte psychotiforme Durchgangssyndrome bestehen. Neuroleptika können, wenn notwendig, erst *nach* Abklingen der akuten Intoxikationserscheinungen eingesetzt werden. Sie sind auch kontraindiziert bei schweren Herz- und Kreislauferkrankungen und bei Vorliegen eines zerebralen Anfallsleidens. Bei epileptischen Kindern mit starker Unruhe oder gar Erethie können jedoch das Butyrophenonderivat *Floropipamid* (Dipiperon) oder *Benzodiazepine* verwandt werden, die die Krampfschwelle *nicht* herabsetzen. Besondere *Vorsicht* ist anzuraten bei Vorliegen von Leber- und Nierenparenchymschäden sowie bei Blutkrankheiten (Leukämie, Anämie); vgl. hierzu auch Kap. 3.5.9). Trizyklische Neuroleptika sind *kontraindiziert* bei Patienten, die auf Arzneimittel mit hämatologischen Schädigungen reagieren. Nach den Richtlinien des Bundesgesundheitsamtes dürfen bei *pathologischen Blutveränderungen trizyklische Neuroleptika nicht* verordnet werden. Bei raschem Absinken der Leukozytenzahlen und bei Werten unter $3000/mm^3$ sind trizyklische Neuroleptika sofort abzusetzen. In solchen Fällen sollten nach Analgetika und blutzellschädigende Antibiotika vermieden werden.

3.5.8 Psychische Effekte

Im Kap. 3.5.1 wurde bereits der günstige Effekt von Neuroleptika auf Antrieb, Stimmung und Wahrnehmung und insbesondere deren antipsychotische Wirksamkeit erwähnt. Neuroleptika werden deshalb zur Behandlung psychotischer oder psychoseähnlicher Verhaltens- und Wahrnehmungsänderungen und emotionaler Irritationen bei hirnorganischen Störungen (exogene Psychosen, Folgezustände frühkindlicher oder später erworbener Hirnschädigungen, epileptische Wesensänderung), bei endogenen Psychosen, psychoreaktiven Verhaltensstörungen und psychosomatisch bedingten Erregungs-, Unruhe- und Angstzuständen, selten auch bei neurotischen Auto- oder Heteroaggressionen mit oder ohne Furchtsamkeit eingesetzt.

Der Einfluß von Neuroleptika auf das Verhalten und die begleitenden psychophysiologischen Variablen ist schwierig quantifizierbar und es mangelt an *validen* und *reliablen Meßmethoden zur Erfassung der psychotopen Effekte*. Letztere können nur über multivariate Verfahren bestimmt werden, die entsprechend den zu testenden psychologischen Funktionen wie Wahrnehmung, Denken, Lernen, Gedächtnis, Psychomotorik, Emotionalität und Motivation variieren. Zur Beurteilung der psychischen Auswirkungen von Neuroleptika werden Selbst- und Fremdbeurteilungen, standardisierte Verhaltensbeobachtungen, psychophysiologische Methoden (psychogalvanische Hautreaktion, Pupillometrie, EKG, EEG, Augenbewegungen) und testpsychologische Verfahren angewandt. Bei der Bewertung der neuroleptikabedingten psychischen Veränderungen müssen Variable wie Dosierung, Applikationsform, Verabreichungsdauer, Alter, Geschlecht, intellektuelles Ausgangsniveau, prämorbide Persönlichkeit und psychopathologisches Zustandsbild bzw. Grundkrankheit berücksichtigt werden.

Sowohl durch Neuroleptika als auch durch Tranquilizer (s. Kap. 3.6.7) werden spezifische *psychometrische Leistungen* und *motivationale Faktoren* oft divergent beeinflußt. So wird beispielsweise die psychomotorische Leistungsfähigkeit durch die pharmakabedingte emotionale Entspannung verbessert, ande-

rerseits aber infolge der Minderung der Arbeitsgeschwindigkeit auch negativ beeinflußt. Entsprechend vorsichtig und kritisch müssen die einzelnen Testergebnisse bewertet werden, die einen bestimmten Leistungsbereich (z. B. Wahrnehmung, Psychomotorik etc.) beurteilen sollen.
Neuroleptika beeinflussen in niedrigen Dosen die *Wahrnehmung* kaum, vergleichbar den sog. Tranquilizern (vgl. Kap. 3.6.7) und im Gegensatz zu Sedativa wie Barbituraten. Gemessen wird die Wahrnehmungsleistung im allgemeinen vermittels der Flimmerverschmelzungsfrequenz (FVF), der Beurteilung kinesthetischer und optischer Nachwirkungen nach entsprechenden Stimuli („kinesthetic" oder „figural aftereffects"), der tachystoskopischen Wahrnehmungsgeschwindigkeit und des CEFT („Childrens Embedded Figure Test"). In niedriger Dosierung hat *Haloperidol* einen günstigen Effekt auf die *Aufmerksamkeitsspanne* bei hyperkinetischen Kindern, während die Reaktionszeit bei hoher Dosierung länger wird. *Phenothiazine* und *Butyrophenone* haben in niedriger Dosierung keinen nennenswerten Einfluß auf die Aufmerksamkeit bei Kindern. Dies gilt auch für die *psychomotorische Geschwindigkeit* z. B. beim Tapping, die sogar durch Phenothiazine wie *Thioridazin* gefördert werden kann. *Thioridazin* und *Haloperidol* scheinen bei Kindern einen negativen Einfluß auf das *Kurzzeitgedächtnis* und die *Entscheidungsgeschwindigkeit* zu haben. *Chlorpromazin* und *Haloperidol* wirken auch auf die *Intelligenzleistung* (HAWIK) nicht negativ. Auch *auditive und visuelle Diskriminationsleistungen* werden durch niedrig dosierte Neuroleptika nicht verschlechtert.
Antipsychotika haben eine *emotional stabilisierende Wirkung,* die jedoch geringer ausgeprägt ist als bei Tranquilizern. Dagegen werden *motivationale Prozesse,* z. B. die leistungsorientierte Aktivität bei Kindern und Jugendlichen ebenso wie bei Erwachsenen negativ beeinflußt. Unter *Haloperidol, Pimozide* und *Fluphenazin* ist jedoch bei einigen, emotional labilen Probanden aufgrund von Selbstbeurteilungen eine (paradoxe) Zunahme der subjektiven Leistungsaktivität konstatiert worden (JANKE 1980), was möglicherweise mit einer neuroleptikabedingten Herabsetzung des Arousal bei emotional labilen Individuen zusammenhängen dürfte. Die Verminderung der subjektiven Leistungsmotivation ist bei Neuroleptika geringer als bei Sedativa, aber stärker als bei Tranquilizern. Auch die Furcht vor Mißerfolg als Teilkomponente der Leistungsmotivation wird durch Neuroleptika vermindert.

3.5.9 Unerwünschte Wirkungen

Die unerwünschten Nebenwirkungen neurotoper Substanzen hängen in erster Linie mit deren Einfluß auf monoaminerge Rezeptoren des zentralen und peripheren Nervensystems zusammen (s. Kap. 3.5.6). Die α-adrenolytischen Effekte der Neuroleptika wirken sich klinisch in Form von orthostatischer Hypotonie, Tachykardie, Schwindel, Benommenheit, Übelkeit bis hin zu Brechreiz und Erbrechen aus. *Anticholinerge Symptome* wie Mundtrockenheit, Sehstörungen, Harnretention oder Konstipation wurden bei Kindern beobachtet, die mit Butyrophenonen oder Phenothiazinen und Thioxanthenen behandelt worden waren. Die häufigsten Klagen (über 20%) bei neuroleptisch behandelten Kindern sind Mundtrockenheit und Bauchschmerzen. Thioridazin hat stark ausgeprägte anticholinerge Wirkungen.

Neben den vegetativen Symptomen stellen die *extrapyramidalmotorischen Störungen* (EPS) die häufigsten Nebenwirkungen der Neuroleptikabehandlung dar. Die *Häufigkeitsangaben* über die Inzidenz extrapyramidalmotorischer Symptome bei neuroleptisch behandelten Kindern in der Fachliteratur sind spärlich und nicht einheitlich. ENGELHARDT et al. (1973) beobachteten unter 30 Kindern im Alter von 6–12 Jahren, die zur Hälfte mit *Haloperidol* und *Fluphenazin* behandelt worden waren, in 60% der Fälle EPS innerhalb der ersten 12 Wochen nach Behandlungsbeginn (ohne prophylaktische Anti-Parkinson-Medikation). Die Häufigkeit der EPS hängt stark vom jeweils verordneten Präparat ab: Während *Thioridazin* (Melleril) und *Chlorprothixen* (Truxal) relativ wenig EPS hervorrufen, liegt die Häufigkeitsrate bei *Haloperidol, Thiothixen* (Orbanimon), *Trifluoperazin* (Jatroneural) und *Fluphenazin* (Dapotum, Lyogen) im Kindesalter zwischen 50 und 87% (POLIZOS u. ENGELHARDT 1978). Die Tendenz zu extrapyramidalmotorischen Nebenwirkungen (EPS) ist bei verschiedenen Neuroleptika quantitativ unterschiedlich ausgeprägt: Sog. „atypische" Neuroleptika haben trotz mittelstarker bis hoher antipsychotischer Potenz relativ geringe oder keine EPS zur Folge; dazu gehören das *Thioridazin*, das *Clozapin*, das *Sulpirid* und neuerdings das DAN 2163. Diese Unterschiedlichkeit läßt sich auch im Tierversuch darstellen: Neuroleptika mit geringer oder fehlender extrapyramidalmotorischer Symptomatik antagonisieren die *apomorphininduzierte Lokomotion* (begleitet von stereotypen Schnüffel- und repetetiven Kopf- und Extremitätenbewegungen); die Lokomotion ist neurochemisch an die dopaminerge Neurotransmission im mesolimbischen System gekoppelt. Neuroleptika mit hoher Inklination zu EPS wie *Benperidol* oder *Haloperidol* antagonisieren dagegen das *apomorphininduzierte Zwangsgähnen*; es bestehen direkte Korrelationen zwischen dem Grad dieses Antagonismus und der Tendenz zur Ausbildung von EPS (LJUNGBERG u. UNGERSTEDT 1978).

Die EPS lassen sich in folgende 4 Untergruppen einteilen:

1. Frühdyskinesien
2. Parkinsonoid
3. Akathasie und
4. Spätdyskinesien.

Die *Frühdyskinesien* treten bei Kindern und Jugendlichen in der Regel in Form paroxysmaler dystoner Muskelverkrampfungen vorzugsweise im Kopf- und Schulterbereich auf (Torticollis, Zungen-, Schlund- und Schluckkrämpfe, kloßige Sprache, Blickkrämpfe, Opisthotonushaltung, Hyperkinesien und tonische Verkrampfungen der mimischen Muskulatur, das als Grimassieren imponiert, sowie torsionsdystone Bewegungen der Nacken- und Halsgegend oder der oberen Extremitäten). Diese Bewegungsstörungen sind für die Patienten und deren Angehörigen erschreckend und bei Zungen-Schlund-Krämpfen auch nicht ungefährlich; entsprechende Aufklärung über diese

Komplikationsmöglichkeiten ist daher notwendig! Sie treten gewöhnlich innerhalb der ersten 72 Stunden nach Behandlungsbeginn auf, unabhängig von der absoluten Dosishöhe, jedoch in Relation zu der Geschwindigkeit der Dosissteigerung und zur neuroleptischen Potenz des verordneten Präparats (*Ausnahme: Clozapin* und *Benzamidderivate*). Dystone Reaktionen werden im Kindesalter bei *Phenothiazinen,* bei *Thioxanthenen* und vor allem bei *Butyrophenonen* beobachtet. Die Häufigkeit liegt um 25% bei solchen neuroleptisch behandelten Kindern, die EPS entwickeln (POLIZOS u. ENGELHARDT 1978). *Therapeutisch* ist je nach Dramatik dieses Zustandsbildes (cave: Zungen-Schlund-Krämpfe mit Erstickungsgefahr!) die orale, intramuskuläre oder intravenöse Gabe von *Biperiden* (Akineton) indiziert. *Biperiden* muß sehr langsam und vorsichtig und nicht zu hoch dosiert injiziert werden, da halluzinatorisch-delirante Erscheinungen auftreten können (EGGERS 1975a). Empfohlene Dosis: 0,04 mg/kg oder 1,2 mg/m^2 Körperoberfläche.

Neben den dystonen Reaktionen ist das *neuroleptische Parkinsonoid* die häufigste Ausprägungsform einer extrapyramidalmotorischen Symptomatik im Kindes- und Jugendalter (Häufigkeit: 23% – POLIZOS u. ENGELHARDT 1978). Es ist gekennzeichnet durch Tremor, Rigor, Bradykinesie, Amimie, Salbengesicht, Hypersalivation. Die *Häufigkeit ist abhängig* von der *neuroleptischen Potenz* des verabreichten Präparates, von der *Dosis* und von der *Disponibilität des Kindes;* stark wirksame Neuroleptika haben im allgemeinen eine stärkere Tendenz zur Ausbildung eines Parkinsonoids als schwächer wirksame (*Ausnahme:* sog. „atypische" Neuroleptika, s.o.). Bei Kindern sind allerdings neuroleptisch bedingte Parkinson-Symptome neben stark potenten Präparaten wie *Haloperidol, Thiothixen, Fluphenazin* und *Perphenazin* auch nach *Thioridazin* beschrieben worden. Im Gegensatz zu den Frühdyskinesien sind die Parkinson-Symptome bei Kindern in der Regel milder ausgeprägt und lassen sich durch orale Anti-Parkinson-Mittel gut beeinflussen, die jedoch nicht bereits prophylaktisch eingesetzt werden sollten! Bei starker psychomotorischer Unruhe ist die Inkaufnahme eines neuroleptischen Parkinsonoids sogar günstig, da der Patient durch seine Bewegungseinschränkung an der Ausübung seiner motorischen und aggressiven Impulse gehindert wird und sich eine medikamentöse Höherdosierung damit vermeiden läßt. Die Verordnung von Anti-Parkinson-Mitteln, die die Neuroleptikawirkung einschränken, sollte nach Ausbildung eines neuroleptischen Parkinsonoids nur nach sorgfältiger Überlegung erfolgen, und es muß jeweils abgewogen werden, ob die Gabe von Anti-Parkinson-Mitteln eine (unerwünschte!) u. U. vermeidbare Erhöhung der Neuroleptikadosis nach sich zieht.

Die *Akathasie* ist bei Kindern selten, wenn auch nach *Clorpromazin, Trifluoperazin, Fluphenazin* und *Thiothixen,* aber auch nach *Thioridazin* beschrieben. Es handelt sich dabei um eine quälende innere Unruhe und Rastlosigkeit; die Kinder können nicht ruhig sitzen oder stehen bleiben und sind von einem ständigen Bewegungsdrang erfüllt. Beim Stehen müssen sie dauernd hin und her trippeln von einem Fuß auf den anderen. Therapeutisch sind Anti-Parkinson-Mittel indiziert, in der Regel in oraler Form. Bei Nichtansprechen sind Dosisreduktion und/oder Präparatewechsel nicht zu vermeiden.

Die *Spätdyskinesie* („tardive dyskinesia") während der Neuroleptikatherapie ist bei Kindern sehr selten. POLIZOS und ENGELHARDT (1978) beobachteten dies im Verlauf von 11 Jahren am Zentrum für Psychopharmakotherapie am Department für Psychiatrie in Brooklyn/New York nur bei zwei 9jährigen Kindern, von denen das eine 35 mg *Fluphenazin* (Dapotum, Lyogen) pro die, das andere 800 mg *Thioridazin* (Melleril) am Tag erhielt. Bei beiden Kindern äußerte sich die tardive Dyskinesie (T. D.) in Form von oralen Dyskinesien der Zunge, die bei dem mit *Thioridazin* behandelten Jungen zusätzlich mit choreatiformen und athetoiden Bewegungen und myoklonischen Zuckungen des Rumpfes und der Extremitäten kombiniert waren. Unter konsequenter Dosisreduktion auf 10 mg *Fluphenazin* bzw. 300 mg *Thioridazin* verschwanden die Symptome innerhalb von 4–5 Wochen. Zusätzlich zu den genannten Symptomen können Torticollis, Retrocollis, Ataxie und Akathasie hinzukommen.
Die Symptome einer T. D. treten erst nach einer längerdauernden und meist hochdosierten Neuroleptikatherapie auf. Die T. D. dauert im allgemeinen sehr lange an, sie ist häufig therapieresistent gegenüber Anti-Parkinson-Mitteln und kann sogar irreversibel sein.
Im Kontrast zu der Seltenheit des Vorkommens einer T. D. im Kindes- und Jugendalter kommen in dieser Altersphase dyskinetische Syndrome, die einer T. D. ähneln, nach abrupter oder gradueller Dosisreduktion recht häufig vor; unter 184 Patienten, die sich in der Phase der Neuroleptikareduktion befanden, wurden dyskinetische Symptome immerhin bei 51% beobachtet (POLIZOS u. ENGELHARDT 1978). Kinder, die von niedrig dosierten hochpotenten Neuroleptika abgesetzt wurden, entwickelten etwa doppelt so häufig ein solches *dyskinetisches Entzugssyndrom* (WES = „Withdrawal Emergent Syndrome") als Kinder, die sich in der Reduktion hochdosierter schwachpotenter Neuroleptika befinden (GUALTIERI et al. 1980; POLIZOS u. ENGELHARDT 1978). Bei 80% der Kinder treten die Dyskinesien innerhalb von 14 Tagen nach Dosisreduktion auf. Sie pflegen nach 3- bis 12monatiger Dauer wieder zu verschwinden, in etwa 50% der Fälle spontan. In der Mehrzahl ist eine Dosiserhöhung der Medikation auf den alten Level notwendig, wonach die Symptome innerhalb von 1–2 Wochen abzuklingen pflegen. Etwa die Hälfte der Kinder, die zu Beginn der Neuroleptikabehandlung EPS entwickeln, zeigen nach POLIZOS und ENGELHARDT (1978) später ein dyskinetisches Entzugssyndrom (WES).
Von der T. D. unterscheidet sich das WES durch seine *Reversibilität*, die *kürzere Manifestationsdauer* und das *Verteilungsmuster* der Dyskinesien: Beim WES sind bevorzugt Rumpf und Extremitäten, bei der T. D. der oro-faziale Bereich betroffen. Außerdem kann das WES auch schon nach relativ kurzer Medikationsdauer auftreten im Gegensatz zur T. D.
Aufgrund eigener klinischer Beobachtungen entstand der Verdacht, daß sowohl das Auftreten von EPS als auch eines WES mit dem Vorliegen leichter frühkindlicher Hirnschädigungen korreliert. Eine Studie, die dies an einem größeren Patientengut überprüfen soll, ist initiiert worden.
Während die *Butyrophenone* stärkere EPS hervorrufen, aber relativ wenig sedierend wirken, verhalten sich die *trizyklischen Neuroleptika* in dieser Hinsicht unterschiedlich: Die relativ am stärksten ausgeprägten EPS finden sich bei

den Phenothiazinen mit einer *Piperazinylseitenkette*, z. B. beim *Fluphenazin* (Dapotum, Lyogen), beim *Perazin* (Taxilan), beim *Perphenazin* (Decentan) und beim *Trifluoperazin* (Jatroneural). Von den Phenothiazinen mit *aliphatischer Seitenkette* hat das *Trifluopromazin* (Psyquil) die stärksten extrapyramidalmotorischen Nebenwirkungen, während bei den übrigen Phenothiazinen mit aliphatischer Seitenkette die sedierende Komponente stärker ausgeprägt ist, z. B. beim *Chlorpromazin* (Megaphen), beim *Laevomepromazin* (Neurocil) und beim *Promethazin* (Atosil). Auch bei den Phenothiazinen mit *Piperidylseitenkette*, z. B. beim *Thioridazin* (Melleril) und beim *Periciazin* (Aolept) ist die sedierende Wirkung stärker als die extrapyramidalmotorische. Unter den *Thioxanthenen* sind beim *Chlorprothixen* (Taractan, Truxal) EPS selten, beim *Flupentixol* (Fluanxol) in der Depotform (als Flupentixol-decanoat) jedoch häufig, beim *Thiothixen* (Orbanimon) treten sie besonders unter höherer Dosierung auf.

Den extrapyramidalmotorischen Nebenwirkungen wurde wegen ihrer großen praktisch-klinischen aber auch theoretischen Bedeutung breiter Raum gewährt. Es sind jedoch weitere wichtige unerwünschte Begleiterscheinungen zu erwähnen, die unter Neuroleptika auftreten können. So kann es, ähnlich wie bei Erwachsenen auch bei Kindern, paradoxerweise zu *negativen psychischen Symptomen* kommen, wie zunehmende Reizbarkeit, Erregtheit und Wahrnehmungsstörungen. Auch sind bei antipsychotisch behandelten Kindern euphorische oder depressive Verstimmungszustände, eine Verschlimmerung des psychotischen Verhaltens, Schlaflosigkeit, Verwirrtheitszustände und das Auftreten von optischen Halluzinationen u. a. unter *Thioridazin, Chlorpromazin, Haloperidol, Trifluoperazin* und *Thiothixen* beschrieben worden. Die Symptome verschwinden jeweils nach Dosisreduktion.

Ebenso wie unter Antidepressiva kann es unter der Therapie mit Neuroleptika zum Auftreten großer und kleiner *epileptischer Anfälle* kommen, vor allem wenn bereits vorher ein manifestes oder latentes Anfallsleiden bestanden hat – auf die reizschwellensenkenden Eigenschaften der Neuroleptika wurde bereits in Kap. 3.5.3 verwiesen. Prädisponierend hierfür sind darüber hinaus ein Behandlungsbeginn mit hohen Dosen, rasche Dosissteigerung und abruptes Absetzen der Medikation. Bei Kindern sind zerebrale Anfälle bei Behandlung u. a. mit *Chlorpromazin, Thioridazin, Fluphenazin* und *Trifluoperazin* beschrieben worden, unter *Thioridazin* wurde aber auch wiederholt eine Abnahme einer vorher bestehenden epileptischen Krampftätigkeit beobachtet, so daß dieses Präparat von WERRY (1978) zur neuroleptischen Behandlung epileptischer Kinder empfohlen wird. Bei ihnen hat sich nach eigenen Erfahrungen auch das *Floropipamid* bewährt.

Auf entsprechende Vorsichtsmaßnahmen bei *Störungen des hämatopoetischen Systems* und bei *Leber- und Nierenparenchymerkrankungen* wurde bereits hingewiesen. Trizyklische Neuroleptika können auch bei primär normalen hämatologischen Befunden transitorische Leukopenien oder Leukozytosen mit Linksverschiebung verursachen. Bei Kindern sind sowohl unter *Thioridazin* als auch unter *Thiothixen* passagere *Leukopenien* beschrieben worden, die sich innerhalb von 2–4 Wochen ohne Unterbrechung der Medikation zurückbilde-

ten. Auch können bei Kindern und bei Erwachsenen unter Einfluß von trizyklischen Neuroleptika in den ersten Behandlungswochen *Eosinophilien* auftreten, auch Mono- und Lymphozytosen sind beschrieben worden. Im Gegensatz zu diesen gutartigen Blutveränderungen, die *keine Änderung der Medikation* erforderlich machen, stellt die im Kindesalter sehr seltene *Agranulozytose* eine *ernste Komplikation* dar, die den *sofortigen Abbruch* der Medikation erzwingt. Aufgrund von entsprechenden Publikationen über Behandlungen von Erwachsenen sollte eine Therapie mit *Clozapin* (Leponex; aus dem Handel gezogen) nur unter strengsten Indikationskriterien und Vorsichtsmaßnahmen erfolgen (regelmäßige Blutbildkontrollen einschließlich Retikulozyten und Thrombozyten und Überprüfung von Leber- und Nierenwerten). *Butyrophenone* scheinen dagegen keine Blutzellschädigung hervorzurufen.
Bei den antipsychotisch behandelten Kindern können pharmakogen bedingte Störungen der Harnentleerung wie Harndrang, Polyurie und Inkontinenz auftreten. Am häufigsten ist die Inkontinenz; sie wurde von GITTELMAN-KLEIN et al. (1976b) bei 34% mit *Thioridazin* behandelten Kinder (durchschnittliche Dosis: 193 mg täglich) am Ende der 4. Behandlungswoche beobachtet, ist aber auch bei mit *Haloperidol* und *Fluphenazin* behandelten Kindern beschrieben worden. Andererseits hat sich *Thioridazin* bei einigen Kindern auch bei der Behandlung der Enuresis als wirksam erwiesen.
Kardiovaskuläre Störungen unter Neuroleptikamedikation sind im Kindesalter seltener als bei Erwachsenen. Sie äußern sich in Form leichter Tachykardien, die z.B. unter *Thioridazin* und *Haloperidol* beschrieben worden sind; elektrokardiographisch sind bei mit *Thioridazin, Perphenazin* oder *Chlorprothixen* behandelten Kindern keine Veränderungen beschrieben worden. Wir haben jedoch EKG-Veränderungen (Reizleitungsstörungen) bei 2 mit *Clozapin* behandelten Jugendlichen mit einer schizophrenen Psychose beobachtet (Dosis jeweils 100 bzw. 150 mg täglich).
Auch *allergische Hautveränderungen* bei neuroleptisch behandelten Kindern sind selten; sie sind unter *Chlorpromazin, Perphenazin, Fluphenazin, Thioridazin, Thiothixen* und *Haloperidol* beobachtet worden. *Urtikaria* ist nach *Fluphenazin, Photosensitivität* nach *Chlorpromazin* und *Thioridazin* bei Kindern beobachtet worden. Auch andere Allergien wie Zungen-, Glottis- und Lippenödeme sowie Ödeme des Gesichts und der Fußknöchel werden beschrieben.
Über die Beeinflussung des Monoamin-, insbesondere Dopaminstoffwechsels wirken Neuroleptika auf die Steuerung *neuroendokriner Funktionen* ein, speziell greifen sie in den *hypothalamisch-hypophysären Regelkreis* ein. So wird die Freisetzung hypophysärer Hormone durch Neuroleptika teils gehemmt, teils stimuliert. *Phenothiazine* und *Butyrophenone* erleichtern die Freisetzung von *Prolaktin,* indem sie den Output des Prolaktin-inhibierenden Faktors (PIF) hemmen. Infolgedessen resultiert eine Prolaktinämie, die wiederum u. U. eine Galaktorrhoe zur Folge haben kann. Die Erhöhung der Prolaktinkonzentration im Serum ist schon nach einmaliger Gabe nachweisbar, bei Langzeitmedikation ist sie bei etwa 80% der Patienten erhöht. Auch nach Verabreichung von *Benzamiden* wie *Sulpirid* oder *Tiaprid* kommt es zur Prolaktinämie. Eigene (EGGERS et al. 1983) sowie die Untersuchungen anderer Arbeitskreise haben

ergeben, daß der Anstieg des Prolaktinspiegels im Serum zu Behandlungsbeginn am größten ist, während es unter einer Langzeitbehandlung mit Neuroleptika zu einem Absinken des Prolaktinspiegels bis zu Normwerten kommen kann. Dies spricht für die Entwicklung einer Toleranz der hypophysären Dopaminrezeptoren, die an der Membran der prolaktinsezernierenden Laktotrophe plaziert sind, gegenüber den Neuroleptika oder für die Entwicklung einer Übersensitivität dieser Rezeptoren gegenüber Dopamin, das die Freisetzung von Prolaktin inhibiert. Eine solche Überempfindlichkeit dopaminerger Rezeptoren im nigro-striären bzw. im mesolimbischen Bereich wird ja auch für die Entwicklung der tardiven Dyskinesie bzw. für das Wiederaufflackern psychotischer Phänomene bei gleichbleibender Neuroleptikatherapie diskutiert. *Phenothiazine* unterdrücken die Freisetzung von ACTH, STH, FSH und LH, stimulieren jedoch die LTH-Freisetzung. *Butyrophenone* hemmen ebenfalls die ACTH-, FSH- und LH-Freisetzung und fördern den LTH-Release, ihr Einfluß auf den STH- und TSH-Stoffwechsel ist jedoch noch ungeklärt. Durch jüngste Untersuchungen ist ein hemmender Effekt von Dopamin auf die TSH-Freisetzung zu vermuten und vice versa eine (diskrete) Förderung des TSH-release durch Dopaminrezeptor-blockierende Pharmaka. So zeigte sich unter Sulpirid und Metoclopramid eine signifikante Förderung der TSH-Freisetzung nach Stimulation mit TRH (SCANLON et al. 1979).

Wegen der beschriebenen Nebenwirkungen sind folgende *Routineuntersuchungen* vor und während der Neuroleptikatherapie zu empfehlen: vor Behandlungsbeginn Blutbild, Blutdruck, Puls, Nieren- und Leberwerte, EKG und EEG. Das *Blutbild* sollte im ersten Vierteljahr *wöchentlich,* dann *monatlich* und nach einem halben Jahr *vierteljährlich* die Nieren- und Leberfunktion sowie EEG und EKG *vierteljährlich* kontrolliert werden!

Bei der Neuroleptikatherapie muß auf mögliche *Interaktionen mit anderen Pharmaka* geachtet werden; bei Kindern kann es z. B. durch die Kombination von Phenothiazinen und *piperazinhaltigen* Anthelmintika zum Auftreten zerebraler Anfälle kommen! Bei Kombination mit Antidepressiva, Sedativa, Anästhetika, Antihistaminika und Tranquilizern muß mit pharmakologischen Interferenzen gerechnet werden. Besondere Vorsicht ist bei gleichzeitiger Gabe von *Anticholinergika* (atropinhaltige Medikamente, Belladonnaalkaloide) und Neuroleptika geboten, es kann zu verstärkten anticholinergen Erscheinungen wie Mundtrockenheit, Sehstörungen, Pupillenerweiterung, Tachykardie, Harnretention, Gesichtsrötung und evtl. sogar zu Halluzinosen oder deliranten Erscheinungen kommen. *Thiazidhaltige Diuretika* können bei Patienten, die Phenothiazine erhalten, schwere Hypotonien oder sogar Schockzustände auslösen. Neuroleptika können zwar die sedative Komponente von *Antikonvulsiva* verstärken, deren antikonvulsive Wirkung jedoch hemmen. Manche Neuroleptika wie *Chlorpromazin* oder *Prochlorperazin* können zu einer Erhöhung des *Phenytoin*spiegels führen, bei einem Kind wurde unter *Thioridazin* eine *Phenytoin*-(Phenhydan-, Zentropil-)-intoxikation beobachtet.

Zur *Toxizität* von Neuroleptika ist anzumerken, daß *Butyrophenone* eine breite Toxizitätsschwelle haben (Kinder: 0,5–20,0 mg/kg KG; Erwachsene: 1,2–20,0 mg/kg KG). 2 Stunden nach oraler Gabe von 10–20 mg *Halaperidol*

wurde bei 4- und 5jährigen Kindern ein Blutspiegel von 42–60 µg/ml gemessen. Selbst die Einnahme von 425 mg *Methylperidol* in suizidaler Absicht blieb ohne tödlichen Ausgang. Bei den *Phenothiazinen* verliefen nur 4–5% der mit diesen Substanzen unternommenen Suizidhandlungen erfolgreich; die eingenommenen Dosen schwankten zwischen wenigen 100 mg und 9,8 g; selbst hohe Dosen führen nicht zum Tode, falls nicht mit anderen Medikamenten kombiniert wird. Die häufigsten tödlichen toxischen Effekte bestehen in Hypotonie, Hypothermie, extrapyramidalmotorischen Störungen, Tachykardie und Ateminsuffizienz. Bei Kindern liegt die *letale Dosis* von Phenothiazinen in einem Bereich zwischen 20 und 75 mg/kg KG (LEUSCHNER et al. 1980).
Die *tödlichen Komplikationen* der Psychopharmakaingestion gehen zuforderst auf deren *anticholinerge Wirkung am ZNS* zurück, was sich klinisch in Form von Unruhe- und Erregungszuständen, Delirien, Komata und zerebralen Krampfanfällen äußert. Diese anticholinergen Effekte können durch Blockierung der Azetylcholinesterase aufgehoben werden, z.B. durch den Azetylcholinesteraseblocker *Physiostigmin*, ein tertiäres Amin, das die Blut-Hirn-Schranke passiert. *Physiotigmin* stellt ein wirksames *Antidot* gegen die anticholinergen Begleiterscheinungen von *Phenothiazinen, trizyklischen Antidepressiva, Benzodiazepinen* und *Biperiden* (Akineton) dar und sollte bei o.g. Intoxikationserscheinungen eingesetzt werden; *Dosierung* bei *Kindern:* 0,5 mg i.m. oder langsam i.v.; bei Jugendlichen und Erwachsenen: 2 mg i.m. oder i.v. Wegen der niedrigen Halbwertszeit von nur 30–60 Minuten sollten die Injektionen in etwa 5–10 minütigen Abständen bis zum Eintritt der erwünschten Wirkung wiederholt werden. *Wichtig:* Anwendung nur unter EKG-Kontrolle wegen der intrakardialen Reizleitungshemmung von Physiostigmin mit Bradykardie und Gefahr der Asystolie!
Bei oralen Intoxikationen sollte stets eine *Magenspülung* auch noch 24 Stunden nach Ingestion durchgeführt werden, wegen der anticholinergen Wirkung zahlreicher Neuroleptika ist eine Atonie des Verdauungstraktes und damit eine längere Verweildauer der Medikamente zu erwarten. Bei Kollapsneigung dürfen wegen der erhöhten Empfindlichkeit gegenüber adrenergen Substanzen unter Neuroleptikaeinwirkung keine *Sympathikomimetika,* sondern nur Volumenersatzmittel verwandt werden. Bei *zerebralen Krampfanfällen* sollten Barbiturate vermieden und stattdessen *Diazepam* (Valium) oder *Clonazepam* (Rivotril) i.v. *sehr langsam* (cave: Atemdepression!) injiziert werden. Bei Zeichen einer beginnenden Ateminsuffizienz ist eine *frühzeitige Beatmung* erforderlich.

3.5.10 γ-Endorphine

γ-Endorphinabkömmlinge wie das Des-Enkephalin-γ-Endorphin und das Des-Tyrosin-γ-Endorphin haben im Gegensatz zu den α- und β-Endorphinen *keine* opiatähnlichen, dafür aber offenbar neuroleptische Eigenschaften. Im *Tierversuch* unterstützen die γ-Endorphine die Wirkung von Opiatantagonisten, die das durch α- und β-Endorphine hervorgerufene Parkinsonoid und stereotype Verhalten aufheben. Auch erleichtern sie die Löschung konditionierter Lerneffekte beim Tier, wie dies auch von den traditionellen Neuroleptika bekannt ist. Wenn vom γ-Endorphin die terminale Tyrosingruppe abgespalten wird (diese Reaktion wird katalysiert durch eine Aminopeptidase), entsteht das Des-Tyrosin-γ-Endorphin, das keine morphinähnlichen Eigenschaften mehr hat, dessen Wirkung auf die Extinktion konditionierten Verhaltens jedoch noch stärker ist als die der Muttersubstanz γ-Endorphin. Des-Tyrosin-Endorphin (DT-γ-E) hat weitere Eigenschaften, die es mit den klassischen Neuroleptika teilt: So hemmt es die Selbststimulation von Ratten mit implantierten Elektroden im ventralen Tegmentum, im N. accumbens und in der medialen Substantia nigra. Dagegen bindet sich DT-γ-E in vitro *nicht* an zentralnervöse Bindungsstellen der Neuroleptika.

Aufgrund dieser Ähnlichkeiten wurde DT-γ-E in jüngster Zeit bei der Behandlung schizophrener Patienten eingesetzt, die nicht oder nicht genügend auf Neuroleptika ansprachen. Dabei zeigte sich, daß DT-γ-E bei manchen neuroleptikaresistenten schizophrenen Patienten eine günstige Wirkung hat. Allerdings scheint DT-γ-E bei chronischen und häufig rezidivierenden, also längerdauernden Schizophrenien erfolgos zu bleiben (EMRICH et al. 1980; v. PRAAG et al. 1982; TAMMINGA et al. 1981). Auch auf Defizienzsymptome hat DT-γ-E offenbar keinen Einfluß. Am besten sprechen kurzdauernde und nur wenig mit Neuroleptika behandelte Psychosen auf DT-γ-E an. Nebenwirkungen, insbesondere extrapyramidalmotorische Symptome, treten unter DT-γ-E-Therapie *nicht* auf.

Ein weiterer Vorteil gegenüber den Neuroleptika ist, daß es sich beim DT-γ-E um eine körpereigene endogene Substanz handelt. Allerdings sind die bisherigen Erfahrungen mit DT-γ-E zu gering (nur wenige Publikationen, geringe Patientenzahlen), um gesicherte Aussagen über die Effizienz des Präparates machen zu können. Tierexperimentell hat sich gezeigt, daß DT-γ-E den Dopamin-turnover in manchen Hirnarealen erhöht. Aufgrund des tierexperimentellen Verhaltens von Des-Tyrosin-γ-Endorphin und Des-Enkephalin-γ-Endorphin (DE-γ-E) vertritt de WIED (1979) die Hypothese, daß ein (angeborener?) Mangel an diesen beiden Substanzen ein spezifisches biochemisches Korrelat für die Schizophrenie darstellt.

3.5.11 Substanzen

3.5.11.1 Trizyklische Neuroleptika

Phenothiazine

Phenothiazinderivate mit aliphatischer Seitenkette

Laevomepromazin

Neurocil (Tropon)

oral:	Tbl.	– 25 mg (OP 20, 50)
	Tbl.	– 100 mg (OP 50)
	Trpf.	– 1 mg = 1 Trpf. (OP 10 ml)
parenteral:	Amp.	– 25 mg/1 ml (OP 5)

Chemie: 10-[3-Dimethylamino-2-methyl-propyl]-2-methoxy-phenothiazin.

Eigenschaften und Indikationen: Mittelstarkes Neuroleptikum, wirkt beruhigend, angst- und spannungslösend; gut geeignet zur raschen Dämpfung psychomotorischer Angst- und Erregungszustände; deutliche potenzierende Effekte auf Analgetika und Hypnotika bei gleichzeitiger analgetischer und antiallergischer Eigenwirkung. Laevomepromazin ist bei ängstlich-agitierten psychotiformen Zustandsbildern indiziert.

Wegen seiner starken schlafanstoßenden Wirkung ist es in der Pädiatrie in Kombination mit Promethazin zur intermittierenden Behandlung von akuten, somatisch bedingten Schlafstörungen, besonders vor oder nach Operationen, beim Pseudokrupp, bei Keuchhusten und bei zyanotischen Herzvitien geeignet. Bei erethischem Schwachsinn kann Laevomepromazin günstige Erfolge zeigen.

Dosierung: Als Einzeldosis 1½–2 mg/kg KG; im Notfall ½–1 mg/kg KG tief i.m.; Erhaltungsdosis 60–200 mg täglich.

Nebenwirkungen: Unter Laevomepromazin kann es zu Blutdruckabfall und orthostatischem Kreislaufkollaps kommen, deshalb ist zu Beginn der stationären Behandlung Bettruhe angezeigt. Bei ambulanter Behandlung sollte schon prophylaktisch ein Antihypotonikum, z.B. Dihydergot oder Novadral gegeben werden.

Insbesondere zu Beginn der Behandlung sind vegetative Begleiterscheinungen wie Hypersalivation oder Mundtrockenheit, Übelkeit, Brechreiz, Tachykardie möglich, extrapyramidalmotorische Symptome selten und leicht ausgeprägt. Weitere mögliche Nebenwirkungen: allergische Hauterscheinungen mit oder ohne Photosensibilität, Cholestase, hämatologische Veränderungen (Leukopenie, Leukozytose, Eosinophilie), kardiale Reizleitungsstörungen, Erhöhung der zerebralen Krampfaktivität.

Kontraindikationen: Akute Alkohol-, Schlafmittel-, Analgetika- und Psychopharmakaintoxikationen; Leber-Nierenparenchymschäden und Erkrankungen des hämatopoetischen Systems.

Promethazin

Atosil (Tropon)

oral:	Drg. – 25 mg (OP 20, 50)
	Trpf. – 20 mg = 20 Trpf. = 1 ml (Op 10, 50 ml)
	Sirup – 1 mg = 1 ml (OP 125 ml)
rektal:	Supp. – 50 mg (OP 5)
parenteral:	Amp. – 50 mg/2 ml (OP 5)

Chemie: 10-[3-Dimethylamino-2-methyl-propyl]-phenothiazin.

Eigenschaften und Indikationen: Ähnlich wie Laevomepromazin, deutlich schlafanstoßend und initial dämpfend, angst- und spannungslösend, spasmolytisch, bronchiolytisch, antiallergisch, kapillarabdichtend, antiemetisch und lokalanästhetisch. Entsprechend diesen Wirkungsweisen breites Spektrum von Indikationen: vegetative Dysregulationen, Schlaflosigkeit, Prä- und Postmedikation vor und nach operativen Eingriffen, Unruhe- und Erregungszustände (insbesondere bei Säuglingen und Kleinkindern mit zyanotischen Herzvitien, hier evtl. in Kombination mit Laevomepromazin), Allergosen wie Heuschnupfen, Rhinitis vasomotorica, Arzneimittelexanthem, allergischer Juckreiz, Urtikaria, Quincke-Ödem; Erbrechen, Gastritis, Ulcus ventriculi und duodeni, Asthma bronchiale, Pseudo-Krupp, Keuchhusten, psychotische und psychoreaktive Angst- und Spannungszustände, Additivmedikation zur neuroleptischen oder antidepressiven Behandlung von Psychosen.

Dosierung: Einzeldosis ½–2 mg/kg KG; Dauermedikation 2–4 mg/kg KG (50–200 mg) täglich Kinder über 10 Jahre nehmen im allgemeinen 1–3 mal 1–2 Dragee bzw. 1–3 mal 5–25 Tropfen bzw. 1–3 mal 1–3 Teelöffel. Kinder zwischen 5 und 10 Jahren 1–3 mal 1 Dragee bzw. 1–3 mal 5–15 Tropfen bzw. 1–3 mal 1–3 Teelöffel. Kinder zwischen 2 und 5 Jahren 1–2 mal 1 Dragee bzw. 1–3 mal 5–10 Tropfen bzw. 1–2 mal 1–2 Teelöffel. Kinder unter 2 Jahren 1 mal 1 Dragee bzw. 1–3 mal 5–10 Tropfen bzw. 1–2 mal 1–2 Teelöffel. Rektal: 1–2 Supp.; parenteral: ½–1 Amp. i.m.

Nebenwirkungen: Allgemein gute Verträglichkeit. Anfängliche Sedierung; evtl. Schwindel oder Benommenheit; übrige Begleiterscheinungen wie bei anderen Phenothiazinen.

Kontraindikationen: Wie bei anderen Phenothiazinen (s. Laevomepromazin).

Trifluopromazin

Psyquil (Heyden)

oral:	Drg. – 10 mg (OP 20)
	Drg. – 25 mg (OP 20)
	Drg. – 50 mg (OP 100)
rektal:	Supp. – 70 mg (OP 5)
parenteral:	Amp. – 10 mg/1 ml (OP 3)
	Amp. – 20 mg/1 ml (OP 3)

Chemie: 10-[3-Dimethylamino-propyl]-2-trifluormethyl-phenothiazin.

Eigenschaften und Indikationen: Strukturchemisch unterscheidet sich das Trifluopromazin vom Chlorpromazin (Megaphen) lediglich durch eine Trifluormethylgruppe anstelle des Chloratoms in der 3er Stellung. Die neuroleptische Wirkung ist jedoch dreimal stärker als die des Chlorpromazin. Trifluopromazin wird in der Pädiatrie gelegentlich als Antiemetikum bei unstillbarem Erbrechen und als Prämedikation vor operativen Eingriffen angewandt, wenn das Promethazin nicht ausreicht. Als Antipsychotikum wird es ebenfalls relativ selten eingesetzt.

Dosierung: ½–1 mg/kg KG. Erhaltungsdosis 50–150 mg täglich.

Nebenwirkungen: Ähnlich wie bei anderen Phenothiazinen; ausgeprägte extrapyramidalmotorische Symptome!

Kontraindikationen: Wie bei anderen trizyklischen Neuroleptika.

Phenothiazinderivate mit Piperidyl-Seitenkette

Periciazin

Aolept (Bayer)

oral: Trpf. – 1 mg = 1 Trpf. (OP 10, 25 ml)

Chemie: 10-[3-(4-Hydroxy-1-piperidyl)-propyl]-2-cyano-phenothiazin.

Eigenschaften und Indikationen: Mittelstarkes Neuroleptikum, günstiger Einfluß auf Antrieb, Emotionalität und Affektivität. Periciazin ist leicht steuerbar und wirkt bereits in niedriger Dosierung kontaktfördernd und hemmend auf hetero- und autoaggressive Impulse. Auch Zwangs- und phobische Symptome werden günstig beeinflußt. Eignet sich zur ambulanten und stationären Langzeitbehandlung schizophrener Psychosen, sofern eine mittlere antipsychotische Potenz ausreichend ist. Günstige Wirkung auf sozial störende Verhaltensweisen wie Gereiztheit, Aggressivität, Explosibilität, Negativismus, autistischsonderlinghaftes Gebaren. Stimmungsaufhellung und Antriebsdämpfung. Da die zerebrale Reizschwelle durch Periciazin nicht beeinflußt wird, kann es auch bei hirnorganisch bedingten Verhaltensauffälligkeiten im Rahmen eines Anfallsleidens gegeben werden.

Dosierung: Kinder von 1–5 Jahren: einschleichend mit 1 Trpf./die, dann täglich bis auf 7 Trpf. (5–7 mg) steigern. Kinder von 5–10 Jahren: Steigerung bis auf 7–10 Trpf./die. Kinder über 10 Jahre: initial 1–2 Trpf./die, dann steigern um 1–2 Trpf. täglich bis 10–16 Trpf./die. Bei Jugendlichen bis zu 30 Trpf. täglich. Bei schizophrenen Psychosen bis 100 mg täglich.

Nebenwirkungen: Anfänglich Müdigkeit und Blutdrucksenkung; in einzelnen Fällen Schwindel und orthostatische Regulationsstörungen. Bei langsamer Steigerung extrapyramidalmotorische Symptome relativ selten. Übrige Nebenwirkungen wie bei anderen Phenothiazinen.

Kontraindikationen: Wie bei anderen Phenothiazinen.

Thioridazin

Melleril (Sandoz)
oral: Drg. – 25 mg (OP 50)
Drg. – 100 mg (OP 20, 50)

Melleril retard: (Sandoz)
oral: Tbl. – 30 mg (OP 30, 100)
Tbl. – 200 mg (OP 10, 50)

Melleretten: (Sandoz)
oral: Drg. – 10 mg (OP 20, 50)
Trpf. – 30 mg = 30 Trpf. = 1 ml (OP 10 ml)
Saft – 10 mg/5 ml (OP 100 ml)

Chemie: 10-[2-(1-Methyl-2-piperidyl)-äthyl]-2-methylthio-phenothiazin.

Eigenschaften und Indikationen: Thioridazin unterdrückt fast selektiv die pathologische emotionale Erregung und ihre vegetativen Begleiterscheinungen, ohne Antrieb, Intellekt und Willensphäre wesentlich zu beeinträchtigen.
Die extrapyramidalmotorischen Symptome sind sehr gering ausgeprägt, es hat starke anticholinerge Eigenschaften und zusätzlich auch antidepressive Effekte. Die Wirkung von Analgetika, Hypnotika und Narkotika wird potenziert. In der Retard-Form wird infolge allmählicher und kontinuierlicher Wirkstofffreisetzung eine über den ganzen Tag anhaltende Wirkung erzielt, so daß die Dosierung vereinfacht wird. Thioridazin ist bei Zuständen gesteigerter emotionaler Erregung einschließlich Angst- und Spannungszuständen indiziert. Es kann zur Langzeittherapie wenig maligner und wenig florider schizophrener Psychosen mit geringer Prozeßaktivität und als Zusatztherapie bei schweren chronischen und rezidivierenden Schmerzzuständen eingesetzt werden.

Dosierung: Einschleichend mit 3 mal 10 mg. Ambulante Erhaltungsdosis 30–150 mg/die. Stationäre Erhaltungsdosis bis 300 mg/die.

Nebenwirkungen: Außerordentlich gering. Zu Behandlungsbeginn gelegentlich Müdigkeitserscheinungen, Mundtrockenheit, Akkomodationsstörungen und Tachykardie; in seltenen Fällen Blutbildveränderungen, dehalb regelmäßige Blutbildkontrollen!

Kontraindikationen: Wie bei anderen Phenothiazinen. Absinken der Leukozytenzahlen unter $3000/mm^3$ macht sofort Absetzen der Therapie erforderlich.

Thioxanthenderivate

Chlorprothixen

Taractan (Roche)
oral: Drg. – 5 mg (OP 50)
Drg. – 15 mg (OP 50)
Drg. – 50 mg (OP 50)
Trpf. – 40 mg = 20 Trpf. = 1 ml (OP 20 ml)
parenteral: Amp. – 30 mg/2 ml (OP 5)

Truxal (Tropon)

oral: Drg. – 15 mg (OP 50)
Drg. – 50 mg (OP 50)
Drg. – 5 mg (OP 50) (Truxaletten)
Trpf. – 20 mg = 1 ml (OP 50 ml)
Saft – 2,5 mg = 1 ml (OP 75 ml)
Saft – 20 mg = 1 ml (OP 100 ml)
parenteral: Amp. – 50 mg/1 ml (OP 5)

Chemie: trans-2-Chlor-9-[3-dimethylamino-propyliden-(1)]-thioxanthen.

Eigenschaften und Indikationen: Angst-, Spannungs- und Unruhezustände. In niedriger Dosierung z. B. als Taractan 5 tranquillisierend. Zusätzlich auch stimmungsaufhellend, antriebs- und konzentrationsfördernd. Chlorprothixen wird in der Pädiatrie teilweise zur Prämedikation vor operativen Eingriffen angewandt. Eine Hauptindikation von Chlorprothixen sind schizophrene Psychosen (ausgenommen akute Erregtheit). Depressive Symptome werden gebessert.

Dosierung: Als Tranquilizer 3 mal 5–20 mg täglich; oft genügt die abendliche Gabe von 5–10 mg. Als Antipsychotikum nach einschleichendem Beginn 100–400 mg oral. Zur Prämedikation: 1–2 mg/kg KG + 0,005–0,01 mg Bellafolin als Mischspritze i. m. oder 1,5–2 mg/kg KG oral.

Nebenwirkungen: Gering, auch bei hoher Dosierung gut verträglich. Bei Kindern rufen Dosierungen um 100 mg keine nennenswerte Müdigkeit hervor. Aufgrund der anticholinergen Eigenschaften können vegetative Symptome auftreten. Allergische Hauterscheinungen äußerst selten.

Kontraindikationen: Wie bei Phenothiazinen.

3.5.11.2 Butyrophenone

Haloperidol

Haldol (Janssen)
oral: Kps. – 0,5 mg (OP 40)
Tbl. – 1 mg (OP 75)
Trpf. – 2 mg = 20 Trpf. = 1 ml (OP 30, 100 ml)
parenteral: Amp. – 5 mg/1 ml (OP 5)
Amp. – 10 mg/2 ml (OP 5)

Haldol-Janssen Decanoat
parenteral: Amp. – 70,52 mg/1 ml (OP 5) (entspr. 50 mg Haloperidol)
Amp. – 211,16 mg/3 ml (OP 5) (entspr. 150 mg Haloperidol)

Sigaperidol (Siegfried)

oral: Kps. – 0,5 mg (OP 40)
Tbl. – 1 mg (OP 50, 100)
Trpf. – 2 mg = 20 Trpf. = 1 ml (OP 30, 100 ml)
parenteral: Amp. – 5 mg/1 ml (OP 5)

Chemie: 4'-Fluor-4-[4-(4-chlorphenyl)-4-hydroxy-1-piperidyl]-butyrophenon.

Eigenschaften und Indikationen: Ausgeprägte neuroleptische Wirkung und gute antiemetische Eigenschaften. Haloperidol ist in erster Linie zur Behandlung akuter psychotischer Symptome geeignet (schizophrene Symptome 1. und 2. Ranges, psychomotorische Unruhe, Katatonie, Stupor, Angst, manische Erregtheit). Bei Kindern hat es sich auch zur Behandlung unspezifischer bzw. hirnorganisch bedingter Unruhe- und Angstzustände mit oder ohne aggressivem Verhalten bewährt. Beim frühkindlichen Autismus werden Stereotypien günstig beeinflußt und in Verbindung mit verhaltenstherapeutischen Maßnahmen die Kontaktaufnahme sowie die Sprachanbahnung gefördert. Auch schwere Zwangssyndrome und Tics, insbesondere vom Gilles de la Tourette-Typ stellen eine Indikation für Haloperidol dar. Bei der unterstützenden medikamentösen Therapie des Stotterns sind unter Haloperidol in einer niedrigen Dosierung günstige Effekte beschrieben worden.

Dosierung: Bei jüngeren autistischen Kindern (unter 4,5 Jahren) 0,07 mg/kg KG/die, bei älteren Kindern (4,5–8 Jahre) 0,15 mg/kg KG/die. Die optimale Tagesdosis liegt in dieser Altersgruppe bei 0,3–1,8 mg/die (3 mal 1–6 Trpf. täglich). Initialdosis 0,025–0,05 mg/kg KG/die, die Erhaltungsdosis hängt von der Grundkrankheit ab und liegt bei puberalen und jugendlichen Schizophrenien im Bereich mittlerer Erwachsenendosen (2–10 mg täglich), während beim Stottern oder bei Tics ein Dosisbereich von 0,6–1,8 mg täglich ausreichend ist. Bei chronisch-rezidivierender Schizophrenie 1 ml Haloperidol-Decanoat i. m. im Abstand von 4 Wochen, nur nach vorheriger oraler Haldoltherapie!

Nebenwirkungen: Extrapyramidalmotorische Symptome, Blutdruckabfall, Orthostase, Erhöhung der Krampfbereitschaft bei entsprechend disponierten Kindern und Jugendlichen.

Kontraindikationen: Intoxikationen mit anderen Pharmaka oder mit Alkohol, Epilepsie; Vorsicht bei schweren Leber- und Nierenparenchymschäden und kardiovaskulären Erkrankungen. Kinder sollen kein Haloperidol-Decanoat erhalten!

Benperidol

Glianimon (Tropon)

oral: Tbl. – 2 mg (OP 20)
Trpf. – 2 mg = 20 Trpf. = 1 ml (OP 20, 75 ml)
parenteral: Amp. – 2 mg/2 ml (OP 5)

Chemie: 4'Fluor-4-[4-(2-oxo-2,3-dihydro-1-benzimidazolyl)-piperidyl]-butyrophenon.

Eigenschaften und Indikationen: Benperidol ist eines der Präparate mit der stärksten neuroleptischen Potenz; vor allem zur Behandlung akuter endogener und exogener schizophreniformer Psychosen des Jugendalters indiziert, insbesondere bei hochgradigen psychomotorischen Erregungszuständen. Wegen der starken extrapyramidalmotorischen Symptome ist die Indikation sorgfältig zu stellen. Verordnung möglichst erst in der Spätadoleszenz.

Dosierung: Bei älteren Kindern und Jugendlichen 3 mal 0,5 mg/die, bei älteren Jugendlichen 3 mal 1–2 mg/die. Intramuskulär ½–1 Amp./Dosis.

Nebenwirkungen: Extrapyramidalmotorische Symptome.

Kontraindikationen: Wie beim Haloperidol.

Fluspirilene

Imap (Janssen)
Depotpräparate (nur i.m.)

parenteral: Stechamp. – 2 mg/1 ml (OP 6 ml)
Amp. – 1,5 mg/0,75 ml (OP 3, 6)

Chemie: 8-[4,4-Bis(4-fluorphenyl)-butyl]-1-phenyl-1,3,8-triazaspiro[4,5]decanon-(4).

Eigenschaften und Indikationen: Fluspirilene ist ein intramuskulär injizierbares Depotneuroleptikum (neben Haloperidol-Decansoat das einzige der Butyrophenonderivate). Die Depotwirkung ist nicht auf eine Veresterung der Grundsubstanz, sondern durch die mikronisierte galenische Zubereitungsform bedingt. Die neuroleptische Potenz entspricht derjenigen der Depotpräparate

Fluphenazin (Piperazinyl-Phenothiazinderivat) und Flupentixol (Piperazinyl-Thioxanthenderivat). Es ist somit in gleicher Weise zur Langzeittherapie chronischer und häufig rezidivierender Schizophrenien geeignet.

Dosierung: 1–4 mg/Woche.

Nebenwirkungen: Initiale Müdigkeit, häufige Akathasie, ausgeprägte vegetative Begleiterscheinungen.

Kontraindikationen: Wie bei anderen Butyrophenonen.

Penfluridol

Semap (Janssen)

oral: Tbl. – 20 mg (OP 12, 60)

Chemie: 4-(4-chlor-^{a,a,a}-trifluor-m-tolyl)-1-[4,4-bis-(p-fluorphenyl)butyl]-4-piperidinol.

Eigenschaften und Indikationen: Penfluridol hat einen Langzeiteffekt von 1 Woche Dauer und ist stark antipsychotisch wirksam. Es ist damit zur Langzeitbehandlung schizophrener Psychosen geeignet, die regelmäßige wöchentliche Einnahme muß allerdings gewährleistet sein.

Dosierung: Initial 10–20 mg/Woche, Erhaltungsdosis 20–60 mg/Woche.

Nebenwirkungen: Entsprechend dem Haloperidol.

Kontraindikationen: Wie bei Butyrophenonen.

Pimozid

Orap (Janssen)

oral: Tbl. – 1 mg (OP 25, 75)
Tbl. – 4 mg (OP 20) (Orap forte)

Chemie: 1-{1-[4,4-Bis(4-fluorphyl-)-butyl]-4-piperidyl}-benzimidazolinon-(2).

Eigenschaften und Indikationen: Pimozid ist ebenso wie Fluspirilene und Penfluridol ein Diphenylbutylpiperidin-Derivat, hat jedoch eine kürzere Wirkungsdauer als diese. Wie Penfluridol oral applikabel, Langzeiteffekt über 24 Stunden, fast vollständige Resorption, deshalb tägliche Verabreichung in einer Einzeldosis.

Pimozid wird bei Kindern ab dem Schulalter zur Schizophreniebehandlung eingesetzt. Günstige Erfolge bei Kindern auch bei unsozialisierter Aggressivität, hyperkinetischen und agitierten sowie bei paranoischen oder ängstlichen Verhaltensweisen. Eine besondere Indikation stellen schwere Tic-Syndrome und das Gilles de la Tourette-Syndrom dar, insbesondere wenn sich Tiaprid nicht als genügend wirksam erweist.

Dosierung: Initial 0,003–0,01 mg/kg KG, später je nach Grundkrankheit und individueller Ansprechbarkeit 0,03-0,1 mg/kg KG täglich bzw. 1-6 mg täglich; maximal 8 mg/die.

Nebenwirkungen: Ähnlich wie bei Haloperidol. Neben extrapyramidalmotorischen Symptomen Erbrechen, Gewichtszunahme, Somnolenz (letzteres auch bei relativ niedriger Dosierung!), Anstieg des Prolaktinspiegels sowie von Kalzium und alkalischer Phosphatase.

Kontraindikationen: Wie bei Butyrophenonen.

Fluropipamid

Dipiperon (Janssen)

oral: Tbl. - 40 mg (OP 20, 100)
          Saft - 4 mg = 1 ml (OP 200 ml)

Chemie: 4'-Fluor-3-[4-Carbamoyl-3-(1-piperidyl)-1-piperidyl]-butyrophenon.

Eigenschaften und Indikationen: Schwach bis mittelgradig potentes Neuroleptikum; geeignet zur Behandlung unspezifischer aggressiver und autoaggressiver Verhaltensweisen, von Unruhe- und psychomotorischen Erregungszuständen bei geistig behinderten Kindern aller Schweregrade; kann auch bei Anfallspatienten eingesetzt werden, da die zerebrale Krampfschwelle durch Floropipamid nicht herabgesetzt wird.

Dosierung: Einschleichend 0,5-1 mg/kg KG bzw. 3 × 1 Teelöffel (3 × 20 mg); mittlere Erhaltungsdosis 40-100 mg; bei schweren Verhaltensstörungen 180-240 mg/die. Jugendliche benötigen 20-80 mg mehr als die jeweils angegebenen Dosen.

Melperon

Eunerpan (Nordmark)

oral: Drg. - 25 mg (OP 20, 50, 100)
          Drg. - 100 mg (OP 10, 50)
          Saft -   5 ml/25 mg (ab Herbst 1982)

Chemie: 4'Fluor-4-(4-methylpiperidino)-butyrophenon.

Eigenschaften und Indikationen: Obwohl ein Butyrophenonderivat, ist Melperon ein schwach potentes Neuroleptikum, darin etwa dem Thioridazin vergleichbar. Melperon hat sich zur Behandlung aggressiver und autoaggressiver Verhaltensweisen bei geistig behinderten Kindern, Jugendlichen und Erwachsenen bewährt. Auch scheint Melperon bei dieser Patientengruppe geeignet, Stimmungsschwankungen günstig zu beeinflussen. Melperon hat stark sedierende, schlafanstoßende und tranquillisierende Eigenschaften. Wegen seiner im Tierversuch nachgewiesenen antikonvulsiven Effekte, kann es auch bei Patienten mit einem Anfallsleiden gegeben werden, in Kombination mit einem Antikonvulsivum.

Dosierung: Einschleichend 1–2 mal 25 mg täglich; Erhaltungsdosis 50–100 mg täglich; maximal 200 mg täglich.

Nebenwirkungen: Geringer als bei den übrigen Butyrophenonderivaten, jedoch starke Müdigkeit bis Schläfrigkeit! Gelegentlich orthostatische Dysregulation, Appetitlosigkeit, Magen-Darmbeschwerden und Frühdyskinesien.

Kontraindikationen: Entzündliche Erkrankungen des Stammhirns. Sonst wie übrige Butyrophenone.

3.5.11.3 Benzamide

Sulpirid

Dogmatil (Schürholz)

oral:	Kaps.	– 50 mg (OP 20, 50)
	Tbl.	– 200 mg (OP 12, 60) (Dogmatil forte)
	Saft	– 25 mg = 5 ml = (OP 200 ml)
parenteral:	Amp.	– 100 mg/2 ml (OP 6)

Chemie: N-[(1-Äthyl-2-pyrrolidinyl)-methyl]-2-methoxybenzamid-5-sulfonamid.

Eigenschaften und Indikationen: Schwach bis mittelstark neuroleptisch wirksam. Wirkungsspektrum ist von der verabreichten Dosis abhängig: In niedriger Dosierung steht die tranquillisierende, anxiolytische, harmonisierende, antidepressive und hemmungslösende, aktivierende Wirkung im Vordergrund. In höherer Dosierung (> 300 mg/die) hat Sulpirid antipsychotische Eigenschaften, wobei antiautistische und antinegativistische Effekte deutlich dominieren. Im Gegensatz zu den meisten anderen Neuroleptika nur geringe extrapyramidalmotorische Nebenwirkungen.

Bei niedriger Dosierung kann Sulpirid bei psychovegetativen Störungen und psychosomatischen Erkrankungen des Kindesalters eingesetzt werden, vor allem, wenn sie mit depressiven Verstimmungszuständen gekoppelt sind. Bei abulischen Zuständen mit Antriebsminderung und Initiativeverlust kann die aktivierende Wirkung von Sulpirid günstig eingreifen.

Auch bei Schulverweigerung, Schulangst, Schulphobie, Mutismus und bei phobisch-anankastischen Symptomen wirksam. Weitere Indikationen: frühkindlicher Autismus *Kanner,* frühkindliche Beziehungspsychosen, kindliche und präpuberale Psychosen mit vorherrschender unproduktiver Symptomatik und Schizophrenien späterer Altersphasen, vor allem paranoide, autistische, antriebsarme (hebephrene) und gehemmt-depressive Formen.

Dosierung: Initial 1–2 mg/kg KG; Erhaltungsdosis 5–10 mg/kg KG täglich. Bei Psychosen sind höhere Dosierungen angebracht (300–600 mg täglich); bei jüngeren Kindern und bei psychovegetativen Erscheinungen 20–50 mg Saft täglich (5 mg = 1 ml), letzte Gabe nachmittags.

Nebenwirkungen: Selten extrapyramidalmotorische Symptome. Kardiotoxische, hepatotoxische und teratogene Effekte bislang nicht bekannt. Gelegentlich endokrine Nebenwirkungen wie Zyklusstörungen und Galaktorrhoe, jedoch ausgeprägte Prolaktinämie. Schlafstörungen, vor allem bei zu später Einnahme am späten Nachmittag oder abends, können vorkommen. Anticholinerge bzw. α-adrenolytische Wirkungen wie Mundtrockenheit, Übelkeit, Sehstörungen, Blutdrucksenkungen kommen ebenfalls gelegentlich vor, auch Antriebssteigerung, selten Erregungszustände.

Kontraindikationen: Akute Alkohol-, Schlafmittel-, Analgetika- und Psychopharmaka-Intoxikationen. Epilepsie, manische Phasen; Vorsicht bei Leber- und Nierenparenchymschäden.

Tiaprid

Tiapridex (Schürholz)

oral: Tbl. – 100 mg (OP 20, 50)
parenteral: Amp.– 100 mg/2 ml (OP 12)

Chemie: N-(2-Diäthylamino-äthyl)-2-methoxy-5-(methylsulfonyl)-benzamid.

Eigenschaften und Indikationen: Tiaprid ist ein wirksamer DA2-Antagonist, hat jedoch keine neuroleptischen Eigenschaften und unterscheidet sich hierin von den übrigen Benzamiden (Sulpirid und DAN 2163, letzteres noch in Erprobung). Im Gegensatz zu ihnen hat Tiaprid spezifisch antidyskinetische Eigenschaften und eignet sich zur Behandlung von choreatisch-athetotischen Hyperkinesien, Torsionsdystonien, Tics und neuroleptisch bedingten Dyskinesien. Auch bei Migräne und vasomotorischen Kopfschmerzen ist Tiaprid erfolgreich eingesetzt worden, wenn andere Mittel versagten; es verfügt auch über analgetische Eigenschaften (über eine Beeinflussung von β-Endorphin?).

Dosierung: 5–10 mg/kg KG bei Kindern.

Nebenwirkungen: Tiaprid zeichnet sich durch eine auffallend gute Verträglichkeit aus. Unerwünschte Nebenwirkungen treten praktisch nicht auf. Gelegentlich wird von den Kindern über Müdigkeit, Kopfschmerzen, Appetitsteigerung und Gewichtszunahme berichtet. Tiaprid führt zu einer passageren, auf die Dauer der Medikation beschränkten Prolaktinämie, die übrigen hypophysär gesteuerten Hormone wie STH, Wachstumshormon, Gonadotropine, ACTH, TSH und die Schilddrüsenhormone werden dagegen nicht beeinflußt.

Kontraindikationen: Zerebelläre Syndrome, Myoklonien; sonst wie bei Sulpirid.

3.6 Tranquilizer und Betarezeptorenblocker

Ch. Eggers

3.6.1 Definition, Historisches

Als *Tranquilizer* werden diejenigen Psychopharmaka bezeichnet, die zur Behandlung von Angst- und Spannungszuständen verwendet werden. Sie werden deshalb auch als *Ataraktika* (ataraxia, gr. = Ausgeglichenheit, Gemütsruhe) bzw. als *Anxiolytika* (Angor, lat. = Angst, Beklemmung; lysis, gr. = Auflösung) bezeichnet. Der Begriff Tranquilizer hat sich jedoch durchgesetzt und entspricht dem Terminus „minor tranquilizer" der angloamerikanischen Literatur (vgl. auch Kap. 3.5.1). Da auch zahlreiche Neuroleptika, insbesondere die Phenothiazine, in niedriger Dosierung angstlösende, beruhigende und emotional entspannende Eigenschaften haben, wird diese Substanzgruppe in der angloamerikanischen Literatur als „major tranquilizer" bezeichnet. Tranquilizer im engeren Sinne haben jedoch selbst bei maximaler Dosierung nur in den seltensten Fällen eine antipsychotische Wirkung, so daß eine klare begriffliche Trennung zwischen Neuroleptika und Tranquilizern gerechtfertigt ist.
Die *Benzodiazepine* gehören zu den meist konsumierten Präparaten; in der BRD nehmen etwa 18% der männlichen und 27% der weiblichen Bevölkerung Benzodiazepinpräparate ein.
Bei ausgeprägten somatisch-funktionellen Angstsymptomen (kardiovaskulär, gastro-intestinal, respiratorisch) haben sich *β-Rezeptorenblocker* bewährt, die die adrenerg übermittelten vegetativen Begleiterscheinungen der Angst wie Tachypnoe, Blutdruckabfall, Tachykardie, Schwitzen, Zittern, Schwindelgefühl günstig beeinflussen; die sympathiko-adrenale Erregung bei Angst und psychischem Streß wird durch *β-Rezeptorenblocker* spezifisch gedämpft, ohne zu einer Beeinträchtigung der seelisch-geistigen Leistungsfähigkeit oder gar zu einer Sedierung zu führen.

3.6.2 Einteilung und chemische Struktur

Nach strukturchemischen Gesichtspunkten lassen sich die Tranquilizer in folgende 4 Hauptgruppen einteilen: 1. Carbaminsäurederivate, 2. Diphenylmethanderivate, 3. Benzodiazepinderivate und 4. tri- und tetrazyklische Tranquilizer.
Den Benzodiazepinen kommt eine Hauptbedeutung für die moderne Tranquilizertherapie zu. In der Kinderpsychiatrie bzw. Pädiatrie gebräuchliche Benzodiazepine sind folgende Präparate: *Bromazepam* (Lexotanil), *Clobazam* (Frisium), *Clonazepam* (Rivotril), *Chlordiazepoxid* (Librium), *Diazepam* (Valium), *Dikalium-chlorazepat* (Tranxilium), *Flurazepam* (Dalmadorm), *Flunitrazepam* (Rohypnol), *Oxazepam* (Adumbran, Praxiten).

Den Benzodiazepinen liegt das Benzodiazepin-Ringgerüst zugrunde, das aus 3 Ringsystemen besteht, einem 7er Ring und 2 Benzolringen. Bei fast allen Benzodiazepinen befinden sich die beiden Stickstoffatome in Position 1 und 4 des Siebenerrings (s. Abb. 3.7), daher der Name 1,4-Benzodiazepine.

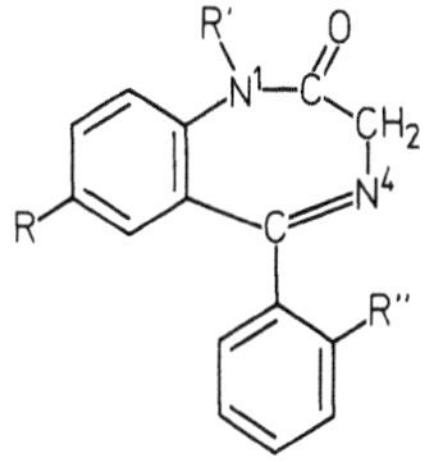

Abb. 3.7. Grundgerüst der Benzodiazepine

Durch Austausch von Wasserstoffatomen an den mit R, R' und R" bezeichneten Stellen gegen andere Gruppen wie Chlor, Fluor, Brom oder Methylgruppen können die pharmakologischen Eigenschaften variiert werden. Beim *Clobazam* (Frisium) sind Veränderungen im Siebenerring vorgenommen (Plazierung von N^4 in die 5er Stellung (N^5) als 1,5-Benzodiazepin). *Clobazam* ist ein wirksames Anxiolytikum, das praktisch keine muskelrelaxierende, jedoch eine schlafanbahnende Wirkung besitzt. Das *Oxazepam* (Adumbran, Praxiten) hat ebenso wie das *Lorazepam* (Tavor) und das *Temazepam* (Planum, Remestan) eine 3-Hydroxygruppe, die eine rasche Glukuronisierung und damit schnelle Ausscheidung ermöglicht, so daß diese Präparate zu den mittellang wirksamen Benzodiazepinen mit relativ kurzen Eliminationszeiten gehören (vgl. Kap. 3.6.4).

Zu den *tri-* und *tetrazyklischen* Tranquilizern gehören das *Benzoctamin* (Tacitin) und das *Opipramol* (Insidon). Sie haben neben ihren tranquillisierenden auch antidepressive Eigenschaften und stehen strukturchemisch den tri- und tetrazyklischen Antidepressiva nahe. Sie nehmen somit eine Mittelstellung zwischen Tranquillanzien und Antidepressiva ein; ihre Verwendung bei Kindern und Jugendlichen ist sehr gering.

3.6.3 Pharmakologie

Trotz des seit 20 Jahren weitverbreiteten und ständig anwachsenden Verbrauchs von Tranquilizern, in erster Linie der Benzodiazepine, sind ihre pharmakologischen Eigenschaften und ihr Wirkungsmechanismus noch nicht völlig geklärt.

Wie bei anderen Substanzen auch, bildet der *Tierversuch* eine wichtige Grundlage, um hier weiterzukommen. Die sedierenden, zentral muskelrelaxierenden, antikonvulsiven und antiaggressiven Eigenschaften der Tranquilizer lassen sich hier relativ leicht darstellen. *Benzodiazepine fördern* das *Explorationsverhalten* von Tieren und *vermindern Reaktionen auf Streß*. Sie beeinflussen so-

wohl die aggressive Grundstimmung („hostility"), als auch die Wutattacken („rage attacks") des Tieres.
Die Reduktion aggressiven Verhaltens bei Tieren wird durch den sog. *Zähmungseffekt* bestimmt. Dabei wird die Aktivität z.b. von Totenkopfäffchen durch ein besonderes Fenster beobachtet, um das Verhalten nicht durch die Anwesenheit des Beobachters zu stören. Drohgebärden und spontane Angriffslust werden beurteilt. Ein Zähmungseffekt wird erreicht, wenn bei minimaler Reduktion der Aktivität eine maximale Reduktion der Aggressivität zu beobachten ist. Der Grad des Zähmungseffektes wird durch den Quotienten Aggressivität/Aktivität ausgedrückt. Dabei zeigte sich, daß *Bromazepam* (Lexotanil) eine doppelt so starke aggressivitätsreduzierende Wirkung hat wie das *Chlordiazepoxid* (Librium). Bei Untersuchungen von aggressiven Lautäußerungen bei Tieren („Kampfmaus", „boxende" Ratte, Goldhamster) zeigte *Clobazam* (Frisium) eine deutlich stärkere antiaggressive und tranquillisierende Wirkung als Chlordiazepoxid. Nach 2 mg/kg KG *Oxazepam* (Adumbran) zeigen syrische Goldhamster eine um 90% verminderte Abwehrreaktion gegenüber unangenehmen Reizen (wie z. B. einen gegen ihren Nacken gerichteten Luftstrom, auf den sie mit charakteristischen Umdreh- und Abwehrbewegungen reagieren).
Schwieriger sind die Beschreibung und Bewertung der *anxiolytischen Eigenschaften* von Tranquilizern. Um den anxiolytischen Effekt der Tranquilizer zu bestimmen, wird das von GELLER et al. (1978) entwickelte Verfahren der unmittelbaren Bestrafung angewandt, das allerdings recht zeitaufwendig und kompliziert ist. Versuchstiere (Ratten) lernen, einen Hebel zu drücken, um Nahrung zu erhalten. Nach Stabilisierung dieses Lerneffektes wird ein Tonsignalexperiment mit kontingenter Verstärkung angeschlossen, worauf die Versuchstiere bei Erscheinen des Tonreizes den Hebel drücken und dann Futter erhalten. Gleichzeitig mit der Durchführung ihrer Aufgabe (Hebeldruck) wird jedoch ein aversiver Reiz in Form eines Elektroschocks gegeben, so daß die Tiere in eine Konfliktsituation geraten. Es hat sich nun gezeigt, daß Benzodiazepine bei den Tieren zu einer erhöhten Strafreiztoleranz führen; die Tiere beginnen nach kurzer Zeit, den Hebel trotz der aversiven Reize weiter zu drücken. Eine solche Unterdrückung konditionierten Vermeidungsverhaltens durch Benzodiazepine wurde außer bei Ratten auch bei Katzen, Tauben und Affen beobachtet. Die Förderung des zuvor durch Strafreize unterdrückten Verhaltens durch Applikation von anxiolytisch wirksamen Tranquilizern ist jeweils dosisabhängig.
Die Verabreichung unmittelbar bestrafender aversiver Reize nach Erlernen einer bestimmten Aufgabe durch Belohnung, wie z. B. durch Freigabe des Futters auf Hebeldruck, wird tierexperimentell als *Angstmodell* benützt. Interessant ist, daß *Neuroleptika* die Wiederaufnahme des bestraften Verhaltens nach einer Schreckpause *nicht* fördern, wie dies *Benzodiazepine* tun. Es ist somit anzunehmen, daß die Erhöhung der Toleranz gegenüber aversiven Reizen, ablesbar an der Wiederaufnahme des bestraften Verhaltens und der Verkürzung der Schreckpause nach den elektrischen Schlägen, eine *selektive* Eigenschaft von *Benzodiazepinen* ist, worin diese sich von den *Neuroleptika unterscheiden* und

worin ein *Äquivalent* ihrer *anxiolytischen Fähigkeiten* zu sehen ist. Ähnliche Wirkungen wurden allerdings auch bei anderen Sedativa wie *Barbituraten* und beim *Meprobamat* beobachtet. Die *Benzodiazepine* sind jedoch hinsichtlich ihrer *anxiolytischen Wirkungsintensität* dem *Meprobamat* und den Barbituraten deutlich überlegen.
Biochemische Untersuchungen haben in jüngster Zeit ergeben, daß die Beeinflussung des Serotonin- und GABA-Stoffwechsels durch Benzodiazepine an deren anxiolytischer Wirkung beteiligt ist (S. D. IVERSEN 1980; vgl. auch Kap. 3.6.5). Das steht im Einklang mit der Tatsache, daß das sog. „punishment system" hauptsächlich aus serotonergen Fasern besteht. Ein einheitliches neurobiologisches Angst- oder Depressionsmodell existiert allerdings noch nicht.
Das *Meprobamat* hat eine rasche und sichere entspannende und angstlösende Wirkung, das Abhängigkeitsrisiko ist jedoch unter allen Tranquilizern bei dieser Substanz am höchsten. Die *Breite* des *Wirkungsspektrums* ist ein *besonderes Charakteristikum* der *Benzodiazepine*. Die verschiedenen Substanzen *unterscheiden* sich hinsichtlich ihres *Wirkschwerpunktes*. So hat das *Clonazepam* (Rivotril) ausgeprägte *antikonvulsive Eigenschaften* (mit Herabsetzung der hypersynchronen Aktivität im EEG), während *Clobazam, Lorazepam, Bromazepam, Clotiazepam* und *Tifosopam* sehr stark *anxiolytisch* wirksam sind. Andererseits kann ein und dasselbe Benzodiazepinderivat bei verschiedenen Tierarten unterschiedliche Wirkungen hervorrufen. So induziert das 7-Nitrobenzodiazepin (*Nitrazepam*; Mogadan) bei Mäusen, Ratten und Affen, nicht aber bei anderen untersuchten Spezies, Hyperaktivität. *Flurazepam* (Dalmadorm) ruft ausschließlich bei Katzen Krämpfe hervor. Die muskelrelaxierende Wirkung von Benzodiazepinen bei Katzen und die antikonvulsiven Effekte bei Mäusen korrelieren besser mit den sedierenden, hypnotischen und anxiolytischen Eigenschaften, die Benzodiazepine beim Menschen zeigen, als dies vergleichbare Veränderungen des Tierverhaltens, wie Hemmung der motorischen Aktivität, Schlafinduktion und Förderung zuvor unterdrückter Verhaltensweisen, tun.
Unter den Benzodiazepinen haben das *Nitrazepam*, das *Flurazepam* und insbesondere das *Flunitrazepam* die stärksten hypnotischen Eigenschaften. *Flunitrazepam* (Rohypnol) erwies sich in tierexperimentellen Tests zur Bestimmung der antikonvulsiven und sedativen Fähigkeiten im Antipenetrazoltest bzw. im Chlorprothixen-Potenzierungstest gegenüber den übrigen Benzodiazepinen als deutlich überlegen. Der stark sedierende Effekt von *Flunitrazepam* beruht auf einem anderen Wirkungsmechanismus als derjenige der Barbiturate. Letztere blockieren im Gegensatz zu den Benzodiazepinen die Weckreaktionen im *EEG*, während die pharmakologische Wirksamkeit der Benzodiazepine auf deren verstärkenden Einfluß auf GABA-vermittelte neurale prä- und postsynaptische Hemmechanismen zurückzuführen ist (vgl. Kap. 3.6.5).
Im Tierexperiment hemmen Benzodiazepine pharmakogen, z. B. durch Pentamethylentetrazol induzierte Krämpfe. Die Wirkungen auf das *Wach-EEG* ähneln denjenigen anderer Sedativa. Die Alpha-Aktivität wird reduziert, und es kommt zu einer Zunahme amplitudenniedriger schneller Frequenzen insbesondere im Beta-Bereich besonders in der frontalen und rolandischen Region.

Unter Benzodiazepinen wird die Amplitude der Kortikalen somatosensorischen *evozierten Potentiale* erniedrigt, die Latenzen im frühen Bereich der sekundären Antwort (peaks bis zu 200 msec nach dem Reiz) sind verlängert, während die späten Latenzen dagegen verkürzt sind (SALETU et al. 1977). Interessanterweise bleibt das Profil der SEP recht konstant, unabhängig von der Art der Applikation, der Dosierung und des jeweils verabreichten Benzodiazepinderivats. Im Vergleich zu Placebo führt Diazepam zu einer computerokulographisch meßbaren Verlangsamung der maximalen saccadischen Blickwinkelgeschwindigkeit (ASCHOFF et al. 1980).

Im *Schlaf-EEG* zeigt sich unter *Flurazepam, Lorazepam* und *Nitrazepam* eine Verkürzung von Stadium I, dagegen unter *Chlordiazepoxid, Diazepam* und *Oxazepam* eine Verlängerung von Stadium I. Stadium II, elektrophysiologisch gekennzeichnet durch Schlafinduktion, Theta-Aktivität und K-Komplexe, wird durch alle Benzodiazepine verlängert, während der Langsame-Wellen-Schlaf (slow wave sleep = SWS) in Stadium III und IV verkürzt wird. Die Verkürzung von Schlafstadium IV geht einher mit einer Reduktion von nächtlichen Angst- und Alpträumen. Alle Benzodiazepine verlängern die REM-Latenz (Zeit vom Beginn des Spindelstadiums bis zum ersten REM-Ausbruch). Die Frequenz der Augenbewegungen im REM-Schlaf wird durch Benzodiazepine vermindert; die REM-Phasen werden im allgemeinen verkürzt. Unter niedriger Dosierung von *Flurazepam, Clobazam, Flunitrazepam* und anderen Benzodiazepinen kommt es jedoch nicht zu einer nennenswerten Verkürzung des REM-Schlafes trotz Verkürzung der SWS-Phase und Verlängerung von Stadium II. Die Zahl der einzelnen REM-Zyklen nimmt im allgemeinen zu.

Manche Benzodiazepine wie *Nitrazepam* und *Flunitrazepam* können auch zu einer Zunahme des REM-Schlafes führen. Trotz der möglichen Verkürzung einzelner Schlafphasen wird die totale Schlafzeit verlängert, wobei dieser Effekt bei Probanden mit der kürzesten Schlafzeit-Baseline am deutlichsten ist; hier ist eine Steigerung bis auf das Dreifache möglich. Trotz der Zunahme der Anzahl der REM-Phasen wird die Häufigkeit der Perioden leichten Schlafs und die Zahl der Körperbewegungen vermindert. Während chronischer Einnahme von Benzodiazepinen nehmen die beschriebenen Effekt auf die einzelnen Schlafphasen ab, bzw. nivellieren sich, ohne jedoch ganz zu verschwinden. Bei chronischem Benzodiazepingebrauch kann sich die Zahl der Träume verdoppeln, sie sind jedoch weniger bizarr.

3.6.4 Pharmakokinetik

Zwischen den einzelnen Tranquilizern und auch zwischen den verschiedenen Benzodiazepinderivaten bestehen starke Unterschiede hinsichtlich ihrer pharmakokinetischen Eigenschaften. Über die Pharmakokinetik dieser Substanzen im Kindesalter ist wenig bekannt. Trotzdem lassen sich einige grundsätzliche, aber auch spezielle, präparatspezifische Feststellungen treffen.

Mit Ausnahme von *Oxazepam* werden alle Benzodiazepine schnell und fast

vollständig *absorbiert*. *Oxazepam* wird nur in geringem Maße absorbiert und muß, obwohl es ein aktiver Metabolit des *Diazepams* ist, 3–5 mal höher dosiert werden. Die *Absorptionsrate* der übrigen Benzodiazepine ist so gut, daß bereits zwischen 0,5–3 Stunden maximale Konzentrationen erreicht werden.
Die Absorptionsrate von *Diazepam* ist bei Kindern sehr hoch. Sowohl nach oraler als auch nach intramuskulärer Applikation werden Spitzenspiegel im Serum bereits nach 15–30 Minuten erreicht, im Vergleich dazu bei Erwachsenen erst nach 30–90 Minuten. Auch bei Verabreichung von *Diazepam* als *Rectiole* erfolgt die Absorption *sehr rasch* (Spitzenwerte nach 10–20 Minuten). Dagegen wird *Diazepam* in Form von Suppositorien nur in geringem Ausmaß und erratisch resorbiert.
Infolge der *Lipophilie* verteilen sich die Benzodiazepine relativ rasch im Gehirn. Durch i.v. Applikation sind hohe Gewebsspiegel im ZNS zu erreichen und entsprechend rasch, innerhalb weniger Sekunden, setzt die Sedierung ein; es kommt bei dieser Applikationsform jedoch zu einem schnellen Abfall des Spiegels und zum Sistieren der pharmakologischen Wirkung.
Benzodiazepine besitzen eine *hohe Eiweißbindung* im Plasma, in erster Linie an Albumin. Mit Ausnahme von *Flurazepam*, das nur in sehr geringem Maße an Plasmaproteine gebunden wird, beträgt die Bindungsrate bei den übrigen Benzodiazepinen bis zu 99%, wie dies beim *Diazepam* der Fall ist. Beim *Flunitrazepam* beträgt die Eiweißbindung durchschnittlich 80%. Die Höhe der Proteinbindung korreliert eng mit der *Lipidlöslichkeit*. Beides beeinflußt in starkem Maße die *Abbaugeschwindigkeit* der Benzodiazepine durch die mirkosomalen Leberenzyme. Hohe Lipidlöslichkeit und hohe Plasmaproteinbindung sind verantwortlich für die langsame Metabolisierung der Benzodiazepine.
Die *Wirkdauer* wird jedoch nicht nur von der eingenommenen Substanz selbst, sondern auch von deren *pharmakologisch aktiven Metaboliten* bestimmt. Dies trifft besonders für das *Diazepam* und das *Chlordiazepoxid* zu. Für das Kindesalter ist die Bildung hydroxylierter Metaboliten des *Diazepam* bedeutungsvoll, da sie wesentlich zu der hohen biologischen Wirksamkeit des *Diazepams* bei Kindern beitragen. Sie machen bei Kindern etwa 70–74% der renal ausgeschiedenen Diazepammetaboliten aus.
Die biologische Halbwertszeit von Benzodiazepinen hängt auch davon ab, ob zusätzliche Medikamente eingenommen werden. Bei Kombination von *Diazepam* mit induzierenden Substanzen wie Barbituraten erniedrigt sich die Plasmahalbwertszeit von *Diazepam* bei Kindern und Erwachsenen um das 2–3fache! Dieser Effekt erklärt sich dadurch, daß Barbiturate zu einer Induktion von mikrosomalen Leberenzymen führen, die u.a. für den Abbau von Arzneimitteln verantwortlich sind.
Ebenso wie bei den Neuroleptika sind die Plasmahalbwertszeiten bei Kinder *kürzer* als bei Erwachsenen infolge der rascheren Resorption und Verstoffwechselung. Aus diesen Gründen sollten Benzodiazepine im Kindesalter in *relativ niedrigen Dosen* und dafür in *kürzeren Abständen* gegeben werden.
Entsprechend der biologischen Halbwertszeit lassen sich die Benzodiazepine in langfristige, mittellang und kurz wirksame Substanzen einteilen. Zu den langfristig wirksamen Benzodiazepinen gehören in erster Linie Vertreter mit

pharmakologisch aktiven Metaboliten wie *Diazepam* (Valium), *Chlordiazepoxid* (Librium), *Chlorazepat* (Tranxilium), *Prazepam* (Demetrin), *Medazepam* (Nobrium), *Chlobazepam* (Frisium) und *Flurazepam* (Dalmadorm).
Mittellang wirksame Substanzen sind u. a. *Nitrazepam* (Mogadan), *Flunitrazepam*, (Rohypnol), *Bromazepam* (Lexotanil), *Oxazepam* (Adumbran, Praxiten), *Lorazepam* (Tavor), *Temazepam* (Planum, Remestan) und *Clotisazepam* (Trecalmo). Kurz wirksam sind das *Triazolam* (Halcion) und das *Midazolam* (noch nicht im Handel).
Benzodiazepine mit *langer Eliminationshalbwertszeit* sind bei der *antikonvulsiven* und *anxiolytischen Therapie* indiziert. Bei der Behandlung der Schlaflosigkeit kommt es dagegen auf *kurz wirksame* Präparate an, die rasch verstoffwechselt werden.
Der *Metabolismus* der Benzodiazepine ist relativ einheitlich. Mit Ausnahme der Substanzen, die eine NO_2-Gruppe haben, werden sie durch Dealkylierung am Stickstoffatom in Stellung 1 und durch Hydroxylierung in Stellung 3 mit darauf folgender Konjugation mit Glukuronsäure abgebaut. Bei den Nitrogruppen ($-NO_2$) enthaltenden Substanzen werden diese zu Aminogruppen ($-NH_2$) reduziert und anschließend azetyliert. Beim *Nitrazepam* (Mogadan) ist die Azetylierungsgeschwindigkeit genetisch festgelegt. Nur ein ganz geringer Anteil an Benzodiazepinen wird unmetabolisiert durch die Nieren ausgeschieden. Zu einer Induktion von Leberenzymen kommt es im Gegensatz zu den Barbituraten bei den Benzodiazepinen *nicht*.
Es wurde bereits darauf verwiesen, daß die lang wirksamen Benzodiazepine pharmakologisch aktive Metaboliten bilden, die für die lange Wirksamkeit verantwortlich sind. Bei den Präparaten *Diazepam, Medazepam, Prazepam, Chlorazepat* ist es das *N-Desmethyldiazepam*, das neuestens auch als *Nordiazepam* bezeichnet wird. Das *Chlorazepat* (Tranxilium) und das *Prazepam* (Demtrin) stellen praktisch ein „verkapptes" *N-Desmethyldiazepam* dar, denn *Chlorazepat* wird bereits im Magen durch Einwirkung der Magensäure und *Prazepam* bei der ersten Leberpassage in *N-Desmethyldiazepam* umgewandelt. Ein weiterer pharmakologisch aktiver Metabolit ist das *Oxazepam*, das als Oxazepamglukuronid ausgeschieden wird und als Adumbran bzw. Praxiten im Handel ist.
Diazepam hat 3 Hauptmetaboliten, die eine anxiolytische und sedierende Wirkung besitzen: außer dem *N-Desmethyldiazepam* und dem *Oxazepam* noch das *3-Hydroxydiazepam*, das als *Temazepam* (Remestan) gebräuchlich ist. Die *Eliminationshalbwertszeit* von *Diazepam* variiert stark mit einem mittleren Wert um 32 Stunden (30–40 Stunden). Die Clearance ist wie bei fast allen Benzodiazepinen niedrig und liegt bei 20–35 ml/Minute. Die Plasmaproteinbindung des *Diazepam* ist hoch (97–99%). Die Diazepamspiegel erreichen ein „steady state" innerhalb von etwa 5 Tagen.
Nitrazepam und *Flunitrazepam* verhalten sich pharmakokinetisch ähnlich, die Eliminationshalbwertszeit schwankt bei ihnen zwischen 9 und 48 Stunden. Bei *Nitrazepam* liegt die Eliminationshalbwertszeit durchschnittlich bei 25 Stunden nach oraler Verabreichung, diejenige von *Flunitrazepam* nach oraler intravenöser Gabe bei 20 Stunden.

Dagegen haben *Oxazepam* (6-15 Stunden), *Lorazepam* (9-18 Stunden), *Bromazepam* (8-19 Stunden) und *Temazepam* (3-9 Stunden) relativ kurze Eliminationshalbwertszeiten. *Oxazepam* wird relativ rasch und vollständig (80%) absorbiert und hat eine hohe Proteinbindungskapazität (90-95%). *Lorazepam*, ein hydroxyliertes Benzodiazepin, wird zu über 80% als Glukuronoid ausgeschieden. Pharmakologisch aktive Metaboliten sind bislang nicht nachgewiesen.
Die Halbwertszeiten von *Triazolam* und *Midazolam* sind „ultrakurz" und liegen unter 5 Stunden, bei *Midazolam* zwischen 1,3 und 2,3 Stunden. Diese Substanzen kumulieren deshalb auch bei häufiger Gabe nicht. *Triazolam* wird als Schlafmittel verwandt. *Midazolam*, das einen zusätzlichen Imidazoering besitzt, befindet sich noch nicht im Handel; es weist eine gute orale Bioverfügbarkeit auf. Maximale Blutkonzentrationen werden bereits nach ¼ Stunde erreicht. Die kurze Wirkungsdauer ermöglicht eine gute Schlafinduktion ohne „Hang-over"-Effekt. Es ist damit sehr gut zur Schlafanbahnung geeignet und hat sich als gut steuerbares Narkoseeinleitungsmittel bewährt. Bei seinem Abbau im Körper entstehen keine aktiven „long-acting"-Metaboliten, da *Midazolam* rasch und ausschließlich über Oxydation und Glukuronidbildung metabolisiert wird.
Die pharmakokinetischen Eigenschaften der Benzodiazepine zu kennen, ist deshalb so wichtig, da sie es sind, die weitgehend für die jeweils unterschiedlichen Wirkungsspektren der einzelnen Substanzen verantwortlich zu machen sind.

3.6.5 Wirkungsmechanismen

Das pharmakologische Wirkungsspektrum der Benzodiazepine ist kennzeichnend für diese Substanzen; die typische Kombination anxiolytischer, sedierender, muskelrelaxierender und antikonvulsiver Eigenschaften der Benzodiazepine ist *bei keiner anderen Psychopharmakagruppe wiederzufinden,* wenn auch einzelne Wirkweisen niedrig dosierter Neuroleptika denjenigen von Benzodiazepinen ähneln. Das *gesamte Wirkbild* der einzelnen Benzodiazepine ist jedoch bei keiner anderen psychotropen Pharmakgruppe zu finden. Das läßt den Schluß zu, daß Benzodiazepine einen *sehr selektiven neuralen Wirkungsmechanismus* besitzen müssen.
Erst in den letzten 5 Jahren haben verschiedene Arbeitsgruppen eindeutige Belege für diese Hypothese erbracht. Natürlich lag die Vermutung nahe, daß Benzodiazepine, ähnlich wie Neuroleptika und Antidepressiva, den Neurotransmitterstoffwechsel beeinflussen. Dies ist auch der Fall, allerdings auf eine für *Benzodiazepine spezfische Weise:* In den Jahren 1977 und 1978 sind von den Forscherteams um BRAESTRUP und MÖHLER spezifische Rezeptoren für Benzodiazepine im Gehirn entdeckt worden (durch Untersuchungen mit radioaktiv markierten Benzodiazepinen). Benzodiazepine haben eine sehr hohe Bindungsaffinität zu diesen Rezeptoren, die Bindung ist stereospezifisch und selektiv. Läsionsversuche mit isolierten operativen und radiologisch oder chemisch induzierten Zerstörungen dopaminerger, noradrenerger, serotonerger

oder GABA-erger Neurone haben gezeigt, daß die Benzodiazepinrezeptoren im Kortex, Zerebellum, Striatum oder Hippokampus nicht beeinträchtigt werden und somit räumlich unabhängig von den genannten Neurotransmitterrezeptoren im ZNS verteilt sind.

Die regionale Dichte der Benzodiazepinrezeptoren ist am größten im Kortex und in der Kleinhirnrinde, mittlere Dichten wurden im limbischen System und im Hypothalamus, relativ geringe Dichten in der Medulla oblongata und im Rückenmark gefunden. Benzodiazepinrezeptoren wurden bei Vertebraten, nicht aber bei Invertebraten entdeckt, was für eine evolutionäre Entwicklung dieser Strukturen spricht! Zwischen Ratte und Mensch wurden keine wesentlichen Unterschiede im Verteilungsmuster der Benzodiazepinrezeptoren gefunden.

Es hat sich gezeigt, daß enge Korrelationen zwischen der pharmakologischen Aktivität von Benzodiazepinen und deren Affinität zum Rezeptor bestehen; die klinisch wirksamsten Benzodiazepine haben auch die stärkste Rezeptoraffinität. Die aktivsten Benzodiazepine, das *Lorazepam* (Tavor) und das *Triazolam* (Halcion) sind bereits in Konzentrationen von etwa 1 nmol/l wirksam (BRAESTRUP u. NIELSEN 1980). Die Wirksamkeit der Benzodiazepine wird durch folgende tierexperimentell geprüfte Kriterien definiert: 1. durch deren antikonvulsive Kapazität, gemessen an der antagonisierenden Wirkung gegenüber pharmakogen ausgelösten Krämpfen bei Mäusen; 2. durch deren muskelrelaxierenden Effekt bei der Katze und 3. durch die Aufhebung bestraften Verhaltens im Antikonflikttest (vgl. Kap. 3.6.3).

Jüngste Forschungsergebnisse haben eine weitere Spezifität der neuralen Benzodiazepinwirkung erbracht. Benzodiazepine *potenzieren* in höchst spezifischer Weise die *inhibitorische Wirkung* des Neurotransmitters GABA, ohne jedoch selbst GABA-agonistische Eigenschaften zu besitzen, wie z.B. das Muscimol. Im Rückenmark *verstärken* Benzodiazepine die *präsynaptische Hemmung* der GABA. Außerdem unterstützten sie im Bereich des ZNS zusätzlich die *postsynaptische Hemmung* der GABA.

Die die hemmende Wirkung des inhibitorischen Neurotransmitters GABA unterstützenden Effekte der Benzodiazepine basieren auf einem komplizierten Mechanismus: Benzodiazepine *verstärken* die Bindung von GABA an deren Rezeptor und *fördern* die GABA-Transmission an das nachgeschaltete Neuron. Die *Potenzierung* der GABA-ergen Inhibition zeigt sich in der antikonvulsiven Wirkung der Benzodiazepine: Epileptische Entladungen der neuralen Aktivität treten bei Hemmung der Biosynthese der GABA (z.B. durch Hydrazine) auf, bei einer Beeinträchtigung der GABA-Freisetzung (z.B. durch Penizillin) oder bei pharmakogener Blockade der GABA-Rezeptoren (z.B. durch Picrotoxin). Die genannten Substanzen sind GABA-Inhibitoren, deren Wirkung durch Benzodiazepine antagonisiert wird.

Die Ähnlichkeit im Verteilungsmuster der Benzodiazepin- und der GABA-Rezeptoren und die beschriebenen Analogien der Wirkweisen von GABA-Mimetika und Benzodiazepinen sprechen für eine enge räumliche Nähe der beiden getrennten Systeme, die auf molekularer Ebene eine komplexe funktionale Einheit bilden. Die Benzodiazepine stellen eine Art GABA-Rezeptor-

Regulatoren dar (COSTA u. GUIDOTTI 1979), die in Form einer intramembranösen allosterischen Interaktion die Affinität der GABA-Rezeptoren gegenüber ihrem Liganden GABA modulieren und somit auch sekundär an der Regulation des Chloridtransportes beteiligt sind. Unter GABA-Einfluß kommt es zu einer Öffnung des Chloridkanals mit Einstrom negativ geladener Cl^--Ionen in das Innere des Neurons, die zu einer Erhöhung des Membranpotentials (Hyperpolarisation) führt (vgl. Kap. 2.3). Außerdem kommt es unter dem Einfluß von GABA und GABA-Agonisten zu einer Erhöhung der Bindungsaffinität zwischen Benzodiazepinen und ihren Rezeptoren.

3.6.6 Klinische Indikationen, Kontraindikationen und Dosierung

Entsprechend dem breiten Wirkungsspektrum umfassen die Indikationen der Therapie mit Tranquillanzien eine ganze Skala von Störbildern. Tranquilizer sind bei seelischen Unruhe- und Spannungszuständen, Gereiztheit, ängstlich-depressiver Gestimmtheit, bei psychosomatischen und Schlafstörungen, Muskelspasmen und bei zerebralen Anfallsleiden indiziert. Unter den Indikationen stehen an erster Stelle *Angstsyndrome* unterschiedlicher Ausprägung und Genese. Bei der Indikationsstellung müssen die individuellen Konstellationen herausgearbeitet werden, die am Entstehen und an der Aufrechterhaltung der Angstzustände beteiligt sind. Die medikamentöse Therapie ist hier symptomatischer und nicht kausaler Natur und es muß abgewogen werden, ob und welche verhaltens-, spiel-, psychotherapeutischen und heilpädagogischen Verfahren zusätzlich angewandt werden sollten. Immerhin haben sich Benzodiazepine in Doppelblindversuchen bei der Kurzzeitbehandlung von Angstsyndromen gegenüber Placebo als eindeutig überlegen erweisen. Für die Langzeittherapie von Angstzuständen fehlen noch gut kontrollierte Studien.
Bei der Wahl des Mittels müssen pharmakokinetische Eigenschaften berücksichtigt werden. *Bei Kindern* sind *häufige* und dafür *niedrigere Dosen* vorzuziehen. Bei einer chronischen anxiolytischen Therapie kann ein Benzodiazepinderivat mit langer Halbwertszeit indiziert sein, bei situationsgebundenen Ängsten empfiehlt sich die Gabe von mittelfristig wirksamen Benzodiazepinen.
Benzodiazepine wie *Bromazepam* (Lexotanil) haben sich im Kindesalter außer bei *Angst*zuständen auch bei *Zwangs-* und *phobischem Syndrom* bewährt (EGGERS 1980a). Die Dosierung liegt bei 1,6–6 mg (¼–1 Tbl.), selten bei 9 mg/die. Epidemiologische Studien haben ergeben, daß unter 2 000 10–11jährigen Kindern 0,7% an einer klinisch ausgeprägten Phobie leiden. Die *Inzidenzrate* einer *kindlichen Neurose* liegt bei 25%. Angstneurosen stellen unter den kindlichen Neurosen mit 70% den größten Anteil dar (RUTTER et al. 1976).
Neben Angst-, Zwangs- und phobischen Neurosen werden Benzodiazepine *unterstützend* auch bei der Behandlung von psychosomatischen Störungen (Asthma bronchiale, Colitis ulcerosa) und bei schweren Formen der Anorexia und Bulimia nervosa eingesetzt. Benzodiazepine spielen im Kindesalter in der *pädiatrisch-somatischen Behandlung* des Pseudokrupps sowie vor und nach

operativen Eingriffen eine ähnliche Rolle wie niedrig dosierte Phenothiazine (vgl. Kap. 3.5.6).
Bei *Schlafstörungen* sind *Diazepam* (Valium; 2–10 mg), *Flurazepam* (Dalmadorm; 5–30 mg), *Nitrazepam* (Mogadan, 2,5–5 mg) und *Flunitrazepam* (Rohypnol; 0,5–2 mg) indiziert. Ein wichtiger Vorteil dieser Präparate ist, daß sie den REM-Schlaf nur gering beeinflussen und gut individuell dosierbar sind. Da Benzodiazepine das Stadium IV des orthodoxen Schlafes verkürzen, sind sie auch zur Therapie des Schlafwandelns, des Pavor nocturnus und der Enuresis geeignet, die z.T. bevorzugt in dieser Schlafphase auftreten.
Eine besondere Indikation für *Diazepam* und *Clonazepam* (Rivotril) stellen *zerebrale Anfallsleiden* dar. Beide Präparate sind insbesondere zur Unterbrechung von langdauernden und statusartigen epileptischen Anfällen geeignet (5–10 mg Diazepam bzw. 1–2 mg Clonazepam langsam i.v., evtl. mehrfach über den Tag verteilt wiederholen). *Clonazepam* hat als einziges Benzodiazepinderivat so gut wie ausschließlich antikonvulsive und muskelrelaxierende Eigenschaften und ist dem *Diazepam* in dieser Hinsicht überlegen. Die mittlere Tagesdosis liegt bei 4–8 mg per os, es werden somit gegenüber *Diazepam* niedrigere Dosen benötigt, um eine antikonvulsive Wirkung zu erzielen. Auch bei der Behandlung des status epilepticus stellt es nach eigenen Erfahrungen das Mittel der Wahl dar.
Bei endogenen Depressionen, schizophrenen und manischen Psychosen sind Benzodiazepine *nicht* indiziert.
Benzodiazepine sind sowohl oral, rektal, intramuskulär als auch intravenös applikabel. Die intramuskuläre Applikation ist zu vermeiden, da die Resorption unzureichend und die Dosis schlecht steuerbar ist (vgl. Kap. 3.6.4). In der Regel ist die orale Verabreichung indiziert, nur im Notfall die intravenöse.
Dosierungsrichtlinien lassen sich für Benzodiazepine wegen des breiten Spektrums an verschiedenen Indikationen kaum aufstellen. Es sei nochmals wiederholt, daß aus Gründen der Pharmakokinetik im Kindesalter kleine und dafür häufigere Dosen gegeben werden sollten. Oft reicht eine abendliche Dosis aus. Anders als bei der Therapie mit Neuroleptika und Antidepressiva sollten Benzodiazepine nur *kurzfristig* bzw. *intermittierend* verordnet werden. Der Wirkungseintritt erfolgt in der Regel rasch innerhalb weniger Tage. Nach Eintritt einer stabilen Besserung sollte die Medikation reduziert bzw. langsam abgebaut werden. Empfehlenswert ist die Verordnung eines einzigen Präparates im Einzelfall, die gleichzeitige Gabe von mehreren Tranquilizern verbessert die Wirkung nicht. (Einzelheiten der Dosierung der verschiedenen Präparate s. Kap. 3.6.10).

3.6.7 Psychische Effekte

Wie andere Psychopharmaka auch haben Tranquilizer Wirkungen auf psychische Prozesse, die sich in subjektiven Befindlichkeitsänderungen wie Entspannung, Stimmungsaufhellung, Entängstigung äußern. Der entspannende, nur gering euphorisierende Effekt steht bei den Tranquilizern ganz im Vorder-

grund. Selten kommt es zu gegenteiliger Wirkung mit innerlicher Anspannung, Unruhe und evtl. feindseligen Gefühlen und aggressiver Gestimmtheit. Bei stärkerer Dosierung kommt es zu Müdigkeit bis Schläfrigkeit.
Objektive Parameter für die psychischen Effekte von Psychopharmaka lassen sich in Form von standardisierten Testverfahren gewinnen. In der Pharmakopsychologie werden dafür üblicherweise folgende Bereiche erfaßt: allgemeine Leistungsfähigkeit (Aufmerksamkeits-, Vigilanz-, Rechentests), Wahrnehmung, Denkfähigkeit, Intelligenz, Gedächtnis, Feinmotorik (vgl. Kap. 3.5.8). Unter Benzodiazepinen ist in zahlreichen Tests eine dosisabhängige Leistungsreduktion zu beobachten. Besonders gilt dies für solche Testaufgaben, die eine komplexe motorische oder *psychomotorische Koordination* voraussetzen. Denkfähigkeit und Intelligenz werden dagegen durch Benzodiazepine nicht beeinträchtigt.
Es sind in erster Linie die stärker sedierend wirkenden Benzodiazepine wie *Diazepam, Nitrazepam, Flurazepam* und *Flunitrazepam*, die *Vigilanz, Aufmerksamkeit*, Konzentration (Durchstreichtest, Zahlen-Symbol-Test), *Kurzzeitgedächtnis* (Zahlen nachsprechen, Bilder erinnern), *Feinmotorik* (Tapping) und die *Wahrnehmung* (CFT, Tachystoskop) beeinträchtigen. Diese Einwirkungen sind dosis- und substanzabhängig. Beeinflussungen der *Vigilanz* wurden z. B. nach 10–20 mg *Diazepam*, 5–10 mg *Lorazepam* und 5–10 mg *Nitrazepam* beobachtet. Bei der taychstoskopischen Wahrnehmung und der CFT (kritische Flimmerverschmelzungsfrequenz) zeigten sich Beeinträchtigungen nach 20–60 mg *Clordiazepoxid* und 5–10 mg *Diazepam*. Störungen des *Kurzzeitgedächtnisses* wurden nach i. v. Applikation von jeweils 10–20 mg *Diazepam*, 4 mg *Lorazepam* und 1–2 mg *Flunitrazepam* beobachtet, während Leistungsminderungen in der Feinmotorik ab 10 mg *Diazepam* und 40–60 mg *Chlordiazepoxid* auftraten. In Bezug auf *Leistungsparameter* weisen Benzodiazepine also zahlreiche Gemeinsamkeiten mit Neuroleptika und Antidepressiva auf (vgl. Kap. 3.5.8), wesentliche Unterschiede bestehen jedenfalls nicht. In subjektiver Hinsicht sind die Unterschiede dagegen deutlicher, die entspannende und in hohen Dosen sedierende Wirkung von Benzodiazepinen scheint qualitativ anders zu sein als bei Neuroleptika und Antidepressiva. Umgekehrt sind die psychotropen Effekte der verschiedenen Substanzgruppen bei neurotischen, depressiven und psychotischen Patienten recht spezifisch und können sehr wohl voneinander differenziert werden.
Aber auch innerhalb ein und derselben Substanzgruppe zeigen sich in *Abhängigkeit von der Psychopathologie* der behandelten Probanden recht differenzierte *Unterschiede*. So konnte gezeigt werden, daß Probanden mit einen hohen Neurotizismus- bzw. Labilitätsscore im MMPI bzw. MPI anders auf Tranquilizer reagieren als Probanden mit niedrigem Score. Wenig neurotische Individuen fühlen sich durch Tranquillanzien vorwiegend gedämpft, Versuchspersonen mit hohem Neurotizismus hingegen deutlich entspannt und gelöst; in *Leistungstests* kommt es bei ihnen z. T. sogar zu deutlichem Leistungsanstieg. Es ist schwierig, eine Erklärung zu finden für das unterschiedliche Ansprechen von Versuchspersonen auf Psychopharmaka in Abhängigkeit vom psychophysischen Ausgangsniveau. Eine – keinesfalls ausreichende – Er-

klärungsmöglichkeit bieten die Untersuchungsbefunde von EYSENCK (1963), der bei Individuen mit hohen Neurotizismuswerten ein überhöhtes Aktivierungsniveau feststellte, das durch Tranquilizer auf ein optimales Niveau gesenkt werden könnte, während es bei Probanden mit durchschnittlicher Aktivierungslage durch Tranquillanzieneinwirkung zu einer Verschiebung in den suboptimalen Bereich mit subjektiv als dämpfend erlebter Wirkung kommen dürfte. Die anxiolytische Wirkung der Benzodiazepine kommt am besten bei Probanden mit hohen Angstscores zur Geltung, während Probanden mit niedrigen Angstscores paradox reagieren können (signifikante Zunahme von Angst). Es besteht kein Zweifel, daß das Ausmaß neurotischer Tendenzen die Reaktionen auf Tranquilizer, speziell auf Benzodiazepine, beeinflußt. Die Korrelationen zwischen der Ausprägung neurotischer Persönlichkeitszüge und der jeweiligen Reaktion auf Pharmaka sind jedoch nicht konstant.

Darüber hinaus hängen die psychischen Einflüsse der Tranquillanzien von der jeweiligen *Untersuchungssituation* ab. So entfalten Benzodiazepine ihre anxiolytischen Wirkungen nur, wenn es nicht gleichzeitig zu einer Leistungseinbuße im kognitiven oder psychomotorischen Bereich oder zu einem subjektiven Gefühl des Kontrollverlustes kommt. Der entspannende und anxiolytische Effekt von Tranquilizern bei emotional labilen Individuen ist darüber hinaus in Testsituationen nur dann zu konstatieren, wenn es sich um leichte Testaufgaben handelt, die der Proband lösen soll. Bei längerdauernden Leistungstests kann es bei dieser Personengruppe zu gegenteiligen Wirkungen kommen (JANKE et al. 1979). Die paradoxe psychische Reaktion auf Tranquilizer ist in diesem Fall durch das Gefühl der pharmakogen bedingten Leistungsbeeinträchtigung in der Testsituation zu erklären.

3.6.8 Nebenwirkungen

Tranquilizer zeichnen sich durch gute Verträglichkeit und die geringe Tendenz zu Nebenwirkungen aus. Auch bei vorliegenden Organparenchymschädigungen können sie in der Regel risikolos gegeben werden. Hinweise auf Überdosierungen sind Muskelschwäche, Artikulationsstörungen, Ataxie, Schwindel, Übelkeit, Kopfschmerzen und Müdigkeit. Sehr selten sind allergische Hauterscheinungen. Extrapyramidalmotorische Symptome sind nur ganz vereinzelt bei alten Menschen beschrieben worden (KAPLAN u. MURKOFSKY 1978). Gelegentlich kann es zu paradoxen Wirkungen wie Nervosität, Unruhe, depressiven Verstimmungen, Schlaflosigkeit und nächtlichen Alpträumen kommen; dies tritt vor allem nach plötzlichem Absetzen bei höherer Dosierung auf (sog. akutes Entzugssyndrom).

Mögliche vegetative Begleiterscheinungen sind Übelkeit, gastrische Beschwerden, Tachykardie, Orthostase und Kopfschmerzen. Bei unsachgemäßem, zu raschem Absetzen kann es bei entsprechend disponierten Kindern zum Auftreten von Krampfanfällen kommen. Nach Beendigung der Therapie können Schlafstörungen auftreten. *Überdosierungen* bei Monoapplikation von *Diazepam* und *Chlordiazepoxid* bis zu 2 g werden ohne fatale Folgen überlebt. Ge-

fährlich ist jedoch die Kombination mit anderen Substanzen, insbesondere mit Barbituraten.
Bisher ist ein tödlicher Ausgang nach reiner Benzodiazepinvergiftung nicht bekannt. Dagegen ist die *Toxizität* von *Meprobamat* höher als diejenige der Benzodiazepine, und Suizidversuche mit dieser Substanz können letal ausgehen. Auch wegen des niedrigeren Abhängigkeitsrisikos sollten Benzodiazepinpräparate gegenüber Meprobamat bevorzugt werden.

3.6.9 Betarezeptorenblocker

Ebenfalls *anxiolytisch* wirken Betarezeptorenblocker, Substanzen, die kompetitiv Betarezeptoren im sympathischen System blockieren; sie wirken somit antagonistisch gegenüber Adrenalin und Noradrenalin. Durch kompetitive Hemmung heben sie die β-Rezeptor-vermittelte Aktivierung der Adenylatzyklase auf. Bedingt durch jeweils unterschiedliche Fähigkeiten, die *Blut-Hirn-Schranke* zu passieren und durch unterschiedliche *lipophile* Eigenschaften ist die *Verteilung* der Betarezeptorenblocker im Gehirn sehr variabel. So ist *Oxprenolol* (Trasicor) mäßig lipidlöslich im Gegensatz zu *Propranolol* (Dociton), das sehr gut lipidlöslich ist.
Betarezeptorenblocker werden rasch absorbiert nach oraler Verabreichung. Die pharmakologische Serumhalbwertszeit liegt zwischen 1½ und 3½ Stunden. Die biologische Betarezeptoren-blockierende Aktivität hält etwa 12 Stunden an. Oxprenolol wird zu etwa 80% an humanes Plasmaprotein gebunden, während die Proteinbindungskapazität von Propranolol bei 93% liegt.
Wie Propranolol wird auch Oxprenolol ausgiebig metabolisiert, die Abbauwege dieser beiden Substanzen sind sehr ähnlich: O- und N-Dealkylierung, Oxydation der Propranol-Aminseitenkette, aromatische Hydroxylation und schließlich Glukuronisation in der Leber. Die wichtigsten Metaboliten sind das Oxprenololglukuronid und ringhydroxylierte Glukuronide, 2–5% der verabreichten Dosis werden beim Menschen unverändert ausgeschieden. Die Elimination erfolgt vorwiegend renal (70–100%). In jüngster Zeit wurde ein Glykolmetabolit von Propranolol identifiziert, der psychoaktiv wirksam ist und deutliche sedierende und antikonvulsive Effekte im Tierversuch aufweist (GREENBLATT u. SHADER 1978).
Nicht selektive β-Adrenolytika blockieren sowohl β1- als auch β2-Rezeptoren und wirken somit z. B. sowohl auf das Herz als β1-Organ, als auch auf die Blutgefäße als β2-Organ. Betarezeptorenblocker reduzieren in therapeutischer Dosierung die Herzfrequenz (negativer chronotroper Effekt) und schwächen die Herzmuskelkontraktionen ab (negativer inotroper Effekt). Betarezeptorenblocker wirken antihypertensiv. Der Wirkort der antihypertensiven Aktion ist unbekannt, er liegt entweder zentral, renal (Reninausscheidung) oder präsynaptisch peripher. Die kardiovaskulären Wirkungen sind beim Propranolol stärker ausgeprägt als beim Oxprenolol. Oxprenolol hat somit weniger negative chronotrope und inotrope Eigenschaften als Propranolol.
Diese klinisch erwünschten Vorteile des Oxprenolols hängen wahrscheinlich

damit zusammen, daß Oxprenolol zusätzlich zu seinen Betarezeptoren antagonisierenden Eigenschaften auch einen schwachen agonistischen Einfluß gegenüber adrenergen Betarezeptoren ausübt. Diese Eigenschaft wird als „intrinsische sympathikomimetische Aktivität" (ISA) bezeichnet. Hierin unterscheidet sich Oxprenolol in günstiger Weise vom Propranolol.
In ihrer *klinischen Wirkung* ähneln Betarezeptorenblocker z. T. den Benzodiazepinen, es fehlt ihnen jedoch eine antikonvulsive oder muskelrelaxierende Wirkung. Die anxiolytischen Eigenschaften, die grundsätzlich allen Betarezeptorenblockern eigen sind, beruhen auf deren Fähigkeit, angst- und streßbedingten kardiovaskulären Reaktionen wie Zunahme der Herzfrequenz und Blutdruckerhöhung entgegenzuwirken.
Betarezeptorenblocker wirken auch zentral; sie antagonisieren die durch Isoprenalin bewirkte Stimulation der Adenylatzyklase. Die Existenz zentraler β-Rezeptoren ist durch Bindungsstudien u. a. mit radioaktiv markiertem Adrenalin und Propranolol nachgewiesen. Läsions- und elektrische oder neuropharmakologische Reizexperimente an nichtmenschlichen Primaten deuten darauf hin, daß der (noradrenerge) Locus coeruleus und dessen neurale Verbindungen zu limbischen Hirnstrukturen an der Regulation von Angst und Furcht maßgeblich beteiligt sind. Neuropharmakologische Untersuchungen haben Hinweise dafür erbracht, daß β-Rezeptorenblocker zentral auf die noradrenergen Neurone einwirken, die vom Locus coeruleus ausgehen (DAHLÖF et al. 1981; REDMOND u. HUANG 1979).
In Doppelblind-cross-over-Studien haben sich Betarezeptorenblocker als eindeutig gegenüber Placebo in der Behebung schwerer Angstzustände überlegen erwiesen. Zwischen Chlordiazepoxid und Propranolol fanden sich keine signifikanten Unterschiede hinsichtlich der anxiolytischen Fähigkeiten. Betarezeptorenblocker sind vorwiegend bei *somatisierten Angstsyndromen* indiziert, die mit körperlichen bzw. vegetativen Erscheinungen einhergehen, wie Tachykardie, Arrhythmie, Kopfschmerzen, Schwindel, Hyperventilation, Atembeklemmung, Tachypnoe, Tremor und gastrointestinalen Beschwerden. Einer der großen Vorteile der Betarezeptorenblocker ist, daß sie antizipatorische Angsteinstellungen lindern und zwar über eine Hemmung Adrenalin- und Noradrenalin-bedingter sympathikomimetischer Symptome im Bereich des Vegetativums, die im Sinne einer Rückmeldung die Angstsymptomatik verstärken. Vigilanz, Konzentration, Aufmerksamkeit und Reaktionsgeschwindigkeit werden im Gegensatz zu den Benzodiazepinen durch Betarezeptorenblocker in keiner Weise beeinträchtigt.
Betarezeptorenblocker haben sich bei Kindern zur Behandlung von vorwiegend hirnorganisch bedingten aggressiven Wutausbrüchen bewährt, bei denen sich Stimulanzien, Tranquilizer und Neuroleptika, teilweise in Kombination mit Antikonvulsiva als unwirksam erwiesen hatten (WILLIAMS et al. 1982). Im übrigen wird Propranolol bei Kindern auch zur Migräneprophylaxe verwandt (EGGERS 1977).
Die wesentlichen Indikationen von Propranolol bei Kindern und Jugendlichen sind jedoch Bluthochdruck oder tachykarde Herzrhythmusstörungen im Rahmen entzündlicher oder angeborener Herzerkrankungen (Dosierung

1–2 mg/kg KG, maximal 10 mg/kg KG). Im deutschsprachigen bzw. europäischen Raum wird Propranolol im Kindesalter kaum als Anxiolytikum verwandt.

Betarezeptorenblocker sind auch bei der Hyperthyreose indiziert, die mit einer Vermehrung von β-Rezeptoren im Herzen einhergeht. Sie beeinflussen günstig die durch eine Hyperthyreose bedingte Tachykardie und bessern auch die psychische Symptomatik.

Betablocker haben weniger psychische *Nebenwirkungen* als Benzodiazepine. Die Leistungsbeeinträchtigungen sind sehr gering, und es kommt nicht zu einer Gewöhnung. Wenn Nebenwirkungen auftreten, so bestehen diese in anfänglicher Müdigkeit und Schläfrigkeit, es kann aber auch gelegentlich zu Schlafstörungen mit Schlaflosigkeit kommen.

Während *Diazepam* in einer Dosierung von 10 mg bei gesunden Probanden zu einer Beeinträchtigung von Vigilanz und Wahrnehmungsleistung führt, ist dies nach 40 mg *Oxprenolol,* 80 mg *Propranolol* und 10 mg *Mepindolol* nicht der Fall (WAGNER et al. 1981).

Bei Überdosierung können Koordinations- und Artikulationsstörungen auftreten. Erste Symptome einer Überdosierung sind jedoch in der Regel Bradykardie und Hypotension. Bei Erwachsenen sind passagere toxische Psychosen, hysterische und depressive Symptome als Folge von Überdosierungen beschrieben worden. Langzeitfolgen bestehen jedoch nicht.

Bei bradykarden Herzrhythmusstörungen, Herzfehlern, Asthma bronchiale und insulinpflichtigem Diabetes oder Neigung zu hypoglykämischen Zuständen sind Betablocker *kontraindiziert.* Die *Dosierung* sollte zunächst niedrig gewählt werden, beginnend mit 10–20 mg täglich, dann langsam in kleinen Schritten auf die effektive Dosis steigern. Die therapeutische Breite streut interindividuell sehr stark, deshalb muß die jeweilige Dosis im Einzelfall sorgfältig klinisch festgelegt werden. Die angegebenen Tagesdosen bei Kindern schwanken entsprechend zwischen 20 und 200 mg Oxprenolol bzw. Propranolol/die. Bei hirnorganisch bedingter Aggressivität sind von den oben erwähnten Autoren Dosen bis 1 600 mg Propranolol/die gegeben worden, die mittlere optimale Dosis wurde von diesen Autoren mit 160 mg/die angegeben. Es muß jedoch berücksichtigt werden, daß das Propranolol hier zur Behandlung hirnorganisch bedingter aggressiver Wutausbrüche eingesetzt wurde.

3.6.10 Substanzen

3.6.10.1 Benzodiazepine

Diazepam

Valium (Roche)

oral:	Tbl. – 2 mg (OP 10, 20, 50)
	Tbl. – 5 mg (OP 10, 20, 50)
	Tbl. – 10 mg (OP 10, 20, 50)
	Sirup – 2 mg = 5 ml (OP 100 ml)
rektal:	Supp. – 5 mg (OP 5)
	Supp. – 10 mg (OP 5)
parenteral:	Amp. – 10 mg/2 ml (OP 5)

Chemie: 7-Chlor-1,3-dihydro-1-methyl-5-phenyl-2H-1,4-benzodiazepin-2-on.

Eigenschaften: Anxiolytisch, antiaggressiv, antikonvulsiv, muskelrelaxierend. Ebenso wie Clonazepam und Flunitrazepam kann Diazepam intravenös appliziert werden (wichtig zur Behandlung des Status epilepticus!).

Indikationen: Angst- und Spannungszustände, Schlafstörungen, psychosomatische Beschwerden; emotionale Äquilibrierung vor und nach operativen Eingriffen und bei somatischen Erkrankungen wie Herzfehler, Pseudokrupp, Asthma bronchiale, Darmkoliken, Colitis ulcerosa; Muskelspasmen, spastische Paresen; zerebrale Anfallsleiden.

Dosierung: Säuglinge (ab der 5. Lebenswoche): ½–2 mg. Kleinkinder (1–6 Jahre): 1–6 mg oral oder 2,5–10 mg rektal. Schulkinder (6–14 Jahre): 6–10 mg oral oder 10–15 mg rektal. Beim Status epilepticus (mit oder ohne Fieber) 2–10 mg sehr langsam (teilstrichweise) i. v. bis zum Sistieren der Anfälle; evtl. wiederholen.

Prä- und postoperativ: 5–10 mg oral oder 10–20 mg rektal über den Tag verteilt.

Fieberkrämpfe: beim Status bzw. im akuten Krampfanfall wie oben; Prophylaxe: ab 38 °C 5–10 mg rektal. Infolge der raschen und sicheren rektalen Absorption von Diazepam ist die rektale Applikation bei somatisch kranken Kindern sehr sinnvoll! Im Notfall (stationär) intravenöse Gabe.

Nebenwirkungen und Kontraindikationen: Wie beim Chlordiazepoxid.

Diazepam-Desitin

rektal: rectal tube – 5 mg (OP 5, 50)
10 mg (OP 5, 50)

Zusammensetzung: Diazepam Desitin enthält 5 bzw. 10 mg Diazepam mit 1 g Propylenglykol.

Eigenschaften und Indikationen: Diazepam Desitin eignet sich als Akut- und Notfalltherapeutikum mit raschem Wirkungseintritt, da die als Rektal-tube verabreichte Substanz rasch resorbiert wird; bereits nach 17 ± 6 Minuten wird ein maximaler Blutspiegel erreicht. Dies wird nur noch durch die intravenöse Gabe übertroffen. Damit ist eine rasche und sichere Ruhigstellung möglich; Diazepam Desitin kann deshalb auch zur Behandlung von Fieberkrämpfen und statusartigen zerebralen Anfällen angewandt werden. In den übrigen Indikationen bestehen keine Unterschiede zum Diazepam.

Dosierung: Körpergewicht unter 15 kg: 5 mg Diazepam Desitin; ab 15 kg 10 mg Diazepam Desitin. Bei ausbleibender Wirkung kann die Dosierung nach etwa 5 Minuten wiederholt werden.

Nebenwirkungen und Kontraindikationen: Wie bei Diazepam.

Clobazam

Frisium (Hoechst)

oral: Tbl. – 10 mg (OP 10, 20, 50) (Frisium 10)
Tbl. – 20 mg (OP 10, 20, 50) (Frisium 20)

Chemie: 7-Chlor-1-methyl-5-phenyl-1 H-1,5-benzodiazepin-2,4 (3H,5H)-dion

Eigenschaften: Mittellange Halbwertszeit; wirkt angstlösend, beruhigend und entspannend. Schlafstörungen als Begleitsymptom emotionaler Spannungen werden günstig beeinflußt. Clobazam wirkt auch antikonvulsiv, jedoch praktisch nicht muskelrelaxierend.

Indikationen: Akute und chronische Angstzustände, innere Unruhe, Erregung, Reizbarkeit, emotional bedingte Schlafstörungen, psychovegetative und psychosomatische Störungen, Stimmungslabilität. Im Kindesalter hat sich Clobazam auch bei Aggressivität, Hyperaktivität und motorischer Unruhe als günstig erwiesen, insbesondere, wenn die Verhaltensstörungen hirnorganisch bedingt sind oder im Rahmen einer Epilepsie auftreten. In der Pädiatrie wird Clobazam bei Angst- und Unruhezuständen im Rahmen pädiatrischer Erkrankungen, vor und nach operativen Eingriffen, bei Schlafstörungen, beim Pseudokrupp, Asthma bronchiale und bei Nabelkoliken verwandt. Vorwiegend in der französischen Pädiatrie wird Clobazam auch als Breitbandantikonvulsivum bei allen Formen der Epilepsie und zur medikamentösen Unterbrechung des Status epilepticus eingesetzt.

Dosierung: Bis zum 3. Lebensjahr 0,5 mg/kg KG. Ab 3. Lebensjahr 0,3 mg/kg KG, bzw. 1–5 Jahre: 5–10 mg; 5–10 Jahre: 5–20 mg; 10–15 Jahre: 10–30 mg. Als Antikonvulsivum bis zu 60 mg.

Nebenwirkungen: Keine spezifischen Nebenwirkungen. Zu Beginn der Behandlung bei höherer Dosierung gelegentlich Ermüdungserscheinungen; vereinzelt und vorübergehend Mondtrockenheit, Verstopfung, Appetitminderung, Übelkeit, Diarrhoe, Schwindelgefühl, Muskelrelaxation oder feinschlägiges Fingerzittern.

Kontraindikationen: Wie bei den übrigen Benzodiazepinen.

Nitrazepam

Mogadan (Roche)

oral: Trpf. – 20 Trpf. = 5 mg*1 ml (OP 10 ml)
           Tbl. – 1 Tbl. = 5 mg (OP 20)

Chemie: 1,3-Dihydro-7-nitro-5-phenyl-2H-1,4-benzodiazepin-2-on.

Eigenschaften: Besonders ausgeprägte schlafinduzierende und antikonvulsive Wirkung.

Indikationen: Emotionell bedingte Schlafstörungen. BNS-Krämpfe des Säuglings und Kleinkindes. Beim atypischen Petit mal, evtl. in Kombination mit anderen Antiepileptika.

Dosierung: Schlafstörungen: Säuglinge 1–10 Trpf. (1 Trpf. pro Lebensmonat); Kleinkinder 10–20 Trpf. bzw. ½–1 Tbl.; Schulkinder 20 Trpf. bzw. 1 Tbl.; Jugendliche 20–40 Trpf. bzw. 1–2 Tbl.
Antikonvulsive Therapie: Säuglinge 3 mal 10 Trpf.; Kinder 3 mal 20 Trpf. oder 3 mal 1 Tbl.; Jugendliche 3 mal 1–2 Tbl.

Nebenwirkungen: Bei Säuglingen und Kleinkindern ist auf eine mögliche Hypersekretion mit dadurch bedingter Verschleimung der Atemwege zu achten.

Kontraindikationen: Wie bei anderen Benzodiazepinen.

Flunitrazepam

Rohypnol (Roche)

oral: Tbl. – 2 mg (OP 10, 20)
parenteral: Amp. – 1 ml = 2 mg (OP 5)

Chemie: 5-(o-Fluorphenyl)-1,3-dihydro-1-methyl-7-nitro-2H-1,4-benzodiazepin-2-on.

Eigenschaften: Beruhigende, schlafanstoßende, anxiolytische, muskelrelaxierende und antikonvulsive Eigenschaften. In oraler Verabreichung wirkt Flunitrazepam bereits in niedriger Dosierung (0,5–1 mg) als hochpotentes Schlafmittel und ermöglicht eine Schlafdauer von 6–8 Stunden. Nach parenteraler Gabe (i.m. oder langsam i.v.) bewirkt Rohypnol rasche Schlafinduktion ohne vorhergehende Exitation.

Indikationen: Flunitrazepam sollte erst ab dem späten Schulalter eingesetzt werden. Es eignet sich zur Behandlung von Schlafstörungen unterschiedlicher Genese. Parenteral kann Flunitrazepam als Prämedikation vor operativen Eingriffen verwandt werden.

Dosierung: Schlafstörungen: beim älteren Schulkind und Jugendlichen 0,5–1 mg.
Prämedikation und Narkoseeinleitung: 0,015–0,03 mg/kg KG i.m. (Prämedikation) bzw. sehr langsam i.v. (Narkoseeinleitung). Für die Injektion darf die Lösung zu 1 ml mit 2 mg Wirkstoff nur nach Zusatz von 1 ml Verdünnungsmittel verwendet werden. Die Injektionsspritze enthält dann eine injektionsfertige Lösung von 2 ml mit 2 mg Wirkstoff; Lösung erst unmittelbar vor Anwendung spritzfertig verdünnen!

Nebenwirkungen: Schläfrigkeit, Benommenheit, Schwindel und Koordinationsstörungen nach Überdosierung.

Kontraindikationen: Wie bei den übrigen Benzodiazepinen.

Bromazepam

Lexotanil (Roche)

oral: Tbl. – 6 mg (OP 10, 20, 50)

Chemie: 7-Bromo-1,3-dihydro-5-(2-pyridyl)-2H-1,4-benzodiazepin-2-on.

Eigenschaften: Psychisch stabilisierend, angst- und spannunglösend, stimmungsaufhellend, antriebsfördernd und kontaktverbessernd gering sedierend. Die psychisch stabilisierende Wirkung setzt sehr rasch nach Einnahme, die Verbesserung des Antriebs, der Stimmung und der sozialen Kontaktfähigkeit bereits innerhalb der ersten 24 Stunden ein.

Indikationen: Nervöse Reiz-, Überforderungs- und Erschöpfungssyndrome, nichtpsychotische Angst- und Spannungszustände, Antriebsstörungen, Niedergeschlagenheit, psychogene Einschlaf- und Durchschlafstörungen. Bei Kindern hat sich Bromazepam auch zur Behandlung phobischer und anankastischer Symptome bewährt.

Dosierung: Je nach Alter und Schwere der Symptomatik 1,5–9 mg/die; häufig reicht eine abendliche Dosis aus, sonst Hauptdosis abends und kleinere Dosen (1,5–3 mg) über den Tag verteilen.

Nebenwirkungen: Bei Überdosierung Müdigkeit, Schwindel, Muskelschwäche.

Kontraindikationen: Wie bei den übrigen Benzodiazepinen.

3.6.10.2 Betarezeptorenblocker

Oxprenolol

Trasicor (CIBA-GEIGY)

oral:
Trasicor 40, Tbl. – 40 mg (OP 20, 50, 100)
Trasicor 80, Tbl. – 80 mg (OP 20, 50, 100)

Parenteral: Amp.– 2 mg (OP 5 + Lösungsmittelampullen zu 5 ml)

Chemie: 1-(o-Allyloxy-phenoxy)-3-isopropylamino-propan-2-ol-hydrochlorid

Eigenschaften: Oxprenolol schirmt das kardiovaskuläre System gegen streßbedingte adrenergische Reize ab. Die somatischen Symptome von Angst- und emotionalen Spannungszuständen wie Tachykardie, Hypertonie, Tremor, Beklemmung, Tachypnoe, Schwitzen und Hitzegefühle werden durch die Betarezeptorenblockade abgemildert. Damit wird die angstverstärkende Wirkung der vegetativen Begleiterscheinungen emotionaler Spannungszustände unterbrochen.

Indikationen: Psychosomatische Ausdrucksformen von Angst- und depressiven Verstimmungszuständen. Hirnorganisch bedingte Aggressions- und Wutattacken. Prophylaxe der kindlichen Migräne.

Dosierung: Die Dosierung sollte sehr individuell entsprechend der jeweiligen psychophysischen Zwangslage und der jeweiligen Grundkrankheit bestimmt werden. Mittlerer Dosisbereich zwischen 20 und 120 mg/die.

Nebenwirkungen: Bradykardie, Hypotonie; gelegentlich zu Beginn der Behandlung Magen-Darm-Störungen, Schwindel, Kopfschmerzen, Müdigkeit und Schlafstörungen. Nur ganz vereinzelt Überempfindlichkeitsreaktionen der Haut (Rötung, Juckreiz).

Kontraindikationen: Atrioventrikulärer Block II. und III. Grades, nicht kompensierte Herzinsuffizienz, kardiogener Schock, ausgeprägte Bradykardie, Asthma bronchiale.

3.7 Antiepileptika

J. MARTINIUS

3.7.1 Einleitung

Die Beziehungen zwischen zerebralen Anfällen und Verhalten sind mannigfaltig; direkt über eine beiden gemeinsame Störung der Hirnfunktion und indirekt über die Reaktion des Anfallskranken auf seine Erkrankung, auf seine Umwelt und, nicht zuletzt, über Nebenwirkungen von Medikamenten, die zur Verhütung von Anfällen eingenommen werden. Das Auftreten epileptischer

Anfälle ist im Kindesalter deutlich häufiger als beim Erwachsenen. Und selbst dann, wenn man von den Epilepsien des Säuglings- und frühen Kindesalters absieht, bleibt ein beachtlicher Teil anfallskranker Kinder und Jugendlicher, bei denen in mehr oder weniger engem Zusammenhang mit ihrer Erkrankung erhebliche Probleme der geistig-seelischen Entwicklung und so gravierende Anpassungs- und Erziehungsschwierigkeiten auftreten, daß Beratung und Führung durch den Kinder- und Jugendpsychiater notwendig werden. Bisweilen werden Auffälligkeiten des Verhaltens, deren epileptische Natur nicht unmittelbar erkennbar ist, zunächst dem Psychiater vorgestellt. Es ist deshalb unumgänglich, die Pharmakotherapie der Epilepsien des Kindes- und Jugendalters wenigstens in ihren Grundprinzipien darzustellen.

Über Jahrzehnte mußte sich die Pharmakotherapie der Epilepsien auf einzelne Substanzen, Barbiturat und Hydantoin, beschränken. Gegenüber dem vorherigen Zustand bedeuteten die mit ihnen erzielbaren Behandlungserfolge bereits einen spektakulären Gewinn. Mittlerweile ist die Zahl verfügbarer Antiepileptika zu einer Palette differenziert einsetzbarer Medikamente angewachsen. Hinzugekommen sind neue Möglichkeiten der Anfallsdokumentation und -diagnose und mit ihnen subtilere Klassifikationen.

Neue Aspekte hat ebenfalls die Einführung der Blutspiegelbestimmungen von Antiepileptika gebracht, die sich teils als Verbesserungen für die Sicherheit der Behandlung, teils zur Gewinnung neuer Erkenntnisse über Interaktionen verschiedener Substanzen nutzen ließen.

Epilepsiebehandlung ist keine einfache Sache. Pharmakotherapie ist ein Teil, und nicht einmal immer der wichtigste. Gerade beim Kind und Jugendlichen ist die Beachtung von Umweltbedingungen und intrapsychischen Gegebenheiten sowie die Interaktion beider ebenso wichtig, eine Einsicht, die sich zunehmend durchzusetzen scheint.

Eine gezielte Pharmakotherapie der Epilepsien ist ohne Kenntnisse von Pharmakologie, Pharmakokinetik und Wirkungsmechanismen der Antiepileptika nicht möglich. Der Rahmen dieses Buches läßt eine ausführliche Behandlung jedoch nicht zu, so daß für nicht behandelte Fragen auf die epileptologische Literatur verwiesen werden muß. Nur die hauptsächlich verwendeten Substanzen sollen dargestellt werden. Hierzu gehören Barbiturate, Hydantoine, Carbamazepin, Sukzinimide, Benzodiazepine und Valproinat.

3.7.2 Chemische Struktur

Einige Antiepileptika haben einen gemeinsamen Strukturkern, bestehend aus einer zyklischen Verbindung von 5 oder 6 Gliedern, von denen eins oder zwei Karboxylgruppen sind.

Barbitursäure hat eine 6gliedrige Ringstruktur. Am meisten in Gebrauch ist *Phenobarbital* (5-Äthyl-5-phenyl-barbitursäure), über dessen antikonvulsive Wirksamkeit erstmals 1912 von HAUPTMANN berichtet wurde. Der Austausch des Sauerstoffs einer Karboxylgruppe durch Wasserstoff läßt aus Phenobarbital Desoxybarbiturat (5-Äthyl-5 phenyl-hexahydropyrimidin-4,6-dion = Primi-

don) entstehen. *Diphenylhydantoin* (Phenytoin) hat eine dem Phenobarbital analoge Struktur, in der lediglich eine Carboxylgruppe fehlt. *Carbamazepin* hingegen hat eine trizyklische Struktur, ist den Antidepressiva verwandt und repräsentiert eine neue Klasse von Antiepileptika (5-H-dibenz-b, f-azepin-5-carbomaxid). Der systematischen Weiterentwicklung des gemeinsamen Strukturkerns der Barbiturate und Hydantoine entstammen die *Sukzinimide,* von denen *Ethosuximid* (3-Äthyl-2-methylsuximid) die bekannteste Substanz ist. *Benzodiazepine sind in erster Linie als Tranquilizer bekannt; drei Benzodiazepine* haben jedoch ebenfalls einen festen Platz unter den Antiepileptika: *Diazepam, Nitrazepam* und *Clonazepam*. Sie stellen eine eigene Klasse von Antiepileptika dar, unterscheiden sich aber strukturell voneinander nur geringfügig.
Natriumvalproinat ist eine niedere Fettsäure (Valeriansäure), die in 1. Stellung eine Propylgruppe als Substituenten trägt (Dipropylessigsäure, DPA, Natriumsalz).

3.7.3 Pharmakologie

In die Therapien der Epilepsien können nur solche Antiepileptika übernommen werden, die die Krampfschwelle erhöhen ohne die sonstige motorische Erregbarkeit nachteilig zu beeinflussen und ohne erheblich sedierend zu wirken. Beides markiert die therapeutische Breite, die vor allem bei der ja meistens notwendigen Langzeittherapie den Behandlungserfolg ausmacht. Da aber die therapeutische Breite der meisten im Einsatz befindlichen Antiepileptika gering ist, bleibt die individuelle medikamentöse Behandlung vorerst nicht selten ein schwieriges Unternehmen, das Anfallskontrolle und unerwünschte Nebenwirkungen ständig gegeneinander abzuwägen hat.
Nachdem die antikonvulsive Wirkung der meisten Antiepileptika empirisch entdeckt wurde, ist manche Frage zu Pharmakologie und Wirkungsmechanismen noch offen.
Im „Normalzustand" ist die neuronale Aktivität des Zentralnervensystems durch ein Äqulibrium zwischen erregenden (exzitatorischen) und hemmenden (inhibitorischen) Prozessen gekennzeichnet. Krampfanfälle werden von exzessiver neuronaler Aktivität begleitet, der ein Verlust des Gleichgewichtes, d.h. ein Nachlassen inhibitorischer Funktion vorausgeht. *Barbiturate* verhindern im Tierexperiment die Ausbreitung chemisch oder elektrisch induzierter Anfälle. Dies geschieht über einen membranstabilisierenden Effekt, der auf einer Blockierung des aktiven Ionentransports beruht. Es kommt zu einer Erhöhung der Schwelle für die Auslösung des exzitatorischen postsynaptischen Potentials (VIDA u. GERRY 1977). Barbiturate wirken dosisabhängig. Niedrige Dosen können am Neuron eine paradoxe Hyperexzitation erzeugen und die Sauerstoffaufnahme des Gehirns erhöhen, während hohe Dosen die Sauerstoffaufnahme sinken lassen und den Energiestoffwechsel hemmen. Letzteres könnte die Erklärung für die neuronale Hemmwirkung der Barbiturate überhaupt sein. Barbiturate sind lipidlöslich.

Diphenylhydantoin (DPH) hemmt ebenfalls die Ausbreitung von Anfallsaktivität, jedoch weniger über eine Erhöhung der Erregbarkeitsschwelle als über eine Stabilisierung gesunder Neurone, indem es abnormen Elektrolytverschiebungen entgegenwirkt. DPH sorgt für ein niedriges Verhältnis von Natrium zu Kalium intrazellulär und scheint die Membrandurchlässigkeit für Kalziumionen zu verringern. Im Gegensatz zu Barbiturat stimuliert DPH in niederen Dosen die Ausschüttung von Azetylcholin, gleichzeitig aber auch die der inhibitorisch wirkenden Gamma-Amino-Buttersäure (GABA).
Carbamazepin gehört zu den Antiepileptika, die im tierexperimentellen Modell die Krampfschwelle anheben. *Sukzinimide* besitzen eine starke experimentelle Hemmwirkung gegenüber chemisch und elektrisch induzierten Anfällen. *Benzodiazepine* scheinen sowohl die Krampfschwelle anzuheben als auch die Krampfausbreitung zu hemmen, d. h. beide wesentlichen antikonvulsiven Eigenschaften in Kombination zu besitzen. *Valproinat* wirkt über eine Anhebung des Gewebsspiegels der Gamma-Amino-Buttersäure (GABA) im Gehirn; GABA hemmt die prä und postsynaptischen Entladungen, vor allem die Aktivität sog. Nachpotentiale.

3.7.4 Pharmakokinetik

Barbiturat wird oral rasch und vollständig resorbiert, erreicht nach 4–5 Stunden die maximale Plasmakonzentration und wird nach Metabolisierung in der Leber nur sehr langsam wieder ausgeschieden. Die Plasmahalbwertszeit, die beim Kind offenbar ähnlich lang ist wie beim Erwachsenen, liegt bei letzteren zwischen 60 und mehr als 100 Stunden. Die Barbituratkonzentration im Hirngewebe korreliert gut mit der Plasmakonzentration. Hier wurden jedoch deutliche interindividuelle Unterschiede festgestellt (SCHMIDT 1981). Wegen der langen biologischen Halbwertszeit ist bei gleichbleibender täglicher Barbituratmedikation erst nach 2–3 Wochen mit Erreichen eines „Steady-state" zu rechnen.
Primidon wird teils zu Phenobarbital und teils zu Phenyläthylmalondiamid metabolisiert. Letzteres besitzt eine eigene antikonvulsive Wirksamkeit, die die des Phenobarbitals und des Primidon potenziert. Seine Plasmahalbwertszeit liegt mit 40 Stunden unter der des Phenobarbitals und über der des Primidon.
Diphenylhydantoin (DPH) wird nach oraler Applikation nur langsam resorbiert, sodaß die maximale Plasmakonzentration erst nach ca. 7–10 Stunden erreicht wird. Die Resorption erfolgt nahezu vollständig. DPH wird im Plasma vorwiegend an Albumin gebunden. Im Gehirn erfolgt eine Akkumulation. Die Plasmahalbwertszeit von DPH liegt bei Kindern etwas unter der des Erwachsenen (im Mittel zwischen 30 und 50 Stunden). Dementsprechend wird bei gleichbleibender Einnahme ein Steady-state erst nach durchschnittlich 10 Tagen erreicht. Der Abbau von DPH geschieht durch Hydroxylierung, mit einer individuell sehr unterschiedlichen Metabolisierungsrate.
Carbamazepin wird vom kindlichen Organismus relativ rasch resorbiert (ca. 4 Stunden), aber auch ausgeschieden (mittlere Eliminationshalbwertszeit

8–9 Stunden). Das Intervall bis zum Erreichen der Steady-State-Konzentration ist deshalb mit ca. 5 Tagen deutlich kürzer als das von DPH. Allerdings ist die interindividuelle Variabilität erzielbarer Plasmakonzentrationen bei Carbamazepin erheblich.

Sukzinimide: Das fast ausschließlich verordnete *Ethosuximid* wird rasch und vollständig resorbiert und weist beim Kind eine Plasmahalbwertszeit von 30 Stunden (Erwachsene 60 Stunden) auf. Plasma- und Gewebekonzentration entsprechen einander. Ethosuximid wird hydroxyliert und als Glukuronat ausgeschieden.

Benzodiazepine: Von den drei in der pädiatrischen Epileptologie gebräuchlichen Substanzen wird Diazepam mit Ausnahme des Säuglings- und Kleinkindalters ausschließlich zur Notfalltherapie intravenös eingesetzt, während *Nitrazepam* und *Clonazepam* auch nach oraler Applikation eine starke antiepileptische Wirkung entfalten. Nach einmaliger intravenöser Injektion von *Diazepam* werden innerhalb weniger Minuten maximale Plasmakonzentrationen erreicht. *Diazepam* wird in der Leber metabolisiert und über den Urin ausgeschieden, ein nichtmetabolisierter Teil verläßt den Organismus über den Darm. Im Gegensatz zum älteren Kind und Erwachsenen ist beim Säugling und Kleinkind die rektale Applikation von *Diazepam* möglich und sinnvoll, da auf diesem Wege ebenfalls innerhalb von wenigen Minuten ausreichende Plasmaspiegel erzielbar sind.

Nitrazepam wird nach oraler Gabe rasch resorbiert und an Plasmaproteine gebunden. Die biologische Halbwertszeit liegt zwischen 17 und 28 Stunden, so daß bei gleichbleibender Medikation ein Steady-state nach wenigen Tagen erreicht werden kann.

Clonazepam wird noch rascher resorbiert als Nitrazepam, so daß bereits 1–2 Stunden nach oraler Einnahme maximale Plasmakonzentrationen meßbar sind. Die Metabolisierung erfolgt in der Leber und die Ausscheidung über Niere und Darm. Die Plasmahalbwertszeit liegt deutlich über der von *Nitrazepam*.

Valproinat (Dipropylacetat, DPA) wird sehr rasch und vollständig resorbiert, unabhängig davon, ob die Substanz magen- oder dünndarmlöslich eingenommen wird. Bereits 30 Minuten nach Einnahme können maximale Plasmaspiegel gemessen werden. Die Plasmahalbwertszeit liegt bei Anfallspatienten mit 4–15 Stunden etwas unter der gesunder Probanden. DPA wird weitgehend metabolisiert. Im Tierexperiment wie beim Menschen wurde eine Schutzwirkung gegen Anfälle bis zu drei Wochen nach der letzten Applikation nachgewiesen, so daß eine entsprechend verzögerte Ausscheidung von Metaboliten angenommen wird. (HARDING u. PULLAN 1977)

3.7.5 Wirkungsmechanismen

Tiermodelle sind geeignet, antiepileptische Wirkungsmechanismen neurophysiologisch und neurochemisch zu untersuchen, als Hemmwirkung oder Schwelleneffekt bei elektrisch oder chemisch, z. B. mit Pentetrazol, hervorgerufenen Anfällen. Die klinische Wirksamkeit war und bleibt jedoch eine Sache der Erfahrung. So sind im Laufe von Jahrzehnten über alle gebräuchlichen Substanzen umfangreiche Erkenntnisse zur Wirksamkeit bei den vielfältigen Anfallsformen und ihren Varianten einschließlich altersabhängiger Besonderheiten gesammelt worden.

Phenobarbital besitzt eine starke antikonvulsive Wirksamkeit und ein breites Wirkungsspektrum. Phenobarbital ist gleichermaßen wirksam bei generalisierten tonisch-klonischen wie bei fokalen (partiellen) Anfällen. Allerdings sind die Nebenwirkungen, vor allem beim Kind, nicht ganz unerheblich (s. u.). Grundsätzlich wird Phenobarbital jedoch gut vertragen. Es ist als Antiepileptikum unverzichtbar. *Primidon*, das zwar zum Teil zu Phenobarbital metabolisiert wird, besitzt eine von Phenobarbital deutlich verschiedene antiepileptische Wirkung, vorzugsweise gegen partielle Anfälle mit komplexer Symptomatik, z. B. psychomotorische Anfälle, gleichzeitig aber auch gegen generalisierte tonisch-klonische Anfälle.

Diphenylhydantoin (DPH) entfaltet seine antiepileptische Wirkung nicht über eine allgemeine Dämpfung neuronaler Aktivität, sodaß nicht mit einer Sedierung zu rechnen ist. DPH ist allein oder in Kombination mit anderen Antiepileptika das Mittel der Wahl zur Behandlung großer Anfälle, abgesehen vom Säuglingsalter, für das Benzodiazepine und Barbiturat bevorzugt werden.

Carbamazepin besitzt eine ausgeprägt antiepileptische und aufgrund seiner Verwandtschaft zu den trizyklischen Antidepressiva eine zwar etwas umstrittene, aber mögliche psychotrope Wirkung. Seine Wirksamkeit bei großen tonisch-klonischen und partiellen Anfällen mit komplexer Symptomatik ist gleich gut. Unter der Behandlung ist nicht mit einer „Verbesserung" epileptogener Befunde im EEG zu rechnen.

Ethosuximid ist selektiv gegen Petit mal-Anfälle mit regelmäßigen, bilateral synchronen 3-sec-spike-wave-Mustern wirksam. Bei kombiniertem Auftreten von pyknoleptischem Petit mal und Grand mal kann Ethosuximid einen die großen Anfälle provozierenden Effekt haben.

Benzodiazepine: Es steht mittlerweile außer Zweifel, daß die drei gebräuchlichen Einzelsubstanzen *Diazepam, Nitrazepam* und *Clonazepam* eine direkt antiepileptische Wirkung haben, deren Mechanismus nur zum Teil auf einem allgemein dämpfenden Effekt beruht. *Clonazepam* und *Diazepam* sind Mittel der Wahl zur intravenösen Notfallbehandlung des Status epilepticus. *Nitrazepam*, wirksam gegen myoklonische Epilepsien des Säuglings- und Kleinkindalters, ist mittlerweile wegen dessen stärkeren Wirksamkeit weitgehend durch *Clonazepam* verdrängt worden.

Valproinat besitzt eine breite Wirksamkeit bei primär generalisierten Epilepsien, d. h. beim Absence-Petit mal und bei myoklonischen Anfällen, weniger auch beim Grand mal.

3.7.6 Dosierung

Der von der Kinder- und Jugendpsychiatrie betreute Altersbereich hat, zumindest was epileptologisches Eingreifen betrifft, seine untere Begrenzung beim Kleinkind. Die Dosierungen für das Säuglingsalter werden deshalb hier nicht behandelt. Die Dosierung erfolgt stets individuell, da sich für alle Antiepileptika bei vergleichbarer Dosierung mehr oder weniger erhebliche interindividuelle Unterschiede der Plasmakonzentrationen gezeigt haben. Für die Ermittlung der optimalen Dosierung hat sich die Blutspiegelbestimmung als brauchbar erwiesen. Sie ist besonders hilfreich bei der frühen Erkennung von Intoxikationen und bei der Kontrolle auf Regelmäßigkeit der Tabletteneinnahme. Die ermittelten Richtwerte müssen jedoch für den Einzelfall nicht bindend sein, da z. B. individuell niedrigere Spiegel durchaus ausreichend sein können (Tabelle 3.5).

Tabelle 3.5. Dosierung von Antiepileptika

Freiname	Handelsname	Tagesmenge (in mg)		
		Säugling	Kleinkind	Schulkind
Phenobarbital	Luminal Phenaemal	30– 90	50– 150	100– 300
Barbexaclonum	Maliasin	50–100	50– 150	100– 300
Primidon	Mylepsin Liskantin Resimatil	125–250	250– 750	500–1000
Clonazepam	Rivotril	1– 3	2– 6	2– 8
Phenytoin	Phenhydan Zentropil Epanutin		100– 200	200– 400
Carbamazepin	Tegretal Timonil		200– 600	400–1200
Valproinat	Ergenyl Leptilan Orfiril Mylproin		300– 900	600–1800
Ethosuximid	Petnidan Suxinutin Pyknolepsinum		500–1000	500–1500

Je nach biologischer Halbwertszeit muß die Tagesdosis auf Einzeldosen verteilt werden, je kürzer, desto mehr Aufteilungen sind zur Erzielung eines gleichbleibenden Spiegels erforderlich, wobei in der Regel die Abenddosis die höchste sein soll. Die Behandlung beginnt stets nur mit einem Medikament unter klaren, vom Arzt schriftlich fixierten Anweisungen. Um die unmittelbare Erfahrung von Nebenwirkungen zu ersparen, soll eine niedrige Initialdosis schrittweise erhöht werden.

Phenobarbital: Kleinkinder erhalten eine Tagesdosis von 50–150 mg, Schulkinder von 100–300 mg. Wegen der langen Halbwertszeit von Phenobarbital sind 1–2 Einzeldosen ausreichend. Die Behandlung beginnt mit 1–2 mal 25–50 mg und wird – je nach Erfolg und Nebenwirkungen – in Intervallen von 1–2 Wochen gesteigert.

Primidon wird beim Kleinkind in Tagesmengen von 250–750 mg und beim Schulkind von 500–1000 mg verordnet. Auch hier sind 2 Einzeldosen in der Regel ausreichend. Wegen der nicht selten sehr störenden initialen Nebenwirkungen von Primidon sollte die Anfangsdosis ¼ Tbl. (125 mg) nicht überschreiten.

Diphenylhydantoin: Die Tagesmenge für das Kleinkind liegt zwischen 100 und 200 mg und für das Schulkind zwischen 200 und 400 mg. Die Behandlung wird mit 25 mg begonnen und in Intervallen von 3–6 Tagen um jeweils 25 mg erhöht. Die Tagesmenge wird auf 2 Einzeldosen aufgeteilt.

Carbamazepin: Kleinkinder erhalten 200–600 mg, Schulkinder 400–1200 mg täglich. Wegen seiner kurzen Halbwertszeit ist die Aufteilung in 3 Einzeldosen erforderlich. Die Behandlung wird mit 50 mg begonnen und in Intervallen von 3–6 Tagen um jeweils 50 mg gesteigert.

Ethosuximid: Sukzinimide können, da sie rasch resorbiert werden und ihre Plasmahalbwertszeit lang ist, in 2 oder auch nur 1 Tagesdosis verabfolgt werden. Der antikonvulsive Effekt tritt meistens prompt ein. Die Tagesmenge ist für das Kleinkind mit 500–1000 mg, für das Schulkind mit 500–1500 mg anzusetzen.

Benzodiazepine: Zur Notfalltherapie des Status epilepticus (tonisch-klonisch) wurde über einige Jahre *Diazepam* intravenös als Mittel der ersten Wahl eingesetzt, in Dosen von 2–10 mg. Neuerdings ist *Clonazepam* an dessen Stelle gerückt. Die initiale Injektionsmenge beim Kleinkind beträgt 0,5–2 mg, beim Schulkind 3 mg, beim Jugendlichen 4 mg. Die Injektion ist langsam intravenös vorzunehmen.

Oral erhalten Kleinkinder täglich 2–6 mg und Schulkinder 2–8 mg *Clonazepam,* verteilt auf 2 oder 3 Einzeldosen. Die entsprechenden Tagesmengen für Nitrazepam liegen bei 5–15 mg bzw. 5–25 mg.

Valproinat hat eine kurze Halbwertszeit und muß deshalb auf jeden Fall in 3 Einzeldosen gegeben werden. Die Tagesmenge für Kleinkinder ist mit 300–900 mg und für Schulkinder mit 600–1800 mg anzusetzen.

3.7.7 Klinische Indikationen

Antiepileptische Pharmakotherapie bedeutet Langzeitbehandlung, oft nur durchführbar unter Inkaufnahme von Nebenwirkungen. Diese Tatsache ist bei der Indikationsstellung ebenso zu berücksichtigen wie das Erfordernis, die seelische Entwicklung des anfallskranken Kindes und seine inner- wie außerfamiliären Bezüge zu beachten. Beides in Einklang zu bringen, fordert große Erfahrung und Feingefühl. Die Auswahl des Antiepileptikums oder der Kombination mehrerer Antiepileptika richtet sich nach dem Anfallstyp. Begonnen wird die Behandlung immer mit einer Monotherapie. Wirksamkeit und Verträglichkeit bedürfen der kontinuierlichen Überprüfung.

Phenobarbital ist Mittel der ersten Wahl beim primär generalisierten Grand mal im Kleinkindalter, desgleichen beim Grand mal fokaler und multifokaler Genese dieser Altersstufe. Ab dem 3. Lebensjahr ist es beim Grand mal nur noch zweitrangig einzusetzen, ebenso bei Anfällen fokaler Genese, seien sie nun von einfacher oder komplexer Symptomatik begleitet. Phenobarbital eignet sich als Zusatz zu anderen Antiepileptika, da es die Wirkung einzelner Substanzen, z. B. die von DPH, verstärkt.

Primidon ist als erste Substanz bei komplizierten Fieberkrämpfen einzusetzen. Es steht außerdem an vorderer Stelle bei den myoklonischen Anfällen des Jugendlichen (Impulsiv-Petit mal) und beim primär generalisierten (meist Aufwach-) Grand mal. Mittel der ferneren Wahl ist es beim Grand mal fokaler Genese und bei fokalen Anfällen.

Diphenylhydantoin (DPH, Phenytoin) hat zu Phenobarbital bzw. Primidon eine komplementäre Stellung, indem es zur Behandlung fokaler Anfälle und des Grand mal fokaler Genese (ab dem 3. Lebensjahr) vorzuziehen ist. Nicht selten ist eine Kombination beider erfolgreich.

Carbamazepin ist neben Phenytoin das Mittel der ersten Wahl bei fokalen und psychomotorischen Anfällen. Es hat außerdem einen festen Platz in der Behandlung des Grand mal (fokaler Genese).

Ethosuximid ist ein ausschließlich zur Behandlung des Petit mal gebräuchliches Antiepileptikum. Seine Hauptindikation sind die pyknoleptischen Absencen bzw. das sie begleitende EEG-Muster der 3-4-sec-spike-wave. Wegen der bei Behandlung mit Ehosuximid gleichzeitig erforderlichen Grand mal-Prophylaxe wird bei der Pyknolepsie Valproinat bevorzugt. Ethosuximid ist Mittel der ferneren Wahl bei den myoklonisch-astatischen Anfällen und bei den myoklonischen Anfällen des Jugendalters.

Benzodiazepine: Abgesehen von den BNS-Krämpfen des Säuglingsalters und der Notfallbehandlung des tonisch-klonischen Status epilepticus hat Clonazepam seine wichtigste Indikation bei den myoklonisch-astatischen Anfällen des Kleinkindes, bei letzteren auch Nitrazepam. Gelegentlich ist Clonazepam bei der Behandlung pyknoleptischer Absencen nützlich.

Valproinat hat sich bei sämtlichen Formen primär generalisierter Epilepsien bewährt, vor allem bei pyknoleptischen Absencen und bei myoklonisch astatischen Anfällen. Auch das Impulsiv-Petit mal des Jugendlichen stellt eine primäre Indikation für die Behandlung mit Valproinat dar. Zur Behandlung des primär generalisierten (Aufwach-) Grand mal kann Valproinat zusätzlich eingesetzt werden.

3.7.8 Psychische Effekte

Es ist nach heutigem Stand des Wissens kaum möglich, direkte und indirekte psychische Wirkungen von Antiepileptika von den psychischen Manifestationen der Grundkrankheit verläßlich zu trennen. Kinder mit zerebralen Anfällen sind wesentlich häufiger (zu mehr als 50%) psychisch anfällig als Kinder mit zerebralen Entwicklungsstörungen ohne Epilepsie (RUTTER et al. 1970), ein Befund, der nicht als Produkt unspezifischer Einflüsse, z. B. psychosozialer Art, erklärbar ist. Es ist deshalb bei Auftreten psychischer Auffälligkeiten während einer antiepileptischen Langzeittherapie mit einiger Wahrscheinlichkeit eine additive bzw. interaktive Wirkung beider, des Antiepileptikums und der Grundkrankheit anzunehmen. Natürlich gibt es direkte pharmakospezifische psychotrope Effekte, die wiederum von Art und Konzentration des Pharmakons abhängen. Eine indirekte und günstige Wirkung der Pharmakotherapie auf die geistige Leistungsfähigkeit entsteht durch das Verschwinden von vorher häufigen Anfällen, z. B. von pyknoleptischen Absencen oder von Dämmerattacken. Andererseits besteht kein Zweifel mehr an leistungsbeeinträchtigenden Wirkungen von Antiepileptika, z. B. in Form von Konzentrations- und Gedächtnisstörungen, die wiederum das gesamte intellektuelle Potential mindern (SCHLACK 1974).

Phenobarbital erzeugt entsprechend seinem zentralnervös dämpfenden Effekt Müdigkeit bzw. auch Schläfrigkeit. Gegen diese Wirkung entwickelt sich, wenn sie auftritt, in den meisten Fällen innerhalb weniger Tage eine Toleranz. Die Frage, wieweit danach eine Beeinträchtigung z. B. der Leistungsfähigkeit noch bestehen bleibt, ist eingehend untersucht worden (HART et al. 1976). Die Befunde deuten daraufhin, daß Vigilanz und einzelne Teilleistungen anhaltende Einbußen erleiden. Eine bei Kindern nicht selten zu beobachtende Reaktion auf die Behandlung mit Phenobarbital ist jedoch die einer schlagartig einsetzenden Unruhe, Mißgestimmtheit und Reizbarkeit, wie sie als hyperkinetisches Syndrom bekannt ist. Diese „paradoxe" Reaktion scheint besonders bei solchen Kindern aufzutreten, die vorher bereits infolge einer zerebralen Entwicklungsstörung im Verhalten auffällig sind.

Primidon erzeugt, obwohl es zum Teil zu Phenobarbital metabolisiert wird, initial eher einen stark dämpfenden Effekt, teils begleitet von Verwirrtheit und starken vegetativen Reaktionen wie Übelkeit und Schwindelgefühl. Bekannt ist aber auch die Verstärkung psychomotorischer Unruhe.

Phenytoin kann zu gesteigerter Erregbarkeit führen. Außerdem wurde berichtet (STORES u. HART 1976), daß Phenytoin nach mehrjähriger Behandlung beim Schulkind die Lesefähigkeit beeinträchtigte. Dem mag eine medikamentös erzeugte visuomotorische Schwäche zugrunde liegen. Insgesamt sind die psychischen Effekte von Phenytoin vergleichsweise gering.

Carbamazepin stand lange im Ruf, eine psychisch aufhellende, antriebssteigernde und die soziale Interaktion fördernde Substanz zu sein. Teilweise fand dieser Eindruck Bestätigung (GROH et al. 1971), teils nicht, da nicht alle mit dieser Fragestellung durchgeführten Untersuchungen signifikante Unterschiede erbrachten. Wegen seiner den trizyklischen Antidepressiva verwandten Struktur wären analoge Wirkungen des Carbamazepins zu erwarten, zu deren Sicherung es jedoch weiterer Belege bedarf.

Ethosuximid soll (beim Erwachsenen) gelegentlich das Erscheinen präpsychotischer bis hin zu akut paranoid halluzinatorischer Symptombilder hervorgerufen haben (SCHMIDT 1981).

Benzodiazepine haben eine sedierenden Effekt, insbesondere *Clonazepam,* der gelegentlich den Abbruch der Behandlung erforderlich macht.

Valproinat erzeugt sehr selten Schläfrigkeit, offenbar aber vorwiegend dann, wenn das Medikament in Kombination mit Phenobarbital gegeben wird. Valproinat induziert eine Steigerung der Plasmakonzentration von Phenobarbital (s. Tabelle 3.6).

3.7.9 Unerwünschte Wirkungen

Die Zahl unerwünschter Nebenwirkungen ist groß; eine vollständige Darstellung kann hier nicht erfolgen. Teilweise kommen Nebenwirkungen bei kombinierter Medikation durch Interaktion von Antiepileptika miteinander bzw. auch mit anderen Substanzen zustande. Es ist deshalb zwischen Nebenwirkungen bei Mono- und Kombinationstherapie zu unterscheiden. Antiepileptika können auch ohne Vorliegen einer eindeutigen Überdosierung Intoxikationserscheinungen hervorrufen, entweder initial (Phenobarbital, Primidon) oder unter Langzeitbehandlung (Phenytoin). Abgesehen von psychischen Nebenwirkungen wie Schläfrigkeit oder psychomotorischer Unruhe sind im somatischen Bereich für die Mehrzahl der Antiepileptika allergische Exantheme bekannt geworden. 20% der mit Antiepileptika behandelten Kinder entwickeln eine Hypokalzämie und Hyperphosphatämie. Nachfolgend finden die wichtigsten Nebenwirkungen, bezogen auf einzelne Substanzen, Erwähnung.

Phenobarbital: Unerwünschte Nebenwirkungen sind überwiegend psychischer Art (s. o.). Bei Intoxikation kommt es zu Übelkeit, Erbrechen und Nystagmus bevor das Zustandsbild in ein Koma übergeht. Nebenwirkungen und Intoxikationserscheinungen von Primidon sind die gleichen.

Diphenylhydantoin (Phenytoin) kann schon bei Plasmaspiegeln von 20 µg/ml ein charakteristisches Syndrom von Tremor, Doppelsehen und Nystagmus erzeugen, dem bei weiterer Dosissteigerung Gangataxie und Somnolenz folgen. Typische Nebenwirkungen der Langzeitbehandlung sind Hypertrichose und Gingivahyperplasie. Selten kommt es zu Lymphknotenschwellungen, zur schwereren Form des Erythema exsudativum multiforme (Stevens-Johnson Syndrom). Aplastische Anämien und Thrombozytopenien sind bekannte Nebenwirkungen von DPH auf die blutbildenden Organe. Nicht selten erscheinen unter DPH Hinweise auf eine klinisch inapparente Osteomalazie. Sie erfordern die prophylaktische Gabe von Vitamin D_3. Vereinzelt sind Dauerschäden des Kleinhirns mit schwerer Ataxie entstanden.

Carbamazepin kann ebenfalls bereits in Dosen, die noch im üblichen therapeutischen Bereich liegen, Müdigkeit, Kopfschmerzen, Doppelsehen und

Gleichgewichtsstörungen hervorrufen. Sie sind reversibel. Leberschäden sind berichtet worden, desgleichen Thrombopenien.

Ethosuximid: Die am häufigsten anzutreffenden Nebenwirkungen sind Übelkeit, Inappetenz, Erbrechen. Seltener wird über Kopfschmerz, Singultus und Schlafstörungen geklagt. Eine Dosisreduktion führt in der weit überwiegenden Zahl der Fälle zum Verschwinden der Nebenwirkungen.

Benzodiazepine: Neben den erwähnten psychischen Wirkungen kann Hypersalivation bei *Clonazepam* erhebliche Probleme aufwerfen. Des weiteren kann eine Hypotonie auftreten. Berichtet wurde auch über eine Zunahme tonischer Anfälle. Benzodiazepine sind deshalb bei der Behandlung tonischer Anfälle kontraindiziert.

Valproinat: Unter Monotherapie mit Dipropylacetat sind Appetit- und Gewichtszunahme bekannte unerwünschte Nebenwirkungen. Nicht selten tritt Haarausfall (passager) auf. Eine vorübergehende Reduktion der Dosis bringt letztere Nebenwirkung zum Verschwinden. Einzelne Fälle von hepatischem Coma wurden mitgeteilt (THORBECK et al. 1981), wobei noch fraglich ist, wie weit Kombinationsbehandlungen eine Rolle spielten. Die unerwünschten Nebenwirkungen von Valproinat sind bei Kombinationstherapie ohnehin häufiger (Schläfrigkeit, Inappetenz, Übelkeit, Erbrechen, Kopfschmerzen, Blutungsneigung u.a.).

Tabelle 3.6. Therapeutische Plasmakonzentration von Antiepileptika und Interaktionen

Antiepileptikum	Therapeutische Plasmakonzentration µg/ml	Interaktionen mit anderen Antiepileptika (+ Anstieg, − Abnahme des Plasmaspiegels)	
Phenobarbital	10– 40	Carbamazepin	−
		Valproinat	−
Primidon	5– 12	Phenytoin	−
		Carbamezepin	−
Diphenylhydantoin (Phenytoin)	5– 20	Phenobarbital	+
		Carbamazepin	−
		Clonazepam	−
Carbamazepin	3– 10	Phenobarbital	+
		Phenytoin	−
		Valproinat	+
Ethosuximid	40–100	Phenytoin	+
		Valproinat	+
Valproinat	40–120	Phenobarbital	+
		Carbamazepin	+
Clonazepam	0,1–0,7	keine	

3.7.10 Substanzen

3.7.10.1 Phenobarbital

Luminal (Bayer)
Luminaletten (Bayer)
Phenaemal (Woelm Pharma)
Phenaemaletten (Woelm Pharma)

oral: Tbl. – 200 mg, 100 mg, 15 mg

Chemie: 5-Äthyl-5-phenyl-barbitursäure

Indikationen: Primär generalisierte Grand mal-Epilepsie, Grand mal fokaler Genese, partielle Anfälle.

Dosierung: Tagesmenge bei Kleinkind 50–150 mg; Schulkind 100–300 mg, aufgeteilt in 2 Einzeldosen.

Nebenwirkungen: Müdigkeit, bei Kindern nicht selten psychomotorische Unruhe, Reizbarkeit. Osteomalazie, Anämie, Exanthem.

Kontraindikationen: Schwere Leberfunktionsstörungen, Porphyrie.

3.7.10.2 Barbexaclonum

Maliasin (Knoll)

oral: Drg. – 25 mg, 100 mg
             (15 mg Phenobarbital, 60 mg Phenobarbital)

Chemie: Cyclohexyl-methylaminopropan-phenobarbital
Indikationen: wie Phenobarbital.
Dosierung: wie Phenobarbital.
Nebenwirkungen: Kombinationspräparat von Phenobarbital mit einem Amphetaminkörper, psychische Nebenwirkungen geringer als bei Phenobarbital.
Kontraindikationen: Schwere Leberfunktionsstörungen, Porphyrie.

3.7.10.3 Primidon

Mylepsinum (ICI Pharma)
Liskantin (Desistin)
Resimatil (Labaz)

oral: Tbl. – 250 mg
            Saft (Liskantin) – 5 ml = 125 mg

Chemie: 5-Äthyl-di-hydro-5-phenyl-4,6-dion

Indikationen: Primär generalisierte Grand mal-Epilepsie, Grand mal partieller Genese, myoklonische Anfälle des Jugendlichen, partielle Anfälle einfacher und komplexer Symptomatik (psychomotorische Anfälle).

Dosierung: Tagesmenge bei Kleinkind 250–705 mg; Schulkind 500–1000 mg, aufgeteilt in 2 Einzeldosen.

Nebenwirkungen: Somnolenz, Übelkeit, Unruhe, Exanthem, Osteomalazie.

Kontraindikationen: Schwere Leberfunktionsstörungen, Porphyrie.

3.7.10.4 Diphenylhydantoin

Zentropil (Nordmark)
Phenhydan (Desitin)
Epanutin (Parke-Davis)
Citrullamon (Südmedica)

oral:	Tbl. –	100 mg
	Kps. –	100 mg
	Drg. –	75 mg
intravenös:	Amp. –	250 mg

Chemie: 5,5-Diphenylimidazolidin-2,4-dion

Indikationen: Grand mal partieller Genese (jenseits des 3. Lebensjahres) partielle Anfälle mit elementarer und komplexer Symptomatik.

Dosierung: Tagesmenge bei Kleinkind 100–200 mg; Schulkind 200–400 mg, aufgeteilt in 2 Einzeldosen.

Nebenwirkungen: Erregbarkeit, Tremor, Nystagmus, Ataxie, Hypertrichose, Gingivahyperplasie, Veränderungen am lymphatischen und hämatopoetischen System, Leberschaden, Exantheme, Kleinhirndauerschaden Osteomalazie.

Kontraindikationen: Leukopenie, Atrioventrikulärer Block.

3.7.10.5 Carbamazepin

Tegretal (Geigy)
Timonil (Destin)

oral: Tbl. – 200 mg

Chemie: 5-H-dibenz-b, f-azepin-5-carboxamid

Indikationen: Grand mal partieller Genese, partielle Anfälle mit elementarer und komplexer Symptomatik.

Dosierung: Tagesmenge bei Kleinkind 200–600 mg; Schulkind 400–1 200 mg; Jugendlicher 400–1 600 mg, aufgeteilt in 3 Einzeldosen.

Nebenerscheinungen: Schläfrigkeit, Kopfschmerzen, Diplopie, Gleichgewichtsstörungen, Wasserretention.

Kontraindikationen: Schwere Leberfunktionsstörungen, Atrioventrikulärer Block.

3.7.10.6 Ethosuximid

Suxinutin (Parke Davis)
Pyknolepsinum (ICI – Pharma)
Petnidan (Desitin)

oral:	Kaps. –250 mg
	Saft – 5 ml = 250 mg

Chemie: 3-Äthyl-2 methylsuximid

Indikationen: Einfache und atypische Absencen, myoklonisch-astatische Anfälle, myoklonische Anfälle des Jugendlichen.

Dosierung: Tagesmenge bei Kleinkind 500–1000 mg; Schulkind 500–1500 mg; Jugendlicher 1000–2000 mg, aufgeteilt in 2 Einzeldosen.

Nebenwirkungen: Gastrische Beschwerden, Exanthem, Knochenmarksschäden, Psychose.

Kontraindikationen: keine.

3.7.10.7 Diazepam

Valium (Roche)
Diazepam Desitin rectal tube (Desitin)

oral:	Tbl. – 2 mg, 5 mg, 10 mg
rektal:	Supp. – 1 mg, 5 mg, rectal tube 5 mg, 10 mg
intravenös:	Amp. – 2 ml = 10 mg

Chemie: 7-Chlor-1,3 dihydro-1 methyl-5-phenyl-2H-1,4-benzodiazepin-2-on

Indikationen: Status epilepticus (tonisch – klonisch), Fieberkrämpfe.

Dosierung:
rektal:	unter 10–15 kg KG 5 mg als Einzeldosis ab 15 kg KG einheitlich 10 mg;
intravenös:	Säuglinge 5 mg
	Kleinkinder 10 mg
	Schulkinder u. Jugendliche 10–30 mg.

Nebenwirkungen: Somnolenz, Hypotonie.
Kontraindikationen: Myasthenia gravis, Tonische Anfälle.

3.7.10.8 Clonazepam

Rivotril (Roche)

oral: Tabl. – 0,5 mg, 2 mg Tropflösung, 20 Trpf. = 2 mg
intravenös: Amp.– 1 ml = 1 mg

Chemie: 5-(o-Chlor-phenyl)-1,3-dihydro-7-nitro-2H-1,4-benzodiazepin-2-on

Indikationen: Status epilepticus (tonisch – klonisch), BNS-Krämpfe, myoklonisch-astatische Anfälle, einfache und atypische Absencen.

Dosierung: Tagesmenge bei Kleinkind 1–6 mg; Schulkind 2–8 mg; Jugendlicher 2–8 mg, aufgeteilt in 2–3 Einzeldosen.

Nebenwirkungen: Somnolenz, Hypotonie, Hypersalivation und Verschleimung der Bronchien.

Kontraindikationen: Myastenia gravis, Tonische Anfälle.

3.7.10.9 Valproinat

Ergenyl (Labaz)

Orfiril (Desitin)

Convulex (Promonta)

Leptilan (Geigy)

Mylproin (ICI – Pharma)

oral: Drg./Kps. – 150 mg, 300 mg, 500 mg, 600 mg
Tropflösung – 1 ml = 300 mg

Chemie: Natriumvalproat

Indikationen: einfache und atypische Absencen, myoklonisch-astatische Anfälle, myoklonische Anfälle des Jugendlichen, primär generalisiertes Grand mal.

Dosierung: Tagesmenge bei Kleinkind 300–900 mg; Schulkind 600–1 800 mg; Jugendlicher 900–2 400 mg, aufgeteilt in 3 Einzeldosen.

Nebenwirkungen: Gastrische Beschwerden (initial), Appetitsteigerung, Haarausfall, Gerinnungsstörungen, Hepatopathie.

Kontraindikationen: Blutgerinnungsstörungen, schwere Leberfunktionsstörungen.

3.8 Psychoenergetika / Nootropika

J. MARTINIUS

3.8.1 Einleitung

Obwohl die unter den Namen Psychoenergetika / Nootropika zusammengefaßten Substanzen eine noch unscharf definierte Klasse von Psychopharmaka begründen, sollen einige der hierher gehörenden Substanzen Erwähnung finden. Immerhin ist klar, daß ihre Wirksamkeit nicht über sedierende oder thymoanaleptische und in nur geringem Ausmaß über psychomotorisch stimulierende Mechanismen zustande kommt, sondern geistige Funktionen direkt (kortikal) und selektiv beeinflußt werden sollen, vor allem bei Vorliegen bestimmter Mangelzustände, etwa verminderter Sauerstoffzufuhr oder -ausnutzung. Hinzukommt, daß nootrope Substanzen seit einigen Jahren in der Kinder- und Jugendpsychiatrie und mehr noch in der Pädiatrie mit breiter Indikationsstellung in erheblichem Umfang verordnet wurden, anfängliche große Erwartungen aber nur teilweise in Behandlungserfolgen Bestätigung fanden. Angesichts mancher noch offener Fragen kann allenfalls eine Zwischenbilanz gezogen werden, die aber gerade wegen noch bestehender Unklarheiten sinnvoll erscheint. Vorwiegend in Gebrauch sind *Centrophenoxin* (Helfergin), *Pyritinol* (Encephabol) und *Piracetam* (Nootrop, Normabrain).

3.8.2 Chemische Struktur

Centrophenoxin-Hydrochlorid ist ein Ester aus Chlorphenoxyessigsäure und dem Azetylcholin-Praecursor Dimethylaminoäthanol. Die Substanz ist leicht wasserlöslich und verhält sich in alkalischem Milieu instabil.
Pyritinol-dihydrochlorid-monohydrat ist ein Abkömmling des Vitamins B_6 (Pyridoxin). Es setzt sich aus zwei über eine Disulfidbrücke verbundenen Pyridoxinmolekülen zusammen, wird jedoch im Organismus nicht zu Pyridoxin aufgespalten.
Piracetam (2-oxopyrrolidin-1-acetamid) ist ein zyklisches Derivat der Gammaaminobuttersäure.

3.8.3 Pharmakologie

Centrophenoxin ist eingehend an Zellkulturen, im Tierversuch und seit 1960 in klinischen Studien untersucht worden. Ein Einfluß auf Zellstoffwechselvorgänge konnte nachgewiesen werden (RODEMANN u. BAYREUTHER (1977). Die Zellteilungsrate von Gliazellen stieg an. Bei Ratten wurde ein aktivierender Einfluß auf den Nukleinsäurestoffwechsel festgestellt, der von Dosis und

Dauer der Behandlung abhing (KANIG 1977). *Centrophenoxin* ist an der Blut-Hirn-Schranke wirksam, indem es selektiv den Transport von Glukose, deren Einbau in die Hirnzelle und deren glykolytischen wie oxidativen Abbau fördert. Durch Behandlung mit Centrophenoxin konnten bei alten Ratten Lipofuszinablagerungen in Nerven- und Gliazellen aufgelöst werden (RIGA u. RIGA 1977). Alte Mäuse erreichten im Lern- und Gedächtnistest unter Centrophenoxin bessere Leistungen als unbehandelte Tiere gleichen Alters (NANDY 1977). Darüber hinaus wird Centrophenoxin eine an der Formatio reticularis ansetzende, aktivierende Wirkung zugeschrieben.
Die Wirkung von *Pyritinol* setzt ebenfalls teilweise am Glukosestoffwechsel an. Bei Ratten wurde der Glukosetransport durch die Blut-Hirn-Schranke verbessert, gleichzeitig die Aufnahme von Natrium (QUADBECK et al. 1962). Ähnlich wie bei Centrophenoxin kam es unter *Pyritinol* bei jungen und alten Ratten zu einer Aktivierung der Proteinsynthese (KANIG 1974). Beides ließ sich im Sinne einer Ökonomisierung des zerebralen Energiestoffwechsels verstehen. Neurophysiologisch war eine Aktivation der Evozierten Potentiale erkennbar (DOLCE 1970).
Piracetam wirkt im Tierversuch, selbst in hohen Dosen, weder auf die Motorik noch auf autonome Funktionen oder auf die spontane hirnelektrische Aktivität. Es zeigt jedoch einen protektiven Effekt gegenüber hypoxischen Zuständen, gemessen an einer Verkürzung der Erholungszeit der hirnelektrischen Aktivität (GIURGEA 1976) und einem lernfördernden Effekt ohne und nach Elektroschock. Bei Katzen wurde eine Fazilitierung von transkallosal ausgelösten Potentialen beobachtet. *Piracetam* führt zu einem raschen Anstieg organischer Phosphatverbindungen im Gehirn, speziell ATP, mit ebenso rascher Rückkehr zur Ausgangslage; es fördert den zerebralen Energiestoffwechsel.

3.8.4 Pharmakokinetik

Bei Kindern ist über die Pharmakokinetik nootroper Substanzen kaum etwas bekannt. Es muß deshalb offenbleiben, wie weit die z. B. an erwachsenen Patienten mit zerebrovaskulärer Insuffizienz erhobenen Befunde auf Kinder übertragbar sind.
Nach i. v. Injektion von *Centrophenoxin* kommt es innerhalb von 20 Minuten zu einer signifikanten Steigerung der Hirndurchblutung (HERRSCHAFT 1978). Oral wird *Centrophenoxin* rasch und vollständig resorbiert. Die Ausscheidung reiner Metaboliten erfolgt z. T. innerhalb von 24 Stunden über die Niere. Die Substanz zeigt eine Affinität zum Gehirn, d. h. die wirksame Komponente läßt sich in hoher Konzentration im ZNS nachweisen, mit Bevorzugung von Rinde, Striatum, Thalamus und Hippokampus. *Centrophenoxin* hat eine geringe Toxität (LD 50 p.o. bei der Maus 2,3 g/kg KG).
Pyritinol wird nach oraler Gabe rasch resorbiert. 2–4 Stunden nach Einnahme erreicht der Blutspiegel sein Maximum, nach intravenöser Applikation erscheint die Substanz bereits nach wenigen Minuten im ZNS. Pyritinol wird vollständig metabolisiert und in Form verschiedener Metaboliten innerhalb

von 12 Stunden mit dem Urin ausgeschieden. Es hat eine geringe Toxizität (LD_{50} p. o. bei der Maus 8,2 g/kg KG).

Für *Piracetam* wurden 30–60 Minuten nach oraler Aufnahme maximale Blutspiegel gemessen; die Resorption erfolgt vollständig. Die Substanz gelangt innerhalb des Organismus in alle Organe, ins Gehirn allerdings gegenüber dem Blut mit einer Verzögerung (2–4 Stunden nach oraler Applikation). Dort zeigt sie eine deutliche Affinität zur Hirnrinde. Die maximale Konzentration im Liquor wird nach 5 Stunden erreicht. *Piracetam* wird nicht metabolisiert, sondern unverändert und vollständig mit dem Urin ausgeschieden. *Piracetam* hat eine sehr geringe Toxizität (LD_{50} p. o. bei der Maus 26 g/kg KG).

3.8.5 Wirkungsmechanismen

Über die Wirkungsmechanismen nootroper Substanzen beim Kind lassen sich allenfalls Vermutungen anstellen, da die bisher durchgeführten klinischen Prüfungen zwar über Wirkungen bei ausgewählten Patientengruppen berichten, jedoch keine direkten Belege für die den Wirkungen zugrundeliegenden zerebralen Prozesse geliefert haben. Zwischen *Centrophenoxin* und *Pyritinol* bestehen einige Parallelen insofern, als beide den Transport von Glukose durch die Blut-Hirn-Schranke fördern und den Energiestoffwechsel aktivieren. Beide Substanzen scheinen sowohl kortikal als auch an der Formatio reticularis wirksam zu sein, wobei letzteres sich in einem unspezifisch aktivierenden Effekt äußert. Das Vorhandensein sehr unterschiedlicher Wirkungsmechanismen (Stoffwechsel, Hirndurchblutung, unspezifische Aktivierung) mit möglicherweise gleichem oder komplementärem Ergebnis steht vorerst der kausalen Erklärung von Einzelwirkungen im klinischen Bereich entgegen. *Piracetam* zeigt in seinen Wirkungsmechanismen, soweit sie bekannt sind, eine geringere Übereinstimmung mit den beiden anderen Substanzen als diese untereinander. Die protektive Wirkung gegenüber Hypoxie und Intoxikationen dürfte auf andere Weise zustandekommen als z. B. beim Centrophenoxin. *Piracetam* wirkt offenbar nicht auf das unspezifische Aktivierungssystem, soll aber den interhemisphärischen Transfer, gemessen an der transkallosalen Reizantwort, aktivieren. Um zu einem besseren Verständnis der Wirkungsmechanismen nootroper Substanzen beim Menschen und speziell beim Kind zu gelangen, wären Erkenntnisse über Membranwirkungen und mögliche Einflüsse auf Neurotransmitter wünschenswert.

3.8.6 Dosierung

Die mit den 3 genannten Substanzen gemachten Erfahrungen genügen, um die Dosierung bei Kindern und Jugendlichen mit ausreichender Genauigkeit vornehmen zu können. Sie läßt sich bei den hauptsächlich in Frage kommenden Altersgruppen (Kinder im Schulalter und Jugendliche) über jeweils einfache Schemata vornehmen.

Centrophenoxin (Helfergin) wird bei Kindern 2 mal täglich nach der Morgen- und Mittagsmahlzeit in einer Menge von jeweils 100-300 mg, bei Jugendlichen von jeweils 300-500 mg verordnet. Um Einschlafstörungen zu vermeiden, sollte nach 16 Uhr keine Einnahme mehr erfolgen. Die Behandlung soll über mehrere Monate durchgeführt werden, da neben kurzfristig erkennbaren Wirkungen, z. B. einer Aktivierung, auch Langzeiteffekte (z. B. auf das Gedächtnis) nutzbar gemacht werden können.

Pyritinol (Encephabol) wird bei Kindern 2 mal täglich, d. h. morgens und mittags, in einer Dosis von jeweils 100-150 mg verordnet. Im Hinblick auf die wesentliche kinderpsychiatrische Indikation der Antreibssteigerung wird die Therapie mit Pyritinol über Monate durchzuführen sein.

Piracetam (Nootrop, Normabrain) wird bei Kindern und Jugendlichen 3 mal täglich verordnet. Die Dosierung beträgt 3mal 400 bzw. 3mal 800 mg. Da eine Wirkung gelegentlich erst nach einigen Wochen erkennbar wird, ist eine Behandlungsdauer von wenigstens 4-6 Wochen erforderlich.

3.8.7 Klinische Indikation

In der Definition der klinischen Indikationen für eine Behandlung von Kindern und Jugendlichen mit nootropen Substanzen liegen, was den Fachbereich der Kinder- und Jugendpsychiatrie betrifft, nicht geringe Schwierigkeiten. Denn sie sind nach augenblicklichem Stand zu weit gefaßt, um die Pharmakotherapie gezielt, d. h. mit einer abschätzbaren Vorhersagewahrscheinlichkeit einzusetzen. Begriffe wie „Lernschwierigkeiten, geistige Entwicklungsstörung, Verhaltensstörungen" entstammen einer pauschalisierend beschreibenden Terminologie, aus der sich Indikationen zu keiner Therapie, wie immer sie geartet sein mag, ableiten lassen. Diese beklagenswerte Situation ist nicht den Herstellern von Psychopharmaka anzulasten, sondern dem Umstand, daß die Verfahren zur Beschreibung der mannigfaltigen Störungen des Lernens im Entwicklungsalter aufwendig sind und in den letzten Jahren als solche wesentliche Erweiterungen an Kindern durchgeführte klinische Prüfungen sind z.T. älteren Datums und wurden obendrein an sehr heterogenen Kollektiven vorgenommen. Dennoch bleibt für *Centrophenoxin* (Helfergin) und *Pyritinol* (Encephabol) wegen ihrer unspezifisch antriebssteigernden Teilwirkung die Indikation zur Behandlung, wenn im Rahmen einer geistigen Entwicklungsstörung oder Behinderung eine nicht psychogen bedingte Minderung des psychomotorischen Antriebs besteht, und zwar als Ergänzung zu anderen Fördermaßnahmen. Wieweit spezifische Lern- und Teilleistungsstörungen, z. B. Merkschwächen, Unterformen der Legasthenie oder partielle Wahrnehmungsstörungen, selektiv durch Nootropika gebessert werden können, ist eine bei Kindern noch nicht ausreichend untersuchte Frage.

Piracetam ist im Drogenentzug erfolgreich eingesetzt worden (s. Kap. 4.10).

3.8.8 Psychische Effekte

Den unspezifisch aktivierenden Effekt von *Centrophenoxin* (Helfergin) hat KUGLER (1977) bei gesunden Erwachsenen experimentell nachgewiesen. Gemessen wurden aus dem Elektroenzephalogramm quantitativ bestimmbare Vigilanzindizes, mittels deren im Placebovergleich gezeigt werden konnte, daß die Probanden unter Centrophenoxin während einer 50 Minuten dauernden Ableitung wacher blieben. Eine entsprechende Untersuchung an Kindern, vor allem an solchen mit Leistungsstörungen, steht noch aus. HOYER (1977) kam mit einer Untersuchung an erwachsenen Patienten mit organischem Psychosyndrom zu dem Ergebnis, daß verschiedene Unterformen des Syndroms unterschiedlich gut auf die Behandlung ansprachen. Sehr wahrscheinlich sind auch bei Kindern eindeutigere Wirkungen darstellbar, wenn die zu behandelnden Störungen besser definiert werden. Dennoch berichten PERRET et al. (1977) über Leistungsverbesserungen bei Kindern mit „Legasthenie und Lernschwierigkeiten" anhand einer vergleichenden Therapiestudie, in der das Leistungsverhalten sehr differenziert mit zahlreichen Einzeltests erfaßt wurde. Unter *Centrophenoxin* kam es längerfristig zu Verbesserungen von Lernvermögen, Aufmerksamkeit und Gedächtnisleistung.

Der vigilanzanhebende Effekt von *Pyritinol* (Encephabol) wurde pharmakoelektroenzephalographisch quantitativ abgesichert (DOLCE 1970, KÜNKEL u. WESTPHAL 1970). Bei gesunden, erwachsenen Probanden dauerte der Aktivierungseffekt ca. 6 Stunden an. Auch bei gesunden Erwachsenen wiesen DEUSINGER und HAASE (1972) eine durch Pyritinol bewirkte Verbesserung des Kurzzeitgedächtnisses nach. In mehreren offenen klinischen Prüfungen an Kindern mit sehr unterschiedlichen Diagnosen (geistige Behinderung, Lernstörungen, Autismus u. a.) wurden qualitative Verbesserungen des Antriebs und der Kontaktfähigkeit beobachtet (BÖNISCH 1967, WEINMANN 1967), d. h. unspezifische psychische Effekte. Eine Bestätigung der älteren Beobachtungen durch methodisch abgesicherte, vergleichende Therapiestudien wäre notwendig.

Piracetam hat keinen vigilanzsteigernden Effekt. Eine eigene quantifizierende neuropsychologische Untersuchung (MARTINIUS und FREISLEDER 1981) erbrachte keinen Anhalt für eine zentrale Aktivierung. Gleichzeitig konnte festgestellt werden, daß das Leistungstempo sich nicht verbesserte, sondern lediglich Schwankungen des Leistungsverhaltens, gemessen als Variabilität von Reaktionszeiten, abnahmen. Letzteres ließe sich als Folge einer verbesserten Konzentration interpretieren. Eine Verbesserung der Lernleistung (Sprachgedächtnis, Sprachproduktion) durch Piracetam wurde von DIMOND und BROUWERS (1976), wiederum an gesunden Erwachsenen, beobachtet. Analoge Untersuchungen an Kindern mit verschiedenen Leistungsstörungen (STREHL u. BROSSWITZ 1972) erbrachten günstige, leistungsverbessernde Effekte, die jedoch aus methodischen Gründen der Überprüfung bedürfen.

Insgesamt sind die Erkenntnisse über die Wirkungen nootroper Substanzen auf spezielle Leistungen und deren Störungen beim Kind noch nicht so verläßlich untersucht, daß klare Aussagen möglich wären.

3.8.9 Unerwünschte Wirkungen und Interaktionen

Der psychisch aktivierende Effekt von *Centrophenoxin* und *Pyritinol* kann zu Einschlafstörungen und selten auch zu psychomotorischen Erregungszuständen führen, die zur Dosisreduktion oder zum Absetzen der Medikation zwingen. Als seltenes Vorkommen sind Erregungszustände auch unter *Piracetam* bekannt geworden. *Pyritinol* soll den Wirkungseintritt einer zusätzlichen neuroleptischen Medikation beschleunigen. Eine Erhöhung der Anfallsbereitschaft ist nicht bekannt geworden. Die Kombination von Nootropika mit Antikonvulsiva ist zulässig.

3.8.10 Substanzen

3.8.10.1 Centrophenoxin

Helfergin (Promonta)

oral: Drg.   – 100, 200, 500 mg
        Granulat – 1 Beutel entspricht 200 mg Centrophenoxin

Chemie: p-Chlorphenoxyessigsäure-dimethylaminoäthylesterhydrochlorid

Indikationen: Hirnleistungsschwäche, Antriebsschwäche, Schulleistungsstörungen.

Dosierung: Schulkinder morgens und evtl. mittags nach den Mahlzeiten je 100–300 mg, Jugendliche 300–500 mg. Granulat wird in Flüssigkeit verrührt getrunken.

Nebenwirkungen: Unruhe und Einschlafstörungen.

Kontraindikationen: Psychomotorische Erregungszustände.

3.8.10.2 Pyritinol

Encephabol (Merck)

oral: Drg.   – 100 mg
        Saft   –   5 ml = 100 mg
        forte Drg. – 200 mg

Chemie: Pyritinol-dihydrochlorid-monohydrat

Indikationen: Hirnleistungsschwäche, Antriebsschwäche, Schulleistungsstörungen.

Dosierung: Schulkinder 2 mal täglich, morgens und mittags, je 100–150 mg.

Nebenwirkungen: Unruhe und Einschlafstörungen.

Kontraindikationen: Psychomotorische Erregungszustände.

3.8.10.3 Piracetam

Nootrop (UCB)
Normabrain (Cassella-Riedel)

oral:	Tbl.	– 800 mg
	Kps.	– 400 mg
	Saft	– 5 ml = 1,5 g
intravenös:	Amp.	– 5 ml = 1 g
	Lösung	– 60 ml = 12 g

Chemie: 2-oxopyrrolidin-1-acetamid

Indikationen: Hirnleistungsschwäche, Schulleistungsstörungen, Drogenentzug.

Dosierung: Bei Kindern 3 mal täglich 400 mg, bei Jugendlichen 3 mal täglich 800 mg. Wirkungseintritt verzögert, daher zur Einschätzung 6–8 Wochen Behandlung notwendig.

Nebenwirkungen: Verstärkung einer gleichzeitigen neuroleptischen Medikation. Selten Erregungszustände.

Kontraindikationen: Beim Kind keine.

4 Indikationen (A–Z)

4.1 Einleitung

G. NISSEN

Als *Zielsymptom* („target symptom") bezeichnete FREYHAN (1957) psychopathologische Symptome, die sich bei Erwachsenen durch bestimmte Psychopharmaka günstig geeinflussen lassen. Er stellte damit die besondere Bedeutung der phänomenologischen Diagnostik für die Psychopharmakotherapie heraus, ohne allerdings den Wert der nosologischen Klassifikation in Frage zu stellen. Die Bezeichnung Ziel- oder Leitsymptom wurde von FISH (1960) für die Kinder-, später auch von der Jugendpsychiatrie übernommen. Sie erhielt dort erst allmählich ihre eigenständige, entwicklungs- und altersbedingte symptom- und syndromgerichtete Bedeutung.
Der *Katalog* für eine psychopharmakologische Behandlung psychischer Störungen und Erkrankungen im Kindes- und Jugendalter ist nicht weniger umfassend als der für Erwachsene. Er wird aber erheblich eingeschränkt durch einen wesentlich geringeren Erfahrensschatz und fehlende theoretische Kenntnisse. Es liegen z. B. nur wenige solide Untersuchungen über die Pharmakokinetik, über eine adäquate Dosierung und über die Nebenwirkungen von Psychopharmaka in den verschiedenen Alters- und Entwicklungsabschnitten des Kindes- und Jugendalters vor, ebenso über die Häufigkeit und das Ausmaß schädigender Langzeitwirkungen. Die Zielsymptome selbst sind bei Kindern sehr unterschiedlich von denen psychisch kranker Erwachsener: Respiratorische Affektkrämpfe, Pavor nocturnus, frühkindlicher Autismus, Enuresis, Enkopresis, Schulverweigerung u. a.
Gerade bei Kindern können sich einige Symptome als *falsche* Leitsymptome erweisen, wenn nicht ihre Ätiologie und Pathogenese bei der Auswahl des Psychopharmakons ausreichend berücksichtigt wird. Dafür ein Beispiel.
Der *Mutismus,* das freiwillige Schweigen gegenüber den meisten oder allen Personen in der Familie oder in der Schule, ist zwar häufig das führende Symptom einer oft unerkannten *depressiven Erkrankung.* Es kann dann relativ zuverlässig nach einer initialen antidepressiven Pharmakotherapie durch psychotherapeutische Maßnahmen beseitigt werden. Mutismus kann aber ebenso das Merkmal einer *retardierten psychischen Entwicklung* sein; milde nootrope Medikamente können durch ihre antriebssteigernde Wirkung eine unterstützende Rolle spielen. Mutismus kommt schließlich aber auch als *Imitations- und Lernprozeß* in Familien vor, in denen freiwilliges Schweigen ein Bestra-

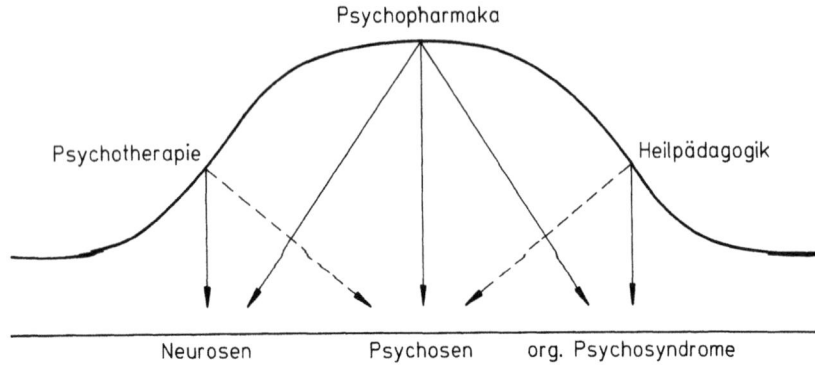

Abb. 4.1. Therapie psychischer Erkrankungen im Kindes- und Jugendalter

fungsmittel, etwa unter den Ehepartnern, darstellt. Hier wie bei *konversionsneurotischen Kindern*, bei denen der Mutismus ein Ausdruck der tyrannisch-egozentrischen Einstellung gegenüber der Familie ist, sollten in erster Linie familien- und psychotherapeutische Maßnahmen eingesetzt werden.

In dem nachstehenden Katalog werden nur solche psychopathologischen Symptome und Syndrome berücksichtigt, die erfahrungsgemäß häufig oder doch relativ häufig unter der Behandlung mit bestimmten Psychopharmaka günstig reagieren. Voraussetzung für ihre praktische Anwendung, für das Rezept, ist eine Kenntnis der Kapitel „Grundlagen der Psychopharmakotherapie" und „Substanzen" dieses Buches.

4.2 Adipositas

CH. EGGERS

4.2.1 Symptomatik und Diagnose

Ähnlich wie die Anorexie stellt die Adipositas kein einheitliches Syndrom dar, sondern vielmehr ein Reaktionsmuster, hinter dem sich sehr komplexe und vielfältige somatische und psychische Störungen verbergen können. Von *Adipositas* spricht man, wenn das Gewicht mehr als 15% oder mehr als 2 Standardabweichungen oberhalb des Normalgewichts liegt, wobei das Normgewicht auf Alter und Länge (Körpergröße) bezogen ist. Die *Häufigkeit* liegt im Kleinkindes- und Schulalter bei etwa 20%. Im Kindesalter liegt der Häufigkeitsgipfel zwischen dem 7. und 10. Lebensjahr (25–30%; MAASER u. STOLLEY 1974). Für die Entwicklung einer Adipositas dürfte der Zeitpunkt des Übergewichts bzw. der Überernährung von Bedeutung sein, im Säuglings- und Kleinkindesalter vermehrt sich vor allem die Zellzahl (hyperplastische Form), später vor allem die Zellgröße (hypertrophische Form). Da die einmal erreichte Zahl von Fettzellen konstant bleibt, auch bei einer Gewichtsabnahme, hat die hyperplastische Form der Adipositas eine ungünstigere Prognose, die Fettzellen füllen sich bei kalorischer Kost schnell auf.

Die zu dicken Kinder sind oft auch körperlich träge und ungeschickt und bewegen sich wenig. Die geistige Leistungsfähigkeit entspricht im allgemeinen der Variationsbreite der Altersstufe. Die Schulleistungen sind jedoch häufig schlecht, zahlreiche adipöse Kinder sind in ihrer Kontaktfähigkeit eingeschränkt und neigen zu depressiven Verstimmungen. Eine resignativ-verzagte Lebenshaltung mit vermindertem Selbstwertgefühl und einer gehemmten Intentionalität ist typisch für diese Kinder (EGGERS 1980b).

4.2.2 Ätiologie und Pathogenese

Die Wirksamkeit biologischer Steuerungsvorgänge bei hyperphagen Reaktionsweisen ist durch neurophysiologische, metabolische und biochemische Untersuchungen am menschlichen und tierischen Organismus belegt. Dabei bleibt häufig die Bedeutung der sensomotorischen Funktionen des Oralsinns und deren enge Verschränkung mit dem emotionalen Empfinden und der geistig-seelischen und ethischen Differenziertheit des Menschen unbedacht. Untersuchungen mit dem „Food-Dispenser" haben ergeben, daß Patienten mit einer alimentären Adipositas sich unabhängig von inneren physiologischen Reizen („internal cues", z. B. Hunger- und Sättigungsgefühlen) ernähren und sich statt dessen von den verschiedensten Umweltreizen („external cues") wie Geschmacks-, Geruchs-, und optischen Qualitäten sowie der jeweiligen Verfügbarkeit von Nahrungsmitteln bestimmen lassen. Ähnliche Beobachtungen wurden bei verhaltensphysiologischen Studien an Ratten mit Läsionen im ventro-medialen Hypothalamus (sog. „Sättigungszentrum") gemacht. Auch nahrungsphysiologische Untersuchungen bei übergewichtigen Neugeborenen belegen bereits die unterschiedliche Reagibilität auf externe Geschmacksreize im frühesten Lebensalter in Abhängigkeit vom Körpergewicht.

Die Beteiligung *psychischer Faktoren* an der Genese hyperphager Eßstörungen ist durch Experimente unter psychischem Streß bewiesen (reaktive Obesitas). Allerdings scheinen Kinder im Vorschulalter auf akute emotionale Streßsituationen eher mit Hypophagie zu reagieren. Vermehrtes Essen dient dazu, psychische Spannungen zu erleichtern („Kummerspeck"), die durch unlösbare, meist unbewußte Konflikte entstanden sind. Bei klinischen und psychologischen Untersuchungen adipöser Kinder wurden charakteristischerweise eine passiv-depressiv-resignative Haltung, eine Neigung zu erhöhter Sensitivität, zu sozialer Absonderung und zu Trotzreaktionen sowie Züge von Depressivität, allgemeiner emotionaler Instabilität und Ich-Schwäche festgestellt.

Die Bedeutung psychischer Faktoren für hyperphagische Verhaltensweisen erklärt sich aus der Tatsache, daß das Essen eine zentrale Rolle im Gefühlsleben des Kindes spielt. Das Kind erfährt die erste Linderung physischer Unbehaglichkeit bereits beim Stillen, und es ist verständlich, daß die Befriedigung des Hungers zutiefst mit dem Gefühl von Wohlbefinden und Sicherheit assoziiert wird. Für das Kind ist Gefüttertwerden gleichbedeutend mit Geliebtwerden; in der Fütterung erfährt es normalerweise mütterliche Zuwendung und Liebe. Andererseits gewinnt die Nahrung schon in einer frühen Phase der Kindheitsentwicklung die Bedeutung des Besitzes, eines erstrebenswerten Gutes. Es wird somit einfühlbar, daß eine frühe Störung der Mutter-Kind-Beziehung auch Folgen im Hinblick auf das Nahrungsverhalten haben kann. Dies wird durch zahlreiche empirische Untersuchungen bestätigt.

4.2.3 Allgemeine Behandlungsrichtlinien

Die Therapie der Adipositas ist in erster Linie eine diätetische und gleichzeitig psychotherapeutische, wobei ebenfalls die Eltern in die Behandlung mit einbezogen sein sollten. Es kommt vor allem darauf an, das gestörte Selbstwertgefühl des Kindes zu stärken. Dazu gehört auch, die Gruppenfähigkeit der betroffenen Kinder zu fördern und sie allgemein zu aktivieren (Teilnahme an Sport-, Spiel- oder Musikgruppen). Die tiefenpsychologisch orientierte Einzeltherapie hat eine Persönlichkeitsnachreifung zum Ziel und ist in erster Linie bestrebt, die infantile Abhängigkeitshaltung aufzulösen, die das adipöse Kind in der Regel daran hindert, auf orale Ersatzbefriedigungen zu verzichten. Wie bei der Anorexie-Behandlung können auch bei der Behandlung der Adipositas zu Beginn begleitende verhaltenstherapeutische Techniken angewandt werden. Auf die Gefahren des Übergewichts ist hinzuweisen.

4.2.4 Spezielle Psychopharmakotherapie

Bei schwerer depressiver Grundstimmung und bei bestehender Suizidalität kann der vorübergehende Einsatz von Antidepressiva erwogen werden.

4.3 Affektive Psychosen

G. NISSEN

4.3.1 Einleitung

Affektive Psychosen (manisch-depressive Erkrankung, Zyklothymie) sind durch depressive oder/und manische Phasen gekennzeichnet, die meistens abrupt auftreten, wochen- und monatelang anhalten und spontan in die syntone Ausgangslage zurückschwingen.
Nach der *internationalen Klassifikation* der WHO (ICD 296) handelt es sich

bei affektiven Psychosen um „häufig sich wiederholende psychische Störungen, bei denen eine ausgeprägte Affektstörung vorliegt (meistens als Depression und Angst, aber auch als gehobene Stimmung und Erregung). Eines oder mehrere der folgenden Symptome sind zusätzlich vorhanden: Wahnideen, Ratlosigkeit, gestörte Selbsteinschätzung, Wahrnehmungs- und Verhaltensstörungen; sie alle stehen in Zusammenhang mit der vorherrschenden Stimmung des Patienten (so auch Halluzinationen, wenn sie auftreten). Es kann eine starke Suicidtendenz bestehen."

Als *monopolare* Affektpsychosen werden Krankheitsbilder bezeichnet, bei denen nur gleichsinnige (depressive oder manische) Zustandsbilder auftreten; meistens handelt es sich um endogen-phasische Depressionen. Als *bipolare* Affektpsychosen werden Verlaufsbilder charakterisiert, die sowohl depressive als auch manische Phasen aufweisen. Begriffe wie „*larvierte*" oder „maskierte" Depression sollten aus entwicklungspsychiatrischer Sicht bei Kindern nicht angewendet werden, da die psychosomatische Symptomatik die altersentsprechende Ausdrucksform einer depressiven Erkrankung ist. Die zwischen den Phasen liegende symptomfreie Zeit wird als *freies Intervall* bezeichnet. Als *maniforme* Syndrome werden manische Zustände bezeichnet, die nicht im Rahmen einer Affektpsychose sondern bei anderen psychischen Erkrankungen (Schizophrenien, exogene Psychosen) auftreten.

Die *Häufigkeit* affektiver Psychosen liegt zwischen 0,5–3%. Das *durchschnittliche Manifestationsalter* liegt bei 30 Jahren. Davon erkranken über die Hälfte erstmalig vor dem 30. Lebensjahr, davon *ein Drittel bis zum 20. Lebensjahr*. Aus den bisher bekannten Zahlenangaben errechnet sich für die ersten zwanzig Lebensjahre eine Morbiditätsrate von 0,05–0,1%.

Die noch nicht geklärte Frage, ob depressive oder manische Phasen im Rahmen einer affektiven Psychose *vor der Präpubertät* auftreten, ist von großem wissenschaftlichen Interesse, sie hat aber nur geringen praktischen Wert. Endogen-phasische Erkrankungen vor dem 11. bis 12. Lebensjahr sind extrem selten, wenn man strenge Maßstäbe (ANTHONY u. SCOTT 1960) anlegt. Eine Überprüfung in der Weltliteratur ergab, daß von den ermittelten 63 Fällen nur 3 einer Überprüfung standhielten; diese Kinder waren alle bereits über 11 Jahre alt.

Affektive Psychosen bei *Jugendlichen* werden während ihrer ersten Phase dagegen besonders in Kliniken für Kinder- und Jugendpsychiatrie relativ häufig angetroffen; besonders endogen-phasische Depressionen und diese vorwiegend bei Mädchen, aber auch bipolare Verläufe.

Jugendliche mit einer affektiven Psychose werden meistens nicht wegen ihrer phasischen Verstimmungszustände dem Arzt vorgestellt, sondern wegen Schwierigkeiten und Konflikte in der Familie und in der Schule. Man ist über ihre „Bequemlichkeit" oder „Flegelhaftigkeit", ihre Schwung- und Interesselosigkeit, mangelnde Spontaneität und unerklärliche Bedrücktheit besorgt oder verärgert.

4.3.2 Symptomatik und Diagnose

Für das *Kindesalter* ließen sich durch Längsschnitt- und Nachuntersuchungen keine alters- und entwicklungstypischen Verhaltens- und Befindensstörungen bzw. depressive Äquivalente als Ausdruck einer in diesem Lebensalter atypisch verlaufenden affektiven Psychose nachweisen. Berichte *erwachsener Melancholiker* oder Maniker über depressive oder manische Phasen in der Kindheit lassen *zwei Deutungen* zu: Entweder werden biographisch ableitbare Konflikte und Verstimmungen *retrograd* als phasische Erkrankungen mißdeutet, wenn auch ein Zusammenhang mit einer spezifischen prämorbiden Persönlichkeitsstruktur nicht ausgeschlossen werden kann. Andererseits könnte es sich tatsächlich um *atypische Verstimmungszustände* im Vorfeld einer affektiven Psychose handeln, die sich mit den bislang zur Verfügung stehenden psychopathologischen und diagnostischen Methoden nicht erfassen lassen. Allein vom phänomenologischen Syndrom kann auch beim Vorliegen typischer Symptome nicht mit Sicherheit auf die Diagnose einer beginnenden affektiven Psychose geschlossen werden. Von 10 „endogen-phasischen Psychosen", die bei Kindern und Jugendlichen im Alter von 6–16 Jahren stationär diagnostiziert wurden, ließ sich diese Diagnose bei Nachuntersuchungen nach 10 bzw. 22 Jahren in keinem Fall aufrecht erhalten (NISSEN 1971).

ANTHONY und SCOTT (1960) stellten deshalb rigorose *Kriterien* zur Abgrenzung endogen-physischer Psychosen auf:

1. Es muß sich um ein Syndrom handeln, das den klassischen Formen der manisch-depressiven Erkrankung entspricht.
2. Eine homologe familiäre Belastung muß vorliegen.
3. Eine frühzeitige Tendenz zu manisch-depressiven Verläufen muß erkennbar sein.
4. Es wird ein mindestens einmaliges Rezidivieren der Phasen gefordert.
5. Ein zweiphasiger, manisch-depressiver Verlauf.
6. Exogene Ursachen müssen ausgeschlossen worden sein.
7. Die Verstimmungszustände müssen Krankheitswert besitzen.
8. Die Primärpersönlichkeit ist in der Regel abnorm extravertiert.
9. Eine exogene Erkrankung und eine Schizophrenie müssen ausgeschlossen sein.
10. Die Absicherung der Diagnose muß durch den Krankheitslängsschnitt erfolgen.

Diese Forderungen müssen im Hinblick auf Punkt 5 und 9 nach den Untersuchungen von ANGST (1966) und PERRIS (1966) abgeschwächt bzw. aufgehoben werden, da mono- und bipolare Psychosen als gesonderte Krankheitsbilder betrachtet werden müssen und eine „abnorme extravertierte Primärpersönlichkeit" sich nicht regelmäßig nachweisen läßt.

Die *prämorbide Persönlichkeit* ist dennoch für die Diagnostik, aber wohl auch für die Ätiologie von einer gewissen Bedeutung. CAMPBELL (1955) schildert die prämorbide Persönlichkeit dieser Kinder und Jugendlichen als warmherzig, freundlich, interessiert, sozial engagiert und altruistisch. Andererseits seien sie oft unsicher, nervös, ehrgeizig und gespannt, manchmal ernst, ängstlich und besorgt, aber nicht introvertiert, abgekapselt oder überspannt. BECK u. KOVACS (1977) untersuchten mit dem „Beck Depression Inventory" 72 Kinder im Alter von 11–16 Jahren. Alle Kinder, die von den Lehrern als „exzellent" beurteilt worden waren, hatten niedrige BDI-Scores, während die schlechten Schüler hohe Scores aufwiesen. Manche dieser Kinder könnten Frühformen des „Typus Melancholicus" entsprechen, die von TELLENBACH (1976) als übermoralisch, übergewissenhaft, überanhänglich, überanstrengt, ernst, pflichteifrig und ehrgeizig, andererseits aber sensitiv und gefühlsbetont geschildert wurden.

Die *Symptomatik* depressiver Phasen bei *Jugendlichen* entspricht inhaltlich der zwischen Kindheit und Erwachsensein. Form und Inhalt endogen-phasischer Erkrankungen sind darüber hinaus von der Persönlichkeit des Jugendlichen, seiner Resonanz- und Ausdrucksfähigkeit, von seiner Emotionalität, seiner Begabung und seiner Intelligenz abhängig. Die Symptomatik reicht von symptomarmen oder monosymptomatischen Depressionen bis zu geschlossenen depressiven Weltentwürfen. Jede seelische Erkrankung entspricht, nach JASPERS (1953), in ihrer Entstehungsweise der „seelischen Höhe des Befallenen". Dem primitiven Vergiftungswahn eines lernbehinderten depressiven Jugendlichen stehen komplexe, in sich schlüssige depressive Zukunftsbetrachtungen von hochintelligenten Jugendlichen gegenüber.

Die *häufigsten* depressiven Symptome bei *Jugendlichen* sind:

Traurigkeit, Grübelsucht, Langeweile, Suizidalität.
Ferner:
Minderwertigkeitsgefühle, Bedrücktheit und Selbstisolierungstendenzen, Stimmungsschwankungen, Schul- und Arbeitsverweigerungen, zwanghaftes Verhalten; Kopfschmerzen, Appetitstörungen und Hypochondrie.

Es lassen sich *drei* typische depressive Syndrome unterscheiden:

1. *Still-resigniertes* depressives Syndrom mit Traurigkeit, Überangepaßtheit, Schüchternheit, Selbstisolierung, unmotiviertem Weinen und psychomotorischer Verlangsamung.
2. *Gehemmt-antriebsschwaches* depressives Syndrom mit Schuldgefühlen, Denkhemmung, Apathie, Selbstunsicherheit, Lernhemmung, Mutismus und Passivität.
3. *Agitiert-ängstliches* depressives Syndrom mit Auto- und Heteroaggressivität, dissozialem Verhalten, Delinquenz, Kriminalität, Suizidalität.

Jugendliche im *depressiven Stupor* verharren fast regungs- und teilnahmslos. Sie sitzen oder liegen im Bett mit geschlossenen oder geöffneten Augen und seltenem Lidschlag. Sie verhalten sich mutistisch und verweigern die Nahrungsaufnahme. Manchmal werden Urin und Stuhl zurückgehalten. Sie reagieren manchmal nicht oder nur andeutungsweise auf akustische, optische oder Schmerzreize.
Jugendliche mit einer *manischen Phase* entwickeln eine plötzliche oder sich

allmählich steigernde, uneinfühlbare *Aktivität,* eine überbordende *Betriebsamkeit* bis zur *Hektik.* Sie sind grundlos oder inadäquat *heiter* und *ausgelassen,* manchmal *witzig* und *mitreißend,* manchmal *gereizt* und *aggressiv.* Antrieb und Gedankenablauf sind *gesteigert:* Starker Bewegungsdrang, ziellose Umtriebigkeit, erhöhte Aggressivität, starker *Rededrang* ohne festes Gedankenziel, thematische *Sprunghaftigkeit* mit Verlieren in Nebensächlichkeiten und lockere Verknüpfungen mit Wort- und Klangassoziationen können auftreten. Neben der Logorrhoe zeigen sie oft einen Schreib- und *Beschäftigungsdrang.* Es werden Denkschriften an die Schulbehörden mit Reformvorschlägen verfaßt. Schlafunfähigkeit oder Schlafstörungen können hinzukommen.

Die *häufigsten* manischen Symptome bei Jugendlichen sind: *Euphorie, Reizbarkeit, Rededrang, Hyperaktivität, Agitation,* Destruktivität, antisoziales Verhalten, Unruhe, Ideenflucht, Verwirrtheitszustände.

Differentialdiagnostisch sind nicht-psychotische depressive Syndrome auszuschließen, im wesentlichen: 1. *depressive Persönlichkeitsentwicklung* (Psychopathie, Kernneurose), 2. *somatogene* (exogene) *Depressionen* auf dem Boden frühkindlicher oder kindlicher Hirnschädigungen (Städeli), die manchmal manisch-depressive Verläufe (ALBERT 1953) zeigen können, 3. depressive Vorstadien bzw. atypische Schübe einer *beginnenden Schizophrenie,* 4. depressive Verstimmungszustände als Begleiterscheinung *epileptischer Erkrankungen* (epileptische Wesensänderung, chronische dysphorische Verstimmung).

4.3.3 Ätiologie und Pathogenese

Nach der neueren Literatur (ANGST, PERRIS) tragen zur Manifestation affektiver Psychosen Anlage- *und* Umweltfaktoren, allerdings in unterschiedlichem Maße, bei. Die *Penetranz* der bipolaren Anlage scheint größer als die der monopolar-depressiven Anlage zu sein. Dem *Umweltfaktor* kommt anscheinend eine *unspezifische* manifestationsfördernde Rolle zu. Bei älteren Kindern und Jugendlichen treten bipolare Affektpsychosen häufig besonders frühzeitig auf und nehmen oft einen atypischen, nicht selten einen besonders schweren Verlauf. ZERBIN-RÜDIN (1971) stellte fest, daß genetische Ursache nicht unbedingt heiße, daß diese schicksalsmäßig zur psychotischen Manifestation führen müsse. Nicht alle Träger einer Anlage erkranken manifest. Nicht Eigenschaften, sondern Informationen werden vererbt.

Die *neurochemische Depressionsforschung* erzielte in den letzten Jahren bedeutende Fortschritte. Es hat den Anschein, daß der Stoffwechsel der *biogenen Amine,* insbesondere des Noradrenalin und des Serotonin, an der Pathogenese wesentlich beteiligt ist. Die bisherigen Ergebnisse sind noch nicht so weit stimmig, daß sich daraus eine allgemein gültige Hypothese ableiten ließe. Es hat aber den Anschein, daß sowohl ein niedriger Noradrenalinspiegel als auch ein erniedrigter Serotoninspiegel bei Melancholie, entsprechend hohe Spiegel dagegen bei der Manie angetroffen werden. Depressionen vom *„Serotonin-Typ"* gehen mit Symptomen der Angst, Erregung und mit Schlaflosigkeit einher, solche vom *„Noradrenalin-Typ"* mit psychomotorischer Verlangsamung. Darüber

hinaus werden noch weitere biochemische Depressionstypen diskutiert: einer, der aus einem *„Ungleichgewicht zwischen beiden Substanzen"* resultiert, und einer als Folge einer *„Hyposensibilität der Rezeptoren"*. Die sehr komplexen, teilweise widersprüchlichen, dennoch zukunftsträchtigen Forschungsergebnisse lassen sich hier nicht referieren; es liegt darüber eine umfangreiche Literatur vor.
Psychodynamische Theorien haben angesichts der genetischen und neurochemischen Befunde an Bedeutung verloren. Die körperliche oder seelische Auslösung von depressiven (aber auch von manischen) Phasen ist unumstritten. In 3–15% aller Phasen ließen sich körperliche Auslösungen nachweisen. Psychische Auslösungen ergaben sich in einer statistischen Breite von 7–30% im Vorfeld endogen-phasischer Verstimmungen. Die zunächst paradox anmutende Erfahrung, daß in seltenen Fällen deprimierende Ereignisse manische Phasen auslösen, spricht („sinnblinder Affektschlag", WEITBRECHT 1973) für die Bedeutung „endogener" Faktoren.

4.3.4 Allgemeine Behandlungsrichtlinien

Für die Behandlung depressiver und manischer Phasen kommen in erster Linie antidepressiv und antimanisch wirkende Psychopharmaka in Betracht. Die *Elektrokrampftherapie (EK-Therapie)* spielt in der Therapie Jugendlicher keine Rolle mehr. Sie wird im Erwachsenenalter nur noch bei chronischen und therapieresistenten Melancholien eingesetzt; oft mit ausgezeichnetem Erfolg. Die EK-Therapie ist (FINK 1979) in der Suizidprophylaxe wesentlich wirksamer als die Psychopharmakotherapie, weil ihr therapeutischer Effekt rascher und nachhaltiger als der antidepressiver Medikamente eintritt. Bei der Behandlung *therapie-resistenter Depressionen* wurde die Bedeutung der EK-Therapie weiter eingeengt durch die antidepressive Infusionstherapie (s. S. 236).
Ein partieller *Schlafentzug* führt sehr häufig zu einer Symptomreduktion. Depressive Jugendliche oder ältere depressive Kinder werden in der zweiten Nachthälfte (gegen 01.30 h) geweckt und mit beliebigen Beschäftigungen in Gegenwart der Nachtschwester wachgehalten. Am Tage danach dürfen die Patienten nicht schlafen. Schlafentzug ist bei endogen-phasischen Depressionen besonders wirkungsvoll, kann aber auch bei nicht-psychotischen Depressionen versuchsweise durchgeführt werden. Der Effekt hält einen oder mehrere Tage an und kann durch zusätzliche Verordnung antidepressiver Medikamente verstärkt und verlängert werden.
Als *flankierende Maßnahmen* sind psychotherapeutische Gespräche und Sitzungen von großer Bedeutung für das aktuelle Befinden des Jugendlichen. Berichte über Erfolge einer ausschließlich *psychotherapeutischen Behandlung* eindeutiger endogen-physischer Depressionen müssen schon deshalb skeptisch beurteilt werden, weil spontane Remissionen sich nicht ausschließen lassen. Im Gespräch zwischen dem Jugendlichen und dem Arzt sollte immer wieder auf die gute Prognose des gegenwärtigen Verstimmungszustandes hingewiesen werden. Jugendliche, die ihr erstes depressives Tief durchleiden, haben oft alle

Hoffnung auf eine Besserung ihres Gemütszustandes verloren, weil sie völlig unter dem Eindruck ihrer krankheitsbedingten Vorstellungen, manchmal auch von Wahnideen, stehen und kein Krankheitsbewußtsein und keine Krankheitseinsicht haben. Im Hinblick auf die fast immer vorhandene *suizidale Gefährdung* kann die Bindung an einen Therapeuten lebensrettend sein. In der Zeitspanne erhöhter Suizidgefährdung und der ersten Einnahme eines antidepressiven Medikamentes bis zum Einsetzen der antidepressiven Wirksamkeit in der zweiten oder dritten Woche, ist eine zeitlich und personell besonders intensive psychotherapeutische Betreuung erforderlich (s. Kap. 4.3.1).

Der *endogen-depressive* Jugendliche ist *unfähig,* gut gemeinte Ratschläge oder Empfehlungen von Eltern, Lehrern, Geschwistern usw. zu realisieren, sich „zusammenzureißen". Auch ein „aufmunterndes Schulterklopfen" wird nicht als Trost oder Zuspruch empfunden, sondern als ein Zeichen mangelnden Verständnisses für seine gegenwärtige Situation, die ihn noch weiter in die Isolierung und Resignation hineintreiben kann. Hoffnungen und Wünsche der Eltern, ihr Kind könne durch einen „Ortswechsel", durch einen Besuch bei Verwandten oder durch eine größere Reise mit ihnen (oder dem gegengeschlechtlichen Partner) neue Eindrücke gewinnen, durch die die Depression bekämpft werden könnte, dürfen nicht unterstützt werden. Die *Eltern* müssen darüber aufgeklärt werden, daß die Ursache der Krankheit nicht in den teilweise verständlichen depressiven Inhalten liegt, sondern daß diesen nur eine untergeordnete Bedeutung zukommt. Das heißt nicht, daß den depressiven Bedrückungen und Bedrohungen keine Bedeutung zugemessen werden sollte. Im Gegenteil: Die *depressiven Vorstellungen* stehen im Zentrum des Denkens und Grübelns des Patienten. Er ist nicht in der Lage, seine Gedankengänge als krankhaft zu erkennen. Aber er wird es als lindernd und erleichternd empfinden, wenn der Therapeut konkret mit ihm seine Schuld- und Minderwertigkeitsgefühle, seine Leistungs- und Versagensangst und seine Furcht vor der Zukunft bespricht. Depressive Jugendliche berichten nach Beendigung einer depressiven Phase, wenn Krankheitsbewußtsein und -einsicht bestehen, immer wieder darüber, daß Einzel- und Gruppengespräche ihnen geholfen haben, depressive Stimmungstiefs durchzustehen. Gerade diese Erfahrungen sind es dann auch, die Jugendliche mit rezidivierenden Phasen motivieren, bald nach Krankheitsbeginn erneut den Arzt aufzusuchen oder um eine Klinikeinweisung zu bitten.

In der *manischen* Phase kommt *Einzel- und Gruppengesprächen* aus naheliegenden Gründen eine geringere Bedeutung zu. Sie sind weniger effizient, aber nicht wirkungslos. Der manische Jugendliche ist kritik- und urteilsschwach, weil er, hochgestimmt und euphorisch, sich selbst maßlos überschätzt, als körperlich und seelisch völlig gesund erlebt. Bei hypomanischen Verstimmungen können psychagogische Gespräche hilfreich sein, wenn selbstkritische Beurteilungen noch möglich sind. Aber selbst in einer manischen Phase hören manche Kranke auf den Rat eines Arztes, zu dem sie während einer früheren Erkrankungsphase oder im freien Intervall Vertrauen entwickelt haben. Gelegentlich fügen sie sich in Absprache mit den Eltern sogar seiner Entscheidung, ob eine erneute Klinikaufnahme notwendig ist oder nicht. Gespräche mit ma-

nischen Jugendlichen sind wegen deren Ideenflüchtigkeit und Rededrang kaum zu steuern. Es kann nützlich sein, ihnen vorher einen Gesprächstermin mit zeitlicher Befristung einzuräumen. Es gelingt ihnen dann manchmal, für sie wichtige Anliegen vorzubringen, die besprochen werden müssen.
Als weitere *begleitende* therapeutische Maßnahme haben sich bei *depressiven Jugendlichen* Nackenmassagen, Bewegungsübungen, Frühgymnastik und Schwimmen bewährt. Wenn sich die depressive Verstimmung gelöst hat und der Wunsch nach passiver oder kreativer Betätigung vorhanden ist, kommen Beschäftigungs- und Arbeitstherapie ebenso in Betracht wie rezeptive oder aktive Musiktherapie. Bei *manischen Jugendlichen* spielt die Kanalisierung der psychischen und physischen Hyperaktivität insofern eine gewisse therapeutische Rolle, als dadurch manchmal sterile oder aggressive Betätigungen reduziert werden. Manische Jugendliche schreiben, zeichnen und malen gerne; gerade hier läßt sich erkennen, daß mit dem Abklingen der Phase die Fähigkeit zur selbstkritischen Beurteilung ihrer Produkte allmählich zunimmt.

4.3.5 Zielsymptome für Psychopharmaka und Prophylaxe

Die *Wirksamkeit* bestimmter antidepressiver Pharmaka (tri- und tetrazyklischer, einiger nicht-klassifizierter und der MAO-Hemmer) ist unbestritten. Das läßt sich nicht für die differentiale Indikation spezieller Antidepressiva für typische depressive Syndrome feststellen. Angeblich charakteristische Eigenschaften bestimmter Pharmaka lassen sich in methodisch zuverlässigen Studien nur schwer reproduzieren; sie beruhen meist auf klinischen Beobachtungen und Eindrücken. Durch diese Tatsache wird der Wert dieser Erkenntnisse aber nicht beeinträchtigt.
Nachdem die *antidepressive Wirksamkeit* des Imipramin erkannt worden war, wurden zwar durch die Entwicklung neuer Antidepressiva keine wirksameren oder nebenwirkungsfreien Pharmaka gefunden, jedoch spezielle Wirkungsunterschiede. Es gibt Antidepressiva, die antriebssteigernd und solche, die antriebshemmend wirken, und andere, die eine stärkere oder weniger starke Sedierungspotenz haben. Andere Antidepressiva wirken stärker angst-, andere wieder stärker depressionslösend. Auch die Spezifität der Nebenwirkungen ist unterschiedlich ausgeprägt. Diesem empirisch gefundenen Wissen über die therapeutische Wirkungsspezifität stehen ebenso empirisch, nämlich psychopathologisch gefundene differentialtypologische Krankheitsbilder gegenüber. Die endogen-phasischen Depressionen wurden schon in der vor-psychopharmakologischen Ära unterteilt in gehemmte, ängstliche und agitierte Formen. Als Beispiel für ein Antidepressivum mit *psychomotorisch aktivierender Komponente* gilt Desipramin (Pertofran), als *depressionslösend* und *stimmungsaufhellend* Imipramin (Tofranil) und Maprotilin (Ludiomil). Als *angstlösend* und *sedierend* Amitriptylin (Laroxyl, Saroten, Tryptizol).
Es ist bekannt, daß es leichter ist, rascher und anhaltender eine *Antriebssteigerung* zu erreichen als eine Stimmungsaufhellung. Antriebssteigerung kann bei einem depressiven Patienten aber die Suizidgefahr erhöhen. Bei suizidal ge-

fährdeten Kranken ist daher meistens eine dämpfende Wirkung, die etwa mit Amitriptylin erzielt werden kann, angezeigt.

Eine Unterteilung der Antidepressiva in drei Klassen, die klinische und therapeutische Gesichtspunkte berücksichtigen, wurde von KIELHOLZ (1981) mit seinem „*Drei-Komponenten-Schema*" (s. Kap. 3.3.7) vorgeschlagen.

1. Ist ein Jugendlicher psychomotorisch gehemmt, kann man ein antriebssteigerndes Antidepressivum einsetzen, etwa Desipramin (Pertrofan), Nortriptylin (Nortrilen) oder Nomifensin (Alival). Cave: Steigerung der Suizidgefährdung. (MAO-Hemmer sollten wegen ihrer starken Toxizität bei Jugendlichen nicht eingesetzt werden)
2. Bei traurig-gedrückter Stimmung empfiehlt sich ein Antidepressivum mit depressionslösender und stimmungsaufhellender Komponente, z. B. Imipramin (Tofranil), Maprotilin (Ludiomil) oder Clomipramin (Anafranil).
3. Bei ängstlich-agitierten Jugendlichen ist eher ein Antidepressivum mit starker sedierend-anxiolytischer Komponente angezeigt, z. B. Amitriptylin (Laroxyl, Saroten, Tryptizol).

Die *Zahl* der *chronisch-therapieresistenten Depressionen* hat nicht nur bei den Erwachsenen, sondern auch bei Jugendlichen zugenommen. Nach KIELHOLZ (1981) bleiben etwa 10–15% depressiver Erwachsener therapieresistent, die früher mit Elektroschock behandelt wurden. Durch spezielle antidepressive Infusionskuren ließen sich gute bis sehr gute Resultate erzielen; das trifft auch für einen Teil *therapieresistenter* Jugendlicher (NISSEN 1982b) zu.

KIELHOLZ et al. (1979) entwickelten folgendes Behandlungsschema: Nach gründlicher Überprüfung der Diagnose wird eine fünftägige Entspannungskur mit einem Neuroleptikum i. m., etwa Chlorprothixen (Truxal, Taractan), Laevopromazin (Neurocil) oder Chlorpromazin (Megaphen), durchgeführt. Anschließend tägliche i. v. Infusionen mit Clomipramin (Anafranil) und Maprotilin (Ludiomil); pro Infusion 25–75 mg Clomipramin (1–3 Amp.) und 25–75 mg Maprotilin (1–3 Amp.) in 250–500 ml physiologischer Kochsalzlösung, 60 Trpf. pro Minute, Dauer etwa 2–3 Stunden. Die Infusionen werden in der Zeit von 2–3 Wochen verabfolgt. Sobald sich die Depression aufgehellt hat, wird zu einer oralen Medikation mit beiden Antidepressiva übergegangen.

Die Behandlung *akuter manischer Phasen* ist meistens schwierig und oft langwierig, weil für die oft hochgradige psychische und motorische Antriebssteigerung, die vorherrschende Euphorie und oft vorhandene Gereiztheit und Aggressivität keine speziellen Psychopharmaka zur Verfügung stehen. Bei Jugendlichen kommen dafür in erster Linie hochpotente Neuroleptika (Haloperidol; Haldol) drei- bis viermal 10–15 mg täglich und zusätzlich schwachpotente Neuroleptika, etwa Laevopromazin (Neurocil) oder Perazin (Taxilan) in Betracht, die eine stärkere sedierende Wirkung haben. Diese empfehlen sich auch als Sofortmaßnahme i. m. (Blutdrucksenkung!) zur initialen Dämpfung, zusätzlich Haloperidol (Haldol) i. v. oder i. m. (5–10 mg).

Bei der Therapie der *akuten Manie* kann Lithium die übliche Behandlung ergänzen und eine Dosisreduzierung der Neuroleptika ermöglichen. Der thera-

peutische Erfolg ist um so größer, je typischer die Symptomatologie des Krankheitsbildes ausgeprägt ist. Manchmal sprechen auch therapierefraktäre Fälle von Depressionen gut auf eine Kombinationsbehandlung von Antidepressiva mit Lithium an.
Die Indikation zu einer *prophylaktischen Lithium-Therapie* ist bei Jugendlichen aus verschiedenen Gründen besonders schwierig und verantwortungsvoll. Das gilt besonders für Jugendliche, die erst eine oder wenige manische oder depressive Phasen durchgemacht haben. Bei der Eigengesetzlichkeit der Periodik sind längere freie Intervalle durchaus möglich, deshalb sollte man zunächst zurückhaltend sein. Treten jedoch zwei rasch aufeinanderfolgende, schwere und anhaltende manische Phasen auf, ist auch das „freie Intervall" durch subdepressive und/oder hypomanische Stimmungsumschwünge belastet, kann dies als Indikationshilfe dienen.
Die wichtigsten *Gegenindikationen* einer Lithium-Therapie sind akute, aber auch chronische Nierenerkrankungen und dekompensierte Herzleiden. Kinder, deren Mütter während der Schwangerschaft Lithium eingenommen haben, zeigen ein überproportionales Vorkommen kardiovaskulärer Fehlbildungen. Weibliche Jugendliche sollten deshalb während der Lithiumtherapie Verhütungsmaßnahmen treffen. Allgemeine Behandlungsrichtlinien und unerwünschte Wirkungen wurden unter „Lithium" (s. Kap. 3.4) ausführlich besprochen.
Für einen ausreichenden therapeutischen oder prophylaktischen Effekt mit einem Minimum an Nebenwirkungen ist ein Serumspiegel zwischen 0,6 und 1,0 mval/l erforderlich. Serumspiegel über 1,8 mval/l liegen eindeutig im toxischen Bereich. Die *Lithium-Dosierung* erfolgt einschleichend mit niedriger Dosis, etwa 10–20 mval/l pro die. Allgemeine Richtlinien über die Anzahl der täglich einzunehmenden Tabletten können nicht gegeben werden, da die Lithium-Präparate der verschiedenen Hersteller unterschiedliche Salzmengen enthalten und sich die Dosierung nach der Serumkonzentration richtet. Für die prophylaktische Dauermedikation ist die Verordnung einer Retard-Form (Lithium-Sulfat, Lithium-Carbonat), zu empfehlen. Die Retard-Tabletten haben den Vorteil, daß sie nur zweimal (morgens und abends) eingenommen werden müssen, auch dann, wenn der Patient eine hohe Tagesdosis benötigt. Allerdings vertragen nicht alle Kranken diese Darreichungsform, ihnen müssen dann die normalen Präparate verordnet werden.

4.4 Anfälle, nicht-epileptische

J. MARTINIUS

4.4.1 Symptomatik, Diagnose und Differentialdiagnose

Eine Reihe von pathogenetisch unterschiedlichen Störungen, die nicht-epileptischer Natur sind, führt ebenfalls zu Anfällen von Bewußtseinsverlust. In erster Linie zu nennen sind respiratorische Affektkrämpfe, synkopale und hysterische Anfälle.

Respiratorische Affektkrämpfe sind mit ihrem Auftreten an das frühe Entwicklungsalter, d. h. an die ersten 5 Lebensjahre gebunden. Die meisten der betroffenen Kinder (Prävalenz ca. 5%) haben ihren ersten Anfall vor dem Ende des 2. Lebensjahres. Die Anfälle haben eine charakteristischen Ablauf: In direktem Zusammenhang mit einem unlusterzeugenden Ereignis gerät das Kind in wütende Erregung, schreit einige Stunden lang und unterbricht das Schreien durch Anhalten der Atmung in der Expirationsphase (daher die englische Bezeichnung „breathholding spells"). Entweder mit Zyanose oder seltener auch Blässe kommt es nunmehr zum Bewußtseinsverlust, das Kind fällt zu Boden und bleibt schlaff liegen. Bei längerdauernden Anfällen könne myoklonische Zuckungen und eine Tonussteigerung auftreten. Meistens setzt die Atmung rasch wieder ein, das Bewußtsein kehrt wieder. Nach dem Anfall sind die Kinder müde und fallen nicht selten in einen Nachschlaf. Die Anfälle können sich bis zu mehrmals täglich häufen. Verständlicherweise lösen sie in der Umgebung Ängste aus.

Synkopale Anfälle sind die Folge mangelhafter Blut- bzw. Sauerstoffversorgung des Gehirns aufgrund von Kreislaufregulationsstörungen unterschiedlichster Genese. Sie können auch im Kindesalter, vorwiegend aber beim Jugendlichen, psychogen ausgelöst werden. Kern-Symptom ist die mehr oder weniger plötzlich auftretende Ohnmacht, der ein kurzdauerndes Schwindelgefühl, Übelkeit und „Schwarzwerden vor den Augen" vorausgehen können. Die Betroffenen sinken schlaff zu Boden und liegen blaß, mit flacher Atmung und bewußtlos da. Die Dauer der Bewußtlosigkeit variiert zwischen 30 Sekunden und mehreren Minuten. Je nach Schwere der Hypoxämie können ernstere zerebrale Symptome in Form von Tonuserhöhung bis zu Übergängen in einen Grand mal-Anfall in Erscheinung treten. Das Bewußtsein kehrt unterschiedlich rasch wieder. Außer bei abortiven Synkopen ist nachfolgende Müdigkeit typisch.

Hysterische Anfälle treten als „Abbild" echter Anfälle auf, laufen also in äußerlich ähnlicher und verwechselbarer Form ab. Kennzeichnend sind hingegen die Begleitumstände; z. B. das Vorhandensein von Publikum und situative Bezüge sowie die dramatische Ausgestaltung des Anfallsgeschehens, teils mit heftigen motorischen bzw. gestischen Aktionen (Arc de cercle). Ein Nichtreagieren auf Ansprache oder auch Schmerzreize täuscht Bewußtlosigkeit vor.

Letzteres Symptom kann in längerdauernde hysterische Dämmerzustände münden. Die Kombination hysterischer und epileptischer Anfälle kommt im Kindes- und Jugendalter ebenso wie beim Erwachsenen vor (KRUSE 1979; SCHERNUS u. BOENICGK 1979) und kann erhebliche diagnostische und therapeutische Probleme aufwerfen. Mädchen sind von allen Formen hysterischer Anfälle deutlich häufiger betroffen als Jungen.

Die Diagnose der *respiratorischen Affektkrämpfe* ist einfach mit dem Nachweis des auslösenden Ereignisses und des typischen Ablaufes. Längerdauernde Bewußtlosigkeiten, in deren Verlauf Opisthotonus und Myoklonien auftreten, können an ein epileptisches Geschehen denken lassen, zu dem vereinzelt Übergänge vorkommen.

Psychogene *synkopale Anfälle* können erst dann als solche diagnostiziert werden, wenn eine Reihe von Herz-Kreislauf-Erkrankungen ausgeschlossen ist. Eine disponierende orthostatische Hypotension läßt sich mit der Kreislauffunktionsprüfung (Stehversuch nach Schellong) feststellen. Der Ausschluß anderer Ursachen sowie das Vorhandensein ausreichender situativer Hinweise und intrapsychischer Auffälligkeiten wird die Diagnose sichern.

Naturgemäß sind *hysterische Anfälle* zunächst oft schwer von großen oder partiellen epileptischen Anfällen zu unterscheiden. Hier kommt es einmal mehr auf die sehr genaue Beobachtung bzw. Schilderung des Anfallsablaufes, der Begleitumstände und der psychischen Situation des Kindes oder Jugendlichen an. Besonders schwierig kann die Abgrenzung sein, wenn der EEG-Befund pathologisch ist oder gar beide, epileptische und hysterische Anfälle nebeneinander vorkommen. Eine klinische Beobachtung und Behandlung ist in solchen Fällen zu empfehlen.

4.4.2 Ätiologie und Pathogenese

Respiratorische Affektkrämpfe sind der Ausdruck kleinkindlichen Trotzes, der auf eine besondere Bereitschaft zu der die Anfälle ermöglichenden vegetativen Fehlregulation trifft. Immerhin findet sich bei einem Viertel der Kinder eine homologe familiäre Belastung mit dem Symptom. Hinzu kommen sicher Lerneffekt, psychisch wie vegetativ. Das Erleben der verängstigt-erregten Umgebung, die eventuell unter dem Eindruck des Geschehens bereit ist, eben noch versagte Wünsche zu erfüllen, muß symptomverstärkend wirken.

Auch an psychogenen *synkopalen Anfällen* sind mehrere Faktoren beteiligt. Unter ihnen ist eine Disposition zur Kreislaufregulationsstörung entscheidend. Pubertäre Entwicklungsprobleme können mit situativen Gegebenheiten, z. B. Überforderung, zusammenwirken. Hier und da wird von Gruppen Jugendlicher die Selbstauslösung synkopaler Anfälle durch Druck auf den Carotissinus als „Sport" betrieben.

Hysterische Anfälle sind eine von vielen möglichen Manifestationen der Konversion psychischer Konflikte in eine Körperstörung. Als Symptom haben sie eine an die Umgebung gerichtete appellative Funktion, die gleichwohl unbewußt das Symptom wählt und in Szene setzt. An Epilepsie leidende Kinder können psychogene Anfälle als bevorzugtes Konversionssymptom zeigen, ohne daß eine „hysterische" Persönlichkeitsstruktur erkennbar wird (SCHERNUS u. BONIGK 1979).

4.4.3 Allgemeine Behandlungsrichtlinien

Respiratorische Affektkrämpfe lassen sich manchmal im Beginn der Schreiphase durch eindringliche verbale oder sensorische (Anspritzen mit kaltem Wasser) Intervention unterbrechen. Nimmt der Anfall seinen Lauf, ist es wichtig, daß das Kind nach dem Erwachen eine ruhig-gefaßte Umgebung erlebt. Der Hinweis auf Altersgebundenheit, Natur und Funktion des Symptoms sowie auf seine gute Prognose wird dies ermöglichen. Nur selten besteht eine tiefgreifende Störung der Mutter-Kind Beziehung, deren Behebung eine Psychotherapie erforderlich macht.

Psychogene synkopale Anfälle erfordern die eingehende Erkundung der Lebenssituation des Kindes oder Jugendlichen und die Suche nach emotionalen oder intellektuellen Überforderungen. Mit dem Vorhandensein innerfamiliärer Konflikte ist zu rechnen. Gegebenenfalls sind Beratung und Milieu-Therapie notwendig.

Hysterische Anfälle bzw. nicht-epileptische psychogene Anfälle in Kombination mit epileptischen erfordern in erster Linie eine psychotherapeutische, individuelle und familienorientierte, konfliktlösende Behandlung, die sich wegen regelmäßig entstehender Abwehrhaltungen sehr schwierig gestalten kann.

4.4.4 Zielsymptome für Psychopharmaka

Respiratorische Affektkrämpfe bilden als solche keine Indikation zu irgendeiner Phramakotherapie. Auch Antiepileptika sind nicht indiziert. Bei sehr häufigem Auftreten kann der befristete Einsatz von Tranquilizern, z. B. Clobazam mit einer Dosierung von 0,5 mg/kg KG, sinnvoll sein, nicht zuletzt, um die notwendige Beratung zu erleichtern.

Bei *synkopalen Anfällen* ist die symptomatische Behandlung mit Kreislaufmitteln zur Kompensation der konstitutionellen Schwäche indiziert. Erst in zweiter Linie und nur als unterstützende Maßnahme kommt eine spannungslösende Therapie mit Tranquilizern in Betracht.

Zu den bei *hysterischen Anfällen* sinnvollen Suggestivmaßnahmen gehört auch der punktuelle Einsatz von Placebo mit intravenöser Applikation.

4.5 Anfallsleiden, zerebrale

J. MARTINIUS

4.5.1 Symptomatik und Diagnose

Zerebrale Anfälle sind eine unspezifische Reaktion des Nervensystems auf eine Reihe von meist multifaktoriell bedingten Störungen neuronaler Aktivität. Durch die Behandlung mit antiepileptisch wirksamen Substanzen wird versucht, diese Reaktion zu unterbinden, ohne die Epileptogenese ursächlich anzugehen. Die Pharmakotherapie mit Antiepileptika ist also eine *symptomatische* Behandlung, die mit dem Ziel unternommen wird, epileptische Anfälle zu verhindern. Dies zu bedenken ist wichtig, weil kausale Therapien, z. B. bei akuten entzündlichen Erkrankungen, Hirntumoren und manchen Stoffwechselerkrankungen möglich sind und deshalb der Erfolg einer antikonvulsiven Behandlung von der Suche nach den Ursachen einer Epilepsie nicht entbindet. Zerebrale Anfallsleiden sind häufig; bezogen auf die Bevölkerung ist einer von je 200 Erwachsenen betroffen. Die Häufigkeit im Kindes- und Jugendalter liegt deutlich höher, zumal dann, wenn die vorwiegend auf das Kleinkindalter beschränkten Fieber-(Gelegenheits-)krämpfe hinzugerechnet werden (5%). Von *Epilepsie* spricht man jedoch erst, wenn zerebrale Anfälle sich wiederholen und durch chronisch rezidivierendes Auftreten als eigenständiger Prozeß erkennbar werden. Da sich Anfallsleiden jedoch in sehr unterschiedlicher Form manifestieren und entsprechend der Vielfalt möglicher Ursachen ebenso unterschiedliche Prognosen haben, kann es die Epilepsie als Krankheitseinheit nicht geben. Wenn dennoch gemeinhin von *der* Epilepsie gesprochen wird, so liegt darin eine nach heutiger Erkenntnis unzulässige Vereinfachung. Als Bezeichnung angemessen sind „die Epilepsien" oder (in unserem Sprachraum üblich) die „zerebralen Anfallsleiden".
Zielsymptom einer antiepileptischen Behandlung sind Anfälle, die ein individueller Patient erleidet. Anfallsphänomene tragen ihrerseits individuellen Charakter, jedoch bei aller Individualität meistens soviel Übereinstimmung mit an vielen Kranken beobachteten Anfallserscheinungen, daß die Gemeinsamkeiten eine Zuordnung des individuellen Anfalls zu klinischen und bioelektrischen Ordnungsprinzipien zuläßt. Bei sorgfältiger Beobachtung ist oft eine differenzierte Zuordnung ohne weitere diagnostische Maßnahmen möglich; die klinische Beobachtung einschließlich der Anamnese bleibt deshalb für die Diagnostik zerebraler Anfälle die bedeutendste Grundlage. Sie wird durch die Elektroenzephalographie erweitert, in einzelnen Fällen auch in den Hintergrund gedrängt. Eine rein elektroenzephalographische Klassifikation der Epilepsien hat sich jedoch wegen mangelhafter Spezifität und Validität als nicht praktikabel erwiesen, sodaß der komplementäre Einsatz beider die brauchbarste Ordnung schafft. Gegenwärtig gültige Richtlinien wurden 1977 von der Internationalen Liga gegen Epilepsie publiziert. Sie unterscheiden:

1. Epilepsien mit generalisierten Anfällen
2. Epilepsien mit partiellen (fokalen, lokalen) Anfällen

Einige Epilepsien mit generalisierten Anfällen sind phänotypisch und elektrozephalographisch von vornherein „primär" generalisiert, d. h. bereits die Initialerscheinungen des Anfalls sind generalisiert; die Störung des Bewußtseins tritt abrupt auf und motorische Anfallserscheinungen sind bilateral symmetrisch. Ebenso bilateral synchron sind die den Anfall begleitenden oder im Anfallsintervall subklinisch beobachtbaren Entladungen hirnelektrischer Aktivität (hypersynchrone Potentiale). *Generalisierte primäre* Epilepsien manifestieren sich als tonisch-klonische Grand mal-Anfälle, einfache oder komplexe Petit mal-Absencen oder als massive bilaterale Myoklonie (myoklonisches Petit mal). Bei primären generalisierten Epilepsien fällt das Auftreten erster Anfälle häufig in charakteristische Altersstufen, in das Schulalter beim Absence-Petit mal (Pyknolepsie) und in die Adoleszenz beim myoklonischen Petit mal (Impulsiv-Petit mal). An ihrer Entstehung ist eine genetische Disposition in starkem Maße beteiligt.

Andere generalisierte Epilepsien werden als *sekundär* bezeichnet, da sie als Symptom von Hirnerkrankungen, z. B. degenerativer Prozesse des Zentralnervensystems manifest werden. Sie äußern sich in Form tonischer oder atonischer sowie tonisch-klonischer Grand mal-Anfälle, in Form einfacher und komplexer Absencen und als massive bilaterale Myoklonie. Die ihnen zugrunde liegende Hirnerkrankung führt in der Regel zur Demenz. Ein prozeßhafter Verlauf ist typisch. Die den Anfall begleitenden bioelektrischen Entladungen sind bilateral synchron, während das interiktale EEG bei verlangsamter Grundaktivität häufig asymmetrische Entladungen zeigt. Der Erkrankungsbeginn fällt bei diesen (generalisierten sekundären) Epilepsien häufig ins Kindesalter. Im Rahmen generalisierter sekundärer Epilepsien auftretende Grand mal-Anfälle sind aus pathogenetischen Erwägungen zu unterscheiden von Grand mal-Epilepsien mit fokaler Symptomatik, bei denen sich der Grand mal-Anfall durch Ausbreitung einer zunächst lokal begrenzten Entladungstätigkeit („sekundäre Generalisierung") entwickelt (s. u.).

Epilepsien mit partiellen (fokalen, lokalen) Anfällen sind in ihren Erscheinungsformen durch die zerebralen Funktionsbereiche, in denen ein Herdanfall entsteht und innerhalb derer er als pathophysiologisches Ereignis abläuft, bestimmt. Herdanfälle können auf einen, z. B. motorischen Funktionsbereich beschränkt bleiben und das Bewußtsein nicht beeinträchtigen (partielle epileptische Anfälle mit *elementarer Symptomatik*). Zu den elementaren Partialanfällen gehören u. a. fokal klonische, tonische und sensorische Anfälle. Sind in den Anfall höhere kortikale Wahrnehmungs- und Bewußtseinsfunktionen einbezogen oder ausschließlich betroffen, spricht man von partiellen epileptischen Anfällen mit *komplexer Symptomatik*. In diese Gruppe gehören psychomotorische und psychosensorische Anfälle ebenso wie Dämmerattacken. Epilepsien mit Herdanfällen lassen sich häufig auf exogene Ursachen, beim Kind vor allem auf perinatal entstandene Schäden zurückführen. Der Begriff „Residualepilepsie" ist jedoch mit Zurückhaltung zu verwenden, da belegt wurde, daß an der Genese symptomatischer Epilepsien auch genetische Faktoren beteiligt sein können.

4.5.1.1 Generalisierte tonisch-klonische Anfälle (Grand mal)

Der sog. große epileptische Anfall ist Ausdruck einer pathologischen Reaktion des Gehirns auf sehr verschiedene Grundstörungen; er ist ein unspezifisches Zeichen. Die genaue Analyse seines Ablaufs sowie der Anamnese, des EEGs, neurologischer und anderer klinischer Befunde, ermöglicht erst die Zuordnung zur Epilepsieform. Tritt der Anfall im Rahmen einer generalisierten (primären oder sekundären) Epilepsie auf, ist sein Beginn abrupt. Das Bewußtsein geht blitzartig verloren, gleichzeitig setzt eine tonische Streckung ein; beides führt gegebenenfalls zum Sturz. Die ca. 30 Sekunden anhaltende tonische Starre wird von venöser Stauung im Kopfbereich, Apnoe und Zyanose begleitet. Der generalisierte Tonus geht über in rhythmische Kloni, die den Thorax einbeziehen und eine stoßartige Atemtätigkeit hervorrufen. Wesentliche vegetative Symptome der klonisch-konvulsiven Phase sind Tachykardie, Mydriasis, Hypersalivation und Blutdruckanstieg. In der Regel klingt der Anfall innerhalb einiger Minuten unter Fortbestehen der Bewußtlosigkeit aus. Es folgen Nachschlaf oder Dämmer. Tritt der Anfall im Rahmen von Epilepsien fokaler Genese auf, so ist ein fokaler Anfallsbeginn typisch (z. B. als Prodromi in Form allgemeiner Unruhe und/oder als „Aura" in Form psychosensorischer Wahrnehmungen). Die Generalisierung des Herdanfalls kann so rasch verlaufen, daß der fokale Anfallsbeginn weder vom Patienten erlebt, noch für die Umgebung beobachtbar wird. Sekundär generalisierte Grand mal-Anfälle zeigen jedoch häufig in ihrem Ablauf Herdzeichen, die – ergänzt durch EEG-Befunde – die Zuordnung erlauben. Treten im Anschluß an einen Grand mal-Anfall weitere gleiche Anfälle auf, ohne daß der Patient im Intervall das Bewußtsein wiedererlangt hat, so liegt ein *Grand mal-Status* vor.

4.5.1.2 Absencen

Absencen sind mit ihrem Auftreten nicht an eine einzige Epilepsieform, etwa das pyknoleptische Petit mal, gebunden. Phänomenologisch unterscheidet man zwei Formen: *Einfache* und *atypische* Absencen. Erstere manifestieren sich überwiegend im Rahmen generalisierter primärer, letztere eher als Epiphänomen sekundärer Epilepsien. Die *einfache Absence* besteht aus einer abrupten, kurzdauernden Unterbrechung des Bewußtseins von weniger als 20 Sekunden Dauer. Im Anfall ist der Blick starr; motorische Handlungsabläufe sind unterbrochen. Der Patient reagiert nicht und hat für die Dauer des Anfalls eine Amnesie. Das Bewußtsein kehrt abrupt wieder. *Atypische Absencen* sind mit motorischen Erscheinungen vergesellschaftet, vor allem myoklonischer Art, in die außer dem Kopfbereich die oberen Extremitäten einbezogen sein können. Solche bilateralen Myoklonien (Blinzeln, Kieferbewegungen, Armbewegungen) sind durch ihre Synchronie mit den 3-sec-spike-wave-Entladungen im EEG gekennzeichnet. Hinzukommen oder isoliert auftreten kann ein Zurückbeugen des Kopfes oder Rumpfes. Eine andere Form komplexer Absencen geht mit Verlust des Haltungstonus einher. Und schließlich gibt es Absencen mit Automatismen (z. B. Nesteln mit den Händen), vegetativen Symptomen (Einnässen u. a.) und fokalen Zeichen, die von atypischen EEG-Mustern begleitet werden und im Grenzbereich zu den fokalen Anfällen anzusiedeln sind. Beginn und Ende komplexer Absencen sind nicht selten fließend und die Dauer der Absencen länger als 20 Sekunden.

4.5.1.3 Massiver bilateraler Myoklonus (Impulsiv-Petit mal)

JANZ u. CHRISTIAN (1957) schlugen vor, massive bilaterale Myoklonien als eigenes Syndrom abzugrenzen und gaben ihm in der Vorstellung, es handle sich um eine idiopathische (genetisch bedingte) Epilepsie, die Bezeichnung „Impulsiv-Petit mal". Mittlerweile ist deutlich geworden, daß bilaterale Myoklonien unterschiedlicher Intensitätsgrade als Symptom verschiedener Hirnerkrankungen und nicht auf die Adoleszenz begrenzt vorkommen. Sie sind ein unspezifisches Symptom generalisierter Epilepsien. Im Anfall treten plötzlich Beugekontraktionen von Gruppen größerer Muskeln auf, an den oberen und/oder unteren Extremitäten, meist bilateral, einzeln oder in Serien. Letztere können in einen Grand mal-Anfall übergehen. Während der massiven Myoklonie bleibt das Bewußtsein erhalten. Die Kombination des massiven Myoklonus mit Grand mal (Aufwach-Grand mal) und Erstmanifestation in der Adoleszenz ist häufig.

4.5.1.4 Myoklonisch-astatische Anfälle

Aufgrund sorgfältiger Analysen klinischer Verläufe und verlaufskorrelierter EEG-Befunde beginnt sich die Auffassung durchzusetzen, daß die myoklonisch-astatischen Anfälle des Kleinkindalters unterschiedlichen Epilepsieformen zugerechnet werden müssen (DOOSE 1979). Offenbar sind auch sie gemeinsame Endstrecke pathogenetisch und pathophysiologisch voneinander trennbarer Erkrankungen und Anfallsauslösemechanismen. Sicher ist, daß myoklonisch-astatische Anfälle sich im Verlauf einer generalisierten primären Epilepsie, d. h. bis dahin gesunden noch Entwicklung ohne erkennbare Ätiologie manifestieren können. Desgleichen ist das Auftreten myoklonisch-astatischer Anfälle als Folge diffuser Hirnerkrankungen oder als Ausdruck der im Verlauf eintretenden sekundären Generalisierung einer primär fokalen oder multifokalen Epilepsie, z. B. von BNS-Krämpfen, möglich. Die pauschale Bezeichnung „Lennox-Gastaut-Syndrom" unterschlägt diese Differenzierung. Myoklonisch-astatische Anfälle sind als solche polyphän. Myoklonien können sich auf den Gesichts- (Blinzeln) und Kopfbereich (Nicken) beschränken, sich ebenso aber auf Rumpf und Extremitäten ausbreiten. Es kommt dann zu ruckartigem Hochschleudern der Arme und/oder Vorwärtsrucken des Oberkörpers sowie zum Einknicken der Beine mit Haltungs- und Tonusverlust. Obwohl das Bewußtsein erhalten bleibt bzw. kaum erkennbar unterbrochen wird, stürzen die Kinder zu Boden und verletzen sich häufig. Bei mehr als der Hälfte der Kinder mit myoklonisch-astatischen Anfällen treten Status myoklonischer und/oder astatischer Anfälle auf. Früher oder später kommen andere generalisierte (Grand mal, Absencen, tonische Anfälle) und fokale Anfälle hinzu. Außerdem findet in aller Regel ein dementieller Abbau geistiger Funktionen statt, sodaß schließlich das Bild einer Entdifferenzierung erreicht wird.

4.5.1.5 Tonische Anfälle

Weil sie sich vor allem im Rahmen myoklonisch-astatischer Epilepsien des Kleinkindalters manifestieren, sollen *tonische Anfälle* an dieser Stelle Erwähnung finden. Phänotypisch handelt es sich um Grand mal-Anfälle, die auf die tonisch-konvulsive Phase beschränkt bleiben und kürzer als 1 Minute dauern. Ihr Auftreten ist gleichbedeutend mit einem komplizierten, prognostisch ungünstigen Verlauf. Typisch ist eine Bindung an die Zeit nach dem Einschlafen.

4.5.1.6 Blitz-Nick-Salaam-Krämpfe

Mehr noch als die myoklonisch-astatischen Anfälle weisen die Blitz-Nick-Salaam-Krämpfe (BNS-Krämpfe) eine enge Alters- bzw. Reifungsbindung auf. Der Manifestationsgipfel fällt in den 5. und 6. Lebensmonat. Die BNS-Krämpfe des Säuglings und die myoklonisch-astatischen Anfälle des Kleinkind- und Vorschulalters stehen in enger pathogenetischer Beziehung dort, wo sie Ausdruck der Generalisierung einer primär multifokalen Störung sind. BNS-Krämpfe können in myoklonisch-astatische Anfälle übergehen. Mit den Buchstaben BNS werden drei Anfallstypem zusammengefaßt: *Blitzkrämpfe*, die als plötzliche Beugespasmen des Rumpfes und der Extremitäten in Erscheinung treten und jeweils in Bruchteilen einer Sekunde ablaufen, *Nickkrämpfe*, bei denen die ruckartige Beugung nur Hals und Kopf betrifft und *Salaam*-Krämpfe, bei denen eine Vorwärtsbeugung von Kopf, Rumpf- und Extremitäten tonisch erfolgt, oft unter Zusammenführung der Hände vor der Brust. Selten kommen auch Streckspasmen vor, ebenso Kombinationen von Beuge- und Streckbewegungen. BNS-Krämpfe treten einzeln und in Serien auf. Der einzelne Anfall führt nicht zu Bewußtseinsverlust.

4.5.1.7 Partielle (Herd-) Anfälle

Bei partiellen Anfällen deuten die klinischen Anfallsmanifestationen, vor allem im Anfallsbeginn, auf die Aktivation eines begrenzten funktionellen und/oder anatomischen zentralnervösen Bereiches. Partielle Anfälle haben im Kindesalter eine etwas andere ätiologische Konnotation als beim Erwachsenen insofern, als beim Kind als Ursache fokaler Epilepsien Zerebralschäden überwiegen.

4.5.1.8 Partialanfälle mit elementarer Symptomatik

Das Attribut „elementar" bedeutet hier, daß ein partielles Anfallsgeschehen auf einen Bereich beschränkt und das Bewußtsein erhalten bleibt. Betroffen können sein: Motorik, Sensorik, Somatosensorik und Vegetativum. *Motorische Partialanfälle* beginnen meistens mit einer tonischen Kontraktion einer Muskelgruppe, gefolgt von klonischen Zuckungen. Der Anfall kann auf Gesicht, Extremität oder Rumpfseite beschränkt bleiben. Breitet ein motorischer Anfall sich schrittweise auf benachbarte Muskelgruppen aus, spricht man vom Jackson-Anfall (Jacksonian march). Motorische Partialanfälle führen zu Drehbewegungen und/oder Haltungsänderungen, wenn die vom kontralateralen Kortex ausgehende Anfallsaktivität tonische Kontraktionen an Hals-, Rumpf oder Extremitäten hervorruft (Versivanfälle); diese können in koordinierter Weise ablaufen. Bekannt sind außerdem aphasische und fokal phonatorische Anfälle. Motorische Anfälle können von *sensorischen* Symptomen begleitet sein. Letztere treten aber auch isoliert auf, visuell (z.B. Lichtblitze, Farbensehen), auditorisch, vertiginös sowie als Geruchs- oder Geschmackssensationen (olfaktorische und gustatorische Partialanfälle), die überwiegend als unangenehm empfunden werden. *Somatosensorische* Anfälle gehen mit lokalisierten oder sich ausbreitenden Par- und Dysästhesien einher. Autonom-vegetative Phänomene können Bestandteil oder isolierte Manifestation elementarer Partialanfälle sein, häufiger treten sie jedoch im Verlauf von Partialanfällen mit komplexer Symptomatik auf, z.B. in Form von Übelkeit, Bauchschmerzen („Nabelkoliken"), Tachykardie u.a.m.
Besondere Erwähnung unter den Epilepsien mit Partialanfällen bedarf die „benigne Epilepsie mit Rolandi'schem Fokus", da sie *altersgebunden* mit einem Gipfel der Erstmanifestation um das 5.Lebensjahr auftritt und mit Durchlaufen der Pubertät sistiert. Die betroffenen Kinder leiden unter kurzdauernden und in der Regel nur selten auftretenden, meist partialmotorischen Anfällen und weisen im EEG Herdbefunde in der unteren Zentralregion (Area Rolandica) auf.

4.5.1.9 Partialanfälle mit komplexer Symptomatik

Kernsymptom dieses Anfallstyps sind Veränderungen und Störungen des Bewußtseins. Der Anfallsbeginn wird vom Patienten oft erlebt und erinnert (Aura). Anfälle können in einer Bewußtseinstrübung allein bestehen (Dämmerattacke), von kognitiven, affektiven, sensorischen und motorischen (Automatismen) Symptomen begleitet sein oder als Kombination aller genannten Symptome ablaufen. Sprache kann durch den Anfall unterbrochen werden, inkohärente, inadäquate oder unsinnige Sprachproduktion aber auch Bestandteil des Anfalls sein. Psychomotorische Symptome (die namensgebend für diese Anfallsform waren) treten als einfache repetitive Bewegungen (Schmatzen, Schlucken, Zupfen u.a.), als sog. Automatismen, bis hin zu sehr komplexen Bewegungs- und Handlungsabläufen in Erscheinung. Anfallsbeginn und -ende sind unscharf gegen spontan ablaufende Aktivität abgegrenzt. Angesichts der anatomischen Ausdehnung und der funktionalen Organisation ihres Ursprungs, des limbischen Systems, ist die früher gebräuchliche Sammelbezeichnung „Temporallappenanfälle" aufgegeben worden. Partialanfälle mit komplexer Symptomatik sind die häufigste Anfallsform des Erwachsenenalters. Sie können die gemeinsame Endstrecke primär andersartig auftretender Epilepsien des Entwicklungsalters darstellen.

4.5.1.10 Fieberkrämpfe

Fieberkrämpfe sind epileptische Anfälle, die aufgrund eindeutiger auslösender und disponierender Faktoren sowie ihrer Altersbindung und Geschlechtswendigkeit eine Sonderstellung einnehmen. Betroffen sind überwiegend Knaben in den ersten 6 Lebensjahren. Auslösend sind fieberhafte Infekte (explizit entzündlicher Erkrankungen des Nervensystems), die mit raschem Temperaturanstieg einhergehen. Fieberkrämpfe haben meistens die Form generalisierter tonisch-klonischer Anfälle (Grand mal) und treten als vereinzeltes, seltener als rezidivierendes (⅓ der Kinder) Ereignis auf. Herdsymptome im Anfall, rezidivierendes Auftreten und lange Anfallsdauer sind komplizierende Zeichen, die einer sonst günstigen Prognose entgegenstehen. Bei etwa 10% der Kinder mit Fieberkrämpfen entwickelt sich später eine Epilepsie, ein Anteil, der bei Kindern mit komplizierten Fieberkrämpfen wesentlich höher (50%) liegt.

4.5.1.11 Psychische Störungen

Mehr als die Hälfte aller Kinder, die an zerebralen Anfällen leiden, ist psychisch auffällig (RUTTER et al. 1970). Die Art der psychischen Störungen ist jedoch sehr unterschiedlich und reicht von Leistungsproblemen bis hin zu produktiv psychotischen Episoden. Sie sind mehr oder weniger direkt mit einem Anfallsgeschehen korreliert oder aber ein den Anfällen parallel gehendes Symptom einer gemeinsamen Grundstörung. Je nachdem treten sie als paroxysmale, episodische oder permanente psychische Störung auf.
Zu den *episodischen psychischen Störungen* zählen die postparoxysmalen Dämmerzustände, die sich entweder Grand mal-Anfällen oder Herdanfällen mit komplexer Symptomatik (psychomotorische Anfälle) anschließen. Hiervon zu unterscheiden sind Dämmerzustände als Ausdruck eines Anfallsstatus, z. B. eines Petit mal-Status, der im EEG von kontinuierlicher 3-sec-spike-wave-Aktivität begleitet wird. Im Dämmerzustand sind die betroffenen Kinder verlangsamt und antriebsarm bis apathisch. Einfache Aufforderungen können befolgt

werden. Die Dauer des Dämmers variiert von Minuten bis Monaten; für den Zustand besteht Amnesie. Dämmerzustände treten bei Kindern speziell im Rahmen des myoklonisch-astatischen Petit mal auf.

In zeitlichem Zusammenhang mit Grand mal- oder auch psychomotorischen Anfällen können episodisch *Verstimmungszustände* auftreten, innerhalb derer vermehrte Reizbarkeit und gelegentlich aggressive Reaktionen beobachtet werden. Bei Kindern selten, aber dennoch, z. B. im Verlaufsprozeß degenerativer Erkrankungen vorkommend, sind *produktiv psychotische Erscheinungen* mit optischen und akustischen Halluzinationen und Wahnvorstellungen, die von einer ängstlichen Grundstimmung begleitet werden.

Die bedeutsamste *kontinuierliche psychische Störung* ist beim anfallskranken Kind das frühkindliche exogene Psychosyndrom, das zunächst unabhängig und eventuell bereits vor Erstmanifestation von Anfällen besteht, jedoch im Verlauf eines Anfallsleidens nicht zuletzt durch Nebenwirkungen von antiepileptischen Medikamenten aggraviert werden kann. Im Vordergrund stehen Störungen des Kontaktes, z. B. Ängstlichkeit und Gehemmtheit, bzw. auch deren Gegenteil Distanzlosigkeit und Aggressivität sowie Probleme der emotionalen und affektiven Steuerung, nicht selten in Verbindung mit kognitiven Teilschwächen bis hin zur geistigen Behinderung.

4.5.1.12 Differentialdiagnose

Die Therapie der zerebralen Anfallsleiden im Kindes- und Jugendalter hat einen hohen Grad von Differenziertheit erlangt. Entsprechend hohe Ansprüche sind an die Diagnose zu stellen, wenn ein therapeutisches Optimum ausgeschöpft werden soll. In der Diagnostik der Epilepsien haben nach wie vor eigene Vorgeschichte, Familienanamnese sowie Beobachtung und Beschreibung des Anfallsgeschehens den höchsten Stellenwert. Sie werden ergänzt durch die Ergebnisse apparativer Untersuchungen, des Elektroenzephalogramms und gegebenenfalls spezieller Aufzeichnungen (Videopolygraphie, Langzeitregistrierung). Nicht-epileptische Anfälle sind nicht immer leicht abzugrenzen (s. Kap. 4.4). Ist dies geschehen oder stellt sich die Frage erst gar nicht, so sind die Möglichkeiten, einzelne Formen zerebraler Anfälle ohne Zusatzuntersuchungen voneinander zu unterscheiden, vor allem davon abhängig, ob beobachtbares Verhalten, d. h. konvulsive Phänomene oder Tonus- und Haltungsänderungen, lokal, halb- oder beidseitig auftreten und ob der Patient das Bewußtsein verliert oder wenigstens die Initialphase des Anfalls erlebt und z. B. über sensorische oder somatosensorische Symptome berichten kann. Auf jeden Fall ist die tageszeitliche Bindung sorgfältig zu dokumentieren, einschließlich der Feststellung, ob frühmorgentliche Anfälle vor oder nach dem Aufwachen auftreten. Es wird so möglich sein, generalisierte von partiellen Epilepsien zu unterscheiden und eine Klassifizierung in Schlaf-, Aufwach- oder diffuse Epilepsie vorzunehmen, während die differentialdiagnostische Trennung generalisierter primärer von generalisierten sekundären Epilepsien in der Regel nur unter Zuhilfenahme spezieller klinischer Befunde und Beobachtung des Verlaufs erfolgen kann.

Eine differentialdiagnostische Unterscheidung der epileptischen Störungen des Bewußtseins ist ohne Einbeziehung neurophysiologischer Befunde oft nicht möglich. Dies gilt vor allem für komplexe Absencen und partielle Anfälle mit komplexer Symptomatik, zumal dann, wenn letztere als Dämmerattacken in Erscheinung treten. Das gleiche Problem stellt sich bei der Unterscheidung des Status psychomotoricus vom Petit mal-Status.

4.5.2 Ätiologie und Pathogenese

Mit dem Begriff „Epilepsie" wird das Symptom rezidivierender zerebraler Anfälle beschrieben, ohne Bezug zu kausalen Zusammenhängen. In jedem Einzelfall muß deshalb der Versuch einer ätiologischen Diagnose unternommen werden. Bei prozeßhaften Erkrankungen (Tumor, Stoffwechselstörung, Enzephalitis) kann der vollständige Ursachennachweis möglich sein. Nicht selten lassen sich jedoch nur Faktoren dingfest machen, und dies mehr oder weniger verläßlich. Die früher übliche Trennung in „symptomatisch" und „genuin" läßt sich so nicht mehr vornehmen, nachdem klar geworden ist, daß beim Manifestwerden exogen bedingter Epilepsieformen (z. B. nach frühkindlicher Hirnschädigung) genetische Faktoren eine Rolle spielen können und umgekehrt erblich bedingte Epilepsieformen exogener Realisationsfaktoren bedürfen.

4.5.3 Allgemeine Behandlungsrichtlinien

Die Erfolge der antiepileptischen Pharmakotherapie sind unbestritten groß. Durch sie wird bei durchschnittlich 50% aller Anfallskranken eine vollständige Kontrolle der Anfälle erreicht; bei weiteren 30% wenigstens eine Verminderung der Anfälle nach Frequenz und Intensität des Auftretens. Die Behandlung erschöpft sich jedoch keineswegs im Herausfinden der optimalen Dosis eines Antiepileptikums oder der Kombination mehrerer Pharmaka. Die ärztliche Behandlung geht deutlich darüber hinaus, indem sie zuvorderst die Entwicklung des anfallskranken Kindes sieht und für sie ein Optimum zu erreichen versucht. Dies ist nur möglich über ein Kennenlernen der Gesamtsituation des Kindes und seiner Familie, über ausführliche, kundige Gespräche und wiederholte, die Behandlung begleitende Untersuchungen und Beratungen. Hier und da muß es sogar sein, daß auf vollständige Anfallsfreiheit verzichtet wird, um Wohlbefinden, Leistungsfähigkeit und Entwicklung nicht durch Nebenwirkungen von Pharmaka mehr zu beeinträchtigen, als es gelegentliche leichtere Anfälle tun.

Die Eröffnung der Diagnose „Epilepsie" löst bei den Eltern eines anfallskranken Kindes unweigerlich Reaktionen aus, die zwischen schwerer Betroffenheit, Schuldgefühlen und Negation variieren können. Da der Begriff „Epilepsie" für den Laien nach wie vor irrational-beängstigend wirkt und tatsächlich Anfallskrankheiten für nicht wenige Betroffene trotz aller Therapieerfolge ein

Schicksal chronischen Leidens bedeuten, sind solche Reaktionen verständlich. Es gilt deshalb, das Gespräch über die Diagnose, deren Grundlagen und Konsequenzen auf die Elternpersönlichkeit und auf zu erwartende Reaktionen abzustimmen. Die Auflösung von Vorurteilen ist eher über Vertrauen und die Erfahrung von Hilfe als durch rationale Überzeugung möglich. Hierzu bedarf es eines Angebotes zum wiederholten Gespräch und zur längerfristigen fachlichen Betreuung. Die zunehmende Dichte von Fachpraxen bringt es mit sich, daß Diagnosestellung, Therapieeinleitung und -betreuung bei anfallskranken Kindern ambulant durch den niedergelassenen Arzt erfolgt. Bei nicht wenigen Kindern wird eine optimale Betreuung nur in Kooperation mit der Klinik oder auch ausschließlich durch die Fachabteilung einer Klinik erfolgen müssen.

Selbst dann, wenn ein Anfallsleiden benigne verläuft, ist eine mehrjährige Pharmakotherapie die Regel. Sie ist nur sinnvoll, wenn sie auch verläßlich durchgeführt wird. Voraussetzung ist die von Vertrauen getragene Führung durch den Arzt. Wie „straff" sie zu sein hat, wird wiederum vom Problem, der Persönlichkeit der Eltern und den Reaktionen des Kindes abhängig zu machen sein. Die tägliche und regelmäßige Einnahme von Medikamenten bedeutet für das Kind eine nicht unerhebliche Einengung seines Freiraumes, den es andererseits zu seiner Entwicklung unbedingt benötigt. Hinzu kommt, daß Eltern, sei es zur Überwindung von Schuldgefühlen oder anderer intrapsychischer Konflikte, entweder einengende oder zu permissive Erziehungshaltungen entwickeln, mit denen sie die von der Erkrankung des Kindes her zu setzenden Regeln übertreffen oder mißachten. Die therapiebegleitende ärztliche Führung hat solche Fehlentwicklungen zu erkennen und in die Beratung einzubeziehen.

Im Schulalter sind es das allgemeine Verhalten und die Leistungsfähigkeit, die einen wesentlichen Teil der Sprechstunde in Beschlag nehmen. Ein im Rahmen der Grundkrankheit vorhandenes exogenes Psychosyndrom, das z. B. mit motorischer Unruhe, Impulsivität und Aufmerksamkeitsschwäche einhergeht, kann durch Barbiturate verstärkt werden und ein sonst vermeidbares Versagen provozieren. Das gleiche gilt für die Lenkbarkeit innerhalb der Familie. Die Zusammenhänge zwischen einzelnen Epilepsieformen, Antikonvulsiva und kognitiven Störungen sind nur teilweise ausreichend untersucht. Sicher ist, daß anfallskranke Kinder mit dem gleichen Erfolg die Regelschule besuchen können wie gesunde. Ebenso sicher ist, daß Teilleistungsstörungen unterschiedlicher Art bei partiellen (STORES u. HART 1976) wie bei generalisierten (FREUDENBERG 1973) Epilepsien des Kindesalters im Rahmen der Grundkrankheit auftreten können. Deren Nichterkennung bzw. überfordernde schulische Situationen und elterliche Erziehungshaltungen erzeugen bei den betroffenen Kindern emotionale Spannungen, die die Leistungsfähigkeit vollends zusammenbrechen lassen können. In solchen Fällen sind eingehende diagnostische Untersuchungen, vermittelnde Aktivitäten zwischen Schule und Elternhaus und gegebenenfalls lern- und psychotherapeutische Bemühungen die wichtigsten Behandlungsmaßnahmen. Wo es sich nicht vermeiden läßt, ist der Wechsel zur Sonderschule ein das Kind und die Familie entlastender Eingriff.

Früher oder später stellt sich die Frage nach der Berufsausbildung. Selbstverständlich hat der anfallskranke Jugendliche die freie Berufswahl, wenn über einen Zeitraum von mehreren Jahren keine Anfälle mehr aufgetreten sind und der elektroenzephalographische Befund ein Wiederauftreten von Anfällen als wenig wahrscheinlich annehmen läßt. Wesentliche Probleme ergeben sich bei Vorhandensein psychischer Anfälligkeiten, intellektueller Defizite und Nichterreichen von Anfallsfreiheit. Hier zählt es neben der langfristigen medizinischen Betreuung zu den ärztlichen Aufgaben, die Einleitung gesetzlicher Förderungsmaßnahmen und die Anerkennung als Schwerbehinderter zu unterstützen. Ermutigend-informierende Kontakte und Gespräche mit Berufsberatern, potentiellen Arbeitgebern und Mitarbeitern beschützender Werkstätten sind oft das einzige Mittel zur Überwindung von Ängsten, Resignation und Ablehnung.

Die *Indikation* zur antiepileptischen Langzeittherapie ist bei klinisch manifesten Anfällen, die – falls es sich um eine Grand mal-Epilepsie handelt – häufiger als ein- bis zweimal pro Jahr auftreten und/oder das subjektive Befinden und die soziale Integration beeinträchtigen, gegeben. Bestehen diagnostische Zweifel, ist die eingehendere Untersuchung, z. B. mittels besonderer Ableitetechniken (Videopolygraphie, Langzeit-, Schlafableitung), der „probatorischen" Behandlung vorzuziehen.

Vor Einleitung der medikamentösen Therapie steht der Arzt in der Pflicht zur *Aufklärung* der Eltern und, soweit dies möglich ist, des Kindes über den *Therapieplan* sowie über Wirkungen und Nebenwirkungen. Begonnen wird stets mit ½–1 Einzeldosis, die nach einem schriftlich festzulegenden Schema unter regelmäßiger Rückmeldung in Abständen von jeweils 3 Tagen bis zur ausreichend wirksamen Gesamtdosis zu steigern ist.

Da der Erfolg der medikamentösen Therapie auch davon abhängt, wie weit es gelingt, anfallsauslösende Momente wie Schlafentzug und psychische Konflikte zu vermeiden, muß über die gesamten Zielvorstellungen einschließlich der Regelmäßigkeit der Tabletteneinnahme zwischen Arzt und Familie Einigkeit bestehen. Das Führen eines Anfallskalenders ist von wesentlichem Wert für die Beurteilung des Behandlungserfolges.

Plasmaspiegelbestimmungen von Antiepileptika sind ein fester Bestandteil der Behandlung geworden. Die Plasmakonzentration erlaubt Aussagen über die individuelle Resorption und Bioverfügbarkeit betreffende Gegebenheiten. Ihre Bestimmung ermöglicht optimale Dosierungen und das frühzeitige Erkennen von Intoxikationen. Nicht alle Antiepileptika zeigen jedoch stabile Beziehungen zwischen Dosis, Plasmakonzentration und therapeutischer Wirksamkeit (z. B. Valproinat), so daß die Bestimmung der Plasmakonzentration keine regelmäßig zu wiederholende Routinemaßnahme im Rahmen jeder Langzeittherapie mit Antiepileptika sein soll.

Regelmäßige *Kontrollen des Elektroenzephalogramms* sind für die Beurteilung des epileptischen Grundprozesses unumgänglich. Ein Verschwinden hypersynchroner Aktivität aus dem EEG läßt auf ein Nachlassen der Anfallsbereitschaft schließen. Ist dies unter einer laufenden Behandlung mit Antiepileptika während eines längeren Zeitraumes (2 Jahre) der Fall, kann unter weiteren

EEG-Kontrollen ein Absetzversuch unternommen werden. Direkte Beziehungen zwischen EEG-Befund und medikamentös bewirkter Anfallskontrolle bestehen jedoch nur für spezielle Formen der Epileptogenese im Zusammenhang mit einzelnen Medikamenten (z. B. bilateral synchrone Spike-Wave und Ethosuximid oder Valproinat; Carbamazepin hingegen induziert trotz erreichter Anfallsfreiheit hypersynchrone Aktivität). Es ist deswegen nicht gerechtfertigt, durch jede antiepileptische Therapie eine Normalisierung der Hirnstromkurve erreichen zu wollen.

4.5.4 Zielsymptome für Antiepileptika und Psychopharmaka

4.5.4.1 Generalisierte tonisch-klonische Anfälle (Grand mal)

Bei der Behandlung von Epilepsien, die mit großen Anfällen einhergehen, wird die Wahl des Antiepileptikums von verschiedenen Gegebenheiten bestimmt. Bis zum Alter von 3 Jahren sind *Primidon, Phenobarbital* und *Barbexaclonum* (Maliasin) Mittel der ersten Wahl. Phenytoin ist in dieser Altersgruppe wegen mangelnder Wirksamkeit und seiner gravierenden Nebenwirkungen (Osteopathie) nicht indiziert. Zusätzlich kann *Valproinat* gegeben werden. Große Anfälle im Rahmen generalisierter primärer Epilepsien, vor allem Aufwach-Grand mal mit Spike-Wave-Komplexen im EEG (Erkrankungsalter zwischen 10. bis 25. Lebensjahr) sind ebenfalls vorzugsweise mit *Primidon* oder *Barbiturat* zu behandeln, gegebenenfalls ergänzt durch *Valproinat*. Bei Patienten mit Aufwach-Grand mal kommt es besonders auf eine Regelung der Lebensführung (ausreichend Schlaf!) an.
Nächtliches (Schlaf-) Grand mal wird hingegen mit Carbamazepin und/oder Phenytoin behandelt. Das gleiche gilt für diffus (ohne tageszeitliche Bindung) auftretende große Anfälle. Die letztgenannte Anfallsart geht im Intervall-EEG mit Herdzeichen einher, was als pathophysiologische Begründung für die Medikamentenwahl und nicht selten als Erklärung für besondere Schwierigkeiten bei der Behandlung gelten kann. Die Einnahme der genannten Antiepileptika erfolgt oral in 2-4 über den Tag verteilten Einzelmengen nach individueller Dosierung, für die Tabelle 3.5 (Kap. 3.7) einen Orientierungsrahmen bietet.
Status epilepticus: Jeder Status großer Anfälle bedeutet eine lebensbedrohliche Situation. Neben Maßnahmen, die die Vitalfunktionen stützen, ist die sofortige medikamentöse Behandlung einzuleiten. Sie beginnt mit der intravenösen Injektion von Clonazepam (Rivotril) in einer Menge von 0,5-3 mg oder von Valium, 5-20 mg. Wenn die Umstände es nicht anders zulassen, kann Phenobarbital intramuskulär gegeben werden (Säuglinge bis 150 mg, Kleinkind bis 200 mg, ab dem Schulalter 300 mg und mehr). Die Klinikbehandlung wird mit intravenösen Injektionen (Phenhydan-Injektionslösung) oder Infusionen von Phenytoin (Phenhydan- Infusionskonzentrat) unter wiederholter Kontrolle der Plasmaspiegel fortgesetzt.

4.5.4.2 Absencen

In der Behandlung einfacher und atypischer Absencen stehen Valproinat und Ethosuximid, das zur Grand mal-Prophylaxe mit Barbiturat kombiniert werden muß, gleichwertig nebeneinander. Valproinat bietet den Vorteil der Monotherapie, der wegen einiger spezifischer Nebenwirkungen (Gewichtszunahme, passagerer Haarausfall u. a.) nicht immer genutzt werden kann. Ethosuximid ist ebenfalls, jedoch seltener mit unerwünschten Nebenwirkungen verbunden. Die zusätzliche Barbituratgabe kann niedrig dosiert sein (z. B. 3 mal 50 mg Maliasin).
Führt die Behandlung mit einer der beiden Substanzen nicht zum Erfolg, läßt sich durch Kombination beider in der Hälfte dieser Fälle Anfallsfreiheit erreichen. Weiterhin können Versuche unternommen werden mit Clonazepam (Rivotril) oder Mesoximid (Petinutin).
Die Behandlung des Petit mal-(Absence-)Status wird mit intravenöser Injektion von Clonazepam oder Valium eingeleitet und nach Unterbrechung des Status mit der oben angegebenen oralen Behandlung weitergeführt.

4.5.4.3 Massiver bilateraler Myoklonus (Impulsiv-Petit mal)

Am besten wirksam ist Valproinat, gefolgt von Primidon oder Barbexaclonum bzw. Phenobarbital. Da die Anfälle typischerweise alsbald nach dem morgendlichen Erwachen auftreten, sollten die Betroffenen (meist Jugendliche) die Morgendosis noch im Bett einnehmen und mit dem Aufstehen eine zeitlang warten. Gelegentlich bringen Clonazepam (Rivotril) oder Ethosuximid zusätzliche Erfolge.

4.5.4.4 Myoklonisch-astatische Anfälle

Bei Anfällen aus diesem Formenkreis ist wiederum die diagnostische Unterscheidung wichtig, ob sie im Rahmen einer generalisierten primären oder einer primär fokalen bzw. multifokalen Epilepsie mit sekundärer Generalisierung auftreten. Die Entscheidung ist durch den EEG-Befund zu treffen. Myoklonisch-astatische Anfälle mit bilateral synchronen irregulären Spikes und Waves sprechen am ehesten auf Valproinat an. Entsprechend der Schwere des Krankheitsbildes ist mit einer Monotherapie nur selten auszukommen. Sie muß dann kombiniert werden mit Primidon oder Phenobarbital bzw. Barbexaclonum. Diazepine (Clonazepam, Nitrazepam) finden ebenfalls oft Einsatz. In sehr schwierigen Fällen muß die ohnehin stets klinisch durchzuführende Behandlung auf Nebennierenrindenhormone oder ACTH zurückgreifen.
Sturzanfälle sollen von vornherein mit Diazepinen (Rivotril, Mogadan) und Primidon in Kombination behandelt werden, da sie in der Regel Teil eines polymorphen, prozeßhaften Anfallsgeschehens und eines analogen elektroenze-

phalographischen Bildes sind (LENNOX-Syndrom). Die Behandlungserfolge sind begrenzt. Versuche mit Valproinat, Phenytoin, Carbamazepin und Oxazolidin wurden unternommen, ebenso „Kurbehandlungen" mit Steroiden.

4.5.4.5 Tonische Anfälle

Die besondere nosologische Stellung dieser Anfallsform („abortives Grand mal", Bindung an Einschlafzeit, Auftreten vor allem im Zusammenhang mit myoklonisch-astatischen Anfällen) findet ihre Analogie in besonderen Behandlungsrichtlinien. Die Behandlung erfolgt mit Primidon und Phenytoin. Tonische Anfälle können durch Benzodiazepine, die in der Behandlung des myoklonisch-astatischen Petit mal bevorzugt Einsatz finden, *aktiviert werden*. Bei Auftreten tonischer Anfälle ist dies zu bedenken.

4.5.4.6 Blitz-Nick-Salaam-Krämpfe

Die Behandlung dieser für das Säuglingsalter charakteristischen Epilepsieform hat klinisch zu erfolgen. Mittel der ersten Wahl ist Clonazepam (Rivotril). Wird Anfallsfreiheit nicht innerhalb von zwei Wochen erreicht, ist die Behandlung mit Steroiden bzw. ACTH fortzusetzen. Die zusätzliche Behandlung mit Primidon ist bei Auftreten von Grand mal notwendig.

4.5.4.7 Epilepsien mit Partialanfällen

Fokale Anfälle sind im Kindesalter überwiegend Folgeerscheinung frühkindlich erworbener Schäden; prozeßhafte Erkrankungen sind als Ursache im Entwicklungsalter ebenso möglich, sie müssen deshalb ausgeschlossen oder gegebenenfalls einer kausalen Therapie zugeführt werden. Die Pharmakotherapie von Herdepilepsien stützt sich vorwiegend auf drei Substanzen: Carbamazepin, Primidon und Phenytoin. Die Kombination von mehreren Antiepileptika ist häufig notwendig. Phenobarbital bzw. Barbexaclonum sind ebenfalls wirksam. Gelegentlich kann die Zugabe von Clonazepam oder auch Valproinat von Nutzen sein, letzteres vor allem dann, wenn deutliche Hinweise auf eine „Generalisierung" (EEG) vorliegen.
Die Kontrolle partieller Anfälle mit komplexer Symptomatik (psychomotorische Anfälle) kann sehr schwierig sein oder nur unvollkommen gelingen.

4.5.4.8 Fieber(Infekt-)krämpfe

Der einzelne, unkomplizierte Fieberkrampf ist kurzdauernd und bleibt bei 40% der betroffenen Kinder ein vereinzeltes Ereignis. Komplizierte Fieberkrämpfe (s.o., z.B. Dauer länger als 15 Minuten) bedürfen des sofortigen Eingreifens. Therapie der ersten Wahl ist die rektale Applikation von 5-10 mg Diazepam (Valium) oder die intravenöse Injektion von 0,5-2 mg Clonazepam (Rivotril). Hinzu kommen fiebersenkende Maßnahmen. Von manchen Epileptologen wird nach komplizierten Fieberkrämpfen eine prophylaktische Langzeitbehandlung (2 Jahre) mit Barbiturat (Primidon) befürwortet. Nach einfachen Fieberkrämpfen hingegen genügt es, wenn jeweils bei Infekten, die zu Temperatursteigerung über 38 °C führen, neben fiebersenkenden Maßnahmen Diazepam z. B. als Lösung (rectal tube) in Einzeldosen von 0,5 mg/kg/KG gegeben wird, bei Bedarf bis zu 3 mal/24 Stunden.

4.5.4.4.9 Verhaltensauffälligkeiten und Anfallsleiden

Besteht im Rahmen einer Epilepsie ein exogenes Psychosyndrom, das sich neben Problemen im Lern- und Leistungsbereich mit Störungen des Antriebs (z. B. psychomotorische Unruhe), der Emotionalität oder des sozialen Kontaktes (z. B. Aggressivität) manifestiert, so stellt sich zunächst die Frage, ob eine für notwendig erachtete antiepileptische Medikation (vor allem Barbiturate) solche Verhaltensauffälligkeiten verschlimmert und entsprechende Änderungen der Medikation, d. h. Verringerung der Dosis oder Umsetzen auf ein anderes Präparat, zur Besserung führt. Ist dies nicht möglich, kann eine zusätzliche Behandlung mit Psychopharmaka notwendig werden, bei starker *Erregbarkeit* z. B. mit Floropipamid (Dipiperon), das im Gegensatz zu anderen Neuroleptika die Krampfschwelle nicht herabsetzt.

Bei einzelnen Kindern, bei denen Aggressivität als Anfallsäquivalent oder als Komponente eines epilepsiebegleitenden Psychosyndroms auftrat, hat sich *Beclamid* (Neuracen) bewährt.

4.6 Angstsyndrome

G. NISSEN

4.6.1 Einleitung

Angst und Furcht sind existenzielle Bestandteile des menschlichen Lebens, auch und vielleicht gerade im Kindes- und Jugendalter. Eine *„angstfreie"* Erziehung ist utopisch, da schon einfache Erwartungen und Ansprüche Ängste auslösen. Der physiologischen Angst kommt, wie dem Eustress, als Reizfaktor eine entwicklungs- und reifungsfördernde Bedeutung zu. Anders verhält es sich mit *abnormen, pathologischen Angstzuständen*. Von diesen sprechen wir, wenn eine diskrepante Relation zwischen der angsterzeugenden Ursache und dem überbordenden Angsteffekt, dem pathologischen Angstsyndrom, steht. Überängstliche Reaktionen, Angstsyndrome und Phobien werden schon bei

Säuglingen (Schreianfälle, abnorm starkes „Fremdeln", Ein- und Durchschlafstörungen), gehäuft aber bei *Klein-* und *Schulkindern* (respiratorische Affektkrämpfe, Mutismus, Pavor nocturnus, Jactatio capitis et corporis nocturna, Schulverweigerung) und bei *Jugendlichen* (echte Angstanfälle und Phobien) beobachtet. Besonders im Kindesalter bestehen enge Wechselbeziehungen zwischen Angst und Zwang einerseits und Angst und Konversion andererseits, mit denen Kinder nicht selten ihre Eltern tyrannisieren und erpressen.

4.6.2 Symptomatik, Diagnose und Differentialdiagnose

Überängstliche Reaktionen bei Kindern und Jugendlichen werden in der ICD (313.0) als „für das Kindesalter charakteristische emotionale Störungen" definiert, „deren Hauptsymptome Angst und Furchsamkeit sind. Viele Fälle von Schulverweigerung oder elektivem Mutismus können hierzu gezählt werden."
Das nächtliche Aufschrecken, der *Pavor nocturnus,* ist durch plötzliche, heftige Angst- und Erregungszustände charakterisiert, in denen die Kinder laut weinen oder schreien, dadurch Geschwister, Eltern und Nachbarn stören und erschrecken. Sie selbst sind meistens nicht „wach" und voll ansprechbar und erinnern sich am nächsten Tag nicht an die dramatischen nächtlichen Ereignisse. Nur manchmal berichten sie über alpdruckartige, schwere Träume mit entwicklungsspezifisch bedrohlichen Inhalten, über Geister oder Hexen, Mörder oder Terroristen. Wenn schwere nächtliche Angstzustände sich zu einem tyrannischen „Terrorregime" ausweiten, den Schlaf der Eltern und der Nachbarn permanent beeinträchtigen, die Kündigung der Wohnung droht oder die Ehe (Nachtschlaf des Vaters!) gefährdet ist, wird ein vorübergehender Einsatz psychotroper Medikamente zu erwägen sein.
Das *Schlafwandeln* (Somnambulismus) ist wesentlich seltener. Wie beim Pavor besteht für die nächtlichen Vorkommnisse fast immer eine retrograde Amnesie. Solche Kinder bewegen sich *„traumwandlerisch"* durch die Wohnung, verlassen sie auch einmal, finden meistens aber wieder den Weg ins Bett; manchmal werden sie „wie abwesend" angetroffen. Imipramin (Tofranil) wurde mit gutem Erfolg auch für die Behandlung von Nachtwandeln (Somnambulismus) und bei Pavor nocturnus eingesetzt. Die Dosierung beträgt 10–50 mg vor dem Schlafengehen. Beim Pavor nocturnus und beim Somnambulismus müssen immer *epileptische* Manifestationen (s. Anfallsleiden, zerebrale, Kap. 4.5), insbesondere *Dämmerattacken* ausgeschlossen werden. Ängste, besonders situationsgebundene oder entwicklungsbedingte Ängste bei jüngeren Kindern benötigen in der Regel keine oder doch nur selten eine medikamentöse Therapie. Erst bei älteren Kindern manifestieren sich manchmal psychotherapieresistente und chronische Angstsyndrome.
Der *elektive Mutismus,* das freiwillige Schweigen gegenüber bestimmten Personen, wird im Zusammenhang mit Angst-, aber auch mit Depressions- und Konversionssyndromen beobachtet. Mutistische Kinder verhalten sich schweigsam und ablehnend gegenüber ihrer Umgebung, mit der sie, wenn überhaupt, nur durch favorisierte Agenten, meistens der Mutter, einem Freund

oder einer Freundin korrespondieren. Sie sind sich der expansiven Bedeutung ihres Symptoms durchaus bewußt und benutzen es gelegentlich zur (erpresserischen) Durchsetzung ihrer Wünsche.
Als abnorme *Trennungsangst* werden nach der ICD (309.2) „leichte oder vorübergehende Störungen" verstanden, „die die allgemeinen Kriterien einer Anpassungsreaktion erfüllen, mit vorherrschender emotionaler Symptomatik (Angst, Furcht, Besorgnis usw.), die aber nicht spezifisch depressiv" sind. Zu ihnen gehören die *Kindergarten- und Schulverweigerung* des Kindes als sogenannte abnorme Trennungsängste.
Als *Schulverweigerung* werden die Schul*phobie,* die Schul*angst* und das Schul*schwänzen* (siehe auch Sozialisationsstörungen, Kap. 4.20) bezeichnet. An der Etablierung und Persistenz dieser drei Formen der Schulverweigerung sind in unterschiedlichem Ausmaß primäre Ängste, (Schulphobie, Schulangst) oder sekundäre Ängste (Schulschwänzen) beteiligt.
Bei der *Schulphobie* wurde die Angst vor dem Verlassenwerden durch die Mutter auf das Objekt Schule verschoben. Eine eigentliche Schulfurcht liegt nicht vor. Das schulphobische Kind ist entweder auf ein jüngeres, nichtschulpflichtiges Geschwisterkind eifersüchtig oder reagiert ängstlich als Objekt mütterlicher Trennungs- und Verlassenheitsängste.
Als *Schulangst* wird ein konsequentes Ausweichen vor der Schulsituation aus Angst vor Kränkungen, Demütigungen oder Mißhandlungen durch Mitschüler oder vor den Leistungsanforderungen des Lehrers bezeichnet. Differentialdiagnostisch sind psychische Retardierungen, Lern- oder Körperschwächen, Teilleistungs- oder Sprachstörungen zu berücksichtigen, die zu Störungen des Selbstwertgefühles dieser Kinder führten.
Beim *Schulschwänzen* vermeidet das Kind bewußt die unlustgetönte Schul- und Leistungssituation durch Überwechseln in lustbetonte Situationen. Es treibt sich in Kaufhäusern, Bahnhöfen, Wärmehallen u. a. umher, oder hält sich, manchmal mit Duldung der Mutter, zuhause auf. Schulschwänzen ist meistens mit Sozialisationsstörungen kombiniert; in der Vorgeschichte finden wir sehr häufig frühkindliche Deprivationen bzw. Broken-Home-Situationen mit emotionalen Defiziten.
Komplette *Angstneurosen* werden im frühen Kindesalter kaum, im Schulalter selten und erst häufiger bei Jugendlichen angetroffen. Angstneurotische Symptome oder Mischzustände finden sich dagegen in allen Lebensaltern. Neurotische Störungen werden nach der ICD (300.0) als „verschiedene Kombinationen körperlicher und psychischer Angstsymptome" bezeichnet, „die keiner realen Gefahr zuzuschreiben sind, und entweder als Angstanfälle oder als Dauerzustand auftreten. Die Angst ist meistens diffus und kann sich bis zur Panik steigern. Andere neurotische Störungen wie Angstphänomene oder hysterische Symptome können vorhanden sein, aber beherrschen nicht das klinische Bild". Zu den modifizierten *Angstanfällen* können einige panikartige Formen der Schulverweigerung (s. Kap. 4.5) gezählt werden. „Echte" Angstanfälle treten häufiger erst bei älteren Kindern (oft im Zusammenhang mit Zwangssyndromen) und im Jugendalter (hier häufiger mit Konversionsneurosen kombiniert) auf. Der akute Angstanfall ist durch Todesangst (Angst vor Herzversa-

gen, plötzlichem Umfallen), Beklemmungsgefühlen (Herz-Atem-Beklemmung), Schweißausbruch charakterisiert, aus dem eine „Angst vor der Angst", Angst vor dem Wiederauftreten eines neuen Angstanfalles resultieren kann. Auf enge Beziehungen zu hysterischen Verhaltensweisen ist immer wieder hingewiesen worden.

Als *Phobien* werden nach der ICD (300.2) neurotische Störungen mit vorherrschender *phobischer Symptomatik,* Syndrome „mit abnorm starker Furcht vor bestimmten Objekten oder spezifischen Situationen" bezeichnet, „die normalerweise diese Wirkung nicht haben würden. Wenn die Angst vor einer bestimmten Situation oder einem bestimmten Objekt sich auf weitere Situationen ausbreitet, wird die Störung ähnlich oder identisch mit einem Angstzustand." Schwere *Schul-* und *Tierphobien* mit anhaltender Symptomatik sind eher selten.

Andere Angstzustände: Pathologische Ängste im Rahmen schizophrener und affektiver Psychosen, bei Magersucht und bei Zwangsneurosen erfordern unter Berücksichtigung des jeweiligen Krankheitsbildes manchmal eine abweichende Therapie.

4.6.3 Ätiologie und Pathogenese

Die *psychoanalytische* Theorie der „Geburtsangst" (Rank) als Urform der Angstentwicklung wurde schon von Freud nicht gebilligt und verworfen. Über Schreck- und Angstreaktionen ungeborener Kinder im Mutterleib berichten werdende Mütter als Reaktionen auf plötzliche Geräusche, abrupte Bewegungen u. a. Ob es sich dabei um *biochemisch* auf den Fötus weitergeleitete oder um „eigene" Schreck- und Angstreaktionen handelt, ist noch ungeklärt. Forschungen aus der vergleichenden *Tierpsychologie* weisen darauf hin, daß Tiere über ein angeborenes Angstpotential verfügen, das sie instinktiv vor Zugriffen ihrer natürlichen Gegner schützt. Beim menschlichen Säugling ist die Achtmonatsangst, das „Fremdeln" eine physische Reaktion auf neue oder fremde Umweltreize. Die *Deprivationsforschung* konnte psychoanalytische Erkenntnisse bestätigen, daß anhaltende emotional-frustrierende Erlebnisse in der frühen Kindheit die Angstschwelle senken, gleichzeitig aber das Angstpotential erhöhen. Andererseits ist bekannt, daß Kinder, die unter der sorgfältigen Obhut überängstlicher Mütter heranwachsen, ebenfalls eine Tendenz zu überängstlichen Reaktionen (s. abnorme Trennungsängste bzw. Schulverweigerung) zeigen. Es ist bislang nicht geklärt, ob es, wofür einiges spricht, Menschen mit einer *genetisch* kodierten primären Überängstlichkeit gibt, oder ob pathologische Ängstlichkeit ausschließlich das Produkt einer emotionalen Mangel- bzw. Fehlerziehung oder abnormer Lernprozesse ist. Die *klinische Erfahrung* weist darauf hin, daß beides möglich ist und daß es häufiger zu additiven oder kumulativen Überlagerungen kommt.

4.6.4 Allgemeine Behandlungsrichtlinien

Bei Klein- und jüngeren Schulkindern dominiert die *Elternberatung* und Elterntherapie. Die exzessiv ängstlichen Kinder stammen meist aus Familien, in denen Mütter, manchmal beide Eltern, in einer ständigen überhöhten Angstspannung leben. In dem äußerlich meist geordneten, oft pedantischen Milieu dieser Familien beherrschen diffuse Ängste und eine latente Panikstimmung den Alltag. Die Kinder leben wie ihre Mütter in einer Welt ständiger Bedrohung und Befürchtungen. Den meisten Müttern sind ihre Ängste bewußt. Daraus resultieren wiederum Schuldgefühle im Hinblick auf ihre überängstlichen Kinder, die zu neuen angstbesetzten Besorgnissen und Kontrollen führen. Bei *Kleinkindern* geht der direkte Weg der Angstbekämpfung über eine psychotherapeutische und psychopharmakologische Behandlung der Mütter. Bei *Schulkindern* und Jugendlichen haben sich verhaltenstherapeutische Maßnahmen als effektiv erwiesen; besonders wenn sie mit Elternberatungen kombiniert werden. Der *Therapieplan* muß den stärkeren Objektbezug kindlicher Ängste im Vergleich zu denen Erwachsener berücksichtigen, außerdem die geringe Fähigkeit von Kindern zur Selbstkontrolle und ihre meistens unzureichende Verbalisierungs- und Einsichtsfähigkeit, etwa im Hinblick auf die Einhaltung von Regeln und Geboten.
Für die Therapie kommen in Betracht:

1. *Desensibilisierungstechniken*
2. das *Imitations-* und *Modellernen*
3. *Selbstkontrolltechniken.*

Bei Kindern entstehen bei der bisher erfolgreichsten Methode der Angstreduktion, der *Desensibilisierung,* oft erhebliche Schwierigkeiten, sich selbst etwas vorzustellen, was Angst macht. Beim *Imitationslernen* ergeben sich Schwierigkeiten, nicht-ängstliche Kinder in der Bewältigung von Angstzuständen als Modelle zu akzeptieren. Das ängstliche Kind weigert sich oft einfach, Kinder zu imitieren, die spielend mit der Angst fertig werden. Die Gefahr, durch Reizüberflutung die Kinder über ihre emotionale Belastungsgrenze zu treiben, sollte erwähnt werden. Ferner ist es möglich, durch Imagination und Suggestion, etwa durch *formelhafte Vorsatzbildungen* bei Kindern, manchmal überraschende Erfolge zu erzielen. Besonders bei Kleinkindern lassen sich durch einfache Blickfixation nachhaltige Verhaltensmodifikationen erreichen, wenn sie mit Vorsatzbildungen wie „du hast keine Angst mehr, alleine einzuschlafen", „dir geschieht nichts", „deine Mutti hat dich immer lieb" kombiniert werden. Diese oder andere Formen kann der Artz auch aufschreiben und dem Kind mit der Anweisung mitgeben, den Spruch an einem bestimmten Platz aufzubewahren und ihn morgens und abends in Gegenwart der Mutter laut vorzulesen oder vorgelesen zu bekommen. Der *Erfolg* einer Therapie hängt gerade bei Angstmanifestationen eines Kindes oft mehr von der Persönlichkeit des Therapeuten als von seiner Methode ab.

4.6.5 Zielsymptome für Psychopharmaka und Prophylaxe

Zur *Psychopharmakotherapie* der Angst ist zu sagen, daß es zwar zahlreiche Untersuchungen über Anxiolytika bei Kindern gibt. Es existieren aber zu wenig Untersuchungen, die Vergleiche von Ergebnissen ermöglichen, die durch Medikamente allein oder durch Medikamente gemeinsam mit anderen Maßnahmen erzielt wurden. In einer Untersuchung von SIMEON et al. (1974) über die Verwendung von Psychopharmaka waren die „most psychotropic drugs, selected for specific disorders in children": Diazepam (Valium), Thioridazin (Melleril), Chlorpromazin (Megaphen) und Imipramin (Tofranil). Bei den „over-anxious reactions" standen Diazepam (Valium) mit 25, Chlordiazepoxid (Librium) mit 17, und Thioridazin (Melleril) mit 16 responses an der Spitze der Tabelle. Unter den *Tranquilizern* wird Meprobamat (Miltaun) bei Kindern wegen seiner störenden Nebenwirkungen (Müdigkeit) kaum noch eingesetzt. Unter den *Benzodiazepin-Derivaten* wird neben Diazepam (Valium) besonders Clobazam (Frisium), Chlorazepam (Tavor) und Clotiazepam (Trecalmo) verordnet.

Beim *Mutismus* ist, wenn er ängstlich-depressiv gefärbt ist, eine Behandlung mit Maprotilin (Ludiomil) oder mit Betablockern, etwa Oxprenolol (Trasicor) oder Propanolol (Dociton) erfolgversprechend; aber auch Neuroleptika wie Levomepromazin (Neurocil) oder Pipamperone (Dipiperon), ebenso Sulpirid (Dogmatil) haben sich bewährt, ebenfalls Benzodiazepin-Derivate wie Clobazam (Frisium), Chlordiazepoxid (Librium) oder Bromazepam (Lexotanil).

Beim *Pavor nocturnus* und der nächtlichen *Jactatio capitis* wurden gute Erfolge mit Promethazin (Atosil) erzielt, das in schweren Fällen auch bei Kleinkindern eingesetzt werden kann; ferner Maprotilin (Ludiomil), Thioridazin (Melleril, Melleretten), Lorazepam (Tavor) oder Sulpirid (Dogmatil).

Die *Schulverweigerung,* insbesondere die Schulphobie und die Schulangst kann initial mit Imipramin (Tofranil) oder anderen Antidepressiva, etwa mit tetrazyklischen Thymoleptika (Ludiomil), aber auch mit anderen antidepressiven Substanzen wie Nomifensin (Alival), Viloxazin (Vivalan), Trazodon (Thombran) oder mit Sulpirid (Dogmatil) behandelt werden. *Beim Vorliegen von Teilleistungsschwächen* (s. Kap. 4.23) eines hyperkinetischen Syndroms (s. Kap. 4.15) oder einer gesteigerten Aggressivität sind entsprechende therapeutische Erwägungen anzustellen, das gilt auch für *Schulschwänzen.*

Die *Angstneurose* erfordert wie die meisten anderen Angstmanifestationen eine sorgfältige Analyse des familiären und sozialen Feldes. Akute Angstmanifestationen sollen nur initial mit antidepressiv oder anxiolytisch wirksamen Psychopharmaka behandelt werden. Andererseits ermöglicht aber manchmal erst die initiale Medikation durch eine zeitlich befristete Beseitigung der Angstsymptomatik die Einleitung einer Psychotherapie oder Verhaltenstherapie.

Bei *Phobien* sollte (mit Ausnahme der Schulphobie) nur in schweren Fällen der Versuch einer psychopharmakologischen Therapie unternommen werden. Für die psychopharmakologische Indikation ist auch die Ursache der Phobie von Bedeutung, z.B. ob konversionsneurotische, anankastische, depressive Faktoren eine Rolle spielen. Phobien bei zwangsneurotischen oder depressiven Eltern, Kindern und Jugendlichen lassen sich manchmal durch Clomipramin (Anafranil) günstig beeinflussen; bei Jugendlichen mit therapieressistenten Phobien kann auch einmal eine Kur mit Clomipramin (Anafranil)-Tropfinfusionen in Erwägung gezogen werden. In den Fällen, in denen Angstanteile bei Phobien überwiegen, kommt eine Behandlung mit anxiolytischen Substanzen in Betracht, sowohl mit Betablockern als mit angstlösenden Antidepressiva bzw. mit angst- und depressionslösenden Neuroleptika, etwa Thioridazin (Melleril), Perazin (Taxilan) oder Chlorprothixen (Truxal).

4.7 Anorexia nervosa

CH. EGGERS

4.7.1 Symptomatik und Diagnose

Die typische Anorexieform der Pubertätsepoche (Prä-, Postpubertät, Adoleszenz, frühes Erwachsenenalter) ist die sog. Pubertäts-Magersucht (Anorexia nervosa), die sich jedoch nicht auf die eigentliche Pubertätsphase beschränkt. Die Anorexia nervosa ist im allgemeinen durch die drei Kardinalsymptome *Anorexie, Gewichtsverlust* und *Amenorrhö* definiert. Die Gewichtsabnahme ist in der Regel deutlich ausgeprägt mit einem Gewichtsverlust von mindestens 25% des früheren Körpergewichts, häufig entwickelt sich eine Kachexie. Durch folgende Merkmale ist die Anorexia nervosa von anderen anorektischen Störungen abzugrenzen:

1. Bevorzugte Manifestation in der Pubertätsphase,
2. Überwiegen des weiblichen Geschlechts,
3. seelisch bedingte Einschränkung der Nahrungsaufnahme,
4. meist heimliches spontanes oder induziertes Erbrechen,
5. vor, mit oder (seltener) nach Beginn der anorektischen Symptomatik auftretende Amenorrhö,
6. Obstipation, gelegentlich mit Laxantzienabusus,
7. bedrohliche Folgen der Unterernährung mit möglicherweise tödlichem Ausgang.

Kennzeichnend für die Anorexia nervosa sind der Bewegungsdrang, die rastlose Unruhe und die Energie, die die Patienten auch bei hochgradiger Abmagerung noch aufbringen. Auszuschließen ist das Vorliegen organischer oder anderer psychiatrischer Erkrankungen.
Das *weibliche Geschlecht* überwiegt ganz eindeutig. Nur in etwa 10% der Erkrankungen handelt es sich um Knaben. Zahlreiche Patienten beginnen mit einem willentlichen Entschluß die Nahrungskarenz, da sie sich für übergewich-

tig halten, häufig nachdem sie wegen ihrer Körperformen gehänselt oder beleidigt worden waren. Der Gedanke, zu dick zu sein, wächst sich dann oft zu einer „fixen Idee" aus. Die Patienten hungern weiter, obwohl das ursprüngliche Ziel, etwas schlanker zu werden, längst erreicht und mittlerweile bereits überschritten ist. Es ist das Bestreben der Kranken, sich weitgehend unabhängig von Sättigungs- und Hungergefühlen zu machen. Dies entspricht nicht nur der oft extremen Leibfeindlichkeit der Anorexie-Patienten, sondern auch omnipotenten Größen- und Autarkie-Phantasien. Psychoanalytisch ausgedrückt entspringen diese Phantasien, die Ausdruck einer starken Triebabwehr sind, einem hypertrophierten archaischen Ich-Ideal, das weitgehend mit dem Über-Ich verwoben ist (KESTEMBERG et al. 1972).

4.7.2 Ätiologie und Pathogenese

Die pathogenetischen *Ursachen* der Anorexia nervosa sind unterschiedlich, die Pubertätsmagersucht ist *multikonditional* determiniert. Sie ist nicht auf eine Ursache zurückzuführen. Auf die Vielzahl der genetischen Bedingungsfaktoren kann hier nicht eingegangen werden. Ein Hauptkonflikt der Anorexia nervosa liegt in der Beziehung der anorektischen Mädchen zu ihrer Mutter, die durch eine hochgradige Ambivalenz zwischen Loslösungs- und Bindungsbestrebungen gekennzeichnet ist. Sowohl die Trennung von als auch die Verbindung mit der Mutter erscheinen dem anorektischen Kind gleichermaßen als gefährlich.
Auf der einen Seite ist es für die Patienten unmöglich, sich mit der Mutter positiv zu identifizieren, da dies bedeuten würde, etwas für sie Wesentliches zu verlieren. Indem sich das Mädchen mit der nahrunggebenden Funktion der Mutter identifiziert, gibt es die frühe (unreife) symbiotische Mutter-Kind-Bindung auf, und eben dies kann nicht geleistet werden. Manche Patienten haben statt dessen den Wunsch nach einer regressiven völligen Vereinigung bzw. Verschmelzung mit dem mütterlichen Objekt.
Andererseits tritt in der trotzigen Nahrungsverweigerung der Versuch zutage, sich aus der engen Verklammerung mit der (häufig überprotektiven) Mutter zu lösen. Eine Voraussetzung zur Überwindung der Trotzreaktion wäre die Möglichkeit zur positiven Besetzung des eigenen weiblichen Körpers, ohne daß die Gefahr besteht, die Mutter zu verlieren. Hierbei ist die Vater-Rolle von eminenter Bedeutung. Die Väter anorektischer Patienten werden von fast sämtlichen Autoren als schwächlich, passiv, infantil, außerhalb der Familie stehend, manchmal sogar als ablehnend-feindselig, häufig mit zwanghaft-phobischen Zügen beschrieben. Auch zwischen Vater und Tochter können symbiotische Beziehungen bestehen, wie einige eigene Behandlungsfälle gezeigt haben. Die familiäre Beziehungsstörung schlägt sich auch in der prämorbiden Entwicklung der anorektischen Kinder nieder: Es handelt sich um zwanghafte, sehr zuverlässige, leistungsstrebige und ehrgeizige, brave, folgsame, jedoch zielstrebige Kinder. Die Eigensteuerung ist häufig rigide, typisch ist ein überhöhtes Ich-Ideal (EGGERS 1980b).

4.7.3 Allgemeine Behandlungsrichtlinien

Zur Behandlung der Pubertäts-Magersucht sind zahlreiche therapeutische Ansätze entwickelt worden, die hier nicht im einzelnen dargestellt werden können. Ziel einer Therapie ist das Vermeiden körperlicher und seelischer Schäden sowie das Verhüten von Rezidiven, einer Chronifizierung und insbesondere einer tödlichen Entwicklung. In leichteren Fällen reicht eine ambulante Therapie aus. Vor allem, wenn das Gewicht kritische Werte erreicht oder wenn die Gewichtszunahme unter ambulanten Bedingungen nicht ausreichend ist, ist eine stationäre Behandlung unbedingt erforderlich. Oft sind die therapeutischen Einflußmöglichkeiten wesentlich günstiger, wenn das Kind aus dem häuslichen Milieu herausgenommen wird. Wichtig ist die Herstellung einer vertrauensvollen Beziehung zwischen Kind und Therapeut, die die Voraussetzung zu einer Konfliktbearbeitung und damit zu einer Heilung oder zumindest einer wesentlichen Besserung bietet. Der Therapeut wird sich als neues Identifizierungs- und Anlehnungsobjekt für den Patienten zur Verfügung stellen, worin wir ein wesentliches therapeutisches Prinzip der Pubertäts-Magersucht sehen. Es kommt darauf an, zunächst allein mit dem Kind dessen persönliche Probleme und Konflikte zu besprechen, die Eltern sollten aber gleichzeitig getrennt behandelt werden und erst in einem weiteren Schritt sollte dann eine gemeinsame Therapie von Kind und Eltern erfolgen, wenn sich die persönliche Beziehung zwischen Patient und Therapeut genügend stabilisiert hat. Die Elternbehandlung ist wegen der Kohärenz zwischen elterlichen und kindlichen Konflikten unbedingt anzustreben.

Unter den symptomatischen Maßnahmen ist eine Entspannung der Esssituation durch Verantwortungsentlastung der Eltern erforderlich. Der Arzt muß die Verantwortung für die weitere körperliche Entwicklung des Kindes übernehmen, so daß die Eltern auf ihre besorgten und teilweise repressiven Essensnötigungen verzichten können und die Essenssituation dadurch weitgehend entlastet wird. Der behandelnde Arzt bzw. Psychotherapeut sollte sich auch um die somatische Therapie bekümmern, wozu vor allem die Erarbeitung einer hochkalorischen Diät und evtl. auch das Legen einer Sonde gehören. Den Patienten sind etwa 3-4 psychotherapeutische Sitzungen pro Woche zu gewähren. Zu Beginn der stationären Behandlung können verhaltenstherapeutische Techniken indiziert sein, als Verstärker dienen Erlaubnis von körperlichen Aktivitäten, Teilnahme an gemeinschaftlichen Veranstaltungen (Spaziergänge, Spiele, Tanz, Musikgruppen, Fernsehen) und schließlich Wochenendbesuche zu Hause in steigendem Maße. Diese Maßnahmen haben jedoch lediglich additiven Charakter.

4.7.4 Spezielle Psychopharmakotherapie

Wie bei anderen Neurosen auch spielt die Psychopharmakotherapie bei der Anorexia nervosa nur eine sehr untergeordnete Rolle. Psychopharmaka sollten deshalb nur sehr zurückhaltend und nur in schweren Fällen angewandt werden. Von einigen Autoren wird eine niedrig dosierte Therapie mit Chlorpromazin empfohlen (bis zu 300 mg pro Tag). Eine Kombination von hochdosierter Phenothiazin-Medikation und Sondenernährung zur Behandlung schwerer Erkrankungsfälle wird u.a. von FRAHM (1966) propagiert. Sie kann vor allem bei agitierten Patienten mit absoluter Nahrungsverweigerung indiziert sein. Bei schwerer Depressivität mit oder ohne Suizidalität kann der Einsatz von Antidepressiva erwogen werden. Bei Kindern und Jugendlichen hat sich der Einsatz von Amitryptilin in Einzelfällen bewährt (NEEDLEMAN u. WABER 1976).

4.8 Autistische Syndrome

J. MARTINIUS

4.8.1 Symptomatik, Diagnose und Differentialdiagnose

Der Begriff „Autismus" wurde von E. BLEULER für bestimmte Verhaltensweisen schizophrener Patienten geprägt. Die Psychiatrie des Entwicklungsalters hat ihn übernommen, obwohl er hier einen Sammelbegriff für nosologisch uneinheitliche, ätiopathogenetisch nicht ausreichend geklärte Erkrankungen und Störungen darstellt. Zu den autistischen Syndromen des Kindes- und Jugendalters zählen

1. der frühkindliche Autismus
2. autistische Zustandsbilder nach exogener Hirnschädigung
3. die autistische Psychopathie (Asperger-Syndrom)

Der *frühkindliche Autismus* (ICD 299.0) wurde 1943 von L. KANNER als eigenständiges Syndrom beschrieben. Wesentliches Symptom bzw. Grundstörung ist die *Unfähigkeit, Beziehungen zu Menschen und Situationen herzustellen*, d. h. *ein extremes Zurückgezogensein „in sich selbst".* Hinzu kommen ein *zwanghaftes Bedürfnis nach Gleichbleiben der dinglichen Umwelt* (Veränderungsangst), *Fixierung auf bestimmte Gegenstände, Fehlen, bzw. Auffälligkeiten der Sprache einschließlich Echolalie und pronominaler Umkehr* sowie eine „normale" körperliche Erscheinung.

In Ergänzung des, wie sich gezeigt hat, sehr eng gefaßten Kanner-Syndroms werden der Diagnose des frühkindlichen Autismus, nach derzeitiger internationaler Übereinkunft, das Vorhandensein folgender Symptome und Gegebenheiten zugrunde gelegt (RUTTER, SHAFFER u. STURGE 1977, s. REMSCHMIDT et al. 1977).

1. Erkrankungsbeginn vor Erreichen des 30. Lebensmonats
2. Schwere Störung bzw. Fehlen zwischenmenschlicher Beziehungen
3. Auffälligkeiten der Sprachentwicklung
4. Rituelle Gewohnheiten und Veränderungsangst
5. Abnorme Reaktionen auf akustische und weniger auch visuelle Reize

Die Einbeziehung einer breiten *Altersspanne für den Erkrankungsbeginn* hat sich als sinnvoll erwiesen, weil das Syndrom bei manchen Autisten im Säuglingsalter noch nicht vorhanden bzw. bei Vorhandensein noch nicht erkennbar ist. Die Kinder erscheinen in den ersten Lebensmonaten ruhig, sind „bequeme Babies". Frühe Zeichen wie Ausbleiben der Lächelreaktion und andere Anzeichen einer Beziehungsstörung können unerfahrenen Eltern leicht entgehen.
Eine schwere *Störung zwischenmenschlicher Beziehungen* ist jedoch stets vorhanden. Sie findet in der Zeit der vorsprachlichen Entwicklung ihren Ausdruck im Ausbleiben von Reaktionen auf körperliche Kontakte, auf Gesten, Anschauen und Ansprechen, bis hin zu aktivem Vermeiden und zu abwehrender Abkehr (Indifferenz, Abwenden, Wegschauen, Sich-Sträuben). Gleichzeitig geben die Kinder ihrer Umgebung zu verstehen, daß sie versorgt sein wollen, vorwiegend mit Unlustäußerungen dann, wenn ein gewohnter Ablauf sich situativ oder personell ändert. Diese starke Abhängigkeit von der Umgebung überdauert das Säuglingsalter und mündet in eine abnorme, von tiefer Sorge getragene symbiotische Beziehung zwischen Mutter und Kind.
Die *Sprachentwicklung* kann dann schon früh als gestört imponieren, wenn die Lallmonologe ausbleiben oder nicht interaktiv genutzt werden. Etwa die Hälfte aller frühkindlichen Autisten entwickelt nie eine kommunikativ einsetzbare Sprache bzw. bleibt ganz ohne Sprache. Entwickelt sich Sprache, so geschieht dies bis zum Ende des Vorschulalters, d. h. verspätet. Abgesehen von Schwierigkeiten im Sprachverständnis sind mangelhaft entwickelte grammatikalische Struktur und ein Unvermögen zum Umgang mit abstrakten Begriffen typisch. Die Kinder echolalieren, vor allem dann, wenn sie mit einer Sprachäußerung aus der Umgebung nichts anzufangen wissen. Ebenso typisch ist die Vertauschung der Pronomina „ich" und „du", bei der es sich nicht um eine aktive Vertauschung, sondern um eine unverarbeitete Übernahme von Gehörtem handelt (BOSCH 1962).
Die *Fixierung* auf bestimmte Handlungsabläufe, situative Gegebenheiten und Gegenstände erschwert den Umgang mit autistischen Kindern in besonderer Weise. Sie ist gleichbedeutend mit einem exzessiven Bedürfnis nach Beibehaltung des als solchem Gewohnten (Veränderungsangst). Betroffen sein können alle Einzelheiten des täglichen Lebens: ein bevorzugtes Spielzeug, die Zubereitung von Speisen, die Ordnung von Gegenständen in der Wohnung, das Ritual des Zubettgehens, das Verhalten von Personen. Geringfügige Änderungen können starke Erregungszustände, Zunahme motorischer Stereotypen oder vermehrten Rückzug zur Folge haben.
Bizarrerien des Verhaltens, vor allem aber Stereotypien der Motorik sind zusätzliche, wenn auch nicht spezifische Symptome. Hierher gehören rhythmisches Rumpfwackeln, Schlagen mit dem Kopf oder Hin- und Herrollen, manuelles

Drehen oder Zupfen, aber auch lokomotorische Besonderheiten wie Zehenspitzengang oder fixierte Haltung der Bulbi Seitwärtsstellung. Stereotypien können zur Selbstverletzungen führen. Motorische Stereotypien hängen in ihrer Intensität vom Reizgehalt der Umgebung ab; je komplexer deren Struktur, desto stärker tritt das abnorme Verhalten hervor.

Kinder mit frühkindlichem Autismus weisen eine Reihe *kognitiver Schwächen* auf, die nicht auf eine globale Retardierung zurückzuführen, sondern qualitativ abnorm und offenbar spezifisch sind. Sie bevorzugen ein visuell-räumliches Orientierungsprinzip für die zentrale Wahrnehmung von Information gegenüber zeitlichen Ordnungen (HERMELIN u. O'CONNOR 1970). Sie betreiben eine extreme Reiz-Selektion und haben Schwierigkeiten, in einer Modalität Wahrgenommenes in eine andere zu überführen (AFFOLTER et al. 1974). Teils bestehen kognitive Defizite im sprachlichen Bereich, teils unabhängig davon. Dementsprechend fällt bei der Mehrzahl frühkindlicher Autisten das globale Maß für die intellektuelle Kapazität in den Bereich der geistigen Behinderung. Es ist jedoch nach wie vor eine nicht beantwortbare Frage, in welcher Weise die autismusspezifischen kognitiven Defizite auf die Intelligenzentwicklung Einfluß nehmen.

Frühkindliche autistische Zustandsbilder nach exogener Hirnschädigung (somatogener Autismus) lassen sich symptomatologisch nicht als eigenes Verhaltenssyndrom abtrennen. Zwar scheint die Beziehungsstörung weniger „auf einer aktiven Abkapselung als auf einem passiven Verharren in der Kontaktschwäche" (NISSEN 1980, S.441) zu beruhen. In der Praxis bleibt jedoch die Frage, ob trotz Fehlens somatischer Befunde und einer entsprechend belasteten Vorgeschichte nicht doch eine exogene Schädigung vorliegt, zu häufig offen oder mit starken Zweifeln behaftet, um auf der nosologischen Trennung beharren zu können.

Autistische Psychopathie (Asperger-Syndrom) Trotz aller Ähnlichkeiten in den Kernsymptomen, d.h. der schweren Kontaktstörung, bizarrer und stereotyper Verhaltensweisen sowie Eigenheiten des Denkens und der Sprache lassen sich frühkindlicher Autismus und autistische Psychopathie nosologisch voneinander trennen. Dies ist umso wichtiger, als auch pathogenetische Unterschiede bestehen. Betroffen ist fast ausschließlich das männliche Geschlecht. Der „konstitutionell gegebene Zustand" (ASPERGER 1968) besteht schon in den ersten Lebensjahren und bleibt im wesentlichen konstant, imponiert aber, vor allem wegen der eher verfrüht einsetzenden Sprachentwicklung nicht so augenfällig als pathologisch wie das Kanner-Syndrom. Später wird die Diskrepanz zwischen meist guter bis zu in Teilbereichen extrem ausgeprägter Intelligenzbegabung und dem erheblichen emotionalen Defizit deutlich. Kontaktschaffende Verhaltensweisen haben abnorme Qualitäten: leerer Blick, unpassende Mimik, Sprache und Sprechen sind weniger kommunikativ als auf die Eigenwelt bezogen (z.T. naeszierend, d.h. unter Verwendung neu geschaffener Ausdrücke), dabei grammatikalisch schon früh hochentwickelt. Im motorischen Bereich fallen Ungeschick und Versagen auf, das Denken neigt zu Realitätsferne und wird oft von reiner Wissensspeicherung bestimmt. Das Spielverhalten ist selbstbezogen, stereotyp; die Kinder werden von Gleichaltrigen ihres

sonderbaren, egoistischen Verhaltens wegen abgelehnt, worauf sie mit Bosheit und Aggressivität reagieren.
Differentialdiagnostisch ist bei Kindern mit frühkindlichem Autismus vor allem an die Möglichkeit von Sinnesdefekten (Hörminderung, Hörstummheit) zu denken, eine Abgrenzung, die im Einzelfall trotz Einsatzes komplizierter audiometrischer Verfahren schwierig sein kann. Infrage kommen außerdem schwere zerebrale Anlage- und Entwicklungsstörungen sowie dementielle Prozesse, die von autistischen Symptomen begleitet werden. Hier gibt es fließende Übergänge. Die Unterscheidung zwischen frühkindlichem Autismus und autistischer Psychopathie ist aufgrund der Einzelsymptome (sprachliche Entwicklung und Qualität, Intelligenz, Geschlechtsbevorzugung) möglich, wohingegen die Trennung beider von schizophrenen Erkrankungen über das Alter bei Erkrankungsbeginn und den Verlauf zu erfolgen hat.

4.8.2 Ätiologie und Pathogenese

Der *frühkindliche Autismus* erfährt trotz der Seltenheit seines Auftretens starke Beachtung durch die klinische Forschung. Dennoch sind Ätiologie und Pathogenese nicht ausreichend geklärt. Familien- und Zwillingsuntersuchungen (FOLSTEIN u. RUTTER 1977) haben Hinweise auf eine genetische Disposition erbracht. Ebenso wahrscheinlich sind exogene Faktoren (Schwangerschafts- und Geburtskomplikationen) beteiligt. Die Tatsache, daß nicht wenige Autisten in der Adoleszenz eine Epilepsie entwickeln, weist ebenfalls in Richtung einer organischen Genese. Interessant sind mehrfach bestätigte Befunde über eine Erhöhung des Serotonins in den Thrombozyten bei autistischen Kindern (GELLER et al. 1982) und daraus abgeleitete Versuche zu pharmakotherapeutischen Interventionen. Die Vorstellung von einer primär psychogenen, durch Fehlverhalten der Eltern induzierten Störung, ist aufgehoben worden. Die zur Ätiologie vorherrschende Meinung beinhaltet eine mehrfaktorielle Entstehung.
Zur *Pathogenese* gibt es eine Reihe von Theorien, von denen ethologische und neuropsychologische im Vordergrund stehen. Erstere konzentrieren sich auf den Vermeidungsaspekt autistischen Verhaltens (RICHER 1978), der durch das ständige Bemühen der Umwelt um sozialen Kontakt noch verstärkt wird. Neuropsychologische Befunde weisen auf Störungen der Hemisphärenfunktion, die wiederum die Grundlage für kognitive und sprachliche Besonderheiten und Defizite (Bevorzugung der visuell-räumlichen Orientierung, Schwächen bei Wahrnehmung und Wiedergabe sequenzieller Sprachformationen, mangelhafter intermodaler Transfer) bilden können. Ohne Annahme eines primären emotional-kommunikativen Defizits wäre die gesamte Störung jedoch nicht erklärbar.
Die Vorstellungen zur Ätiologie des Asperger-Syndroms (autistische Psychopathie) fußen auf Familienuntersuchungen, die das gehäufte Vorkommen schizoider Persönlichkeiten, teils über mehrere Generationen, demonstriert haben. Hinzukommt ein fast ausschließliches Betroffensein des männlichen

Geschlechts. Gestörte soziale Interaktionen sind für alle Beteiligten traumatisch und wirken symptomverstärkend.

4.8.3 Allgemeine Behandlungsrichtlinien

Solange über die Ursachen zwar begründete Vermutungen angestellt, aber im Einzelfall (mit Ausnahme einer frühkindlichen Hirnschädigung als Teilursache) kaum Nachweise geführt werden können, bleibt die Therapie des frühkindlichen Autismus eine symptomatische. Gleichwohl ist die Palette der Möglichkeiten groß. Sie reicht von der Familienberatung und der Aktivierung gesetzlicher finanzieller und organisatorischer wie privater Hilfen (z. B. Elternvereinigung) über die Aufnahme in fachklinische und schulische Einrichtungen bis hin zur heilpädagogischen und psychotherapeutischen Behandlung. In der Behandlung des autistischen Kindes können Psychopharmaka unterstützend von Nutzen sein. Worauf der Schwerpunkt gelegt wird und wie konsistent Betreuung und Behandlung durchgeführt werden können, hängt von den Vorstellungen des Therapeuten über die Natur der Erkrankung und von seiner Fähigkeit ab, eine tragfähige Beziehung zu Eltern und Kind herzustellen. Weil vor allem Mütter schwer behinderter Kinder regelmäßig im Bewußtsein des Versagthabens leben und in der Tat der Umgang der Familie mit dem Kind im Laufe von Monaten und Jahren starre, ritualisierte, die Störung verstärkende Formen annimmt, kommt es im Beginn der therapeutischen Arbeit sehr darauf an, die Familie von Schuldgefühlen zu entlasten und gleichzeitig verstehbar zu machen, daß der Versuch, den aktiven Rückzug des Kindes auf direktem Wege durchbrechen zu wollen, den Autismus eher verstärkt als ihn zu lösen. Der Grundsatz, zunächst Möglichkeiten des Kontaktes mit dem Kind kennenzulernen und einzuüben und erst dann mit speziellen, auf Einzelsymptome gerichteten Fördermaßnahmen zu beginnen, ist im Umgang mit dem autistischen Kind zwingend. Je direkter ein Erwachsener auf das autistische Kind zugeht und je mehr er auf einem bestimmten Handlungsablauf insistiert, desto stärker treten beim Kind autistische Verhaltensweisen hervor. Umgekehrt wirken sich ein am Bereitschaftsverhalten des Kindes orientiertes Aufforderungsverhalten des Erwachsenen und eine weniger insistierende Interaktion günstig aus (CLARK u. RUTTER 1981). In diesem Sinne wurden Konzepte entwickelt und erprobt, nach denen ein individuelles diagnostisches und heilpädagogisches Programm erstellt und durchgeführt werden kann (SCHOPLER u. REICHLER 1980).
Weder der rein psychoanalytisch-therapeutische noch der ausschließlich verhaltenstherapeutische Ansatz haben entscheidende Verbesserungen zu erzielen vermocht. Der nach jetzigem Stand des Wissens beste Weg führt über eine sorgfältige Interaktionsanalyse, Aufzeigen der Kontaktmöglichkeiten und Behandlung nach einem strukturierten Programm. Gute Erfahrungen konnten unter Einbeziehung der Eltern, Therapieanbahnung in einer Spezialeinrichtung und Fortführung unter Supervision daheim gemacht werden (HEMSLEY et al. 1978). Eine prinzipielle Regel für oder gegen die stationär-klinische Auf-

nahme läßt sich nicht aufstellen. Aus diagnostischen Gründen, wegen der Schwere des Krankheitsbildes und um eine offensichtlich labile Familie zu entlasten, kann die Indikation zur kurz- oder längerfristigen Klinikbehandlung gegeben sein. Die für Autisten infrage kommenden diagnostischen Verfahren sind teils so speziell, daß nur damit befaßte Einrichtungen in der Lage sind, sie anzuwenden und in therapeutische Maßnahmen umzusetzen. Die schulische Integration autistischer Kinder ist bisher weder im Regel- noch im Sonderschulsystem befriedigend gelöst.

4.8.4 Zielsymptome für Psychopharmaka

An Versuchen, den „Autismus" oder wenigstens doch einzelne Symptome psychopharmakologisch zu bessern, hat es nicht gefehlt. Dabei wurden durchaus ermutigende Erfahrungen gemacht, teils gelang es, die Kinder kontakt- und aufnahmefähiger zu machen, teils konnten Stereotypien, Erregungszustände und Autoaggressionen vermindert oder auch verhütet werden (CAMPBELL 1978). Diese Erfolge reichen noch nicht aus, um die insgesamt ungünstige Prognose des Frühkindlichen Autismus entscheidend zu verbessern.
Die Vorstellung einer zentralen Stoffwechselstörung hat zum Versuch einer Behandlung mit hohen Vitamindosen (RIMLAND 1973) geführt. Die Ergebnisse blieben widersprüchlich. Es wurde jedoch erneut aufgrund kontrollierter Untersuchungen (LELORD et al. 1981) auf einen günstigen Effekt der Behandlung mit Vitamin B_6 hingewiesen.
MILLER und WALLIS berichteten 1979 über signifikante Verbesserungen in einer Mehrzahl von Symptombereichen durch *Sulpirid* (Dogmatil), einer Substanz, die leicht neuroleptische und antidepressive Wirkungen hat (s. Kap. 3). Die Dosierung wird mit 3 mal 50 mg/die angegeben. Zu erwarten ist eine Zunahme der sozialen Zugänglichkeit, eine Verminderung von Angst- und Erregungszuständen sowie von Stereotypien. Die endgültige Einschätzung der Wirksamkeit von Sulpirid bei autistischen Kindern wird vom Ergebnis weiterer kontrollierter Studien abhängen.
Analoges gilt für die Mitteilung von GELLER et al. (1982) über eindrucksvolle Erfolge mit Fenfluramin (Ponderax), einer als Appetitzügler im Handel befindlichen Substanz. Von besonderem Interesse ist an dieser Mitteilung, daß bei den behandelten Kindern eine vorbestehende Hyperserotoninämie zusammen mit der prompten Symptombesserung auf Normalwerte absank. Die Dosierung wird mit 2 mal 20 mg/die angegeben.
Am meisten in Gebrauch sind *Neuroleptika*. Bei autistischen Kindern, bei denen Äußerungen gesteigerten Antriebs und leichter Erregbarkeit, d.h. Unruhe und Wutanfälle den eigentlichen therapeutischen Zugang versperren, wirkt sich die antriebshemmende Medikation günstig aus. Die Erfahrung hat gezeigt, daß junge und deutlich retardierte Kinder bereits auf kleine Dosen mit starker Beruhigung reagieren und die Grenze zur Überdosierung im Verhältnis rascher überschritten wird als bei älteren Kindern und Jugendlichen, bei denen die antipsychotische Wirkkomponente gegenüber dem dämpfenden Effekt überwiegt.

Infrage kommen mehrere Substanzen aus der Neuroleptika-Gruppe, z. B. *Periciazin* (Aolept), das beim Kind im Vorschulalter bereits in einer Dosierung von 1–5 Trpf./die genügen kann, um eine Beruhigung eintreten zu lassen. Desgleichen zu empfehlen sind *Floropipamid* (Dipiperon), *Thioridazin* (Melleril) und *Haloperidol* (Haldol) in jeweils niedriger Dosierung (s. Kap. 3), die gegebenenfalls zu steigern ist. Auf extrapyramidal-motorische Nebenwirkungen ist sorgfältig zu achten. Eine zu deren Kompensation geeignete Zusatzmedikation von *Biperiden* (Akineton) kann im akuten Fall notwendig werden, sollte aber längerfristig vermeidbar sein. Auch das Risiko der übrigen, teils schwerwiegenden Nebenwirkungen der Langzeitbehandlung mit Neuroleptika muß bei der Behandlung immer wieder bedacht werden. Die niedrigst mögliche Dosierung ist anzustreben.

Tranquilizer haben sich in der Behandlung des frühkindlichen Autismus nicht bewährt. Bei einzelnen Kindern, bei denen Autoaggressivität im Vordergrund der Symptomatik steht, soll *Lithium* einen dramatischen Besserungseffekt gehabt haben (CAMPBELL 1978).

Die autistische Psychopathie bildet keine Indikation zur Behandlung mit Psychopharmaka.

4.9 Depressionssyndrome, psychogene und somatogene

G. NISSEN

4.9.1 Symptomatik, Diagnose und Differentialdiagnose

Im Gegensatz zu den affektiven Psychosen (s. Kap. 4.3), die bei Kindern vor dem 10. Lebensjahr nicht bzw. extrem selten vorkommen, werden nicht-psychotische (psychogene, somatogene) Depressionen bei Kindern und auch bei Jugendlichen häufig angetroffen. Als Depression wird hier ein klinisches *Syndrom* verstanden, d.h. eine Gruppe von Symptomen, die häufig in regelhafter oder gesetzmäßiger Verbindung miteinander auftreten. Das ist für die psychopharmakologische Therapie depressiver Kinder besonders wichtig, weil meistens nicht ein Symptom allein, sondern erst das Symptomenbündel, das depressive Syndrom, eine zuverlässige Indikation für den Einsatz antidepressiver Substanzen abgibt.

Trauer und Depression lassen sich unterscheiden. *Trauer* ist grundsätzlich motiviert, verständlich und einfühlbar. Bei *Depressionen* stehen angeschuldigte Ursachen und depressive Verstimmungen im diskrepanten Verhältnis. *Depressionen* bei Kindern und Jugendlichen kommen, wie schon GRIESINGER (1845) ausführt, zwar *seltener*, aber „*in allen ihren Varietäten*" vor. Katamnestische Untersuchungen (NISSEN 1971) haben ergeben, daß anhaltende depressive Verstimmungen im Kindesalter zu einem hohen Prozentsatz im Erwachsenenalter fortbestanden; diese Ergebnisse bestätigen retrograd die im Kindesalter gestellte Diagnose.

Psychogene und *somatogene Depressionen* im Kindes- und Jugendalter sind wahrscheinlich ebenso häufig wie bei Erwachsenen. Ob sie zahlenmäßig zugenommen haben, ist umstritten. Statistische Untersuchungen an Kindern, die in einer kinderpsychiatrischen Ambulanz vorgestellt wurden, ergaben, daß etwa 3–13% unter depressiven Störungen litten. Das Hauptmanifestationsalter liegt zwischen dem 11. und 14. Lebensjahr (50%), sie finden sich aber auch im frühen Kindesalter (25%), sind bei Säuglingen und Kleinkindern aber wesentlich seltener. Nach der Pubertät tritt eine starke zahlenäßige Zunahme ein. Die Geschlechtsverteilung entspricht etwa der des Erwachsenenalters: Auf zwei depressive Mädchen kommt ein depressiver Junge.

Psychogene Depressionen spielen mit 75% im Kindesalter eine dominierende Rolle, 10–15% sind somatogen und bei 5–10% finden sich konstitutionelle („psychopathische") Depressionen. Unter den psychogenen Depressionen lassen sich die „anaklitische Depression" (SPITZ), reaktive Depressionen und als Überforderungs-Depressionen die „Schul- bzw. Streß-Depressionen" anführen, schließlich die neurotische Depression infolge chronischer Erlebnis-Fehlverarbeitung.

Typische *anaklitische Depressionen* bei Säuglingen und Kleinkindern werden heute kaum noch beobachtet. SPITZ (1946) beschrieb sie mit den Stadien Apathie – Resignation – Retardierung. Das Initialstadium war durch Weinen, Schreien, Apathie, Gewichtsabnahme, Ein- und Durchschlafstörungen und zunehmende Infektanfälligkeit gekennzeichnet. Anhaltende Separation führte zu Resignation mit physiognomischer Starre mit Kontaktverweigerung. Dies leitete über ins Stadium der psychischen und physischen Retardierung, einer relativen Infantilität. Die abnorme reaktive Depression ist die psychische Antwort auf eine akute psychotraumatische Gleichgewichtsstörung, der manchmal eine angeborene oder erworbene depressive Disposition zugrunde liegt.

Schul-Depressionen werden oft einseitig als reine Streß-Depressionen bezeichnet. Von Schul-Depressionen sind jedoch vegetativ oder emotional labile, und intellektuell überforderte Kinder und Jugendliche besonders dann bedroht, wenn sie familiär zu Depressionen besonders disponiert sind.

Neurotische Depressionen zeigen bei Kindern oft nur eine fragmentarische Symptomatik, die sich erst in der späteren Kindheit und Jugend komplettiert. Hier liegen Störungen der psychischen Verarbeitung von Konflikten zugrunde. Aus psychoanalytischer Sicht lassen sich die Wurzel depressiver Entwicklungen regelmäßig bis in die frühe Kindheit zurückverfolgen. Prädisponierend sind chronische ungünstige Umweltverhältnisse, wie sie bei Halb- oder Vollwaisen, Scheidungskindern oder Kindern, die bei wechselnden Bezugspersonen heranwuchsen, oder deren Eltern krank oder beruflich überfordert waren, besonders häufig angetroffen werden. Besonders gefährdet sind demütige und fügsame, weiche, nachgiebige, distanzierte, verschlossene und abweisende Kinder und Jugendliche, die hinter dieser Fassade ein starkes Anlehnungs-, Geborgenheits- und Liebesverlangen verschlossen halten.

Somatogene Depressionen spielen neben den psychogenen eine zahlenmäßig herausragende Rolle. Bei *Erwachsenen* werden depressive oder dysphorische Verstimmungszustände als Folgeerscheinung einer hirnorganischen Schädigung häufiger als *„posttraumatische Wesensänderung"* klassifiziert. Die diagnostische Zuordnung ist hier relativ einfach, weil ein Vergleich mit der prätraumatischen Persönlichkeit möglich ist. Bei primär depressiven Kindern muß man sich dagegen nur zu oft mit der Feststellung einer „angeborenen Störung" begnügen, wenn sich nicht Hinweise auf eine frühkindliche Hirnschädigung, auf eine „minimale zerebrale Dysfunktion" (s. Kap. 4.5, 4.12, 4.16) aus der Vorgeschichte ergeben. Bei diesen depressiven Kindern finden sich gehäuft Konzentrationsstörungen, Teilleistungsschwächen, hyperkinetische Syndrome (s. Kap. 4.15). Somatogene Depressionen finden sich aber auch als Begleiterscheinungen eines epileptischen Anfallsleidens, wobei morbus- und medikationsbedingte Dysphorien und Depressionen voneinander abzugrenzen sind. Ferner werden somatogene Depressionen bei *endokrinen* Störungen (Turner- bzw. Klinefelter-Syndrom) angetroffen, bei Infektionen oder Intoxikationen oder in der Rekonvaleszenz nach schweren Erkrankungen. Solche depressiven Syndrome treten bei Kindern relativ häufig in Erscheinung, werden aber im Hinblick auf die im Vordergrund stehende Grundkrankheit relativ selten registriert.

4.9.2 Ätiologie und Pathogenese

An der *Entstehung* psychogener und somatogener Depressionen sind neben Haupt- immer auch Nebenursachen beteiligt. In Betracht kommen auch hier genetisch-kodierte Dispositionen, soziologisch-tradierte Faktoren und individuell-adoptierte Verhaltensmuster. Die verschiedenen Ursachen zu analysieren ist oft schwierig, häufig nicht ohne Willkür möglich. So ergibt manchmal erst die *Familienanamnese,* daß eine scheinbar eindeutig psychogene Depression einen unübersehbaren familiär-konstitutionellen Hintergrund hat: Auslöser und Ursachen werden oft verwechselt. Daß ähnliche Noxen bei verschiedenen Individuen zu unterschiedlichen Ergebnissen führen, sehen wir bei Kindern mit frühen *zerebralen Schädigungen:* Sie können zu epileptischen Anfallsleiden, hyperkinetischen Syndromen, Teilleistungsschwächen, manchmal auch zu somatogenen (organischen) Depressionen führen.
Kinder mit psychogenen Depressionen haben häufig *depressive Mütter* oder wachsen in ungünstigen Milieuverhältnissen auf: als Halb- oder Vollwaisen mit wechselnden Bezugspersonen, in Pflegestellen oder Heimen oder bei kranken bzw. beruflich überforderten Eltern, in geschiedenen oder getrennten Ehen. Kinder mit einer repressiven Erziehung weisen wesentlich mehr depressive Merkmale auf als solche mit demokratischen Erziehungsformen. Andererseits sind Temperament und emotionale Grundbefindlichkeit weitgehend genetisch festgelegt und prinzipiell wenig korrigierbar. PIEPER (1940) konnte durch Quer- und Längsschnittuntersuchungen von Kindern mit *„konstitutionellen Depressionen"* nachweisen, daß diese „von der frühen Kindheit bis über die Reifezeit hinaus reichen" können. Das wurde als Stützung der These von K. SCHNEIDER interpretiert, wonach sich zyklothyme Depressionen nicht als

Steigerung von Zuständen auffassen lassen, wie sie sowohl bei psychopathischen als auch bei unauffälligen Persönlichkeiten vorkommen.
In seinem *lerntheoretischen Modell* geht LEWINSOHN (1974) davon aus, daß Depressionen aufgrund von Verstärkungsreduktionen entstehen können, d. h. aufgrund eines Ausbleibens von Verstärkungen. Durch das Ausbleiben von positiven Verstärkungen werden noch vorhandene Aktivitäten reduziert, so daß ein Circulus vitiosus entsteht. Ein weiteres kognitives Modell der Depression entwickelte SELIGMAN (1975) mit dem der *gelernten Hilflosigkeit.* In schwierigen Situationen tritt zunächst Angst auf, die durch Depression ersetzt wird, wenn die Person erkennt, daß sie nicht in der Lage ist, bestimmte Ansprüche zu erfüllen.
Somatogene Depressionen spielen im Kindesalter zahlenmäßig eine herausragende Rolle. Erwachsene mit einer „depressiven Persönlichkeitsstruktur" waren bereits im Kindesalter oft „chronisch" depressiv. Bei diesen primär antriebsschwachen, ernsten und verschlossenen, stillen und langsamen, zaghaften und apathischen Kindern ließen sich (STÄDELI 1978) ebenso häufig prä- und postnatale Noxen nachweisen wie bei einer Vergleichsgruppe hirnorganisch kranker Kinder. Beinahe die Hälfte dieser depressiven Kinder hatte in der Säuglingszeit Trinkschwierigkeiten. Sie lernten relativ spät gehen und sprechen, machten keine oder nur schwache Trotzphasen durch und wurden schon als Säuglinge als still, ruhig, gemütlich und brav geschildert.

4.9.3 Allgemeine Behandlungsrichtlinien

Psychogene Depressionen benötigen in erster Linie einer *psychotherapeutischen Behandlung,* die regelmäßig eine psychotherapeutische Mitbehandlung der Eltern einschließen muß. Nur durch eine zuverlässige und dauerhafte Veränderung des familiären und sozialen Feldes kann ein erzielter Behandlungserfolg stabilisiert werden. Der Arzt muß dem depressiven Kind oder Jugendlichen die Überzeugung vermitteln, daß er seine Probleme und Konflikte, seine Trauer und Ratlosigkeit verstehen kann. Es ist ein Kunstfehler, nach der Diagnose eines depressiven Syndroms unmittelbar mit der psychopharmakologischen Therapie zu beginnen. Hinter jeder Depression, auch bei Kindern und Jugendlichen, steht eine *suizidale Gefährdung.* Der Arzt benötigt einen möglichst tiefen Einblick in die Familie, insbesondere in die Beziehungen zwischen Kind und Eltern und in die soziale Situation des Kindes und Jugendlichen. Für den *Erfolg der Therapie* ist es von entscheidender Bedeutung, die aktuelle Situation des depressiven Kindes oder Jugendlichen zu ergründen und zu erfassen. Dabei wird eine scheinbare Dichotomie deutlich. Die Tatsache, daß eine Depression vorwiegend milieureaktiv oder vorwiegend hirnorganisch bedingt ist, bedeutet nicht, daß in dem einen Fall psychotherapeutische und in dem anderen psychopharmakologische Behandlungsmaßnahmen dominieren. Nicht die Ätiologie, sondern das Symptom, das depressive Syndrom ist es, worunter das Kind oder der Jugendliche leidet, unter dem sie verzweifeln und zu zerbrechen drohen. Depressive Menschen, auch Kinder und Jugendliche, sind ernsthafte, gefühlsreiche und manchmal besonders sensible Wesen, die zuverlässig zwischen routinierten Tröstungen und engagierter Therapie unterscheiden können. Ein Hinweis auf den sonnigen, wolkenlosen Himmel, die bevorstehenden Schulferien und eine Reise helfen einem depressiven Kind ebensowenig wie Ratschläge an depressive Erwachsene, sich zusammenzureißen oder ohne Furcht in die Zukunft zu schauen, da ihre Probleme sich doch als Scheinprobleme erwiesen hätten. Aus solchen Bemerkungen glaubt der depressive Patient blitzlichtartig zu erkennen, daß ihn der Arzt nicht verstanden, daß er eine wesentliche Dimension seines Krankseins nicht erkannt hat: daß er depressiv ist, ohne eigentlich zu wissen, warum. Der neurotisch-depressive Jugendliche weiß, daß Jugendliche existieren, die unter gleichartigen, wenn nicht ungünstigeren Verhältnissen aufwuchsen, ohne depressiv zu erkranken. Diese Einsicht allein hilft ihm ebensowenig wie die Aussicht, daß er aus der jetzigen deprimierenden Situation in eine andere, günstigere überwechseln kann: in ein Internat oder in eine Lehrstelle. Aber sie helfen ihm, sein Ich, seine Vorstellung von sich selbst, von seinem Wert und seiner Stellung in der Welt zu stärken und hoffnungsvoller in die Zukunft zu schauen.

Das Kind oder der Jugendliche mit einer *somatogenen Depression* benötigen neben einer psychopharmakologischen auch eine ständige psychotherapeutische bzw. *heilpädagogische Behandlung*. Das somatogen-depressive Kind erlebt frühzeitig, daß es nicht nur durch sein dysphorisch-moroses Verhalten, sondern auch durch begleitende kognitive Mängel und psychische Beeinträchtigungen eine Sonderstellung einnimmt. Einige sind aggressiv-gehemmt mit einer Tendenz zu explosiblen Durchbrüchen, andere psychomotorisch hyperaktiv und aggressiv; viele weisen leichtere oder schwerere universelle Intelligenzstörungen oder partielle kognitive Ausfälle (Teilleistungsschwächen) auf, die zu einer Verstärkung der depressiven Grundstimmung führen können. Diese primär depressiven Kinder sind kummer- und sorgenvoll, wo andere fröhlich und ausgelassen sind; sie sind unglücklich, fühlen sich wertlos und ungeliebt. Sie leben in einer grauen, kontrastarmen Welt, unter der sie leiden und in der sie nicht mehr leben mögen. Durch psycho- und verhaltenstherapeutische Konzepte kann, wenn auch nicht der „organische Kern" der Depression, so doch die sekundär-reaktive Symptomatik beseitigt werden. Pädagogische Hinweise auf die Vielfalt menschlicher Erlebnisreaktionen, auf die Spielarten menschlicher Charaktere können solchen Jugendlichen helfen, die primäre Eigenart ihrer Persönlichkeit zu verstehen und sich vorurteilsfreier selbst zu adoptieren. In einer *Gruppentherapie* können sie erfahren, wie sie auf andere wirken und versuchen, ihr störendes pessimistisch-resignatives oder agitiert-destruktives Verhalten, wenn nicht abzubauen, so doch besser zu kontrollieren. *Kognitive Störungen* und umschriebene psychische Beeinträchtigungen wie psychomotorische Verlangsamung, perseverative Tendenzen, Konzentrationsschwäche, Teilleistungsstörungen u. a. erfordern eine gezielte Therapie. Zur *sozialen Feldbereinigung* gehört die Feststellung, ob die Intelligenz und die Leistungsfähigkeit dem Schultyp entsprechen oder ob eine Umschulung not-

wendig ist. In der Familie kann eine atmosphärische Entspannung durch die Erkennung der organischen Ursache des chronisch-depressiven Verstimmungszustandes des Kindes eintreten.
Ein partieller *Schlafentzug* kann sowohl bei psychogenen wie bei somatogenen Depressionen zu einer Symptombesserung führen, besonders in Kombination mit einer antidepressiven Psychopharmakotherapie.

4.9.4 Zielsymptome für Psychopharmaka und Prophylaxe

Die *psychopharmakologische Behandlung* psychogener und somatogener Depressionen bei Kindern und Jugendlichen richtet sich nach ihren *Zielsymptomen*, d.h. nach dem phänomenologischen Erscheinungsbild der Störung oder der Erkrankung. Für den Stellenwert und die Dauer, aber auch für die Bedeutung und das Gewicht anderer therapeutischer Maßnahmen aber ist die Ursache wichtig.
Die *anaklitische* Reaktion eines Kleinkindes, die *reaktive* Depression eines Kindes oder eines Jugendlichen kann durch geeignete Psychopharmaka günstig beeinflußt werden, wenn man als „günstig" den Fortfall depressiver Symptome bezeichnen will. Sieht man aber die *teleologische Bedeutung* solcher Symptome als SOS-Zeichen und als Notsignale, wird man in der Regel auf psychopharmakologische Interventionen verzichten. KUHN (1957) weist darauf hin, daß in der Trauer die „Trauerarbeit" durch Antidepressiva erleichtert, wenn auch nicht abgekürzt werden kann. Bei Kindern, besonders bei kleinen Kindern, ist die Rolle der chemischen aber auch der psychologischen Nebenwirkungen besonders zu beachten. Kinder, deren Stimmungen medikamentös manipuliert wurden, während die Ursachen ihrer Verstimmungen sich nicht veränderten, entwickeln leicht besondere Beziehungen zu psychotropen Medikamenten. Bei psychogenen Depressionen sollten antidepressive Substanzen nur dann eingesetzt werden, wenn es sich um schwere Depressionen handelt und/oder eine Suizidgefährdung vorliegt. Die Wahl des geeigneten Antidepressivums richtet sich nach der Zielsymptomatik des Drei-Komponenten-Schemas (s. Kap. 4.3): 1. *Psychomotorische Gehemmtheit* und Antriebsschwäche erfordern depressionslösende und aktivierende Medikamente, z.B. Imipramin (Tofranil), Maprotilin (Ludiomil), Viloxazin (Vivalan), Sulpirid (Dogmatil) u.a. 2. *Vital-depressive Verstimmungen* benötigen depressionslösende und stark aktivierende Medikamente wie z.B. Desipramin (Pertofran), Nortriptylin (Nortrilen) oder Nomifensin (Alival). MAO-Hemmer sind im Kindesalter kontraindiziert und sollten auch Jugendlichen nur bei bestimmten Indikationen gegeben werden. 3. *Ängstlich-psychomotorische Erregungszustände* werden mit dämpfenden und beruhigenden Medikamenten, z.B. Amitriptylin (Laroxyl, Saroten, Tryptizol) oder Trimepremin (Aponal) behandelt. Neuroleptika mit leicht antidepressiver Wirkung, die sich auch bei Kindern und Jugendlichen einsetzen lassen, wenn eine stärker sedierende Wirkung gewünscht wird, sind Thioridazin (Melleril) und Chlorprothixen (Taractan, Truxal).

Bei ambulanter Behandlung ist es zweckmäßig, die Antidepressiva einschleichend zu dosieren, um die Verträglichkeit zu prüfen und Nebenwirkungen nach Möglichkeit auszuschließen. Bei nicht-*psychogenen* und nicht-somatogenen Depressionen ist der antidepressive Effekt nicht so zuverlässig und nachhaltig wie bei endogen-phasischen Depressionen. Bei vorliegender Selbstmordgefährdung ist zu beachten, daß die depressionslösende Wirkung in der Regel verzögert, manchmal erst nach zwei bis drei Wochen eintritt. Da die antriebssteigernde Wirkung meistens *vor* der Stimmungsaufhellung in Erscheinung tritt, kann eine latente Selbstmordtendenz zusätzlich aktiviert werden. Das ist besonders bei der Verordnung antidepressiver Substanzen mit starker antriebssteigernder Komponente zu beachten. Der sedierende, manchmal schlafanstoßende Effekt macht sich ebenfalls schon in den ersten Tagen nach Beginn der Medikation bemerkbar. Auch suizidgefährdete Kinder und Jugendliche benötigen bis zum Eintritt der depressionslösenden Wirkung eine psychotherapeutische Betreuung, manchmal zusätzlich eine fortlaufende Kontrolle und Überwachung, wie sie nur in einer Klinik möglich ist.

Die antidepressiven Substanzen werden meistens *per os* gegeben, am besten nach den Mahlzeiten. Da Kinder und Jugendliche manchmal auf Antidepressiva mit stärkeren *Nebenwirkungen* reagieren, sind zu Beginn *niedrige* Dosen zu empfehlen, z.B. 2–3 mal täglich 10 mg Ludiomil, 2 mal 50 mg Dogmatil oder 2 mal 10 mg Anafranil. Wenn erforderlich, kann die Tagesdosis nach etwa einer Woche schrittweise bis auf etwa das Doppelte erhöht werden. Wenn die Depression sich gebessert hat, was je nach Art und Schwere der Erkrankung nach Wochen oder erst nach Monaten eintritt, sollte die Tagesdosis allmählich reduziert werden. Schlagartiges Absetzen ist zu vermeiden, um unangenehme Entzugserscheinungen zu umgehen.

Bei chronischen psychogenen Depressionen, manchmal auch bei somatogenen Depressionen, kann eine parenterale antidepressive Behandlung zweckmäßig sein, i.m. oder i.v. Auch bei Jugendlichen haben sich antidepressive Tropfinfusionen (s.Kap.4.3) bei Depressionen verschiedener Ätiologie bewährt.

Bei Störungen des Schlaf-Wach-Rhythmus ist manchmal eine zeitlich befristete Zusatzmedikation erforderlich, z.B. Chloralhydrat oder Benzodiazepin-Derivate. Barbiturate sind eher kontraindiziert, da sie anscheinend die Leberenzyme stimulieren und damit die Wirksamkeit der Antidepressiva beeinträchtigen. Bei Angst- oder Unruhezuständen kann die zusätzliche Gabe eines Tranquilizers berechtigt sein. Tranquilizer haben aber keine spezifische antidepressive Wirkung und können Antidepressiva nicht ersetzen oder unterstützen.

4.10 Drogenmißbrauch (Entgiftung)

J. MARTINIUS

4.10.1 Symptomatik, Diagnose und Differentialdiagnose

Die Auseinandersetzung mit rauscherzeugenden Drogen und ihr zur Abhängigkeit führender Konsum haben sich in den vergangenen zwei Jahrzehnten unter Jugendlichen explosivartig ausgebreitet. Über *Drogenerfahrungen* wird von etwa ¼ aller 14–18jährigen ohne Unterschied der sozialen Herkunft berichtet; bei nicht wenigen datieren die ersten Anfänge ins Kindesalter. Mit *regelmäßigem Konsum* ist bei ca. 5% aller Jugendlichen zu rechnen (sog. „User"). In der Bundesrepublik Deutschland war die Zahl Jugendlicher Drogenkonsumenten in den letzten Jahren leicht rückläufig. Etwa 0,5% werden süchtig, d. h. geraten in ein Stadium, das zum Abbruch sozialer Bindungen (entsozialisierte „User") und zu starker körperlicher Abhängigkeit führt.
Auf allen „Motivationsebenen" (Probieren, Konsumieren, Abhängigkeit, Sucht) ist das Auftreten von *Intoxikationen* durch Überdosierung oder anderer akuter Komplikationen (bei durchschnittlicher Dosierung) möglich. Zu ihrer Behandlung können Psychopharmaka Einsatz finden. Nach wiederholtem bzw. regelmäßigem Drogenkonsum ist mit Entzugssymptomen zu rechnen, die ebenfalls den Einsatz von Psychopharmaka erforderlich machen können.
Die am meisten verbreiteten Rauschmittel sind (in der Reihenfolge der Häufigkeit ihres Mißbrauches): Marihuana – oder Haschischwirkstoffe (Tetrahydrocannabinol, THC), LSD (Lysergsäurediäthylamid), Weckamine, Schmerz-, Beruhigungs- und Schlafmittel, Kokain, Opiate. Nicht selten steht am Anfang einer Drogenkarriere das Inhalieren von Lösungsmitteln („Schnüffeln").

4.10.1.1 Akute Komplikationen

Halluzinogene und Cannabis induzieren Angst, wenn halluzinierte Gebilde als bedrohlich erlebt werden. Gelingt dem Jugendlichen kein Ausgleich zur Realität, kann sich ein psychotisches Angstsyndrom („Horror Trip") entwickeln, innerhalb dessen sich halluzinatorische Wahrnehmungen, illusionäre Verkennungen und paranoide Ideen miteinander mischen. Psychotische Episoden können nach Einnahme von LSD oder THC auch im drogenfreien Intervall auftreten (verlängerter Rausch, Nachhallpsychosen und längerdauernde Psychosen).

4.10.1.2 Intoxikationen

Der Konsum von *Cannabisprodukten* führt kaum nach der üblichen Inhalation, wohl aber nach oraler Ingestion oder i.v. Applikation zu Überdosierungen. Sie sind – neben den psychischen Wirkungen – erkennbar an Kopfschmerzen, Übelkeit, Oberbauchkoliken, Kreislaufregulationsstörungen und Parästhesien. *LSD* induziert sympathikomimetische Reaktionen und bei Überdosierung ein schweres psychotisches Zustandsbild. Tödliche Überdosierungen von LSD sind nicht bekannt geworden, hingegen im Rausch erlittene Unfälle mit Todesfolge.
Eine einzelne Überdosis Amphetamin und verwandte Substanzen kann beim Gelegenheitskonsumenten eine angstbesetzte psychotische Reaktion auslösen. Nach routinemäßigem Mißbrauch entwickelt sich jedoch eine Toleranz. Somatische Symptome des chronischen Abusus sind Gewichtsverlust, Blutdruckanstieg, Herzrhythmusstörungen und Dyskinesien.
Sedativa und Hypnotika nehmen als Suchtmittel anhaltend eine vorrangige Stellung ein. Überdosierungen von Tranquilizern erzeugen Koordinationsstörungen und Somnolenz; gefährlich ist jedoch der meistens bevorzugte, mit anderen Rauschmitteln kombinierte Mißbrauch ebenso bei Barbituraten, die als solche bereits nach Überdosierung zu Komata mit tödlichem Ausgang führen können.
Opiatintoxikationen (Codein, Morphin, Polamidon, Heroin) führen zu Koma und Atemdepression. Die Merhzahl der plötzlichen Todesfälle bei jugendlichen Drogenabhängigen ist die direkte Folge von Opiatüberdosierungen.

4.10.1.3 Entzugssyndrome

Nicht alle Rauschdrogen erzeugen eine körperliche Abhängigkeit, gleichbedeutend mit dem Auftreten quälender körperlicher Symptome bei Entzug der Droge. Unabhängig von der körperlichen Abhängigkeit existiert eine weniger klar definierbare psychische Drogenbindung. Sie unterhält den süchtigen Mißbrauch von Cannabis und Halluzinogenen (die nicht zu körperlicher Abhängigkeit führen) und kombiniert sich bei anderen Drogen mit der *körperlichen Abhängigkeit*. Entzugssyndrome treten typischerweise bei Abhängigkeit von *Weckaminen, Hypnotika* und *Opiaten* auf.
Nach chronischem Mißbrauch von *Amphetaminen,* der wegen einer raschen Toleranzentwicklung regelmäßig zu erheblichen Steigerungen der Einzeldosen geführt hat, folgt dem plötzlichen Absetzen ein schweres psychisches Entzugssyndrom, in dessen Vordergrund eine „Erschöpfungsdepression" steht, die sich von der „klassischen" Depression unterscheidet, weil Hyperphagie und Hypersomnie beobachtet werden.
Der Entzug von *Beruhigungs- und Schlafmitteln* (Tranquilizer, Sedativa, Hypnotika) korreliert mit der Art der mißbrauchten Droge und mit dem Schweregrad der körperlichen Abhängigkeit. Eine leichte Form von Entzugssyndrom

(z. B. nach Tranquilizerabusus) äußert sich in Unruhe, Tremor, Kopfschmerzen, ängstlich-dysphorischer Verstimmung und Kreislauflabilität. Bei ausgeprägter Abhängigkeit treten tagelang anhaltende Schwächezustände auf. Es kann jedoch, z. B. nach Barbituratentzug, zum Auftreten eines Deliers mit Halluzinationen, Wahnideen und psychomotorischen Erregungszuständen kommen, ein Zustand, der wegen drohenden Kreislaufversagens und möglicher epileptischer Anfälle als lebensgefährlich anzusehen ist.

Wegen rascher Toleranzentwicklung gegenüber den rauscherzeugenden Wirkungen wird der *Opiatabhängige* schließlich nur noch aus Angst vor der Entzugskrankheit zu immer neuer Drogenzufuhr getrieben. Das Auftreten von Entzugssymptomen ereignet sich in charakteristischer Abfolge: 8–12 Stunden nach der letzten Injektion treten psychomotorische Unruhe, Verstimmung, vermehrte Schweiß-, Tränen- und Nasensekretion auf, denen sich ein mehrstündiger Schlaf anschließt. Danach treten Symptome in verstärkter Ausprägung auf, verbunden mit Übelkeit, Erbrechen, Myalgien, intestinalen Spasmen, Diarrhoe, Temperaturanstieg und kritischer Kreislaufschwäche. Der über Tage sich hinziehende Zustand klingt nur langsam aus.

4.10.2 Ätiologie und Pathogenese

Beim Jugendlichen ist es das Zusammentreffen phasentypischer Unsicherheiten und Konflikte mit einer in der Gesellschaft allgemein verbreiteten Unzufriedenheit, was ihn den Versuch einer Spannungsabfuhr über die Droge unternehmen läßt. Diejenigen, die in die Abhängigkeit geraten, sind oft durch negative Kindheitserfahrungen und nachteilige Lebensbedingungen vorbelastet. Jenseits einer individuell unterschiedlich rasch erreichten Schwelle verselbständigt sich das Konsumverhalten. Soziale Bindungen reißen ab; über den Zwang zur Beschaffung der Droge eröffnet sich der Weg in die Kriminalität.

4.10.3 Allgemeine Behandlungsrichtlinien

Entwöhnung von der Droge und Heilung der Krankheit können nur über den Wunsch nach Hilfe gelingen. Bei bestehender Abhängigkeit kommt es zu *Drogennotfällen* (s. o. „Akute Komplikationen"), die vor einer Entzugsbehandlung ärztlichen Eingreifens bedürfen. Für beides, Behandlung des Drogennotfalls und Entzug, gilt, daß sie *klinisch-stationär* geschehen sollen. Ein erfolgreicher Entzug ist *nur* nach stationärer Aufnahme möglich. Voraussetzung ist eine strikte Disziplin in der Verordnung suchtgefährdender Medikamente durch den niedergelassenen Arzt. Auch die Behandlung des Drogennotfalls soll als Teil der Behandlung der Abhängigkeit verstanden werden.

4.10.4 Zielsymptome für Psychopharmaka

Akute psychische Komplikationen, z. B. psychotische Reaktionen nach Einnahme von Halluzinogenen, lassen sich, falls nicht auf andere Weise überwindbar, mit *Diazepinen* (z. B. 10–20 mg Valium i. v.) beherrschen. *Intoxikationen* mit abhängigkeitserzeugenden Drogen bilden nur ausnahmsweise eine Indikation zum Einsatz von Psychopharmaka. Im Vordergrund stehen kreislaufstützende und die Elimination fördernde Maßnahmen (Diurese). Bei Amphetaminintoxikationen sind Barbiturate kontraindiziert (Gefahr der Rauschpotenzierung!). Für den *Entzug* hat sich als unterstützende, delirverhütende, pharmakotherapeutische Maßnahme die Behandlung mit dem trizyklischen Antidepressivum *Doxepin* (Aponal) gut bewährt, und zwar gleichermaßen bei Abhängigkeit von Amphetaminen, Hypnotika und Opiaten, auch bei Alkoholentzug (M. DAUNDERER et al. 1974). Jugendliche *Opiatfixer* enthalten gleichmäßig über den Tag verteilt 3–4 mal 50 mg, ab dem 4. Tag 2 mal 50 mg und ab dem 7. Tag 1 mal 50 mg abends. Die Behandlung endet nach dem 9.–14. Tag. Der Entzug bei oralem Opiatmißbrauch, Amphetamin- und Hypnotikasucht (ebenso bei Alkoholabhängigkeit) wird mit einer niedrigeren Dosierung durchgeführt (3 Tage 3 mal 50 mg, dann 6 Tage 1 mal 50 mg).
Erfahrungen liegen auch mit *Piracetam* (Normabrain, Nootrop) vor (MAY 1980). Die empfohlenen Tagesmengen liegen bei 3 mal 1600 mg in den ersten 7 Tagen, danach für eine weitere Woche täglich 3 mal 800 mg, anfangs gegebenenfalls als Tropfinfusion, dann oral.
Zusätzlich kann der Einsatz *schwachpotenter Neuroleptika* (z. B. Thioridazin) oder von *Tranquilizern* mit antikonvulsiver Wirkung (Diazepam, Clonazepam) erforderlich werden.

4.11 Enkopresis

G. NISSEN

4.11.1 Symptomatik, Diagnose und Differentialdiagnose

Von „*Einschmutzen*" oder „*Einkoten*" wird gesprochen, wenn ein Kind tagsüber oder nachts kleinere oder größere Mengen Stuhl oder geformte Stuhlmassen in die Hose entleert, ohne durch das Wärme- und Feuchtigkeitsgefühl und den penetranten Geruch stärker belästigt zu werden. Von Einkoten sollte man frühestens nach Vollendung des *dritten* Lebensjahres sprechen.
Bei einkotenden Kindern ist es manchmal schwer zu entscheiden, ob der Stuhlgang von ihnen angst- oder lustbetont erlebt und die Entleerung deshalb zeitlich verzögert wird oder ob die warme, breiige Hautberührung mit dem Kot sogar als angenehm empfunden wird, worauf das eindutig lustbetonte Kotschmieren einiger Kinder hinzuweisen scheint. Einkotende Kinder verber-

gen oder verstecken oft ihre angeschmutzte Wäsche. Es gibt außerdem Kinder, die Kot in Papier oder Tüten wickeln, ihn unter Betten oder Kleiderschränke werfen und solche, die Kot auf Möbel oder Wände schmieren oder in die Wäsche oder das Bett der Mutter oder des Vaters gezielt defäzieren. Dieses demonstrative Einkoten hat manchmal einen ähnlichen SOS- und Signalcharakter wie das Schreiben von Zetteln oder Briefen oder das Liegenlassen von Tagebüchern mit Eintragungen über offene Konflikte oder Suizidabsichten bei depressiven Kindern oder Jugendlichen.

4.11.2 Ätiologie und Pathogenese

Für die *Entstehung* des Einkotens haben ein zu früher Beginn und eine zu konsequente Durchführung des Reinlichkeitstrainings in der Säuglings- und Kleinkindzeit offenbar die größte Bedeutung. Strenge und intolerante Väter mit engen, moralisierenden Erziehungsmaximen und sadomasochistischen Erlebnisweisen kommen häufiger vor, ebenfalls, vielleicht noch häufiger, rigide und puristische Mütter. Wie beim Einnässen wird das Symptom oft erst durch einen Orts-, Schul- oder Lehrerwechsel oder die Geburt eines Geschwisters manifest. Der Symptomauslösung geht regelmäßig eine neurotische Persönlichkeitsentwicklung voraus, oft durch eine latente Disposition gefördert oder unterstützt.

So wenig es gerechtfertigt ist, von einer *„Einnässerpsyche"* zu sprechen, wenngleich wir oft pessimistische, resignierte und depressive Kinder sehen, bei denen das Einnässen symbolisch als ein „Weinen mit der Blase" bezeichnet werden kann, ebenso wenig ist es angebracht, eine *„Enkopretikercharakter"* zu konstatieren und diesen Kindern Boshaftigkeit, Aggressivität und Sadismus nachzusagen. Aber viele *einkotende Kinder* sind aggressiv-gehemmt, bedrückt und unfroh, überangepaßt und depressiv. Sie kontrollieren peinlich ihre angestauten Aggressionen, bis es dann aus nichtigen Anlässen zu schweren Affekt- und Wutausbrüchen kommt, die sie danach anscheinend durch ein betont devotes und demütiges Verhalten abbüßen wollen. So wie manche zwangsneurotische Erwachsene quasi aus Geiz fast regelmäßig eine chronische Obstipation zeigen, so karikiert das einkotende Kind mit seinem Symptom eine ihm andressierte Gebefreudigkeit, die es innerlich nicht akzeptiert.

4.11.3 Allgemeine Behandlungsrichtlinien

Da das Symptom häufig nur eine Verdichtung von *Familienkonflikten* darstellt, setzt die Familie einer übergreifenden Neuorientierung oft so erhebliche *Widerstände* entgegen, daß sich eine stationäre Behandlung des Kindes nicht umgehen läßt. Das Kind muß davon überzeugt werden, daß der Darm erzogen werden muß, daß ein *„toilet-training"* unerläßlich ist. Es erhält abends ein leichtes Stuhlgleitmittel, morgens gleich nach dem Aufstehen ein schlackenreiches Frühstück. Später wird es zur Toilette geschickt, um die Empfindung des

Stuhldranges so zu erlernen. Im Laufe des Tages wird die Toilette regelmäßig nach den Hauptmahlzeiten aufgesucht. Zunächst werden Erfolgsmeldungen kontrolliert und sofort mit Süßigkeiten und kleinen Geschenken belohnt. Kotet ein Kind erneut ein, werden die Spuren gemeinsam und diskret mit abgestelltem Affekt beseitigt. In der Einzel- und Gruppentherapie soll das aggressiv-gehemmte und überangepaßte Verhalten des Kindes durch Zeichnen, Malen und Spielen oder durch Musiktherapie aufgelockert werden. Da in den meisten Fällen das Kind wieder ins Elternhaus zurückkehrt, ist eine besonders intensive Elternberatung oder sogar eine psychotherapeutische Behandlung der Mutter oder des Vaters notwendig.

4.11.4 Zielsymptome für Psychopharmaka und Prophylaxe

Über systematische *psychopharmakologische Behandlungen* der Enkopresis ist wenig bekannt; es liegen aber einige „anekdotische" Mitteilungen vor. So berichtet WHITE (1977), daß unter Imipramin (Tofranil) eindeutige Besserungen erzielt wurden. Es wird die gleiche Dosierung wie bei Enuresis empfohlen, die erste Dosis solle morgens vor der Schule, die zweite nach Rückkehr von der Schule gegeben werden. In Einzelfällen wurde auch über überraschende Besserungen der Enkopresis unter Nomifensin (Alival) und Sulpirid (Dogmatil) mitgeteilt.

4.12 Entwicklungsstörungen, universelle und partielle

J. MARTINIUS

4.12.1 Seelische Frühreife, Retardierung und Reifungsasynchronie

4.12.1.1 Symptomatik, Diagnose und Differentialdiagnose

Eine biologisch fundierte Beziehung zwischen somatischer Reifung und geistig-seelischer Entwicklung regelt im allgemeinen die harmonische Abstimmung der Bereiche. Dieses Gleichgewicht ist empfindlich und durch äußere Gegebenheiten, dispositionelle Faktoren oder somatische Erkrankungen leicht störbar. Dennoch lassen sich eine Reihe von Auffälligkeiten in Reifung und Entwicklung als Normvarianten ansehen, z.B. die sog. Akzeleration als zeitbedingter Entwicklungswandel oder phasentypische Erscheinungen wie das kleinkindliche Trotzverhalten und krisenhafte Erscheinungen in Pubertät und Adoleszenz. Erst wenn die Auseinandersetzung mit der sozialen Umgebung anhaltend konflikthaft verläuft, können die Symptome einer Entwicklungsauffälligkeit Krankheitswert erhalten.
Seelische Frühreife ist oft die Folge einseitiger Milieueinflüsse. Sie äußert sich

als Altklugheit, d.h. in einer frühen Ausrichtung auf die gedankliche Welt der Erwachsenen und gleichzeitigem Verlust kindlicher Unbekümmertheit. Sie kann zu sozialer Isolierung führen. Seelische Frühreife kann ebenso eine akzelerierte körperliche Entwicklung begleiten, insbesondere die verfrühte körperlich-sexuelle Reifung (Pubertas präcox). Im letzteren Falle findet sich ein betont erwachsenes, fürsorglich-anteilnehmendes Auftreten, gelegentlich auch ein dem Lebensalter vorausgehendes sexuelles Triebverlangen.

Seelisch retardierte Kinder und Jugendliche fallen weniger in der Familie, wo sie als leicht zu handhaben erlebt werden, als unter Gleichaltrigen auf, mit deren Aktivitätsniveau und Interessendynamik sie nicht mithalten können. Dabei laufen sie Gefahr, reaktiv in eine passive Außenseiterposition zu geraten. Die seelische Reifungsverzögerung ist zu unterscheiden von der schwerwiegenden *Reifungsasynchronie,* bei der eine körperliche und sexuelle Frühreife sich mit einer verlangsamten seelischen Entwicklung kombiniert. Diese spezielle Form einer *disharmonischen* Reife disponiert zu Konflikten innerhalb der eigenen Identitätsfindung wie mit der Umwelt; sie führt nicht selten in die Dissozialität.

4.12.1.2 Ätiologie und Pathogenese

Die Grundlagen für Reifung und Entwicklung sind erblicher und konstitutioneller Art. Eine fortlaufende Interaktion mit Umweltbedingungen bestimmt den individuellen Entwicklungsverlauf, wobei einzelne Komponenten wechselnd im Vordergrund stehen. Eine anteilmäßige Festlegung ist oft nur annähernd möglich. Die zentrale somatische Rolle ist bei der Pubertas praecox deutlich, deren verschiedene Formen der sorgfältigen somatischen Abklärung bedürfen.

4.12.1.3 Allgemeine Behandlungsrichtlinien

Anpassungsprobleme, die im Rahmen universeller Entwicklungsstörungen auftreten, sind ein dankbares Feld für beratende oder therapeutische Gespräche mit den meist jugendlichen Patienten und deren Familien. Änderungen der schulischen oder sonstigen Ausbildungssituation können die entscheidende Maßnahme sein. Weniger der Leistungssport als maßvolle, sozial verbindende körperliche Aktivität und Regulierung der Lebensweise helfen, Konflikte zu überwinden. Ist z.B. als Folge einer Reifungsasynchronie eine neurotische Fehlentwicklung eingetreten, bedarf diese einer psychotherapeutischen Intervention.

4.12.1.4 Zielsymptome für Psychopharmaka

Nur in Ausnahmefällen ist bei universellen Entwicklungsstörungen die Verordnung von Psychopharmaka angezeigt, und wenn, dann kurzfristig zur Überwindung kritischer Situationen. Infrage kommen abnorme Erlebnisreaktionen, Suizidalität oder nach außen gerichtete Aggressivität. Mittel der Wahl sind *Tranquilizer*. Bei seelischer Reifungsverzögerung kann der Einsatz einer leicht aktivierenden bzw. psychostimulierenden Medikation sinnvoll sein, z. B. von *Nootropika* oder *Stimulanzien*, z. B. Pemolin (Tradon), in einer Dosierung von 40 mg morgens.

4.12.2 Partielle Entwicklungsstörungen

4.12.2.1 Symptomatik, Diagnose und Differentialdiagnose

Hier sollen nur einige partielle Entwicklungsstörungen Berücksichtigung finden, die nicht schon anderweitig dargestellt wurden (s. Schlafstörungen, Tics u. a.).
Daumenlutschen ist aus kinderpsychiatrischer Sicht dann von Belang, wenn es bis jenseits des Kleinkindalters persistiert. Es tritt vorzugsweise in frustrierenden oder gespannten Situationen auf (Alleinsein, Angst). Das *Kauen an den Fingernägeln* oder, in erweiterter Form, an Kleidungsstücken und verschiedensten Gegenständen ist eine für das Schulalter kennzeichnende Auffälligkeit, die bekanntlich bis ins Erwachsenenalter fortbestehen kann. Selten tritt in Kombination mit den erstgenannten Störungen oder auch allein *Haareausreißen* (Trichotillomanie) auf. Die davon betroffenen Kinder, vorwiegend Mädchen, drehen oder zupfen in Büscheln Kopfhaar aus, um sich damit zu kitzeln. Schwer entwicklungsgestörte, geistesschwache Kinder haben die Tendenz, ausgerissenes Haar zu verschlucken.

4.12.2.2 Ätiologie und Pathogenese

Daumenlutschen und *Nägelkauen* sind fixierte Verhaltensweisen, an deren Ursprung der Versuch steht, unlustgetönte Spannung über eine Ersatzhandlung abzuführen. Konstitutionelle Faktoren kommen hinzu, so daß auch ein Milieu, welches ein „Normalmaß" an Zuwendung anbietet, individuell defizitär wirken kann. *Haareausreißen* ist ein gravierenderes Symptom. Es gilt als Hinweis auf eine neurotische Fehlentwicklung, innerhalb derer aggressive Impulse gegen sich selbst gerichtet werden. Die Ursache wird in Störungen der frühen Mutter-Kind-Interaktion vermutet. Bei geistesschwachen Kindern hat das Haareausreißen mehr die Konnotation einer Stereotypie.

4.12.2.3 Allgemeine Behandlungsrichtlinien

Der von Eltern zunächst stets eingeschlagene Weg des Kritisierens, Verbietens oder gar Bestrafens führt selten oder nur kurzfristig zum gewünschten Erfolg. Wo ein emotional defizitäres Milieu den Hintergrund bildet, muß versucht werden, emotionale Störungen aufzudecken, Erziehungshaltungen zu ändern und der Familie Hilfen zu geben. Daumenlutschen verschwindet von selbst, Nägelbeißen und Haareausreißen ist verhaltenstherapeutisch angehbar.

4.12.2.4 Zielsymptome für Psychopharmaka

Partielle Entwicklungsstörungen bilden als solche keine Indikation zur Behandlung mit Psychopharmaka. Treten sie jedoch als Symptom einer Zerebralschädigung und/oder schwer geistiger Behinderungen auf, so kann der Versuch einer neuroleptischen Behandlung gerechtfertigt sein. Geeignet ist z.B. das Butyrophenon Floropipamid (Dipiperon) in einer Dosierung von 0,5–1 mg/kgKG/die. Die Behandlung wird mit niedriger Dosierung begonnen und langsam, unter individueller Abstimmung gesteigert.

4.13 Enuresis

G. NISSEN

4.13.1 Symptomatik, Diagnose und Differentialdiagnose

Von *Einnässen* sollte man frühestens nach Vollendung des vierten Lebensjahres sprechen. Etwa 10% der Kinder nässen im vierten bis fünften Lebensjahr noch ein, insgesamt 12% der Jungen und 7% der Mädchen. Jungen werden schwerer spontan trocken als Mädchen und weisen eine höhere Rezidivquote auf. Nach Beendigung der Pubertät wird das Einnässen selten. Bei 75% aller Kinder besteht die Enuresis (E. nocturna) nur nachts, bei 10% nur tagsüber (E. diurna), bei ca. 15% tags und nachts.
Es ist notwendig, das primäre vom sekundären Bettnässen zu unterscheiden. Von *primärer Enuresis,* der häufigsten Gruppe, wird gesprochen, wenn ein Kind seit der Geburt ununterbrochen einnäßt. Unter *sekundärer Enuresis* versteht man ein erneutes Einnässen nach einer trockenen Periode. Nicht immer lassen sich primäre und sekundäre Enuresis eindeutig voneinander trennen, weil die Angaben der Bezugspersonen nicht immer eindeutig sind. Grundsätzlich ist jedoch eine Unterscheidung wichtig, weil bei einer *primären Enuresis,* besonders dann, wenn tagsüber *und* nachts eingenäßt wird, unbedingt eine urologische Ursache (kongenitale Mißbildungen) ausgeschlossen werden muß. Bei der *sekundären Enuresis* findet man nicht selten pathogene Umwelt-

ereignisse (Geburt eines Geschwisterkindes, Trennung der Eltern, Schulwechsel, Umzug).
Differentialdiagnostisch ist in jedem Falle eine Urininkontinenz infolge urologischer Leiden auszuschließen.

4.13.2 Ätiologie und Pathogenese

Bei der *primären* Enuresis läßt sich häufig eine homologe genetische Belastung nachweisen. Bei direkter Befragung geben 60–70% aller Mütter an, daß sie selbst, die Väter oder ein naher Verwandter als Kind unter derselben Störung litten. *Zwillingsuntersuchungen* von HALLGREN (1957, 1960) und BAKWIN (1971) ergaben eine signifikant höhere Konkordanz bei eineiigen als bei zweieiigen Zwillingen. Unter den 338 gleichgeschlechtlichen Zwillingen von BAKWIN waren 68% der EZ, aber nur 36 der ZZ konkordant. Andere enuretische Kinder weisen allgemeine Entwicklungsverzögerungen auf. Bei etwa 30% lassen sich *EEG-Veränderungen* nachweisen, ohne querschnittmäßig differenzieren zu können, ob es sich dabei um Hirnreifungsverzögerung oder um eine Hirnschädigung handelt. Bei *geistigbehinderten Kindern* ist das nächtliche Einnässen als mangelnde Lernfähigkeit infolge des mentalen Defektes anzusehen. Nächtliches Einnässen als Begleiterscheinung *epileptischer Anfälle* wird als isoliertes Leitsymptom nur selten beobachtet. Über einen abnormen *Tiefschlaf* einnässender Kinder berichten Mütter häufig. EEG-Schlafableitungen haben gezeigt, daß regelmäßig am Ende einer Tiefschlafperiode eingenäßt wird. Erst danach tritt eine Phase mit schnellen Augenbewegungen, die REM-Phase, auf, in der geträumt wird. Diese Beobachtungen spielen für die Theorie der Behandlung einnässender Kinder mit antidepressiven Substanzen eine gewisse Rolle.
Bei etwa 10% aller einnässenden Kinder lassen sich *Harnwegsinfektionen* feststellen. Sie spielen bei Mädchen eine größere Rolle als bei Jungen. Bei einem „Screening" aller fünfjährigen Mädchen hatten 10% Urininfektionen, davon näßten 55% mehr als einmal wöchentlich und 30% weniger als einmal wöchentlich ein. Die Häufigkeit der Enuresis war in dieser Gruppe fünfmal höher als bei den anderen Kindern ohne Harnwegsinfektionen. Die ursächlichen Zusammenhänge sind ungeklärt. Das milieureaktive, das *neurotische Einnässen* bildet eine weitere große Gruppe: Einnässen als Folge einer Fehlkonditionierung zur Zeit der Reinlichkeitserziehung durch zu frühen Beginn des Reinlichkeitstrainings. Dabei kann das entwicklungsphysiologische Unvermögen einer zuverlässigen Harnkontrolle fixiert werden; andererseits Einnässen als Folge einer inkonsequenten oder resignierenden Erziehung zur Reinlichkeit; schließlich aber auch die neurotische Enuresis auf dem Boden chronischer Fehlhaltung der Eltern: Rigide und zwanghafte Mütter, die pedantisch eine perfekte Blasenkontrolle fordern, oder extrem verwöhnende Eltern, die ihre Kinder ohne ausreichende Motivierung übermäßig belohnen, so daß dem Kind jeglicher Ansporn zu Leistung fehlt. Wie sehr *polyätiologische Gesichtspunkte* auch für die Entstehung einer neurotischen Enuresis eine Rolle spielen,

ergibt sich bereits daraus, daß langfristige, auch sehr intensive psychotherapeutische Behandlungen das Symptom Einnässen bei Kindern oft nicht beseitigen können.

4.13.3 Allgemeine Behandlungsrichtlinien

Für die rationelle *Therapie* der Enuresis kommen in erster Linie in Betrachtung: heilpädagogische Maßnahmen, verhaltenstherapeutische Methoden und eine medikamentöse Therapie; als besonders effizient hat sich eine *kombinierte* heilpädagogisch-psychopharmakologische Behandlung erwiesen.
Die *heilpädagogischen Maßnahmen* zielen auf eine Veränderung der Einstellung des Kindes und der Eltern zum Einnässen. Den Kindern muß die Gewißheit gegeben werden, daß man sie nicht für ihr Einnässen verantwortlich macht, daß es jedoch mit Fremdunterstützung möglich ist, sie davon zu befreien. Die Eltern dürfen das Kind wegen des Einnässens *nicht* bestrafen, aber auch nicht belohnen, etwa mit einem behaglichen morgendlichen Vollbad. Die Flüssigkeitsmenge kann ab Nachmittag eingeschränkt werden, um das Blasenvolumen zu mindern. Aber kein Kind sollte dursten. Tagsüber kann die Blasenkapazität durch Hinauszögerung der Harnentleerung trainiert und allmählich gesteigert werden. Dadurch wird auch die Häufigkeit der nächtlichen Entleerungen verringert. Die abendliche Blasenentleerung ist oft eine bloße Pflichtübung, wenn sie nicht kontrolliert wird, weil die Kinder oft auch dann die Spülung betätigen, wenn keine Blasenentleerung erfolgte. Das Bett sollte abends trotz Gummieinlage warm und trocken sein.
Kinder, die *vor* Mitternacht einnässen, bleiben oft trocken, wenn sie planmäßig geweckt und zur Blasenentleerung angehalten werden. Mehrfaches nächtliches Wecken ist abzulehnen. Kinder, die zu spät ins Bett kommen, abends lange fernsehen oder lesen, können leicht den Weckreiz der Blase im traumlosen Tiefschlaf überschlafen.
Die *Konditionierungstherapie* mit der Bettnässermatte geht auf den Pädiater VON PFAUNDLER zurück, der den therapeutischen Effekt zufällig entdeckte, als er den Zeitpunkt des nächtlichen Einnässens bei Kindern bestimmen wollte. Bei Durchfeuchtung der Einlage wird ein Kontakt geschlossen, der ein Wecksignal auslöst. Dadurch wird ein bedingter Reflex zwischen Blasendruck, Einnässen und Wachwerden gesetzt, der oft die Kinder trocken werden läßt. Aber viele Kinder haben eine starke Abneigung gegen diese Methode, und die Geräte sind entsprechend oft defekt. Andere ängstigen sich sehr vor dem Wecksignal, schlafen spät ein und sind am nächsten Tag übermüdet. Auch ist zu berücksichtigen, daß das Klingelsignal oft für die ganze Familie eine nächtliche Ruhestörung darstellt, die zu zusätzlichen Auseinandersetzungen mit dem Kind führt.

4.13.4 Zielsymptome für Psychopharmaka und Prophylaxe

Die *psychopharmakologische* Behandlung mit tri- und tetrazyklischen, aber auch mit anderen Antidepressiva ist allgemein bekannt, sie wird oft aber nicht optimal durchgeführt. Ein 5-6jähriges Kind benötigt etwa 20 mg, ein 7-8jähriges 20-40 mg und ein 9-10jähriges Kind 50 mg Imipramin (Tofranil), verabfolgt in zwei Portionen. Das Imipramin hat im Hinblick auf das Einnässen mindestens *vier Wirkungskomponenten:* Herabsetzung der Schlaftiefe, dadurch ist eine Wahrnehmung von Weckreizen (Harndrang) möglich; Erhöhung der Blasenkapazität infolge Tonusminderung des Detrusor vesicae; Tonussteigerung des Blasenschließmuskels und schließlich stabilisiert die antiderpessive Wirkungskomponente des Medikamentes den psychischen Grundtonus.

Durch eine *Kombination* heilpädagogischer, suggestiver und medikamentöser Behandlungsmethoden kann in etwa 70-80% aller Fälle ein eindeutiger Behandlungserfolg erzielt werden. Voraussetzung ist, daß es gelingt, alle Beteiligten von der Wichtigkeit jeder einzelnen Maßnahme zu überzeugen und zur konsequenten Mitarbeit zu motivieren. Kindern und Eltern wird die Wirkungsweise des Medikamentes erläutert. Die Eltern werden aufgefordert, eine Stunde vorher und unmittelbar vor dem Schlafengehen die Blasenentleerung des Kindes zu kontrollieren, die *Harnmenge* (Standzylinder) zu messen und in einen Kalender einzutragen. Mutter oder Vater werden veranlaßt, vor dem Schlafengehen einen Spaziergang mit dem Kind zu machen, mit dem Kind zu spielen oder ihm vorzulesen; auch das muß notiert werden. Dem Kind wird versichert, daß nun durch die Verminderung der Schlaftiefe eine Mitarbeit möglich geworden sei. Diese sei auch im Schlaf möglich, wie die *„Kopfuhr"* der Mutter beweise, die, wenn der Wecker entzwei sei pünktlich am nächsten Morgen wach werde, wenn eine Reise angetreten werden müsse. Das Kind wird an diese „Kopfuhr" mit einer formelhaften Vorsatzbildung erinnert: „Ich spüre jetzt nachts, wenn die Blase drückt. Ich stehe dann auf und gehe zur Toilette". Wenn das Kind am Morgen trocken ist, trägt es selbst das Ergebnis in den Kalender ein. Die Kur wird auf zwei Monate befristet. Etwa zwei Wochen nach Absetzen des Medikamentes sollen die Eltern anrufen und mitteilen, ob der Behandlungserfolg anhält oder ob eine erneute Behandlung, evtl. mit erhöhter Dosierung oder Wechsel des Antidepressivums durchgeführt werden muß.

In etwa ein Drittel treten Rezidive auf, die eine erneute Therapie benötigen. Wenn innerhalb von zwei Wochen unter der alten Dosierung kein oder kein ausreichender Erfolg eingetreten ist, sollte die Dosis erhöht oder eine Umsetzung auf ein anderes Medikament erfolgen, z. B. Amitriptylin (Laroxyl, Saroten, Tryptizol), Maprotilin (Ludiomil), Nomifensin (Alival), Viloxazin (Vivalan), Sulpirid (Dogmatil) und die exakte Durchführung der begleitenden Maßnahmen kontrolliert werden.

4.14 Eßstörungen

CH. EGGERS

4.14.1 Symptomatik und Diagnose

Eßstörungen bei Kindern sind häufig. Sie können unterschiedliche Ausmaße annehmen und durch sehr vielfältige Ursachen bedingt sein. Die Häufigkeit liegt im Grundschulalter bei etwa 15–20% (HARNACK 1958). Grundsätzlich lassen sich zwei Hauptformen einer Eßstörung trennen: das Zuwenig (Hypophagie) und das Zuviel (Hyperphagie). Beide Krankheitsbilder spielen in der allgemeinmedizinischen, pädiatrischen, kinderpsychiatrischen und internistischen Praxis eine zunehmende Rolle.
Anorektische Störungen mit Nahrungsverweigerung können sich schon im frühen *Säuglingsalter* manifestieren. Häufiger sind die Anorexien der zweiten Lebenshälfte des ersten Lebensjahres, wobei passiv-inaktive und aktiv-oppositionelle Formen unterschieden werden. Diese Anorexie-Form manifestiert sich am häufigsten zwischen dem 5. und 8. Lebensmonat zum Zeitpunkt des Abstillens und des Übergangs auf Flaschennahrung. Die Säuglinge sind entweder mehr passiv und verweigernd oder mehr aktiv-agitiert, sie schreien lebhaft, wehren sich motorisch durch Strampeln und Bewegungsunruhe und neigen zu Erbrechen. Als sog. „anorexie de la deuxiéme enfance" bezeichnet man anorektische Störungen des Kleinkindalters, die Teil einer Symptomatologie des Trotzalters sind. Die Prognose dieser Anorexieform, die auch phobische Züge aufweisen kann, ist im allgemeinen gut, nur selten persistieren die Appetitstörungen des *Kleinkindalters* bis über die Pubertät hinaus. Sie sind Ausdruck einer Reaktion des Kindes auf überprotektive, dominierende, reglementierende, überfordernde oder einengende Verhaltensweisen der Eltern, die den physiologischen Verselbständigungstendenzen und Expansionsbedürfnissen des Kleinkindes nicht Rechnung tragen.

4.14.2 Ätiologie und Pathogenese

Die *Trinkschwäche* des Neugeborenen und des jungen Säuglings kann ein erster Hinweis für eine frühkindliche Hirnschädigung sein. Die Säuglings-Anorexie findet sich aber auch bei neuropathischen, hypermotorischen und überwachen Individuen. Auch gehen körperliche Erkrankungen im Säuglings- und Kleinkindalter in der Regel mit einer Eßstörung einher.
Die Mutter-Kind-Beziehung spielt sich auf der „oralen Schiene" ab, auf der der Säugling in passiver Resignation oder aktiver Opposition auf die mütterliche Haltung und Einstellung ihm gegenüber reagiert. Ein Teufelskreis kann entstehen, in den sich die Mutter oder auch beide Eltern manchmal einschließen lassen, während andere Mütter ihrerseits wieder mit wachsender Feindse-

ligkeit dem Kind gegenüber reagieren, das sie nun selbst wiederum zu tyrannisieren trachten. Solch ein Circulus vitiosus bedarf dringender therapeutischer Interventionen.

4.14.3 Allgemeine Behandlungsrichtlinien

Häufig genügen beratende *Gespräche* mit den Müttern. Diätetische Empfehlungen sind sowohl bei der Hypo- als auch bei der Hyperphagie wichtig. Empfehlenswert ist auch der Hinweis bei Überfütterung auf die möglichen Gefahren einer späteren Adipositas. (Im Säuglings- und Kleinkindalter kommt es durch Überernährung zu einem Anwachsen der Zellzahl und der Zellgröße. Die Fettgewebshyperplasie mit Vermehrung der Fettgewebszellen ist prognostisch ungünstiger als die hyperplastische Form der Fettsucht).
Wichtig ist auch, daß in den therapeutischen Gesprächen mit den Eltern ursächliche Komponenten erarbeitet werden, z. B. natürliche *Selbständigkeitsbestrebungen* der Kinder in der Trotzphase verdeutlicht werden und damit die Voraussetzungen dafür geschaffen werden, daß die Eltern diese akzeptieren können. Bei schweren Formen einer Anorexie des Säuglings- oder Kleinkindalters, die auf einen Mutter-Kind-Konflikt zurückgehen, ist eine psychotherapeutische Behandlung der Mutter bzw. der Eltern indiziert. Eine Familien- bzw. Elterntherapie ist angezeigt, wenn die Eßstörung Ausdruck einer familiären bzw. elterlichen Interaktionsstörung ist.

4.14.4 Spezielle Psychopharmakotherapie

Eine Behandlung mit Psychopharmaka ist bei Eßstörungen nicht indiziert und sollte vermieden werden.

4.15 Hyperkinetische Syndrome

J. MARTINIUS

4.15 Symptomatik, Diagnose und Differentialdiagnose

Hyperkinetische Syndrome des Kindes- und Jugendalters haben in Psychiatrie, Pädagogik und Kinderheilkunde eine so große Bedeutung erlangt, daß sie einer gesonderten Darstellung bedürfen. Dies umso mehr, als nach wie vor diagnostische und terminologische Unsicherheiten bestehen. Die internationale Klassifikation der Krankheiten führt Hyperkinetische Syndrome (HS) auf der ersten Achse (ICD 314) und unterscheidet drei Unterformen (HS mit Störung von Aktivität und Aufmerksamkeit, HS mit Entwicklungsrückständen, HS mit Störung des Sozialverhaltens), die durch das relative Hervortreten

der genannten Symptome bestimmt werden. Obwohl eine Trennung nicht nur auf der beschreibenden Ebene möglich und zweckmäßig ist, werden vielfach die Begriffe „hyperkinetisches Syndrom", „umschriebene Leistungsschwächen" und „minimale zerebrale Dysfunktion" (MCD) austauschbar verwendet. Zwar sind breitflächige Überschneidungen vorhanden, eine nosologische Differenzierung ist jedoch in jedem Falle anzustreben und aus Gründen des ätiopathogenetischen Verständnisses und der Therapieplanung geboten.
Die *Hauptmerkmale* hyperkinetischen Verhaltens sind:

1. motorische Unruhe
2. leichte Ablenkbarkeit, Störung der Aufmerksamkeit
3. Impulsivität
4. leichte Erregbarkeit

Das Vorhandensein dieser Symptome, deren Ausprägung jedoch nicht gleich stark und durchgängig zu sein braucht, läßt die beschreibende Diagnose zu. Häufig anzutreffende zusätzliche Schwierigkeiten in umschriebenen Leistungsbereichen und/oder im Sozialverhalten fordern je nach Ausprägung eine weitere Differenzierung (s. o.).
Motorische Unruhe ist ein stark situationsabhängiges Symptom. Vor allem dann, wenn „stillsitzende Aufmerksamkeit" gefordert wird, z.B. im Schulunterricht, treten unruhiges Hin- und Herrutschen, Wackeln mit den Beinen, Aufstehen und Umhergehen, Grimmassieren, Spielen mit Gegenständen u.a. auf, während in unbekannter Umgebung, etwa während eines kurzen Aufenthaltes im Sprechzimmer, motorische Unruhe ganz oder weitgehend fehlen kann.
Impulsivität bezeichnet das Unvermögen, Aktionen und Reaktionen an ein vorheriges Reflektieren über die Konsequenzen zu koppeln und ein Verhalten gegebenenfalls hemmend zu kontrollieren. Hyperkinetische Kinder reagieren falsch, dabei oft fehlerhaft, bringen sich in Gefahr und verwerten Hinweise und Warnungen nicht. Sie erleiden deswegen häufig Unfälle. Werden sie frustriert, agieren sie aufgrund ihrer Impulsivität ungehemmt aggressiv, ein Vorgang, der rasch und nachhaltig zu sozialer Isolierung führt.
Die *Störung der Aufmerksamkeit* ist das verläßlichste und am deutlichsten durchgehende Hauptmerkmal. Sie zeigt sich auf vielfältige Weise. Die Kinder können nicht bei einer Sache bleiben, sind von Unwichtigem abgelenkt und können selbst dann, wenn sie z.B. visuell den Anschein gerichteter Aufmerksamkeit geben, auditiv mit etwas anderem beschäftigt sein oder sich innerhalb einer gestellten Aufgabe anderen als den vorgegebenen Aspekten zuwenden. Aufgaben werden nicht fertiggestellt, weil ein entscheidendes Defizit im Durchhaltevermögen liegt. Bruchstückhaft Wahrgenommenes wird oft gar nicht erinnert.
Im affektiv emotionalen Bereich sind charakteristische Mängel zu beobachten, die sich als gesteigerte Erregbarkeit gegenüber minimalen Auslösern manifestieren, d.h. als deutlich verminderte Frustrationstoleranz mit heftigen Wutausbrüchen, aber auch als extreme Stimmungsschwankungen bis hin zu Depressivität.

Zu den für die Syndromdiagnose wichtigsten Hauptsymptomen kommen weniger spezifische, jedoch häufige und gleichermaßen problemreiche Auffälligkeiten hinzu, mit individuell unterschiedlicher Inzidenz und Ausprägung. Im *kognitiven Bereich* ist seltener das Gesamtpotential betroffen als die Leistung in umschriebenen Funktionen, vor allem der Sprache und, in Verbindung damit, des Lesens und Schreibens. Sprachentwicklungsstörungen und Legasthenien sind bei hyperkinetischen Kindern häufig. Beeinträchtigt sein kann aber auch die Selbstwahrnehmung bzw. die Reflexion über das auffällige eigene Verhalten. Hiermit in engem Zusammenhang stehen *soziale Schwierigkeiten*. Das Verhalten hyperaktiver Kinder läßt Gleichaltrige auf Distanz gehen. Freundschaften entwickeln sich kaum oder nur zu deutlich jüngeren Kindern und sind oft nur von kurzer Dauer. Das disruptive Verhalten kann zu offener Ablehnung führen, durch Lehrer, Familie und potentielle Spielgefährten, wobei dann schließlich kaum noch zu differenzieren ist zwischen originären hyperkinetischen Aktionen und Reaktionen auf eine veränderte, das Fehlverhalten nunmehr mitauslösende Umgebung.

Unter den in der Literatur berichteten *körperlichen Auffälligkeiten* sind einige für die diagnostische Differenzierung wie für das Verständnis der Pathogenese erwähnenswert: Hyperkinetische Kinder sind überzufällig häufig motorisch ungeschickt bzw. zeigen leichte neurologische Symptome. Im Elektronenzephalogramm findet sich häufig eine unregelmäßige Verlangsamung der Grundaktivität. Als Hinweis auf eine neurale Reifungsverzögerung gilt auch die Tatsache, daß die Kontrolle über die Blasenfunktion bei der Hälfte der Kinder mit deutlicher Verspätung erreicht wird.

Für die Diagnose hyperkinetischer Syndrome wurden eine Reihe von Verhaltensskalen entwickelt, die sich für den Gebrauch in Klinik, Schule und Elternhaus bewährt haben, deren Validität als Voraussetzung für wissenschaftlich verwertbare Aussagen jedoch noch zu wünschen läßt. Die weiteste Verbreitung hat der Eltern-Lehrer-Fragebogen nach CONNERS (s. Kap. 2.3) gefunden, der in zwei Versionen verwendet wird, einer umfangreicheren und einer Kurzform. Ihr Einsatz erlaubt die halbquantitative Entscheidung über das Vorhandensein der Hauptsymptome des Syndroms sowie eine Aussage über deren relative Ausprägung. Dieser, auch in der kinderärztlichen Praxis durchführbaren Eingangsdiagnostik haben neurologische und psychologische Standarduntersuchungen zu folgen, die bei Hinweisen z. B. auf umschriebene Leistungsschwächen durch spezielle diagnostische Maßnahmen zu ergänzen sind.

Der synonyme Gebrauch der Syndromnamen „minimale zerebrale Dysfunktion" und „hyperkinetisches Syndrom" hat eine Vernachlässigung differentialdiagnostischer Erwägungen zur Folge gehabt. Selbst dann jedoch, wenn verläßliche Hinweise auf eine leichte frühkindliche Hirnschädigung und/oder eine Anlagestörung vorliegen, sind normale Reifungsvarianten, psychogene Formen der Hyperaktivität, beginnende Psychosen und chronische Vergiftungszustände nicht ausgeschlossen.

4.15.2 Ätiologie und Pathogenese

Zwar hat die Behandlung und deren fortlaufende Verbesserung für den Kliniker Vorrang in den Bemühungen um hyperaktive Kinder: die Suche nach den Ursachen ist jedoch nicht weniger wichtig. Erkenntnisse zu Ätiologie und Pathogenese hyperkinetischer Syndrome haben in jüngerer Zeit Präzisierungen erfahren, mit denen sich bis dahin favorisierte, globale Vorstellungen ersetzen lassen. Als ätiologisch bedeutsame und mit ausreichender Wahrscheinlichkeit belegte Faktoren lassen sich nennen:

1. das perinatale Trauma
2. schädigende Einflüsse während der Schwangerschaft, speziell Alkohol
3. toxische Einwirkungen während der frühkindlichen Entwicklung, z. B. durch Blei
4. eine erbliche Disposition.

Eine Anzahl weiterer Einwirkungen und pathophysiologischer Vorgänge wird für Ätiologie und Pathogenese immer wieder als bedeutsam genannt. Wegen erheblicher Widersprüche in den Ergebnissen oder Mangel an Befunden sind bindende Aussagen vorerst jedoch nicht möglich. In diesem Zusammenhang sind zu nennen: Nahrungsmittelzusätze, z. B. Farbstoffe und Salizylate, Allergene unterschiedlicher Art sowie eine genuine oder sekundäre Störung von Transmitterfunktionen.

Weil die genannten Faktoren sich in ihrer Wirkungsweise nur schwer voneinander abgrenzen lassen, wird die relative Bedeutung des einzelnen Faktors vorerst ohne klare Festlegung bleiben müssen. Alkoholabusus der Mutter und eine daraus resultierende toxische Schädigung des Kindes ist gleichzeitig mit anderen peri- und postnatalen Risiken belastet, bis hin zur frühkindlichen Deprivation. Dieses durchaus realistische Beispiel verdeutlicht, daß ohne Kenntnis anteiliger Wirkungen als relevant bekannter Faktoren gute präventive Möglichkeiten existieren, die genauere Darstellung des Wirkgefüges diese Möglichkeiten aber noch wesentlich verbessern könnte.

Für die Existenz eines oder mehrerer Anlagefaktoren spricht schon die Tatsache eines starken Überwiegens von Knaben unter Kindern mit hyperkinetischen Syndromen. Ein weiterer Hinweis ergibt sich aus beobachteten familiären Häufungen. Interessant ist die in Adoptionsstudien gemachte Feststellung einer Verbindung zwischen Alkoholismus (für den eine genetische Disposition bekannt ist) beim Erwachsenen und einer häufigen Vorgeschichte von hyperkinetischem Verhalten im Kindesalter (GOODWIN et al. 1975).

Zur *Pathogenese* gibt es einige neurophysiologische Theorien, die sich auf die zentrale Aktivierung beziehen (s. auch Kap. 3.2, Stimulanzien). Die Tatsache, daß ein großer Teil hyperkinetischer Kinder vorteilhaft auf die Behandlung mit Substanzen reagiert, die die zentrale Aktivierung steigern, hat an eine primäre *Unteraktivierung* bei diesen Kindern denken lassen. In die gleiche Richtung wurde die häufig anzutreffende unregelmäßige Verlangsamung der Grundaktivität im Elektroenzephalogramm gedeutet. Die Befunde experimentellen Untersuchungen zu dieser speziellen Frage blieben jedoch widersprüchlich, so daß eine *einheitliche* Aktivierungstheorie für die Pathogenese hyperkinetischer Syndrome nicht gelten kann. Es gibt ebenso Hinweise auf eine primäre Überaktivierung, und dies auch bei hyperkinetischen Kindern, die vorteilhaft auf die Behandlung mit Stimulanzien reagieren.

Ohne Frage sind an der Pathogenese *hyperkinetischen Verhaltens* Faktoren beteiligt, die überwiegend oder ausschließlich in der Umgebung des Kindes liegen. Die Situationsspezifität der Symptomatik verdeutlicht die Rolle bestimmter Auslöser. Hier ist an erster Stelle die Unterrichtssituation zu nennen, die bei hoher Forderung von selektiver Aufmerksamkeit eine Fülle nebensächlicher Reize anbietet, denen ein disponiertes Kind schutzlos ausgeliefert ist. Analoges gilt für andere Gruppensituationen, aber auch für das häusliche Erledigen von Aufgaben, wenn dies unter unstrukturierten Bedingungen oder ungünstigen Erziehungseinflüssen zu geschehen hat. Hyperkinetisches Verhalten ereignet sich als *Produkt von Wechselwirkungen*.

4.15.3 Allgemeine Behandlungsrichtlinien

Die Lehrmeinung zu den bei Kindern mit hyperkinetischen Syndromen notwendigen therapeutischen Maßnahmen hat sich wechselnd und teils stark kontrovers entwickelt. Angesichts spektakulärer Erfolge der Behandlung mit Psychopharmaka wurden und werden Störungsfelder, die dieser Behandlung kaum oder gar nicht zugänglich sind, vernachlässigt. Eben diese Bereiche sind es aber, die den Kindern *langfristig* Probleme bereiten. Gemeint sind umschriebene Leistungsschwächen und emotionale Störungen sowie die oft ganz im Vordergrund stehenden Schwierigkeiten in der sozialen Anpassung. Kinder mit hyperkinetischen Syndromen, die in den genannten Bereichen auffällig sind, bedürfen auf jeden Fall einer dort ansetzenden, spezifisch-therapeutischen Intervention. Aber selbst dann, wenn sich das Syndrom unkompliziert darstellt und im wesentlichen auf die Symptome motorische Unruhe, Störung der Aufmerksamkeit und Impulsivität beschränkt, sind eine beratende Begleitung des Kindes und seiner Familie und eine Verständigung mit dem Lehrer das Minimum an notwendiger Hilfe.

Das Gespräch mit den Eltern. Viele Eltern kommen mit der „fertigen" Diagnose in die Sprechstunde, gleichbedeutend mit Fixierungen auf ein einseitiges Verständnis (Hirnschaden, Transmitterdefekt) und auf einseitige Maßnahmen (Stimulanzienbehandlung). Bei Mitteilung oder Bestätigung der Diagnose sind deshalb die Vermittlung eines differenzierteren, Etikettierungen vermeidendes Verständnisses, der Hinweis auf die Bedeutung der Elternbeteiligung an der Behandlung und die Darstellung der miteinander zu verbindenden Maßnahmen (multimodaler Behandlungsansatz) eminent wichtig. Voraussetzung für eine vertrauensvolle Beziehung ist ein Ernstnehmen der von den Eltern geschilderten großen Schwierigkeiten, nicht weniger aber auch die zeitfordernde Erläuterung der für die meisten hyperaktiven Kinder günstigen Prognose.

Die *Elternberatung* zielt auf deren Erziehungshaltung und auf konkrete Maßnahmen im alltäglichen Geschehen. Wenn Eltern sich trotz aller Probleme und Herausforderungen eine das Kind akzeptierende Einstellung zu erhalten vermögen, so ist dies die für eine günstige Entwicklung wichtigste Grundlage. Das Familienleben soll dem Kind Struktur bieten, in den Routinen der Haushaltsführung wie in der überlegten Konsequenz erzieherischer Maßnahmen. Körperliches Strafen soll unterbleiben. Das *Elterntraining* geht einen Schritt weiter, indem es elterliches Verhalten situations- und verhaltensspezifisch unter Einsatz verhaltensanalytischer und -modifizierender Methoden aufbaut und einübt. Hierfür stehen Programme zur Verfügung, die sich besonders zum Training in Gruppen eignen (INNERHOFER 1977).
Bewährt hat sich auch die Übernahme *verhaltenstherapeutischer Möglichkeiten in den Schulunterricht*. Im Ergebnis ist offenbar die stystematisch verstärkte Einübung von Prozessen der Selbstwahrnehmung und -kontrolle (kognitives Training) der operanten Verstärkung von Einzelleistungen überlegen (DOUGLAS et al. 1976; H. G. EISERT u. M. EISERT 1982). Ein kognitiv-verhaltenstherapeutisches Training zur Steuerung von Aufmerksamkeit wurde von I. WAGNER (1982) entwickelt und verfügbar gemacht.
In den Familien fast aller hyperkinetischer Kinder sind Verhaltensweisen anzutreffen, die geeignet sind, die Schwierigkeiten des Kindes zu vergrößern. Elternberatung oder -training mögen ausreichend sein, pathogenetische Einflüsse aus der Umgebung zu korrigieren, vor allem dann, wenn sie reaktiver Natur sind. Die Schwierigkeiten können jedoch tiefer, und zwar nicht selten in einem schweren Partnerkonflikt, einer elterlichen Persönlichkeitsstörung oder in einer psychischen Erkrankung liegen. Teil des multimodalen Behandlungskonzeptes ist in solchen Fällen die Psychotherapie.
Die *Psychotherapie* von Kindern mit hyperkinetischen Syndromen wird von den Anhängern einer ausschließlichen Pharmakotherapie als nutzlos hingestellt. Diesen Standpunkt kann nur vertreten, wer der als obsolet anzusehenden monokausal-organischen Entstehungstheorie anhängt und die mannigfaltigen emotionalen und sozialen Schwierigkeiten dieser Kinder nicht sieht oder sehen will. Durch Medikamente kaum oder gar nicht zu beeinflussende Gefühle des Isoliert- und Abgelehntseins sowie Depressivität und Ängste sind von einem erfahrenen Psychotherapeuten in der Einzelsituation weit besser erkennbar und angehbar, als es im nie spannungsfreien Raum von Schule und Elternhaus möglich sein mag. Die prospektiv angelegte Untersuchung von SATTERFIELD et al. (1980) hat den Stellenwert der Psychotherapie hyperkinetischer Kinder und ihrer Familien im Gesamt der einzusetzenden Hilfen hervorgehoben. Wie die Erfahrung gezeigt hat, schließen Pharmakotherapie und Psychotherapie einander keineswegs aus. Was einander im Weg steht, sind die persönlichen Empfindlichkeiten der Befürworter einzelner Verfahren. Für Eltern bedeutet es eine schwere zusätzliche Belastung, in einen solchen Streit der Meinungen hineingezogen zu werden. Auf der Strecke bleibt letztlich das so notwendige Vertrauen.

4.15.4 Zielsymptome für Psychopharmaka

Die vorteilhafte Wirkung von Stimulanzien auf das Verhalten hyperkinetischer Kinder wurde vor mehr als 40 Jahren entdeckt und seither wie keine andere psychopharmakologische Wirkung beim Kind untersucht und erprobt (s. Kap. 3.2). Diese Entwicklung hat andere pharmakotherapeutische Möglichkeiten lange Zeit in den Hintergrund gedrängt. Neben den *Stimulanzien* (Amphetamine und Nicht-Amphetamine) kommen aber auch *Antidepressiva* und *Neuroleptika* in Frage.

Die *Indikationsstellung* zur Pharmakotherapie ist keinesfalls mit der beschreibenden Diagnose eines der hyperkinetischen Syndrome gegeben. Die Beschreibung bildet zunächst die Basis für die ätiopathogenetische Suche, deren Ergebnis die Darstellung anteiliger Faktoren ist. Sind ausreichende Hinweise für das Vorliegen einer *zerebralen Entwicklungsstörung* vorhanden, so gelten diese als *Argument für eine Pharmakotherapie*. Das gleichzeitige Vorhandensein psychogener Einflüsse verpflichtet zu einer dementsprechenden Intervention, schließt aber die Indikation zur Pharmakotherapie nicht aus. Zu berücksichtigen sind außerdem die *Schwere der Störung,* die *Dauer ihres Bestehens* sowie die *Belastbarkeit von Familie und Schule*. Eine Reihenfolge des Vorgehens wird kaum starren Regeln zu unterwerfen sein, nicht zuletzt deswegen, weil sich die *gleichzeitige* Einleitung komplementärer Maßnahmen häufig als geboten erweist.

Die Frage, welches der verfügbaren Psychopharmaka als erstes eingesetzt werden soll, beantwortet sich teils aus der Art der vorliegenden Störung und teils aus dem substanzspezifischen Wirkungseintritt: Hyperkinetische Syndrome, bei denen die Störung der Aufmerksamkeit stark im Vordergrund steht, lassen ein gutes Ansprechen auf Stimulanzien erwarten, während ein Überwiegen von Aggressivität einer Medikation mit Neuroleptika den Vorzug geben läßt. Einen verzögerten Wirkungseintritt (wie z. B. bei *Deanol* und *Pemolin*) wird man dann nicht inkauf nehmen, wenn eine akut kritische Situation vorliegt. Da die Stimulanzienwirkung, wenn überhaupt, innerhalb weniger Stunden erkennbar wird, kann es sinnvoll sein, die Entscheidung durch eine kurze probatorische Behandlung (s. u.) zu erleichtern.

4.15.4.1 Stimulanzien

Von den Amphetaminen ist *Methylphenidat* (Ritalin) als Fertigpräparat im Handel und am weitesten in Gebrauch. *D-L-Amphetamin* muß rezeptiert werden (z. B. D-L-Amphetamin Sulf. 0.2, Acid citr. 0.2, Sirup simpl. 30 ml, Aqua conserv. 70 ml). Beide unterliegen der Vorschrift zur Verschreibung von Betäubungsmitteln. *Fenetyllin* (Captagon) unterliegt nicht den BTM-Verschreibungsvorschriften. *Pemolin* (Tradon) ist wegen seines verzögerten Wirkungseintritts weniger in Gebrauch, ebenso *Deanol*.

Die Behandlung mit *Methylphenidat* beim Schulkind beginnt mit morgens

10 mg und mittags 5 mg. Die optimale Tagesdosis liegt bei 0.25–0.3 mg/kg KG, verteilt auf 2 Tagesmengen. Die Tagesdosis für Amphetamin liegt zwischen 0.1 und 0.5 mg/kg KG, wobei die günstigste Menge und deren Aufteilung individuell ermittelt werden müssen.

Die Mehrzahl hyperkinetischer Kinder reagiert bereits am ersten Behandlungstag deutlich mit einer Abnahme von Unruhe und Impulsivität sowie mit einer Verbesserung der Konzentrationsfähigkeit; unter ihnen befindet sich eine kleine Gruppe, deren Reaktion als dramatisch geschildert wird (Responder) und eine größere, die sich nicht in allen auffälligen Symptomen gleichmäßig verbessert und bei denen der Effekt weniger eindrucksvoll in Erscheinung tritt (Intermediärgruppe). Eine ebenfalls kleine Gruppe nach obengenannten Kriterien ausgewählter hyperkinetischer Kinder reagiert auf die Behandlung mit Stimulantien mit einer *Verschlechterung* der Symptomatik (Non-Responder).

Die Wirkung der medikamentösen Behandlung auf das Verhalten soll dokumentiert werden. Dies kann in der häuslichen Umgebung und in der Schule unter Einsatz der Beurteilungsskala für Lehrer und Eltern von CONNERS (s. Kap. 2.3 und 3.2) geschehen. Auf Nebenwirkungen ist sorgfältig zu achten. Unter den *kurzfristigen* sind Einschlafstörungen, Übelkeit, Inappetenz, Ängstlichkeit und depressive Verstimmtheit zu nennen. Sie können den Kindern und ihren Familien ein Durchhalten der ohnehin von Erwartungsängsten begleiteten Behandlung sehr schwer machen, obwohl sich eine Toleranz einstellt. Bedenkliche und zum sofortigen Abbruch der Stimulanzienbehandlung zwingende Nebenwirkungen sind das Auftreten psychotischer Erscheinungen und die vereinzelt bekannt gewordene Aktivierung einer Tic-Krankheit (Tourette-Syndrom).

Langfristig ist die wachstumshemmende Wirkung der Amphetamine zu bedenken, vor allem bei hyperkinetischen Kindern, deren Körperlänge im unteren Grenzbereich liegt. Bei ihnen ist eine Unterbrechung der Behandlung während der Ferien („drug holiday") vorzusehen.

Für die Dauer einer Behandlung mit Methylphenidat oder Amphetamin lassen sich keine festen Regeln aufstellen. Auch bei anhaltender Wirksamkeit soll in regelmäßigen Intervallen zwischen Arzt, Eltern und Lehrer die Frage nach der Notwendigkeit einer Weiterführung erörtert werden. Bei nicht wenigen Kindern stellt sich innerhalb einiger Monate eine Beruhigung ein, die auch nach Absetzen der Behandlung anhält. Nur selten ergibt sich die Notwendigkeit einer Ausdehnung der Stimulanzienbehandlung auf bis zu zwei Jahre.

Die Sorge, aus der Stimulanzienbehandlung könne sich eine Drogenabhängigkeit entwickeln, wird verständlicherweise immer wieder vorgetragen. Der Frage wurde sorgfältig nachgegangen. Die Begünstigung einer späteren Sucht konnte nicht nachgewiesen werden. Dennoch ist Vorsicht geboten, da in der Umgebung eines behandelten Kindes ein „Bedarf" bestehen oder geweckt werden kann.

Prospektive Studien haben ebenfalls ergeben, daß die Stimulanzienbehandlung *keinen kurativen* Effekt hat. Hyperkinetische Kinder, die nicht ohnehin aus ihren Auffälligkeiten „herauswachsen", bleiben als Erwachsene in ihrer psychischen Struktur im gleichen Sinne auffällig, unabhängig davon, ob sie als Kind medikamentös behandelt wurden oder nicht.

Pemolin (Tradon) hat den Vorteil einer einmaligen morgendlichen Dosierung. Es gehört zu den Amphetaminen, hat jedoch eine weniger stark stimulierende Wirkung. In der Behandlung hyperkinetischer Kinder erzeugt es dennoch prinzipiell den gleichen Effekt, d. h. eine allgemeine Beruhigung und eine Verbesserung der Konzentrationsfähigkeit. Hinzu kommt, daß es keiner besonderen Rezeptiervorschrift unterliegt. Der einzige wesentliche Nachteil liegt im verzögerten Wirkungseintritt: Mit dem maximalen therapeutischen Effekt ist 2–3 Wochen nach Behandlungsbeginn zu rechnen. Begonnen werden soll beim Schulkind mit einer höheren Tagesmenge (40–80 mg), die nach Eintreten eines Behandlungserfolges auf die Hälfte reduziert werden kann. Die Nebenwirkungen sind denen anderer Psychostimulantien vergleichbar, jedoch weniger ausgeprägt, speziell was sympathomimetische Erscheinungen betrifft. Mit einer neueren, kontrollierten Untersuchung (CONNERS u. TAYLOR 1980) wurde die Verwendbarkeit von Pemolin als gute Alternative zu Amphetamin bestätigt.

Deanol vermindert hyperkinetisches Verhalten bei Kindern mit zerebralen Entwicklungsstörungen, wobei die Mechanismen dieser Wirkung noch ungeklärt sind. Über die Vergleichbarkeit der mit Deanol erzielten Behandlungserfolge mit Amphetaminwirkungen bestehen Zweifel. Erforderlich sind Tagesmengen von 300–500 mg, die auf 2 Dosen (morgens 200–300 mg, mittags 100–200 mg) aufzuteilen sind. Die Wirkung tritt mit einer Verzögerung von 2–3 Wochen ein, danach kann mit einer kleineren Erhaltungsdosis (2 mal 100 mg) weiterbehandelt werden.

4.15.4.2 Antidepressiva

Einige *trizyklische Antidepressiva* (Imipramin, Amitryptilin und Desipramin) haben bei Kindern mit hyperkinetischen Syndromen günstige Wirkungen gezeigt. Unruhe und Impulsivität lassen sich reduzieren, während Aufmerksamkeit und Ausdauer zu verbessern sind. Ihr Einsatz erfordert wegen einer möglichen Provokation zerebraler Anfälle und wegen kardiotoxischer Wirkungen allerdings aufmerksame Kontrollen (EKG, EEG) durch den behandelnden Arzt und ein Beachten der empfohlenen Maximaldosierung. 5 mg/kg KG/Tag sollen nicht überschritten werden. Die Behandlung wird mit 1 mg/kg KG/Tag begonnen. Mit dem Eintreten der Wirkung ist mit Behandlungsbeginn zu rechnen. 2–3 Einzeldosen à 25 mg sind im allgemeinen ausreichend. Die häufigsten Nebenwirkungen sind Mundtrockenheit, Herzklopfen, vermehrte Schweißneigung und Hypotonie.

4.15.4.3 Neuroleptika

Stehen bei einem hyperkinetischen Kind starke Erregungszustände und Aggressivität im Vordergrund des Problemverhaltens, ist eine neuroleptische Behandlung in Erwägung zu ziehen. Infrage kommen Phenothiazine und Butyrophenone, speziell *Thioridazin* (Melleril) bzw. *Haloperidol* (Haldol) und Floropipamid (Dipiperon). Erreicht wird eine Verminderung von Unruhe, Erregbarkeit und dissozialem Verhalten, nicht jedoch eine Verbesserung der Aufmerksamkeit. Bei sorgfältiger Indikationsstellung wird einer neuroleptischen Behandlung nur selten Vorrang gegeben werden.

Die mittlere Tagesdosis für Thioridazin (Melleril) liegt im Schulalter bei 3–5 mg/kg KG, verteilt auf 2–3 Einzelgaben, für Butyrophenon (Haloperidol) bei 0.1–0.2 mg/kg KG, für Floropipamid bei 1 mg/kg KG. Es hat sich gezeigt, daß auch niedrigere Dosierungen (z. B. Haloperidol 0.025 mg/kg KG/die) bereits zu Besserungen führen, die der Wirkung von Methylphenidat vergleichbar ist (WERRY et al. 1976). Grundsätzlich wird deshalb eine einschleichende Dosierung empfohlen.

Es gibt weitere Substanzen von denen günstige Wirkungen auf hyperkinetisches Verhalten berichtet wurden; unter ihnen ist *Carbamazepin (Tegretal) vorranging zu nennen (*GROH et al. 1971; PUENTE 1975; REMSCHMIDT 1975). Die Dosierung für *Carbamazepin* in der Behandlung hyperkinetischen Verhaltens liegt bei Kindern im Schulalter zwischen 300 und 600 mg/die, verteilt auf 3 Einzeldosen.

Für *Beclamide* (Neuracen) liegen noch keine ausreichend abgesicherten Ergebnisse vor, um eine Indikation stellen zu können. Berichte und persönliche klinische Erfahrungen deuten daraufhin, daß sich aggressive Komponenten hyperkinetischen Verhaltens bei einzelnen Kindern unter Beclamide vermindern. Die Dosierung wird bei Kindern im Schulalter mit 2–3 mal 1 Drg. täglich (1 Drg. = 330 mg) angegeben.

4.16 Lern- und geistige Behinderung

(Antriebsschwäche, Antriebsüberschuß, Erregungs- und Unruhezustände)

G. NISSEN

4.16.1 Symptomatik, Diagnose und Differentialdiagnose

Die primär pädagogischen Begriffe Lernbehinderung und geistige Behinderung haben auch in der Medizin an Boden gewonnen. Die frühere Schwach- oder Minderbegabung wird nach der ICD als *niedrige Intelligenz* (IQ 70–84), die frühere Debilität als *leichte intellektuelle Behinderung* (IQ 50–69), die Imbezillität als *mäßige intellektuelle Behinderung* (IQ 35–49), die ausgeprägte Imbezillität als *schwere intellektuelle Behinderung* (IQ 20–34) und die frühere Idiotie als *schwerste intellektuelle Behinderung* (IQ unter 20) bezeichnet. Man rechnet mit einer *Häufigkeit* der Debilität von 3 bis 4%, der Imbezillität von 0,5% und der Idiotie von 0,25%; etwa 5% der Gesamtbevölkerung können danach als geistigbehindert bezeichnet werden, zählt man die etwa 10% der Kinder und Erwachsenen mit Lernschwächen hinzu, ergibt sich eine Gesamtzahl von 15%.

4.16.2 Ätiologie und Pathogenese

Die *Lernbehinderung* und leichte Formen der geistigen Behinderung werden häufig gemeinsam mit ungünstigen psychosozialen Verhältnissen angetroffen. Die Ansicht einiger Soziologen, Psychologen und Sonderpädagogen, daß Lern- oder geistige Behinderung allein oder überwiegend durch ungünstige soziale oder familiäre Verhältnisse bedingt sei, läßt sich jedoch wissenschaftlich nicht belegen. Tatsächlich lassen sich durch Informationsmangel entstandene kognitive Defizite leichter ausgleichen als emotionale Mängel.
In *Entwicklungsländern* spielen fehlende oder mangelnde ärztliche Überwachung der Schwangerschaft und Geburt, Unterernährung (Eiweißmangel) u. a. eine bedeutsame Rolle. Die schweren und mittelschweren Formen der *geistigen Behinderung* beruhen jedoch fast ausschließlich auf genetisch oder exogen bedingten hirnorganischen Schädigungen, auf Hirnmißbildungen (Agyrie, Mikrogyrie, Oligozephalie, Enzephalomalazie, Hirnentwicklungsstörungen) und Stoffwechselstörungen.
Die Ätiologie und Pathogenese zahlreicher Formen der geistigen Behinderung sind noch unbekannt; neuere Forschungen lassen vermuten, daß genetischen Faktoren eine größere Bedeutung zukommt, als noch vor einigen Jahren vermutet wurde. Von den *Chromosomenanomalien* wurden als gonosomale Aberrationen das *Ullrich-Turner-Syndrom* und das *Klinefelter-Syndrom* beschrieben. Bei den autosomalen Chromosomenanomalien spielt das *Down-Syndrom, der Mongolismus,* schon wegen seiner Häufigkeit (1:650) praktisch eine bedeutsame Rolle; die Kinder sind regelmäßig geistig behindert. Die *Schilddrüsenunterfunktion* (Hypothyreose) läßt sich in angeborene und erworbene Formen unterteilen. Die Kinder zeigen eine hochgradige Antriebsschwäche, motorische Ungeschicklichkeit und Sprachentwicklungsverzögerung. Die *tuberöse Sklerose,* eine dominant-erbliche Phakomatose zeigt neben epileptischen Krampfanfällen häufig eine geistige Behinderung, die durch Glia-Wucherungen im Gehirn verursacht wird. Die Diagnose ist durch schmetterlingsförmig angeordnete kleine Talgdrüsenfirbrome (Adenoma sebaceum) im Nasen-Wangen-Bereich manchmal leicht zu stellen. Das *Wilson-Syndrom,* eine autosomal-rezessive Störung des Kupferstoffwechsels, führt u. a. zu einer Schädigung des Linsenkernes des Auges und der Leber. Die Früherkennung dieser sonst schicksalhaft verlaufenden Erkrankung ist wichtig, da durch D-Penicillamin das gespeicherte Kupfer ausgeschieden werden kann. Die *Phenylketonurie,* die bekannteste und häufigste Stoffwechselkrankheit (1: 10000 Neugeborene), führte früher regelmäßig zu schwerer Demenz (70% Idioten, 30% Imbezille). Bei der Phenylketonurie kann das Phenylalanin infolge

des Fehlens des Fermentes Phylalanin-4-Hydroxylase nicht in Thyrosin umgewandelt werden, dadurch steigt das Phenylalanin in Blut und Gewebe auf das 10- bis 30fache an. Durch den Guthrie-Test bei Neugeborenen ist frühzeitige Erkennung möglich. Die Therapie liegt in einer phenylalaninfreien, später phenylalaninarmen Kost. Die Behandlung muß so früh wie möglich einsetzen.

4.16.3 Allgemeine Behandlungsrichtlinien

Die medizinische (außerschulische) und die schulische *Heilpädagogik* (Sonderpädagogik) haben zahlreiche therapeutische und rehabilitative Verfahren entwickelt, um lern- und geistigbehinderte Kinder intellektuell, emotional und körperlich zu fördern. Das weit verzweigte Netz der Kindertagesstätten, Kindergärten, Vorschulklassen und Sonderschulen ist auf spezielle Behinderungsformen ausgerichtet. Individuelle ärztliche, psychologische, beschäftigungs-, bewegungs- und musiktherapeutische u. a. Behandlungen sind, soweit es sich nicht um kassenpflichtige Leistungen handelt, durch das BSHG finanziell abgesichert.

4.16.4 Zielsymptome für Psychopharmaka und Prophylaxe

Störungen der Intelligenz lassen sich medikamentös nicht beseitigen, allenfalls durch Früherkennung verhüten, meistens aber, von Ausnahmen abgesehen, nur in ihrem Ausprägungsgrad mildern. Bei der *Hypothyreose* läßt sich unter der Substitutionsbehandlung mit Schilddrüsenhormonen rasch eine psychische Kompensation erzielen, allerdings ist ständige ärztliche Überwachung erforderlich. Versuche, das *Down-Syndrom* (Mongolismus) durch Frischzellentherapie günstig zu beeinflussen, haben nach Ansicht von Experten keine Fortschritte erbracht. Beim *Ullrich-Turner-Syndrom* und beim *Klinefelter-Syndrom* lassen sich psychische Dekompensationserscheinungen durch hormonelle Behandlung etwas beeinflussen, eine evtl. gleichzeitig vorliegende Intelligenzschwäche läßt sich dadurch aber nicht beheben. Die diätetische Behandlung der *Phenylketonurie* hat sich bewährt. Durch frühzeitige chirurgische Maßnahmen läßt sich die weitere Entwicklung eines *Hydrozephalus* und eine damit zunehmende Demenz verhindern. In den meisten Fällen ist eine psychopharmakologische Therapie einer Lern- oder geistigen Behinderung nicht möglich.

Eine wichtige Voraussetzung für einen *medikamentösen Behandlungsversuch* bildet eine Überprüfung der intellektuellen Leistungsfähigkeit (Intelligenztest), der evtl. schon in einer Erziehungsberatungsstelle durchgeführt wurde oder dort durchgeführt werden kann. Es ist wenig aussichtsreich, ein schwer lernbehindertes Kind, das sich in einer Hauptschule befindet, unter der Diagnose „Konzentrationsstörung" medikamentös zu behandeln wenn die Grundstörung nicht erkannt wurde. Denn hier kommen in erster Linie sonder- und heilpädagogische Maßnahmen, evtl. eine Umschulung, in Betracht.

Bei Kindern mit *Lernbehinderungen*, aber auch bei Kindern, die trotz durchschnittlicher oder überdurchschnittlicher Intelligenz in der Schule versagen, werden relativ häufig Psychopharmaka verordnet. Ihnen wird eine Verbesserung des Hirnstoffwechsels oder der Hirndurchblutung zugeschrieben. Für einige dieser Medikamente konnten durch moderne Untersuchungsmethoden entsprechende Nachweise erbracht werden; für andere Medikamente blieb er stritig oder steht noch aus. *Indikationen* bilden generelle oder partielle Lern- und Leistungsschwächen unterschiedlicher Ursache: genetisch oder hirnorganisch bedingte Lernschwächen, neurotische oder vegetativ bedingte Lernstörungen und verschiedene Formen von Teilleistungsstörungen oder Teilleistungsschwächen und Werkzeugstörungen.

Eingesetzt werden eine Reihe von *Psychopharmaka,* die überwiegend schon lange erprobt sind und bei richtiger Dosierung relativ geringe Nebenwirkungen aufweisen. Es handelt sich um: Centrophenoxin (Helfergin), Piracetam (Normabrain, Nootrop) und Pyritinol (Encephabol), aber auch aktivierende Thymoleptika wie Imipramin (Tofranil), Nomifensin (Alival) und Sulpirid (Dogmatil). Keine dieser Substanzen kann die individuelle Intelligenz eines Kindes grundlegend verbessern. Was allenfalls erreicht werden kann, ist innerhalb bestimmter Grenzen eine Veränderung des *Vigilitätstonus,* durch den dann auch einmal eine Verbesserung der Aufmerksamkeit, der Konzentrationsfähigkeit oder der Tenazität erzielt werden kann.

Relativ gute Erfolge lassen sich bei *antriebsschwachen Kindern* und solchen mit einem „verlangsamten psychischen Tempo" erzielen. Sie werden als Säuglinge und Kleinkinder zunächst von den Eltern als ausgeglichen, bedächtig und still geschildert und sind „leicht erziehbar". Später tritt, besonders im Vergleich mit anderen Kindern, das passive, verlangsamte Verhalten stärker bei diesen Kindern in den Vordergrund, die nun als „bequem" oder „faul" bezeichnet werden. Sie sind initiativarm, schwer motivierbar und müssen ständig aktiviert, „angeschoben" werden. Hier können Nootropika wie Meclofenoxat (Helfergin), Pyritinol (Encephabol), Piracetam (Normabrain, Nootrop), aber auch antriebssteigernde Antidepressiva in kleinen Dosen und Sulpirid (Dogmatil) versuchsweise eingesetzt werden. Bei *Teilleistungsschwächen* kann, wenn die notwendigen heilpädagogischen und psychotherapeutischen Maßnahmen parallel durchgeführt werden, unterstützend offenbar eine Verbesserung der Wahrnehmungsfähigkeit erzielt werden, ohne daß bislang der Wirkungsmechanismus geklärt werden konnte.

Bei der *antiepileptischen Einstellung* von anfallskranken Kindern (s. zerebrale Anfallsleiden, Kap. 4.5) sollte bei den therapeutischen Überlegungen auch die jeweilige *psychische Antriebslage* des Kindes mit berücksichtigt werden. Bei antriebsschwachen epileptischen Kindern sollten krampfhemmende Medikamente mit stärkeren sedierenden Nebenwirkungen nach Möglichkeit nicht verordnet werden. Bei antriebsüberschüssigen epileptischen Kindern und Jugendlichen, die über Jahre hindurch Antiepileptika erhielten, kann durch eine vorsichtige (cave!), evtl. stationär durchzuführende medikamentöse Umstellung manchmal eine chronische Verlangsamung und Dysphorie gebessert oder beseitigt werden.

Akute Unruhe- und Erregungszustände treten bei geistigbehinderten oder schwer lernbehinderten Jugendlichen und älteren Kindern relativ häufig auf. Manchmal lassen sich pathogene peristatische Faktoren ermitteln, meistens aber nicht. Nicht selten liegen ihnen psychotische Episoden mit unsystematischen, inhaltsarmen Wahnideen (Vergiftungsängste) zugrunde. In erster Linie sind hier stark dämpfende Neuroleptika indiziert, etwa Laevomepromazin (Neurocil), das in Dosen von 25–50 mg i.m., notfalls in Abständen von 30–60 Minuten mehrfach gegeben werden kann. Bei oraler Verabfolgung muß höher dosiert werden. Bei ängstlich gefärbten Erregungs- und Unruhezuständen hat sich Diazepam (Valium), das i.v. und i.m. gegeben werden kann, bewährt: etwa 5–10 mg pro Injektion, tägliche Dosierung bis 40 mg (ausnahmsweise höher). Auch Haloperidol (Haldol) kommt in Betracht.

Chronische Unruhe- und Erregungszustände bei geistig-, aber auch bei lernbehinderten Kindern und Jugendlichen sind, soweit nicht hyperkinetische Syndrome vorliegen, wesentlich schwieriger zu behandeln. In Betracht kommen dafür in erster Linie schwachpotente Neuroleptika wie Laevomepromazin (Neurocil), Thioridazin (Melleril), aber auch stärkerpotente Neuroleptika wie Chlorpromazin (Megaphen) oder Pipamperon (Dipiperon). Erfolge werden auch mit Methylaminoäthanol (Deanol), mit Imipramin (Tofranil), mit Nomifensin (Alival) und mit Methylphenidat (Ritalin) beschrieben.

Sowohl bei akuten wie bei chronischen Unruhe- und Erregungszuständen, die eine relativ hohe Dosierung bzw. eine Dauermedikation erfordern, ist eine besonders sorgfältige Registrierung und evtl. Behandlung auftretender *Nebenwirkungen* erforderlich, z.B. Blutdruck (Hypotonie), Puls (Tachykardie), Kollapsgefahr.

4.17 Psychosyndrome, posttraumatische

J. MARTINIUS

4.17.1 Symptomatik und Diagnose

Unfälle sind bei Kindern und Jugendlichen die häufigste Todesursache. Bei drei Viertel der Unfälle im Straßenverkehr ist das Zentralnervensystem betroffen, allerdings meistens mit nur vorübergehenden Beeinträchtigungen. Mit Spätfolgen bzw. Dauerschäden ist nach mittelschweren oder schweren Schädel-Hirn-Traumen zu rechnen, wobei die Dauer des posttraumatischen Koma mit der Wahrscheinlichkeit bleibender Schäden korreliert: Nach der Dauer von mehr als 7 Tagen ist fast immer mit Spätfolgen, vor allem im psychischen Bereich, zu rechnen. An weiteren Determinanten sind Intensität des Traumas, Alter und Entwicklungsstand zum Zeitpunkt der Schädigung, Umgebungseinflüsse sowie nicht selten (20–30%) bestehende Vorschäden zu nennen. Je jünger ein verletztes Kind, desto schwerer sind die zu erwartenden Spätfolgen. In der Regel ist das Ausmaß von Dauerschäden 2 Jahre nach stattgehabtem Trauma verläßlich einschätzbar.

Die Komponenten des frühkindlichen exogenen Psychosyndroms (Störung der Aufmerksamkeit, der zentralen Wahrnehmung, des Sozialgefühls und der Emotionalität) finden sich auch bei Kindern und Jugendlichen mit posttraumatischen Zustandsbildern. Ein *spezifisches posttraumatisches Psychosyndrom* konnte beim Kind bislang nicht beschrieben werden. Dennoch läßt sich ein Hervortreten bestimmter Symptome bemerken: psychomotorische Unruhe (seltener Antriebsminderung), leichte Ermüdbarkeit, inadäquates Sozialverhalten im Sinne von Distanzlosigkeit. Nach schweren Verletzungen sind hirnlokale Funktions- bzw. Werkzeugstörungen (Teilleistungsschwächen, Aphasie u. a.) nicht selten, wobei sich jedoch stets die Frage stellt, wieweit eine allgemeine Störung der Aufmerksamkeit ganz oder teilweise die zu beobachtende Leistungsminderung erklärt.

Das Symptombild kann individuell außerordentlich vielgestaltig sein, je nachdem, ob auch neurologische Spätfolgen (z. B. Anfallsleiden) vorhanden sind und wie die Selbstwahrnehmung des verletzten Kindes, die Auseinandersetzung mit der Umwelt und die Bewältigung des Verletztenschicksals sich entwickeln und langfristig gestalten. Psychoreaktive und neurotische Störungen sind keine Ausnahmen, zumal dann, wenn bei erhaltenem intellektuellen Potential eine traumatische Hirnleistungsschwäche als „Faulheit" verkannt und mit Strafen belegt wird.

4.17.2 Ätiologie und Pathogenese

Kinder und Jugendliche, die Unfälle und somit auch Schädel-Hirn-Traumen erleiden, sind keine „Normalpopulation'. Überzufällig häufig finden sich in ihr primär psychomotorisch unruhige, impulsive Kinder und bezeichnenderweise doppelt soviele Knaben wie Mädchen. Diese Disposition kann Symptom einer vorbestehenden zerebralen Entwicklungsstörung sein.

Das posttraumatische Koma als das für die Pathogenese der zerebralen Schädigung wichtigste Begleitsymptom ist nicht immer Folge eines Hirnödems. Traumatische Komata ohne Hirndrucksteigerung (30% der Fälle) sind Ausdruck einer primären Hirnstammschädigung. Hingegen sind Komata mit Hirndrucksteigerung überwiegend Zeichen eines Hirnödems, das seinerseits sekundäre Hirnschäden hinterlassen kann.

4.17.3 Allgemeine Behandlungsrichtlinien

Kinder und Jugendliche mit posttraumatischen Psychosyndromen geraten am ehesten wegen allgemeiner oder spezieller Leistungsprobleme in Schwierigkeiten. Steht eine Distanzlosigkeit im Vordergrund der Symptomatik, ist es der soziale Kontakt, der in den Mittelpunkt therapeutischer Überlegungen zu rücken ist. Bis Rat gesucht wird, können gerade bei Kindern Jahre vergehen, da ange-

sichts guter körperlicher Erholung von den übrigen Unfallfolgen bestehenbleibende psychische Symptome nicht als zerebral bedingt erkannt werden oder auf eine Spontanheilung gehofft wird. So kann wertvolle Zeit, die sich für Aufklärung von Familie und Schule und Einbeziehung in die rehabilitative Behandlung nutzen ließe, verlorengehen. Kinder und Jugendliche bedürfen nach schweren Schädel-Hirn-Traumen der wiederholten Untersuchung. Liegt eine Hirnleistungsschwäche vor, ist die Belastungsfähigkeit zu prüfen, speziell im Hinblick auf Unterrichtsdauer und eventuell notwendige häufigere und längere Pausen. Teilleistungsschwächen erfordern spezielle Übungsprogramme, Kontaktstörungen eine heilpädagogische Behandlung in der Gruppe.
Für Psychosyndrome nach Hirntraumen gilt, was auch andere psychische Störungen bei Kindern und Jugendlichen bestimmt: Eine ungünstige Familiensituation erzeugt Belastungen, die eine sonst mögliche Kompensation verhindern können und damit die Prognose entscheidend verschlechtern. Ein wesentlicher Teil der Rehabilitation hat sich neben den speziellen schulischen und berufsvorbereitenden Maßnahmen um die Einbeziehung der Familie und gegebenenfalls um die Verbesserung eines ungünstigen Milieus zu bemühen.

4.17.4 Zielsymptome für Psychopharmaka

Wie weit spezielle Lern- und Leistungsstörungen im Rahmen chronischer posttraumatischer Psychosyndrome bei Kindern und Jugendlichen pharmakologisch zu bessern sind, ist eine noch nicht verläßlich beantwortbare Frage. Nootropika werden empfohlen (s. Kap. 3.8). Die klinische Prüfung ist im Hinblick auf spezielle Leistungsstörungen bislang jedoch reproduzierbare Belege schuldig geblieben. Sind *Antriebsstörungen* (Steigerung oder Minderung) vorhanden oder eine ausgeprägte Hirnleistungsschwäche, so kann es sinnvoll sein bzw. auch notwendig werden, psychopharmakologisch zu intervenieren. Eine leichte *Steigerung* des Antriebs ist mit Nootropika (Helfergin, Encephabol) zu erreichen, desgleichen können allgemeine Hirnleistungsschwächen offenbar mit Piracetam (Nootrop, Normabrain) günstig beeinflußt werden. Bei ausgeprägter Antriebsminderung ist auch an den Einsatz von Stimulanzien zu denken (s. Kap. 3.2), ebenso aber auch bei *psychomotorischer Unruhe* (s. Kap. 4.15). Die Dosierung von *Piracetam* liegt beim Schulkind bei täglich 3 mal 400 mg, von *Centrophenoxin* bei morgens und evtl. mittags 100–300 mg und von *Pyritinol* bei morgens und mittags 100–150 mg.
Posttraumatische Leistungsschwächen sind nicht selten durch *vaskuläre Regulationsstörungen* bedingt oder doch wenigstens mitbedingt. Bevor eine Behandlung mit Psychopharmaka begonnen wird, sind Kreislaufregulationsstörungen auszuschließen oder gegebenenfalls mit spezifischen Maßnahmen zu beheben.

4.18 Schizophrene Psychosen

CH. EGGERS

4.18.1 Symptomatik und Diagnose

Unter *schizophrenen Psychosen* sind schwere Störungen des seelischen Erlebens und Beeinträchtiungen des Beziehungsgefüges des Patienten sowohl zum eigenen Selbst als auch zu seiner personalen und dinglichen Umwelt zu verstehen. Daraus wiederum resultieren Verhaltensänderungen, die für den Außenstehenden nicht mehr einfühlbar sind und nicht mehr sinnvoll aus der jeweiligen Biographie des Betroffenen verstanden werden können. Die Sinnkontinuität des Lebens scheint durch die psychotische Erkrankung durchbrochen zu sein. Nur durch intensive Bemühung um psychologische Erhellung ist in Einzelfällen ein verstehender Zugang zu psychotischen Erkrankungen möglich.

Schizophrene Psychosen können als phänotypisch eigenständige Krankheitsbilder bereits im *Kindesalter* in Erscheinung treten. Sie ähneln durchaus entsprechenden Erkrankungen des Erwachsenenalters, wenn auch ihr Erscheinungsbild durch entwicklungsphasische Determinanten modifiziert wird in Abhängigkeit vom jeweils erreichten psychomentalen Entwicklungsniveau. Vor dem 10. Lebensjahr liegt die Häufigkeit kindlicher Schizophrenien bei 0,5–1%, zwischen dem 10. und 14. Lebensjahr bei 3–4% der Erwachsenenerkrankungen.

Kindliche Schizophrenien weisen ein phasentypisches *altersabhängiges Kolorit* auf: In einer frühen Altersstufe, im Vorschulalter, herrschen unproduktive Symptome vor wie: Verlust altersgemäßer Interessen, Spielunlust, Motilitätsstörungen (Stereotypien, Hyperkinesien, manierierter Gang, bizarre Körperhaltungen), negativistisches Verhalten, Beziehungsstörungen bis zur gänzlichen Abkehr in die eigene autistische Welt, Sprachstörungen (Echolalie, Phonographismus), schließlich Sprachabbau und eine oft als Demenz imponierende Persönlichkeitsabwandlung. Die affektiven Veränderungen zeigen sich in Alterationen der Grundstimmung, oft mit Ängstlichkeit und Mißtrauen, es macht sich eine vorher nicht beobachtete Stimmungslabilität und eine gefühlsmäßige Abstumpfung bemerkbar, die bis zur Gefühlskälte und Roheit gehen kann. Vorher tierliebe Kinder quälen nunmehr unmotiviert ihre Lieblingstiere, ehemals zärtliche und anhängliche Kinder werden plötzlich lieblos, hart, widerspenstig, kalt und zeigen keinerlei Emotionen früher geliebten Bezugspersonen gegenüber. Produktive Symptome wie Wahnideen und Halluzinationen kommen in dieser Altersphase nur selten vor. Frühe, für kindliche Schizophrenien charakteristische Wahnformen sind transitivistische Depersonalisationserlebnisse, die kleinen Patienten identifizieren sich mit Menschen, Tieren oder auch Gegenständen ihrer Umgebung. Typisch für diese Altersstufe sind weiterhin merkwürdige wahnhaft-halluzinatorische Leibemp-

findungen wie „der Nabel platzt", „das Herz bleibt stehen", „der Blitz geht durch mich durch", „das Geschlecht geht entzwei". Äußerungen wie „ich bin nicht mehr ich selbst" oder „ich bin in zwei kleine Menschlein geteilt" zeigen, daß auch kindliche Schizophrene bereits Spaltungserlebnisse haben können. *Wahnhafte Katastrophenängste* und *kosmische Bedrohtheitserlebnisse* („die Sonne fällt vom Himmel", „der Regen wird nicht mehr aufhören und alle Menschen werden ertrinken") sind typisch für kindliche Schizophrenien. Bereits vor dem 10. Lebensjahr können paranoide Beziehungs- und Vergiftungsideen, hypochondrische, religiöse und depressive Wahnideen vorkommen. Ab dem 12./13. Lebensjahr kann die psychopathologische Symptomatologie genauso differenziert und variationsreich sein wie diejenige Erwachsener.
Halluzinationen sind vor dem 10. Lebensjahr ebenfalls selten, sie sind im Kindesalter häufig koenästhetischer Natur: Die Kinder spüren sprechende oder singende Menschen im Kopf oder im Bauch, fühlen Tiere im Körper, haben das Gefühl, als ob Rauch durch den Leib ziehe, der Kopf immer länger und größer oder „ganz schief" werde, der Nabel platze, das Geschlecht entzwei gehe, ein Blitz durch den Körper fahre oder „eckige Steine" im Bauch lägen. Kennzeichnend für schizophrene Kinder ist, daß sie im Unterschied zu Erwachsenen eher optische Halluzinationen haben, aber auch akustische, vereinzelt kommen auch haptische und olfaktorische Halluzinationen im Kindesalter vor. Vor dem 10. Lebensjahr werden auch Zwangshalluzinationen beobachtet.
Die *Sprache* ist häufig dysgrammatisch, sie dient nicht mehr der mitmenschlichen Kommunikation. Die Kinder sprechen häufig nicht in der Ich-Form, sondern von sich in der dritten Person. Typisch sind Neologismen und Sprachflußstörungen. Die Kinder sind teilweise mutistisch oder aber im Gegenteil logorrhoisch. Gerade logorrhoische Kinder zeigen das typische Symptom der Denkzerfahrenheit, nicht nur die sprachliche, sondern auch die gedankliche Syntax ist gestört, die Sinnkontinuität von Satzbruchstücken und Wortzusammenhängen ist unterbrochen. Oft sind die Kinder dranghaft enthemmt, zerstören sinn- und ziellos Dinge, koten ins Zimmer, masturbieren ohne Scham vor Fremden, sind maßlos im Essen, beschädigen sich mit scharfen Gegenständen oft lebensgefährlich und unternehmen gelegentlich auch Suizidversuche. Die Motorik ist durch eine Disharmonisierung, durch Stereotypien und bizarre, manierierte, automatenhaft-steife Körperbewegungen und gelegentlich kataleptische Verkrampfungen gekennzeichnet.
Der *Verlauf* kindlicher und präpuberaler Schizophrenien ist sehr variationsreich. Es gibt einfache Verläufe in Form rascher und akut einsetzender Versandungen oder einmalige akute psychotische Episoden mit bunt-wechselvoller Symptomatik, die voll ausheilen oder zu jeweils unterschiedlichen Defizienzverfassungen führen können. Der Grad der postpsychotischen Persönlichkeitsveränderungen reicht von der kaum merkbaren Wesensauffälligkeit bis zum facettenreichen schizophrenen Sonderling oder zum „ausgebrannten Krater" mit völliger Antriebsverarmung und emotionaler Entleerung.
Vor dem *10. Lebensjahr* überwiegen die schleichenden und deletären Verläufe, es kommen aber auch akut-rezidivierende Formen vor. Die Prognose ist gün-

stiger als allgemein angenommen wird: Bei 50% kindlicher und präpuberaler Schizophrenien ist mit einem positiven Ausgang zu rechnen, bei 20% sogar mit Vollremissionen! Bei den übrigen 50% kommt es in der Regel jedoch zu schweren psychosebedingten Persönlichkeitsveränderungen vor allem im Bereich der Emotionalität, des Denkens und des Antriebsverhaltens. Etwa 20% bedürfen einer dauernden oder zumindest jahrelanger institutioneller Behandlung und Betreuung. Das Suizidrisiko liegt bei 5%, 25% unternehmen wiederholt ernstgemeinte und z.T. sehr grausame Suizidversuche.

4.18.2 Ätiologie und Pathogenese

Bei postmortem-Untersuchungen von behandelten und unbehandelten Schizophrenen wurde eine erhöhte Sensitivität dopaminerger Rezeptoren gefunden (erhöhte Haloperidol- und Spiperidol-Bindung). Auch die Tatsache, daß Pharmaka wie Amphetamin, das vermehrt Dopamin aus der präsynaptischen Nervenendigung freisetzt, und der Dopaminvorläufer L-Dopa schizophrene Psychosen auslösen bzw. die Exazerbation schizophreniformer Episoden fördern, spricht dafür, daß dopaminerge subkortikale Strukturen an der Genese schizophrener Psychosen beteiligt sind. Da Dopamin repolarisierend auf die postsynaptische dopaminerge Rezeptorenmembran wirkt, ist die Vermutung gerechtfertigt, daß eine Überempfindlichkeit dopaminerger Rezeptoren und damit verstärkte Repolarisation die Funktionen subkortikaler, insbesondere nigro-striärer und mesolimbischer Neuronenverbände hemmt, die eine wichtige Schutz- und Abwehrfunktion gegenüber motorischen Impulsen und sensorischen Reizen ausüben. Bei der Schizophrenie scheint es durch eine Überempfindlichkeit dopaminerger Rezeptoren zu einer Beeinträchtigung dieser Hemm- und Schutzfunktionen zu kommen, wie es bei exogenen Psychosen u.a. unter dem Einfluß von Psychotomimetika wie Amphetamin und L-Dopa der Fall ist. Neurophysiologische, neurochemische, psychophysiologische und neuropsychologische Studien haben zahlreiche Argumente dafür erbracht, daß der Schizophrenie eine Störung des Gleichgewichts zwischen verschiedenen subkortikalen, insbesondere nigro-striären und limbischen Strukturen sowie zwischen diesen und neokortikalen Funktionen zugrunde liegt. Dadurch ließe sich die Neigung zu Wahnsymptomen, zu Trugwahrnehmungen, zu illusionären Verkennungen, zu Denk- und Assoziationsstörungen, zum „overinclusive thinking" und die Unfähigkeit, zwischen relevanten und irrelevanten Reizgegebenheiten zu unterscheiden, erklären. Letzteres führt zu dem bei schizophrenen Patienten zu beobachtenden Zerfall hierarchischer Ordnungs- und Denkstrukturen.

Das medizinische, psychophysiologische Modell der Schizophrenie ist jedoch nur eines unter verschiedenen Krankheitsmodellen. Die Schwäche dieses Modells liegt in einem einseitigen deterministischen Denken, in dem die Schizophrenie auf eine organische Störung reduziert wird. Aufgrund neuerer tiefenpsychologischer und familiendynamischer Untersuchungen besteht jedoch kein Zweifel, daß psychodynamische und familiendynamische Störungen an der Genese schizophrener Psychosen beteiligt sind, natürlich nicht ausschließlich. So ist es vernünftig, sich ein integriertes Modell schizophrener Psychosen vorzustellen, das individuell psychologische, transaktionelle und biologische Momente gleichermaßen berücksichtigt.

4.18.3 Allgemeine Behandlungsrichtlinien

Aus dem zuletzt Gesagten folgt, daß bei der Behandlung schizophrener Psychosen des Kindes- und Erwachsenenalters *familiendynamische* und *intraindividuelle Aspekte* zu berücksichtigen sind. Beim schizophrenen Kind kommt der Eltern- bzw. der Familientherapie ein wichtiger Stellenwert zu. Voraussetzung für die individuelle Therapie des psychotischen Kindes ist, daß der Therapeut versucht, sich in die magisch-animistische Phantasiewelt des psychotischen Kindes einzufühlen. Zunächst wird er in der Sprache des kranken Kindes reden, um dann allmählich bei ihm realitätsorientierte, rational-kritische Denkprozesse zu fördern und so eine sukzessive Ablösung von urtümlichen magisch-omnipotenten Phantasievorstellungen und eine zunehmende Orientierung an der Realität anzustreben. Es kommt auf eine Stärkung und Förderung intakter Ich-Anteile an, unabhängig davon, welchen Entwicklungs- und Differenzierungsgrad sie erreicht haben, um das Ich auf diese Weise auf ein höheres Funktionsniveau zu heben.

Eine *Aktivität in Gruppen* ist oft erst nach einer längeren Initialperiode der Einzelbehandlung möglich. Täglich wiederkehrende Verrichtungen wie Körperpflege, Nahrungsaufnahme, Sauberkeitstraining sind Gelegenheiten zum Einüben sozialer Verhaltensweisen, zur Regulierung von Störungen des Körperschemas, zur Behandlung alimentärer Phobien, von Boulimie, Polydipsie, Anorexie oder anderen Eßstörungen und zur Entwicklung der Körperhygiene. Wichtig ist, daß der Therapeut die Frustration ertragen und auszuhalten vermag, die durch die nur zögernd sich einstellenden therapeutischen Fortschritte, die häufigen Rückfälle und die Tatsache bedingt ist, daß die positiven Gefühle, die der Therapeut dem psychotischen Kind entgegenbringt, von diesem häufig nicht erwidert werden können. Wichtig ist, daß der Therapeut dem Kind einen möglichst festen Rahmen setzt, um der Verunsicherung und Angst des psychotischen Kindes entgegenzuwirken und eine konstante optimale pädagogische Förderung motorischer, kognitiver und sozialer Fähigkeiten zu ermöglichen.

4.18.4 Spezielle Psychopharmakotherapie

Die früher sehr häufig angewandte Elektro- und Insulinschocktherapie ist durch die moderne *Psychopharmakotherapie* weitgehend ersetzt worden. Bei *akuten schizophrenen Psychosen* sind stark potente Neuroleptika wie Trifluopromazin (Psyquil, Dapotum), Haloperidol, Benperidol (Glianimon) indiziert. Man sollte sich möglichst auf 1–2 Neuroleptika beschränken. Benperidol sollte nur bei stationärer Behandlung verwandt werden. Nach einschleichendem Beginn ist eine Erhaltungsdosis von 0,5–1,5 mg Benperidol täglich anzustreben. Bei psychomotorischen Erregungszuständen 0,5–2 mg, maximal 3 mal 2 mg intramuskulär oder 1,5–6 mg als Topfen. Haloperidol kann im Akutfall parenteral (5 mg = 1 ml) i.m. oder i.v. injiziert werden. Am ersten Tag der Behandlung sollte eine Dosis von 20 mg bei parenteraler bzw. 30–50 mg bei oraler Verabreichung nicht überschritten werden, später können vorübergehend höhere Dosen angebracht sein.

Bei Vorliegen einer *Katatonie* ist eine intravenöse Therapie entweder in Form wiederholter Gaben von 1–2 Amp. Haloperidol oder als Infusionstherapie bis zum Abklingen der Symptomatik notwendig. Dies gilt auch für den schizophrenen Schub, der durch Mutismus, Bewegungsverharren, Amimie und Katalepsie (tonisches Verharren in bestimmten Körperstellungen) gekennzeichnet ist. Haloperidol wäre beim Stupor bzw. bei der Katatonie in einer Dosierung von 20–30 mg indiziert, verteilt auf bis zu 6 intravenöse Injektionen (5 mg = 1 Amp.) oder verteilt auf 2–3 Infusionen in jeweils 250 ml physiologischer Kochsalzlösung. Durch die intravenöse Psychopharmakobehandlung ist bei Katatonien und Stuporen eine Elektroschocktherapie in der Regel vermeidbar.

Bei abgeschwächten und *protrahierten Verläufen* können mittelpotente Neuroleptika wie Periciazin (Aolept) und Chlorprothixen (Taractan, Truxal) verwandt werden. Die Dosierung ist individuell vorzunehmen (Richtlinien s. Kap. 3.5.6 und 3.5.11). Bei schizophrenen Psychosen mit vorwiegend unproduktiver, negativer Symptomatik (Autismus, Antriebsminderung, Negativismus, Apathie, Depressivität) ist das Benzamidderivat Sulpirid (Dogmatil) häufig gut wirksam; dieses Präparat zeichnet sich vor allem auch durch seine geringen Nebenwirkungen aus. Dosierung: 150–600 mg täglich. Bei chronischen Formen und vor allem auch zur Rezidivprophylaxe empfehlen sich Depotpräparate (Fluphenazin-decanoat, Haloperidol-decanoat, Fluspirilene; Imap).

Ähnlich wie bei der antiepileptischen Behandlung ist es sinnvoll, sich gründliche Erfahrungen in der klinischen Praxis mit wenigen Substanzen zu erwerben, um genügend Sicherheit im therapeutischen Umgang mit ihnen zu haben. In der Regel sollte man auch mit einer Substanz auskommen, die gleichzeitige Verordnung von mehreren Substanzen bringt gewöhnlich keine Vorteile.

4.19 Schlafstörungen

Ch. Eggers

4.19.1 Symptomatik und Diagnose

Die Angaben über die Häufigkeit von Schlafstörungen im Kindesalter schwanken sehr stark in den verschiedenen Studien. In einem jugendpsychiatrisch behandelten Patientengut scheint die Häufigkeit von Schlafstörungen zwischen 3 und 6% zu liegen. Fragebogenerhebungen bei Eltern von weder pädiatrisch noch kinderpsychiatrisch behandelten Kindern haben jedoch relativ hohe Prozentzahlen ergeben. Im Säuglingsalter überwiegen die Durchschlaf-, im Kleinkindes- und Schulalter die Einschlafstörungen. Schlafstörungen kommen bei Knaben häufiger vor als bei Mädchen; in gestörten Familien sind Schlafstörungen etwa dreimal häufiger als in intakten Familien.

4.19.2 Ätiologie und Pathogenese

Im *Säuglingsalter* sind Schlafstörungen Ausdruck von Hunger oder von Kontaktwünschen. Die Säuglinge schlafen wieder ein, wenn sie durch Mutter oder Vater beruhigt und in den Schlaf gewiegt werden. Schlafstörungen können im Säuglingsalter auch im Rahmen somatischer Erkrankungen auftreten. Säuglinge mit einer leichten oder stärkeren Hirnschädigung zeigen häufig das Symptom der Schlafstörung, sie schreien aber auch tagsüber viel und sind unruhig.
Im *Kleinkind- und Schulalter* sind Schlafstörungen, wenn keine pädiatrische Erkrankung vorliegt, Ausdruck von Ängsten, insbesondere von Trennungsängsten, sei es aus aktuellem Anlaß oder bedingt durch eine chronische Konfliktsituation zwischen Kindern und Eltern. Im Schulalter und später sind Schlafstörungen nicht selten Hinweise für Schwierigkeiten des Kindes in der Auseinandersetzung mit sozialen und schulischen Problemen. Schlafstörungen sind bei Kindern in dieser Altersphase häufig Begleiterscheinungen anderer Symptome wie milieureaktive Verhaltensstörungen, leichte frühkindliche Hirnschädigung, Sprachstörungen, Teilleistungsschwächen, neurotische oder psychotische Erkrankungen (Eggers 1982b).

4.19.3 Allgemeine Behandlungsrichtlinien

Die *Therapie* sollte in erster Linie pädagogisch ausgerichtet sein. Wichtig ist, daß man darauf hört, was das Kind mit seinem Symptom ausdrücken will. Individualtypologisch-charakterologische Persönlichkeitsfaktoren, somatischneurale, lebensgeschichtlich-biographische und vor allem familien- und soziodynamische Gegebenheiten müssen berücksichtigt und daraus die entspre-

chenden therapeutischen Konsequenzen gezogen werden. So ist darauf zu achten, ob beim Kind evtl. eine schulische oder sonstige Überforderung vorliegt. Generell ist vor einer vorzeitigen Einschulung von Kindern zu warnen, bei denen auf irgendeinem Gebiet Teilretardierungen bestehen. Es muß diesen Kindern Zeit gelassen werden für eine individuelle Ausreifung des jeweils bestehenden Reifedefizits, das sie in eine ängstliche, scheue Zurückhaltung hineindrängt und stets soziale Probleme mit der Gefahr der Entwicklung zum Außenseiter schafft. Da diese Kinder häufig unter Teilleistungsstörungen leiden, müssen hier entsprechende therapeutische und pädagogische Hilfen einsetzen unter Einbeziehung der Eltern und vor allem auch der Lehrer.
Oft ist schon eine Änderung der *äußeren Situation* hilfreich, z. B. das Zurückversetzen des Kindes in der Schule um 1 Jahr, die Herausnahme aus einem bestimmten Schultyp oder die Ermöglichung eines Urlaubs zu zweit von Mutter und Kind, wo das Kind ganz für sich allein für eine bestimmte Zeit die Mutter hat und seine emotionalen Bedürfnisse ihr gegenüber ganz ausleben kann ohne Rücksicht auf Geschwister. Wenn eine tiefergreifende Störung zwischen Eltern und Kind vorliegt, muß versucht werden, diese mit den Eltern aufzuarbeiten. Oft gelingt es schon in einem oder mehreren Gesprächen, den Eltern Beziehungsprobleme sowohl zu sich selbst als auch dem Kind gegenüber bewußt zu machen und somit eine Konfliktlösung anzubahnen.

4.19.4 Zielsymptome für Psychopharmaka

Schlafmittel sollten, wenn überhaupt, nur *kurzfristig* eingesetzt werden. Bei Kindern, die an somatischen Erkrankungen leiden, hat sich die Gabe von *Chloralhydrat*-Rectiolen bewährt. Unter den *Benzodiazepinen* sind das *Nitrazepam* (Mogadan), das *Flurazepam* (Dalmadorm) und das *Flunitrazepam* (Rohypnol) besonders geeignet.
Dosierungen: Nitrazepam im Säuglingsalter 1 Trpf. pro Lebensmonat, Klein- und Schulkinder 2,5-5 mg, Jugendliche 5-10 mg, *Flurazepam* im Schulalter ¼-½, im Jugendalter ½-1 Tbl., *Flunitrazepam* im Schulalter ¼-½, im Jugendalter ¼-1 Tbl. (0,5-2 mg).
Im übrigen können auch sedierende Neuroleptika mit geringer neuroleptischer Potenz gegeben werden wie *Promethazin* (Atosil) oder *Laevomepromazin* (Neurocil). Dosierung: jeweils 1-2 mg/kg KG. Bei Pavor nocturnus und Somnambulismus hat sich *Imipramin* (Tofranil) in einer Dosierung von 10-50 mg abends bewährt.

4.20 Sozialisationsstörungen
(Aggressivität, Autoaggressivität)

CH. EGGERS

4.20.1 Symptomatik und Diagnose

Aggressives und autoaggressives Verhalten resultiert aus der Unfähigkeit des Einzelnen zu reflektiertem, gekonntem, konstruktivem Umgang mit gesunden aktiv-spontanen aggressiven Impulsen, die zum Menschen als Menschen gehören und für seine psychophysische Reifung notwendig sind. Dieses Potential an gesunden aktiv-spontanen intentionalen Strebungen ist Voraussetzung für das neugierige Auf-etwas-Zugehen des Kleinkindes, ja schon für das Greifen und Handhaben des Säuglings, der sich der Dinge seiner unmittelbaren Umwelt be-mächtigt. Eine solche aktiv-spontane Aggression ohne subjektive Feindseligkeit ist die Wurzel jeglicher Initiative und bildet die Grundlage für konstruktiv-schöpferische Aktivität, für gekonnte Selbstverwirklichung und für ein darauf basierendes gesundes Selbstwert- und Eigenmachtgefühl.
Dagegen hat die nicht-sozialisierte Aggressivität einen destruktiven Charakter. Die destruktive Intention kann sowohl gegen das eigene Selbst als auch gegen die Mitwelt gerichtet sein.
Die *nicht-sozialisierten Aggressionsformen* haben in letzter Zeit zunehmend an Bedeutung gewonnen. Allein in Nordrhein-Westfalen ist nach neuesten Angaben die Zahl der von Kindern und Jugendlichen zwischen 8 und 21 Jahren begangenen Straftaten in den letzten 8 Jahren um mehr als 30% gestiegen. Die Häufigkeit von Roheitsdelikten, denen ein starkes destruktives Element zugrundeliegt, liegt nach den Erhebungen von ALBRECHT und LAMNEK (1979) in der Gruppe der 6- bis 14jährigen bei 35:10000, in der Gruppe der 14- bis 18jährigen bei 491:10000 (bezogen auf die gesamte BRD). Zwischen 1971 und 1977 ist es in der ersten Gruppe zu einer Zunahme um 91%, in der zweiten um 44% gekommen.
Heteroaggressive Verhaltensweisen können beim Kind und beim Jugendlichen verschiedene Formen annehmen, sie können offen, verdeckt, phantasiert sein, es kann sich um direkte, indirekte, verschobene, sozialisierte, sozial mißbilligte, körperliche und verbale Aggressionen handeln. Heteroaggressives Verhalten hat stets einen schädigenden Charakter und zielt darauf ab, bewußt oder unbewußt jemanden zu kränken oder zu verletzen oder eine Sache zu zerstören.
Auch *autoaggressive Akte* stellen bereits im Kindes- und Jugendalter eine erheblich ansteigende Gefahr dar: In der BRD liegt die Zahl der geglückten Suizide bei Kindern und Jugendlichen jährlich bei etwa 700, etwa 14000 Kinder und Jugendliche unternehmen jährlich Suizidversuche, wobei die Dunkelziffer relativ hoch sein dürfte.

Bei autoaggressiven, gegen den eigenen Körper gerichteten Impulsen muß unterschieden werden zwischen normalen Automutilationen und persistierenden selbstdestruktiven Handlungen. Erstere sind in etwa 7–17% aller gesunden Säuglinge im 3. und 4. Trimenon und bei etwa 9% der Kleinkinder im Alter von 2 Jahren zu beobachten. Sie gehören zu den autoerotischen Betätigungen des jungen Kindes und sind Teil des explorativen Körpererlebens. Im Zuge der psychophysischen Weiterentwicklung lernt das Kleinkind seine Schmerzreize zu dosieren und Konsequenzen seiner Handlungen an sich selbst vorauszusehen. Dagegen sind die pathologischen Formen autoaggressiven Verhaltens sehr viel dramatischer und heftiger und führen in der Regel zu ernsten Verletzungen.

Die Kinder schlagen, beißen, kratzen oder kneifen sich selbst. Sie schlagen mit Kopf, Rumpf oder Extremitäten gegen harte Gegenstände, reißen sich die Haare aus oder fügen sich mit Fremdkörpern mehr oder weniger gravierende Verletzungen zu. Solche Selbstverletzungen kommen bei Kindern mit erworbenen, chromosomalen oder metabolisch-genetischen Hirnschädigungen vor. Sie sind besonders ausgeprägt beim *Lesch-Nyhan-Syndrom,* dem eine Störung des Purin-Stoffwechsels zugrunde liegt. Weitere Ursachen für autoaggressive Handlungsweisen sind geistige Behinderungen ungeklärter Ätiologie, der frühkindliche Autismus nach KANNER, die kindliche Schizophrenie, die Temporallappen-Epilepsie, der sog. Hospitalismus infolge frühkindlicher emotionaler Deprivation und Kindesmißhandlung durch die Bezugspersonen, wobei diese Handlungsweisen vom Kind selbst übernommen werden.

Suizidhandlungen sind besonders schwerwiegende autodestruktive Handlungen. Sie sind in der Regel Ausdruck von schweren neurotischen Konflikt- und Belastungssituationen und kommen im Rahmen depressiver, aber auch schizophrener Psychosen vor; bei letzteren in etwa 95% der Fälle, davon in 5% mit tödlichem Ausgang. Das Suizidrisiko ist im Jugendalter besonders hoch. Bei Kindern bis zu 15 Jahren liegt der Tod durch Selbstmord noch an 10. Stelle, bei Jugendlichen stellt er die zweithäufigste Todesursache nach dem Unfalltod dar!

Die autoaggressive Komponente kann bei den *Suizidversuchen* unterschiedlich ausgeprägt sein; nicht alle Suizidhandlungen sind mißglückte Suizide, bei denen die autoaggressive Tendenz besonders stark ausgeprägt ist. Bei etwa 60% der Jugendlichen hat der Suizidversuch eine Appellfunktion an die Umwelt mit dem Ziel, die Umweltbedingungen zu verbessern. Bei anderen Suizidversuchen überwiegt der Wunsch nach Ruhe, Abstand, Schlaf; er entspringt dem Bedürfnis nach einem vorübergehenden Aussteigen aus der gegenwärtigen Lebensproblematik, dies ist etwa bei 10% der selbstmordgefährdeten Jugendlichen der Fall.

4.20.2 Ätiologie und Pathogenese

Die schweren Formen hetero- oder autoaggressiver Impulse dürften jeweils einer primär konstitutionell verankerten Aggressionsbereitschaft entspringen, die sekundär durch eine versagende Umwelt zur Manifestation gebracht wird. Ist das Versagen durch die Umwelt des Kindes, die normalerweise in den ersten Lebensjahren seine psychophysische, psychomentale und psychosoziale Entwicklung garantiert, zu groß, so bleibt dem Kind oft nichts anderes übrig, als eine aggressive Haltung gegenüber dieser Umwelt einzunehmen, die es ihm nicht gestattet, ein gesundes Ich-Ideal aufzubauen. Solche Kinder geraten immer wieder in Konflikt mit ihrer Umwelt. Dies kann zeitlich begrenzt sein. Nur bei 35% der Kinder persistiert das antisoziale Verhalten, das sie in der Kindheit zeigen, auch im Erwachsenenalter (ROBINS 1978). Besondere Prädilektionszeiten sind das Trotzalter, die Pubertät und die Adoleszenz, also Phasen, in denen der gesunde Selbständigkeitsdrang besonders aktiviert ist und es gilt, den Freiraum auszutesten, Grenzen zu erproben und in der eigenen Identitätsfindung weiterzukommen. In diesen entwicklungspsychologisch bedeutsamen Entwicklungsphasen kommt es sehr darauf an, daß Aggression in die „rechte Bahn gelenkt" wird, d. h. in autonome, gesunde, reife, konstruktive, verantwortungsvolle Aktivität. Der bis dahin erreichte Grad der Sozialisationsfähigkeit, die Differenziertheit der bis dahin entwickelten sozialen Bindungen ist hierbei deshalb von entscheidender Bedeutung.

Etwa 40% der jugendlichen Suizidanten sind mit familiären Suiziden belastet. Die Angaben über gestörte Familienverhältnisse im Sinne eines „broken home" liegen in der Literatur zwischen 40 und 80%. Entwicklungskrisen, abnorme Persönlichkeitszüge und neurotische Störungen werden jeweils in einem Drittel der Fälle beobachtet. 20–50% jugendlicher Suizidanten unternehmen mehr als einen Suizidversuch. Ein besonderes Problem stellt die Suizidalität drogenabhängiger Jugendlicher dar. Hier zeigt sich eine deutliche Abhängigkeit der Suizidimpulse von Dauer und Progredienz des Drogenabusus mit Überstieg zu harten Drogen. Die Drogenabhängigkeit hat ja ebenfalls einen autoaggressiven und autodestruktiven Charakter. Hierbei handelt es sich um labile, Ich-schwache Persönlichkeiten mit unreifen, häufig überhöhten Vorstellungen über ihre Lebensziele und mit einem sehr hohen Selbstanspruch. Ihr Selbstwertgefühl ist aber gering und die Diskrepanz zwischen übersteigerten Ansprüchen an sich selbst und dem herabgeminderten Selbstvertrauen wird so bedrückend erlebt, daß nur der Ausweg in die Scheinwelt der Drogen oder in den Freitod übrigbleibt.

4.20.3 Allgemeine Behandlungsrichtlinien

Wichtigstes therapeutisches Ziel im Umgang mit aggressiven und autoaggressiven Kindern ist die Ermöglichung einer neuen, reifen, d. h. realitätsadäquaten Beziehung sowohl zu sich selbst als auch zum anderen. Die hierbei angewandten Methoden richten sich häufig nach dem theoretischen Grundkonzept des Therapeuten. Verhaltenstherapeutische Techniken auf der Grundlage der sozialkognitiven Lerntheorie von BANDURA (1973) haben sich in der Behandlung aggressiver Kinder und Jugendlicher ebenso bewährt, wie pädagogische Maßnahmen, wie sie insbesondere von AICHHORN (1957) sowie REDL u. WINEMAN (1978) entwickelt worden sind. Heilpädagogische Maßnahmen sind vor allem bei organisch bedingter Hetero- und Autoaggressivität indiziert. Wenn die aggressiven und autoaggressiven Verhaltensbereitschaften des Kindes auf seelische Konflikte und frühkindliche Traumatisierungen zurückzuführen sind, sind analytische Therapiemethoden zu empfehlen.

4.20.4 Zielsymptome für Psychopharmaka

Pharmakotherapeutisch kann im allgemeinen nur unterstützend gearbeitet werden. Bei der Kombination von Aggressivität und hyperkinetischem Syndrom ist der Einsatz von Stimulanzien zu erwägen, und es gibt auch positive Berichte darüber in der Literatur. Darüberhinaus berichten einzelne Autoren über Erfolge mit Neuroleptika (Thioridazin, Perphenazin, Haloperidol), trizyklischen Antidepressiva und Lithium (therapeutische Wirkung bei einem Serumspiegel zwischen 0,9 und 1,4 mval/l). Antidepressiva sind bei autoaggressiven Handlungen im Rahmen depressiver Verstimmungen sicher indiziert. Neuroleptika wird man in der Regel nur bei schweren, sonst unbeherrschbaren, vor allem raptusartigen Aggressionshandlungen einsetzen, um das Kind bzw. den Jugendlichen vor einem Zuviel an externen Reizen aber auch vor einem Überwältigtwerden mit destruktiven und selbstdestruktiven motorischen Impulsen zu schützen. Dies gilt insbesondere für schizophrene Psychosen, die mit hetero- oder autoaggressiven Symptomen einhergehen. Man wird hier am ehesten initial dämpfende Neuroleptika wie *Promazin,* Laevomepromazin oder Chlorprothixen bevorzugen. Die Dosierung hat individuell zu erfolgen (Richtlinien s. Kap. 3.5.6 und 3.5.11). Bei vorwiegend hirnorganisch bedingten aggressiven Wutausbrüchen haben sich im Kindes- und Jugendalter Beta-Rezeptorenblocker bewährt, z.B. Oxprenolol in einer Dosierung zwischen 40 und 160 mg/die; unter stationären Bedingungen evtl. auch höher; die Kreislauffunktionen sollten überwacht werden (Einzelheiten s. Kap. 3.6).

4.21 Stottern und Stammeln

J. MARTINIUS

4.21.1 Symptomatik, Diagnose und Differentialdiagnose

Stottern ist eine Störung des Sprechrhythmus bzw. der Sprechkoordination. Es tritt als eigenständiges Symptom überwiegend bei Knaben auf (ICD Nr. 307.0 spezielles, nicht anderweitig klassifizierbares Symptom) und beginnt üblicherweise im 3.–4. Lebensjahr. Stottern äußert sich als mehrfache Wiederholung und/oder Verlängerung von Lauten, Silben und Worten und wird häufig begleitet von sekundären Mitbewegungen (Lidschluß, Ballen der Fäuste, Stampfen mit dem Fuß). Das Symptom verstärkt sich in angstbesetzten Situationen, vermindert sich beim Flüstern und fehlt ganz beim Singen. Differentialdiagnostisch ist Poltern auszuschließen.

Stammeln (Dyslalie) ist eine Störung der Artikulation. Als Symptom tritt Stammeln im Verlauf der normalen Entwicklung (physiologisches Stammeln) und im Rahmen von Verzögerungen der Sprachentwicklung auf. Stammeln äußert sich als Fehlbildung, Auslassen oder Ersetzen von Lauten und Lautverbindungen. Es werden je nach Schwere der Störung und Art der Lautfehlbildung spezielle Formen unterschieden (partielle und multiple Dyslalie, Sigmatismus u.a.).

4.21.2 Ätiologie und Pathogenese

Stottern ist ätiopathogenetisch kein einheitliches Symptom. Die Genese ereignet sich bei den meisten Kindern über die Fixierung eines Entwicklungsstotterns. Obwohl Stottern in Familien mit eindeutiger Häufung vorkommt, darf die erbliche Komponente nur als eine Teilursache gelten, die mit starken emotionalen Störungsfaktoren interagieren. Das gleiche mehrfaktorielle Geschehen ist bei Stottern in Zusammenhang mit einer frühkindlichen Hirnschädigung anzunehmen.

Stammeln ist vorwiegend eine Folge zerebraler Entwicklungsstörungen, wobei ungünstige Milieueinflüsse sich als besonders erschwerend erweisen. Schwächen in der zentralen Steuerung der Sprechmotorik wie in der phonemischen Differenzierung sind die wesentlichen Faktoren für die Pathogenese des Stammelns.

4.21.3 Allgemeine Behandlungsrichtlinien

Im Vorfeld der Behandlung sind mittels Elternberatung Verhaltensregeln aufzuzeigen, mit denen Erziehungsfehler und sonstige, die Sprechsituation belastende Momente vermieden werden können. Die Behandlung ist in erster Linie *sprachheilpädagogisch,* unter Einbeziehung der Arbeit an den die Störung mitbedingenden Konflikten. Zu den erfolgversprechenden übenden Verfahren gehören auch verhaltenstherapeutisch fundierte. Zur Entspannung findet das autogene Training Einsatz.

Für die Behandlung des Stammeln bietet die psychomotorische Übungsbehandlung gute zusätzliche Hilfen.

4.21.4 Zielsymptome für Psychopharmaka

Eine unterstützende neuroleptische Medikation hat sich bei manchen unter *Stottern* leidenden Kindern und Jugendlichen als außerordentlich wirksam erwiesen. Ältere Schulkinder bzw. Jugendliche können, wenn psychogene Momente nicht im Vordergrund stehen, mit *Haloperidol,* 0,03–0,05 mg/kg KG/die, verteilt auf 3 Einzeldosen, behandelt werden.

Die langfristige Prognose des Stotterns ist noch unbefriedigend.

Stammeln ist kein Zielsymptom für Psychopharmaka. Eine vorübergehend die Therapie begleitende Medikation kann jedoch sinnvoll sein, wenn gleichzeitig Störungen des Antriebs (Antriebsschwäche, Übererregbarkeit) oder ausgeprägte Angstsymptome vorhanden sind.

4.22 Suizidalität

G. NISSEN

4.22.1 Symptomatik und Diagnose

Selbstmorde stehen bei Kindern an zehnter, bei Jugendlichen zwischen dem 15. und 25. Lebensjahr an zweiter Stelle der Todesursachen. Im Jahr 1950 nahmen sich 33 Kinder und 848 Jugendliche das Leben. Im Jahr 1970 waren es 87 Kinder und 1050 Jugendliche. Daraus ergibt sich eine Verdoppelung der Suizidrate bei Kindern. Sie ist allerdings von 1971 an nicht weiter angestiegen. Gerade bei Kindern werden gelegentlich Suizide als Unglücksfälle deklariert. Manchmal läßt es sich nicht entscheiden, ob es sich um ein Suizid oder einen Unglücksfall gehandelt hat. Nach einem Bericht von WHO sind etwa 1% der Gesamtmortalität durch tödliche Vergiftungen bedingt, davon gehen 75% auf das Konto „Selbstmord".

4.22.2 Ätiologie und Pathogenese

Bei Kindern und Jugendlichen ist der Selbstmord nicht in dem Umfang mit dem Vorliegen psychiatrischer Erkrankungen kombiniert wie bei Erwachsenen. In der vorliegenden wissenschaftlichen Literatur wird einstimmig auf die pathogene Bedeutung chronisch-defizitärer häuslicher Verhältnisse hingewiesen. Das gilt auch für den „*Schülerselbstmord*", der früher einseitig ausschließlich den Lehrern und dem herrschenden Schulsystem angelastet wurde. Manchmal stammen suizidale Kinder aus Familien, in denen Suizid gehäuft vorkommt. Genetische Untersuchungen ergaben jedoch keine überzeugenden Befunde für eine ererbte Selbstmordneigung. Kinder und Jugendliche aus solchen „Suizidfamilien" werden vielmehr häufiger mit suizidalen Akten als Lösungsmöglichkeiten existentieller Konflikte konfrontiert.

4.22.3 Allgemeine Behandlungsrichtlinien

Die *Therapie* suizidgefährdeter Kinder und Jugendlicher muß unbedingt die Familie, die Schule und die berufliche Ausbildungsstätte einschließen. Kinder und Jugendliche mit Selbstmordgedanken erweisen sich sehr häufig als schwächste Glieder einer gestörten Gruppe, meistens der Familie.
Eine zuverlässige *Abschätzung* der Suizidalität gehört auch bei Kindern und Jugendlichen zu den besonders schwierigen und verantwortungsvollen Aufgaben des Arztes. Mögliche präventive Maßnahmen werden zusätzlich dadurch erschwert, daß das depressive Erscheinungsbild sich in diesem Lebensabschnitt wesentlich von dem Erwachsener (Depressionen, nicht-psychotische, s. Kap. 4.9, affektive Psychosen s. Kap. 4.3) unterscheidet.
In der *akuten Krise* steht die Beherrschung der Suizidgefährdung durch kombinierte psychotherapeutische und psychopharmakologische Maßnahmen an erster Stelle. Eine erhöhte Gefährdung liegt vor für die Phase, die zwischen dem Beginn der Medikation und dem Einsetzen der antidepressiven Wirkung liegt. Aus dieser Sicht (FINK 1979) ist die Elektroschockbehandlung (die bei Kindern und bei Jugendlichen praktisch nicht in Betracht kommt) die zuverlässigste Suizidprophylaxe, da der therapeutische Effekt am raschesten eintritt. An zweiter Stelle steht die antidepressive Therapie, während die ausschließlich psychotherapeutische Behandlung mit einem hohen Suizidrisiko belastet ist. Bei ambulanter Therapie sollte für die Phase gesteigerter Suizidgefährdung mit dem Patienten ein „Vertrag" abgeschlossen werden, in dem eine Unterlassung suizidaler Handlungen für einen bestimmten Zeitraum versprochen wird. Akute Suizidgefahr ist eine absolute Indikation zur Einweisung in die Klinik.

4.22.4 Zielsymptome für Psychopharmaka

Bei Selbstmordgefährdung im Zusammenhang mit einem depressiven Syndrom ist eine antidepressive Therapie (s. Kap. 4.3 und 4.9) einzuleiten. Suizidhandlungen kommen jedoch auch im Rahmen anankastischer Syndrome (s. Kap. 4.25) und bei Angstsyndromen (s. Kap. 4.6) vor, nicht selten auch im Vorfeld schizophrener Erkrankungen (s. Kap. 4.18) und bedürfen dann einer entsprechenden Therapie.

4.23 Teilleistungsschwächen

J. MARTINIUS

4.23.1 Symptomatik und Diagnose

Im klinischen Sprachgebrauch werden die Begriffe *„Teilleistungsstörung"* und *„umschriebene Leistungsschwäche"* weitgehend noch als Synonyma verwendet. Sie bezeichnen das Symptom eines Leistungsdefizits in einzelnen Leistungsbereichen während des Entwicklungsalters, ohne Aussagen über dessen Ursache und Prognose zu implizieren. Die internationale Klassifikation führt Teilleistungsschwächen als *umschriebene Entwicklungsrückstände* (2. Achse des multiaxialen Klassifiaktionsschemas) und betont damit den Entwicklungsaspekt. Von einzelnen Autoren wird deswegen der Name „umschriebene Leistungsschwächen" bevorzugt.

Umschriebene Leistungsschwächen manifestieren sich dann, wenn entsprechende Leistungen gefordert werden, vorzugsweise in den ersten Jahren nach der Einschulung. Gleichwohl handelt es sich nicht um Störungen, die auf dieser Entwicklungsstufe erworben werden. Sie treten einzeln, in Kombination, häufig aber im Rahmen umfassenderer Entwicklungsstörungen, z. B. im Rahmen eines frühkindlichen exogenen Psychosyndroms ohne und mit Hyperaktivität auf.

Die einfachste, am Eingang der Diagnostik stehende Einteilung unterscheidet:

1. umschriebene Lese-Rechtschreibschwächen
2. umschriebene Rechenschwächen
3. andere umschriebene Lernschwächen
4. umschriebene Rückstände in der Sprech- und Sprachentwicklung
5. umschriebene Rückstände in der motorischen Entwicklung
6. multiple Entwicklungsrückstände

4.23.1.1 Umschriebene Lese-Rechtschreibschwächen (Legasthenien)

Etwa 7% aller Kinder der 2. bis 4. Jahrgangsstufe der Grundschule haben besondere Schwierigkeiten beim Erlernen des Lesens und Schreibens. Nach Abzug jener Kinder, bei denen diese Schwierigkeiten ausschließlich auf inadäquate schulische Betreuung, Perzeptionsstörungen oder ungünstige psychosoziale Umstände zurückzuführen sind, bleibt ein Anteil von ca. 4%, bei denen ein Mißverhältnis zwischen ausreichender bis guter Testintelligenz und sonstiger Leistung und den schwachen Leistungen im Lesen und Rechtschreiben besteht. Charakteristisch sind Fehler im Erfassen und Wiedergeben von Lauten und Lautverbindungen sowie Auslassungen und Umkehrungen. Vorwiegend betroffen sein kann die zentrale visuell-räumliche und/oder auditive Wahrnehmung, die Fähigkeit, Reihenfolgen zu erfassen, Wahrnehmungen aus einer Modalität in eine andere zu transferieren oder Gedächtnisinhalte zu bilden bzw. abzurufen. Mit Sicherheit tragen zur Manifestation von Lese-Rechtschreibschwächen unterschiedliche Belastungsfaktoren bei; darunter genetische, frühkindlich-hirntraumatische und andere, entwicklungshemmende Einflüsse. Das Symptom der Lese-Rechtschreibschwäche bildet die Endstrecke verschiedener pathogenetischer Eingänge und ist Ausdruck unterscheidbarer neuropsychologischer Störungen, deren Behandlung eine differenzierte Diagnose erfordert. Sie erfolgt mittels standardisierter, für die einzelnen Jahrgangsstufen geeigneter Testverfahren und der eingehenden neurologischen und psychiatrischen Untersuchung.

4.23.1.2 Umschriebene Rechenschwächen

Für die Definition gilt sinngemäß das gleiche wie für die Legasthenien: Hauptmerkmal ist eine, auf die Entwicklungsstufe bezogene, ausgeprägte Schwäche der Rechenfähigkeit, die nicht durch eine generelle intellektuelle Behinderung oder inadäquate schulische Betreuung erklärt werden kann. Umschriebene Rechenschwächen sind selten. Wieweit hirnlokale Reifungs- und Funktionsstörungen für diese Leistungsschwäche verantwortlich zu machen sind, ist eine offene Frage. Bislang stehen für die Diagnose keine objektiven Testverfahren zur Verfügung.

4.23.1.3 Umschriebene Rückstände in Sprech- und Sprachentwicklung

Unter dem Überbegriff der Sprachentwicklungsstörung werden Schwächen der Sprachproduktion im Entwicklungsalter zusammengefaßt, die in ihrer Form vielgestaltig sein können. Nach verzögertem Beginn der Sprachentwicklung wird häufig eine Kombination von Wortfindungsstörungen, Dysgrammatismus und Artikulationsschwächen beobachtet. Gleichzeitig kann ein Rückstand im Sprachverständnis bestehen, der wiederum nicht auf eine allgemeine intellektuelle Behinderung zurückzuführen ist.

4.23.2 Ätiologie und Pathogenese

Teilleistungsschwächen sind vorzugsweise Ausdruck einer zerebralen Entwicklungsstörung, die bei knapp der Hälfte der betroffenen Kinder aufgrund von Angaben aus der Vorgeschichte und von neurologischen, neurophysiologischen und neuropsychologischen Befunden mit Wahrscheinlichkeit zu frühkindlich erlittenen, als pathogen bekannten Noxen in Beziehung zu setzen ist. Es sind allerdings weniger einzelne Ereignisse und schädigende Wirkungen (wie z. B. Mangelernährung, Intoxikationen u. a.), die linear mit der späteren Teilleistungsschwäche verknüpfbar sind, als Kombinationen verschiedener Ereignisse und Gegebenheiten und deren Interaktion mit nachteiligen Umweltbedingungen. Da dieses Bedingungsgefüge retrospektiv nicht durchschaubar und auch durch prospektive Untersuchungen nur begrenzt zu erfassen ist, kann sich eine gleichwohl ursprünglich vorhandene organische Ursache dem späteren Nachweis entziehen. Das Fehlen entsprechender Hinweise und Befunde darf deshalb nicht als Beleg für eine überwiegend oder ausschließliche Psychogenese gelten, zumal kognitive Defizite abnorme Verhaltensmuster entstehen lassen, auf die die Umwelt in einer das abnorme Verhalten verstärkenden Weise zu reagieren neigt.

Während der zurückliegenden zwei Jahrzehnte bestand allgemein die Tendenz, umschriebene Leistungsschwächen und mit ihnen kombinierte Auffälligkeiten des Verhaltens diagnostisch pauschalierend mit dem Begriff „minimale zerebrale Dysfunktion" zu belegen, gleichbedeutend mit dem Verzicht auf eine detaillierte Beschreibung der individuell vorhandenen Störung und mit der Festlegung auf einen einseitig der Hirnfunktion zugeschriebenen Zustand, dem obendrein der Makel des nicht reparablen Schadens anhaftet. Die inzwischen gewonnenen Einsichten über das komplizierte ätiopathogenetische Wirkgefüge, differenziert beschreibbare Syndrome und die individuell sehr unterschiedliche Prognose sollten dieses simplifizierende Denken überwinden lassen.

4.23.3 Allgemeine Behandlungsrichtlinien

Umschriebene Leistungsschwächen und mehr noch ihr Auftreten in Verbindung mit emotionalen und sozialen Schwierigkeiten, bedürfen in erster Linie besonderer Beachtung und Berücksichtigung durch den Schulpädagogen, außerdem aber oft zusätzlicher und außerschulischer spezifisch übender und therapeutischer Maßnahmen. Für nicht wenige Lagastheniker z. B. reichen die von der Schule durchgeführten Förderkurse nicht aus. Eltern müssen eingehend aufgeklärt und beraten werden, um sie von der Vorstellung, ihr Kind sei „dumm" oder „faul" zu befreien und gleichzeitig den Umgang mit dem Kind zu verbessern. Gelegentlich sind Kind und Familie durch langanhaltende Auseinandersetzungen derart in Abwehrpositionen verhaftet, daß eine Psychotherapie erforderlich wird.

4.23.4 Zielsymptome für Psychopharmaka

Es existieren bislang keine verläßlichen Untersuchungsergebnisse, die eine medikamentöse Verbesserung einzelner kognitiver Funktionen (z.B. der Wahrnehmung, des Gedächtnisses) beim Kind belegen. Dennoch werden Kinder mit „Lernstörungen" in erheblichem Umfang mit Psychopharmaka behandelt. Abgesehen von guten Erfolgen in der Behandlung hyperaktiver Kinder bleiben beim Kind mit *umschriebenen Leistungsschwächen ohne Hyperaktivität* nur Zielsymptome, die als Voraussetzung für Leistungsverhalten von Bedeutung sind, speziell ein *Aktivierungsmangel* und die damit in Zusammenhang stehende Konzentrationsschwäche. Die Verordnung von aktivierenden Substanzen, *Nootropika* oder auch *Stimulanzien* kann Erfolge bringen, die sich allerings im Einzelfall nicht vorhersagen lassen. Leicht aktivierende Wirkungen sind für *Centrophenoxin* und *Pyritinol* bekannt. Die Dosierung beim Schulkind liegt für Centrophenoxin bei morgens und evtl. auch mittags 100–300 mg, für Pyritinol bei je 100–150 mg und für *Piracetam* bei 3 mal täglich 400 mg.

Von den Stimulantien kämen zunächst *Pemolin* und *Deanol* infrage, *Pemolin* in einer Dosierung von morgens einmal 20–40 mg und Deanol in 2 Tagesdosen, beginnend mit morgens 200 mg und mittags 100 mg. Die Wirkung von Pemolin und Deanol tritt mit einer Verzögerung von 2–3 Wochen ein. Meistens ist für die längerfristige Behandlung eine niedrigere Erhaltungsdosis ausreichend.

Umschriebene Leistungsschwächen können bis ins Erwachsenenalter fortbestehen, so z.B. schwerere Legasthenien. Eine Besserung der Symptomatik im Laufe der Entwicklung ist jedoch die Regel, zumal dann, wenn es gelingt, betroffene Kinder und Jugendliche vor zusätzlich traumatischen Erfahrungen in Schule, Familie und weiterer Umgebung zu bewahren.

4.24 Tics, einschl. Gilles de la Tourette

G. NISSEN

4.24.1 Symptomatik, Diagnose und Differentialdiagnose

Tics sind *plötzlich* einsetzende, rasche und unwillkürliche Muskelzuckungen, die in unregelmäßigen Zeitabständen auftreten und nicht oder doch nur für kurze Zeit unterdrückt werden können, aber im Schlaf sistieren. Bei Kindern kommen Tics besonders häufig als Augenblinzeln, Stirnrunzeln, Mundaufreißen, Nasewackeln, aber auch als Lachen, Schnüffeln, Schniefen, Räuspern, Husten oder Pfeifen vor; manchmal treten unartikulierte Laute oder artikulierte Ausdrücke hinzu.

Die *Häufigkeit* von Tics bei Schulkindern wird mit 4–5% bei Jungen und 2–3% bei Mädchen angegeben. Die Erstmanifestation erfolgt in den meisten Fällen vor dem 10. Lebensjahr, überwiegend zwischen dem 6.–10. Lebensjahr.

Klassifikatorisch werden *organische* („striäre") von *funktionellen* („reflektorischen") und *psychogenen* („passageren") Tics unterschieden. Das von *Gilles de la Tourette* beschriebene seltene Syndrom ist durch Phonationstics (explosive Laute, in 50% mit obszönen bzw. analen Wörtern: Koprolalie) gekennzeichnet, das progressiv und kontinuierlich verläuft und meist eine *ungünstige Prognose* hat. Es beginnt in 85% vor dem 10. Lebensjahr, wird aber wegen seines allmählichen und uncharakteristischen Beginns oft aber erst wesentlich später diagnostiziert.

4.24.2 Ätiologie und Pathogenese

Bei Kindern dominieren die *psychogenen* Tics, bei denen aber anscheinend häufiger als bislang bekannt dispositionelle Faktoren beteiligt sind. Aus *psychodynamischer Sicht* bestehen enge Zusammenhänge zwischen Tic und Zwangsneurose. In der ärztlichen Praxis werden überdurchschnittlich häufig psychisch überforderte, psychomotorisch unruhige und vegetativ labile Kinder ehrgeiziger, manchmal strenger und hypermoralischer Eltern angetroffen. Der psychogene Tic ist meist auf die Gesichts-, Nacken- und Schultermuskulatur beschränkt; Ticerscheinungen im Bereich der Arme, Hände und untere Extremitäten können auf ein beginnendes Gilles de la Tourette-Syndrom hinweisen. Für die Bedeutung entwicklungspsychologischer Faktoren sprechen die Erstmanifestation im Schulalter, die ausgeprägte Remissionstendenz in und nach der Pubertät und die Knabenwendigkeit.

Für eine *hirnorganische Ätiologie* vermittelte das Studium der epidemischen Enzephalitis (Economo) neue Gesichtspunkte. Im Gefolge dieses Leidens traten gehäuft lokalisierte Muskelspasmen auf, die bis kurz vor dieser Epidemie als psychogen gegolten hatten. In einer Vielzahl von Untersuchungen konnten für Tics jedweder Lokalisation histologische Veränderungen in den Stammganglien und im Mittelhirn nachgewiesen werden. Solche „organischen" Tics werden bei Kindern oder Jugendlichen nur selten angetroffen, obgleich immer wieder über ein gehäuftes Vorkommen frühkindlicher Hirnschädigungen bei Tic-Kindern berichtet wird.

Neuere humangenetische Felduntersuchungen haben besonders für das *Gilles de la Tourette-Syndrom* neue Gesichtspunkte ergeben. Als Resümee stellten einige anglo-amerikanische Autoren fest, daß das Tourette-Syndrom nicht als isolierte Krankheitseinheit anzusehen sei, sondern als eine besonders schwere Erscheinungsform in einem kontinuierlichen Ticspektrum. Es ergab sich bei diesen Untersuchungen, daß einfache Tics im Umfeld von Kranken mit einem Tourette-Syndrom familiär gehäuft auftraten. Eine spezifische Stoffwechselanomalie ließ sich bisher nicht sichern. Angeschuldigt wurden beim Tourette-Syndrom Störungen im Dopamin- oder im Serotoninstoffwechsel. Als Hinweise für diese Hypothese wurde einerseits auf die guten Behandlungserfolge mit Butyrophenonen (Haldol) hingewiesen, andererseits auf die Tatsache, daß Methylphenidat bei hyperkinetischen Kindern eine Tic-Symptomatik exazerbieren kann.

4.24.3 Allgemeine Behandlungsrichtlinien

Grundsätze der *Elternberatung* sind: Ticerscheinungen im spannungsfreien Raum unbeachtet zu lassen. Jede Hinwendung der Aufmerksamkeit, jede Schelte oder Ermahnung dient nur ihrer Verfestigung. Nicht selten ist eine Revision der Einstellung der Eltern und des Kindes zu überhöhten Leistungsanforderungen erforderlich. Eine Überprüfung, ob das Kind den *adäquaten Schultyp* besucht (Zeugnis, Schulbericht, Leistungstest) ist oft zweckmäßig, außerdem Kontrolle der Freizeit des Kindes, die nicht selten mit von den Eltern intendierten Hobbies (Sport, Musik, u. a.) überfrachtet ist und dem Kind keine Entspannung ermöglicht.

Das *Gilles de la Tourette-Syndrom* führt oft zu einer schwerwiegenden sozialen Isolierung des Kindes. Wegen der Verwendung tabuierter Wörter ist die schulische bzw. berufliche Ausbildung erschwert (Einzelunterricht) oder gar nicht möglich. Fortlaufende Familienberatung und Stütztherapie des Kindes oder des Jugendlichen ist regelmäßig erforderlich.

4.24.4 Zielsymptome für Psychopharmaka und Prophylaxe

Die *Therapie* der einfachen und der multiplen Tics mit und ohne Vokaltics hat sich seit der Einführung der Butyrophenone entscheidend verbessert. *Einfache Tic-Erscheinungen* bei Kindern lassen sich relativ zuverlässig und rasch durch Pipamperon (Dipiperon) bessern. Neuerdings werden mit Tiaprid (Tiapridex), das kaum unerwünschte Nebenwirkungen aufweist, gute Erfolge erzielt.
Bei dem *Gilles de la Tourette-Syndrom* ist eine langfristige, manchmal jahrelange Behandlung mit Haloperidol (Haldol) erforderlich. Es ist meistens anhaltend effektiv. Man rechnet etwa mit 80-90% Symptomheilungen unter fortlaufender Medikation. Versuche mit Clomipramin (Anafranil), das vergleichsweise geringere Nebenwirkungen aufweist, ergaben gute Erfolge, die bei Nachuntersuchungen jedoch niedriger lagen als die unter Haloperidol (Haldol).
Dosierung mit *Haloperidol* (Haldol): Beginn mit niedrigen Dosen, 2-6 mg/ täglich, abhängig von Alter und Körpergewicht. Danach allmähliche Steigerung, bis ein befriedigender therapeutischer Effekt bei erträglichen Nebenwirkungen erreicht wird. Bei den meisten Kindern reichen 4-8 mg täglich aus. Schwerere extrapyramidale Syndrome („Zungen-Schlund-Syndrom") erfordern eine Behandlung mit Biperiden (Akineton), ½-1 Amp. i. v., prophylaktisch 2 mal ½ Tbl. bis 3 mal 1 Tbl. täglich.
Dosierung mit *Pipamperon* (Dipiperon): 2-3 mal täglich 10-20 mg, bei Jugendlichen 30 mg. Die extrapyramidal-motorischen Nebenwirkungen sind geringer als beim Haloperidol (Haldol).
Dosierung mit *Tiaprid* (Tiapridex): Täglich zwei- bis dreimal ½-1 Tbl., bei Jugendlichen auch 4-6 Tbl. täglich, wobei sich die Dosis am Körpergewicht und am Schweregrad des Krankheitsbildes orientiert.

4.25 Zwangssyndrome

CH. EGGERS

4.25.1 Symptomatik und Diagnose

Zwangsphänomene wurden bereits von I. KANT (1824) als „Grillenkrankheit" beschrieben, wobei er besonders auf den *Grübelzwang* abzielte („brüten zu müssen"), Unfähigkeit des Gemüts, „über seine krankhaften Gefühle Meister zu sein, nämlich Verzagtheit über Übel, welche Menschen zustoßen könnten". Damit ist bereits von KANT die Beziehung zwischen depressiv-wahnhafter Besorgtheit und Zwanghaftigkeit gesehen worden, die für die Melancholie so typisch ist. Auf die dynamische Kohärenz dieser Phänomene ist sowohl aus phänomenologisch-anthropologischer (TELLENBACH 1978) als auch aus tiefen- und entwicklungspsychologischer Sicht (ABRAHAM 1924; EGGERS 1980/81; M. KLEIN 1962 u. a.) hingewiesen worden. Zwangssymptome bestehen häufig in Verbindung mit Befürchtungen und Ängsten über drohende Krankheiten, Unglücksfälle oder anderes Unheil, vor denen sich die Kinder mittels zwanghafter Ritualbildungen zu schützen suchen.

Zwangsphänomene sind jedoch im Kindesalter weit verbreitet und keinesfalls immer krankhafter Natur. So zeigen fast alle Kinder im Verlauf ihrer Entwicklung passagere zwanghafte Symptome und Rituale wie Zählen von Straßenlampen, Heizungsrippen oder Treppenstufen, Waschrituale, das Vermeiden, auf Grenzlinien zwischen zwei Pflastersteinen zu treten o. ä. Andere Kinder entwickeln bestimmte Zu-Bett-Geh- und Einschlafzeremonielle. Dabei handelt es sich noch nicht um eigentliche Zwangsphänomene und die Kinder leiden in der Regel auch nicht darunter. Von pathologischen Zwangserscheinungen spricht man, wenn die Kinder von immer wiederkehrenden Bewußtseinsinhalten nicht loskommen können, obwohl sie sich dagegen wehren und diese als unsinnig erkennen. Solche gegen den Willen sich aufdrängenden Symptome können in verschiedenen Erscheinungsformen auftreten, als Zwangsdenken, Zwangsvorstellungen, Zwangsbefürchtungen, Zwangsimpulse, Zwangshandlungen, Zwangsrituale und Phobien (zwanghafte Vermeidungen). Zwangsgedanken oder Zwangshandlungen laufen teilweise in Form von stereotypen Gedankenketten (z. B. in festgelegter Reihenfolge: „kein Beinbruch, keine Verletzung, kein Mord") oder als Wiederholungszwänge ab. So mußten die Eltern eines jugendlichen Patienten, die von seinen Zwangshandlungen „wie Marionetten am Draht" tyrannisiert wurden, so lange starr auf einem Fleck stehenbleiben, während er unmotivierte Bewegungen mit den Armen ausführte und leise unverständliche Worte vor sich hin murmelte, bis er sagte „gut". Ändert sich während dieser Zwangshandlung die jeweilige Situation auf irgendeine Weise (z. B. vorbeifahrendes Auto), mußten die Handlungen in genau der gleichen Reihenfolge und Anordnung wiederholt werden. Solche klinisch relevanten Zwangsphänomene äußern sich in etwa einem Fünftel der Fälle vor dem 14. Lebensjahr.

4.25.2 Ätiologie und Pathogenese

An der *Genese* von Zwangssymptomen sind konstitutionelle, genetische und vor allem familiendynamische Faktoren beteiligt, wobei die verschiedenen Faktoren im Einzelfall nicht scharf voneinander getrennt werden können. Häufig ist das Familienmilieu, in dem die Kinder aufwachsen, selbst durch pedantisch-anankastische Züge gekennzeichnet. Die Eltern praktizieren in der Regel einen strengen, rigiden Erziehungsstil, nicht selten leidet mindestens eines der Elternteile ebenfalls an Zwangssymptomen (Kontrollzwang, Putzzwang, gesteigerte Ordnungsliebe). Typisch ist eine einengende Erziehungshaltung dem Kind gegenüber, das an der freien Entfaltung seiner motorischen und gedanklichen Impulse gehindert wird; meistens ist dies bereits in der Trotzphase der Fall, in der das Kind natürlicherweise die Grenzen seines durch seine motorische Entwicklung geschaffenen Freiraumes austastet, ihn erobert und sich zugänglich macht. Die Unterdrückung von Triebimpulsen fördert das Entstehen von Zwangssymptomen; die Kinder werden an einer lebendigen und autonomen Entwicklung ihres „wahren Selbst" (WINNICOTT 1976) gehindert. Daraus resultieren selbstunsichere, gehemmte, schüchterne Individuen mit geringem Selbstwert- und Eigenmachtsgefühl und starker Abhängigkeit von den Wünschen und Urteilen ihrer Umgebung. Später imponieren sie als sog. anankastische Persönlichkeiten, die gewissenhaft, pedantisch, innerlich unsicher und ängstlich sind. Gegen ihre Umgebung sind sie oft streng, hart, lieblos und sie neigen dazu, sich selbst zu quälen und die Umgebung zu tyrannisieren, ebenso wie sie von ihren Eltern tyrannisiert worden sind. Es gibt den egozentrischen Anankasten, dessen Prinzipienhaftigkeit, Gerechtigkeits- und Ordnungsstreben sich zu Rechthaberei steigern kann, die tyrannische Züge tragen kann (internalisiertes, puristisch-kontrollierend-strafendes Über-Ich, „chondrodystrophisches Gewissen").

Psychodynamisch kann die Zwangskrankheit als eine besondere (neurotische) Form der Auseinandersetzung des Kindes mit seiner Mutter bzw. seinem Vater aufgefaßt werden: Das Kind bekämpft mit seinen Zwangshandlungen aggressive Regungen gegen die bösen Persönlichkeitsanteile der Mutter (des Vaters), die es an der Selbstentfaltung hindern und es beschwichtigt zugleich die geliebte Mutter (den Vater), die (der) sich über die Ordnungsliebe und Bravheit des Kindes freut. Eine ähnliche Situation herrschte offenbar in der Kindheit von Gottfried KELLER, dessen Mutter sehr fromm, streng und von übertriebenem Pflichtgefühl war. G. KELLER beschreibt seine Mutter in „Der große Heinrich" als „streng und aufrecht wie ein Tännlein".

Die nosologischen, syndromatischen und pathogenetischen Wurzeln der Zwangskrankheit reichen in ontogenetisch frühe Phasen der Individualentwicklung hinab. Die Zwangskrankheit imponiert infolgedessen als eine das Gesamt der Persönlichkeitsstruktur beeinträchtigende Störung, die eine freie individuelle Entfaltung aller Persönlichkeitsanteile hemmt und lediglich eine psychasthenische Ausformung dynamisch-emotional-intentionaler Strebungen zuläßt, was sich in der typischen, aktivitätsgehemmten, haftend-präsentischen Lebensführung des Zwangskranken und dessen Rigidität, Penibilität und Eingeengtsein durch Ordnungsprinzipien widerspiegelt.

4.25.3 Allgemeine Behandlungsrichtlinien

Symptomorientierte Behandlungsmaßnahmen haben somit diesen ganzheitlichen Aspekt des Zwangssyndroms zu beachten und dürfen nicht in unzureichender Weise an einem elementarpsychologischen Krankheitsmodell ausgerichtet sein. Dies gilt insbesondere für die Pharmakotherapie von Zwangssymptomen, die sich in der Praxis als für das Kind sehr hilfreich erweisen kann. Sie darf jedoch die kurz diskutierten genetischen Bezüge nicht außer Acht lassen und stellt somit nur einen Mosaikstein in einem Gesamtkonzept therapeutischer Möglichkeiten dar. Dazu gehören nicht-direktive oder tiefenpsychologisch orientierte Spieltherapie des Klein- und jungen Schulkindes, individuelle analytische Psychotherapie des Jugendlichen, Gesprächstherapie, sozial-kognitive, lerntheoretisch orientierte Verhaltenstherapie und die Familientherapie.

4.25.4 Zielsymptome für Psychopharmaka

Die erwähnten engen Bezüge zwischen Depressivität und Zwanghaftigkeit bzw. Zwangssymptomatik machen verständlich, daß trizyklische Antidepressiva wie z. B. das Clomipramin bei der Behandlung von Zwängen bei Jugendlichen erfolgreich angewendet werden können. Eigene Erfahrungen mit dem Benzodiazepinabkömmling *Bromazepam* haben sich bei einzelnen Kindern mit schweren Zwangssyndromen als sehr günstig erwiesen (EGGERS 1980a). Bei malignen, chronisch-therapieresistenten Formen kann im Jugendalter eine Infusionstherapie mit 25–50 mg Clomipramin, evtl. in Kombination mit 25–75 mg Maprotilin indiziert sein. Regelmäßige EEG-Kontrollen sind hierbei notwendig.

Da manche Zwangsformen im Rahmen einer organischen Erkrankung vorkommen (Zwangssymptome können als Begleiterscheinungen hirnorganischer Erkrankungen wie Encephalitis epidemica, Chorea minor, Hirnstammerkrankungen, Epilepsie auftreten), ließe sich denken, daß Antidepressiva und Benzodiazepine, aber auch Neuroleptika in niedriger Dosierung ihre Wirkung über eine pharmakologische Beeinflussung monaminerger oder GABA-erger Neurotransmitter entfalten.

5 Intoxikationen

J. MARTINIUS

Psychopharmaka erzeugen in therapeutischen Dosen unerwünschte Nebenwirkungen, die mit individuell unterschiedlicher Ausprägung in Erscheinung treten und entweder infolge Toleranzentwicklung trotz Fortsetzens der Behandlung nachlassen oder durch Dosisreduktion zu beseitigen sind. Hierüber finden sich Einzelheiten in Kap. 3 (Substanzen). *Intoxikationen* sind die Folge von Überdosierungen, die sich akzidentell, in suizidaler Absicht oder iatrogen ereignen. Im Kindesalter sind Vergiftungen mit Psychopharmaka zwar relativ selten, jedoch nicht weniger bedeutsam, weil die in dieser Altersgruppe vorherrschende akzidentelle Vergiftung häufig Rätsel über ihre Herkunft aufgibt und obendrein die Vitalfunktionen des sich entwickelnden Organismus leichter als beim Erwachsenen zu beeinträchtigen sind. In vielen Haushalten sind Psychopharmaka, vor allem Tranquilizer und Hypnotika Kindern mühelos zugänglich. Die Aufbewahrung in Verpackungen mit kindersicheren Verschlüssen hat sich noch nicht durchgesetzt. Iatrogene Vergiftungen kommen gelegentlich im Zusammenhang mit pädiatrischen Indikationen, z. B. von Neuroleptika als Antiallergika (Thioridazin, Promethazin) oder als Mittel zur Dämpfung der Darmmotilität (Metoclopramide) vor. Vergiftungen mit psychotropen Substanzen führen zu Einschränkungen des Bewußtseins (Benommenheit, Schläfrigkeit bis zu tiefer Bewußtlosigkeit, Koma), vor allem nach Überdosierung von Hypnotika, Neuroleptika und Tranquilizern, selten (und dosisabhängig) auch zu Erregungszuständen. Steht von vornherein fest, auf welches Medikament oder welche Kombination von Medikamenten die Vergiftung zurückzuführen ist und wielange die Einnahme zurückliegt, läßt sich rasch eine Entscheidung fällen, ob der Versuch einer *Elimination* sinnvoll ist. Bei Neuroleptika z. B. kann dies noch Stunden nach der Einnahme der Fall sein, da deren anticholinerge Wirkung zu einer Resorptionsverzögerung führt. Die *primäre Giftentfernung* geschieht durch induziertes Erbrechen (Sirup Ipecacuanhae, ab 3. Lebensjahr 30 ml oder bei Kindern im Schulalter auch mit Apomorphin 0.1 mg/kg KG s. c.), wenn das Bewußtsein voll erhalten ist. Ist dies nicht möglich, muß der Magen mit dem Schlauch entleert werden, gegebenenfalls nach vorheriger Intubation. Die sekundäre Giftentfernung ist durch Beschleunigen der Darmpassage, forcierte Diurese (z. B. bei Vergiftungen mit Phenobarbital, Amphetamin) oder Dialyse möglich. Gut dialysabel sind Amphetamin, Phenobarbital und Meprobamat, nicht bzw. gering dialysabel Amitryptilin, Secobarbital, Carbamazepin, Diazepam, Phenytoin, Imipramin, Phenothiazin und Primidon.
Der Giftentfernung geht *stets die Elementarhilfe voraus*. Sie besteht in Freimachen der Atemwege, Lagerung (stabilisierte Seitenlagerung) sowie Kreislauf-

und Schockbehandlung. Mit Bewußtseinsstörungen einhergehende Vergiftungen bedürfen der klinischen Behandlung.

5.1 Neuroleptika

Die Symptomatik der Überdosierung von Neuroleptika ist bei Substanzen mit schwacher prinzipiell dieselbe wi bei solchen mit starker neuroleptischer Potenz. Sie ist gekennzeichnet durch *psychopathologische, neurologische* und *allgemein somatische Symptome.* Das psychopathologische Vergiftungsbild ist nicht einheitlich. Bewußtseinstrübungen bis zum tiefen Koma kommen vor, aber auch passagere Erregungszustände und delirante Zustandsbilder. Die neurologischen Vergiftungssymptome sind eine Verstärkung der unerwünschten Nebenwirkungen: Akute extrapyramidale Dyskinesien (Hyperkinesen, Zungen- und Schlundkrämpfe, Blickkrämpfe) oder ein akutes akinetisch-rigides Syndrom. Als gravierende Komplikation können epileptische Anfälle auftreten, meist generalisiert tonisch-klonisch. Hinzu kommen, ebenfalls der anticholinergen Wirksamkeit zuzuschreibende vegetative Störungen: Mundtrockenheit, Miosis oder Mydriasis, Blutdruckschwankungen (Krisen) und -abfall bis zum Kreislaufkollaps, Reizbildungs- und Reizleitungsstörungen am Herzen (Tachykardie, Arrhythmie), Hypothermie, aber auch Hyperpyrexie. Vergiftungen mit hohen Überdosen sind wegen drohenden Atemstillstandes bzw. Kreislaufversagen lebensgefährlich.

Die *Behandlung* erfolgt am horizontal gelagerten Patienten durch primäre Giftentfernung (Magenspülung), die wegen anticholinerg bedingter Resorptionsverzögerung bei hohen Dosen auch Stunden nach Einnahme noch erfolgreich sein kann. Zur restlichen Adsorption soll anschließend Aktivkohle (Kohle-Compretten) und zur Laxierung Glaubersalz (Natriumsulfat) gegeben werden. Das Antidot gegen anticholinerge Symptome wie Sinustachykardie u.a. ist *Physostigmin.* Die Dosis liegt zwischen 0,02–0,06 mg/kg KG; beim Kind beträgt die Einzeldosis in der Regel 0,5 mg i.m. oder langsam i.v., beim Jugendlichen 2 mg. Gegebenenfalls Wiederholung in 10 minütigen Abständen. Epileptische Anfälle bedürfen der sofortigen Behandlung mit *Diazepam* i.v. Die Kreislaufstützung erfolgt wegen verminderter Wirksamkeit von Noradrenalin mit *Hypertensin.*

Stehen Dyskinesien im Vordergrund der Vergiftungssymptomatik, z.B. als akuter akinetischer Rigor, kann *Biperiden* (Akineton) langsam i.v. gegeben werden (empfohlene Dosis 0,04 mg/kg KG). Es ist jedoch Vorsicht geboten wegen der Möglichkeit des Auftretens halluzinatorischer Erscheinungen (s. Kap. 3.5.9.) und wegen einer möglichen Verstärkung anticholinerger Vergiftungssymptome.

5.2 Antidepressiva

Intoxikationen durch Antidepressiva können beim Kind kritische Situationen heraufbeschwören. Tödliche Vergiftungen sind beschrieben. Bei Säuglingen und Kleinkindern sind ab einer Menge von 250 mg und bei Kindern über 3 Jahren von 500 mg Vergiftungserscheinungen zu erwarten. Antidepressiva wirken adrenerg und vor allem anticholinergisch. ½–2 Stunden nach Einnahme treten Benommenheit und psychomotorische Unruhe auf, begleitet von Mundtrockenheit und Mydriasis. Der Zustand geht je nach eingenommener Menge in ein tiefes Koma über, kompliziert durch Tachykardie, Blutdruckabfall bis zum Kreislaufkollaps (Atemstörungen) und partielle bis generalisierte Krampfanfälle. Dieses schwere Vergiftungsbild wird gelegentlich ergänzt durch halluzinatorische Erscheinungen, Parästhesien, Visus- und Akkomodationsstörungen, Harnsperre. Vor allem die kardiotoxische Wirkung ist für das Kind gefährlich.
Die Behandlung folgt analogen Prinzipien wie die der Vergiftung mit Neuroleptika: primäre Giftentfernung, Herz- und Kreislaufstützung. Zur Kompensation der kardiotoxischen Wirkungen sollte die Infusion von *Physostigmin* (s. o.), eventuell (bei Kammerflimmern) *Lidocain* und Natriumbicarbonat erfolgen; Kreislaufstützung mit *Hypertensin,* bei epileptischen Anfällen *Diazepam* i. v. Die Gabe von *Barbituraten ist wegen Potenzierung kontraindiziert.*
Die Intoxikation mit *Lithium* äußert sich in Müdigkeit, Tremor, Myoklonien, Ataxie; in schwereren Fällen kommt es zu Bewußtlosigkeit und epileptischen Anfällen. Die Behandlung muß unter besonderen klinischen Bedingungen erfolgen, da im Falle eines toxischen Nierenschadens der Einsatz einer künstlichen Niere notwendig wird.

5.3 Tranquilizer

Bei Jugendlichen kommen Intoxikationen mit Tranquilizern als Folge von Suizidversuchen nicht selten vor. Eine Überdosierung von *Benzodiazepinen* erzeugt Müdigkeit, Muskelschwäche, Ataxie, Übelkeit. Gelegentlich (bei Kindern) treten paradoxe Erregungszustände und depressive Verstimmungen auf. Benzodiazepine haben eine geringe Toxizität, so daß Vergiftungen auch mit hohen Dosen überlebt werden. Immerhin kann es, z. B. durch Nitrazepam, zu tiefer Bewußtlosigkeit, Blutdruckabfall und Atemdepression kommen.
Die Behandlung geschieht durch primäre Giftentfernung sowie durch Elementarhilfe und Überwachung, gegebenenfalls durch eine analeptische Medikation.
Meprobamat (das therapeutisch bei Kindern wegen Toxizität und Suchtgefährdung *nicht verordnet* werden sollte) erzeugt ein Vergiftungssyndrom, das durch Bewußtseinstrübung bis zum Koma, gelegentlich Krämpfe und durch Atem-

depression, Lungenödem und kardiovaskuläre Störungen (Bradykardie, toxische Myokardschädigung) gekennzeichnet ist. Falls sich der Zustand mit forcierter Diurese nicht bessern läßt, muß dialysiert werden.

5.4 Hypnotika

Es ist zu unterscheiden zwischen Barbituraten bzw. Präparaten, die Barbiturat enthalten und barbitursäurefreien Hypnotika. Zu letzteren gehören z. b. das Ureid *Carbromal* (Adalin), das auch bei Kindern in Gebrauch ist. Barbiturate haben in der antiepileptischen Therapie einen festen Platz. Außerdem enthalten zahlreiche, in der Pädiatrie verwendete Kombinationspräparate Barbitursäure.

Es werden Schweregrade der Vergiftung unterschieden. Bei *leichter* Intoxikation schläft der Patient, ist aber erweckbar, bei mittelschwerer Vergiftung fehlt die Reaktion auf Schmerzreize. Bei *schwerer* Schlafmittelvergiftung bestehen tiefes Koma, Kreislaufversagen, Hypothermie, Atemdepression, metabolische Azidose und Oligurie. Generalisierte Krampfanfälle können auftreten. Auf die Möglichkeit weiterer Komplikationen (Aspiration, toxisches Lungenödem, Schocklunge) ist zu achten.

Leichte und mittelschwere Vergiftungen sind mit Giftentfernung (s. o.), Überwachung und Förderung der Diurese zu behandeln. Während des sich über mehrere Tage hinziehenden Erwachens können Erregungszustände auftreten. Die Therapie der schweren Schlafmittelvergiftung ist eine intensivmedizinische Aufgabe. Wichtig ist, gegebenenfalls vor dem Transport zu intubieren, und eine ausreichende Sauerstoffzufuhr zu gewährleisten.

5.5 Stimulanzien

Die Einnahme einer Überdosis von *Amphetamin* oder verwandter Psychostimulantien (Methylphenidat, Ritalin o. a.) führt zu zentralen und peripheren Vergiftungserscheinungen. Die psychischen Symptome sind Reizbarkeit, Erregung, Angst, die sich zu psychotischen Erscheinungen ausweiten können: akustische und optische Halluzinationen und Wahnideen, bei erhaltener Orientierung oder auch mit deliranten Symptomen. Tonisch-klonische Krampfanfälle können auftreten. Beim Erwachsenen kann eine Einzeldosis von 200 mg tödlich sein.

Die peripheren Vergiftungserscheinungen manifestieren sich lokal (Magenreizung, Übelkeit) und systematisch als Blutdruckerhöhung und Tachykardie, Beschleunigung der Atemfrequenz, Mydriasis und Temperaturerhöhung.

Die Behandlung besteht in primärer Giftentfernung, bei Krämpfen in der i. v. Injektion von Clonazepam oder Diazepam. Starker Erregung und psychotischen Erscheinungen ist mit Neuroleptika zu begegnen, z. B. Laevomepromazin (Neurocil) ½–1 mg/kg KG i.m. Gleichzeitig ist auf die Stabilisierung des Kreislaufes zu achten. Amphetamine sind gut dialysabel; deshalb forcierte Diurese.

5.6 Antiepileptika

In akut toxischen Dosen erzeugen die meisten Antiepileptika Vergiftungserscheinungen wie sie von den Hypnotika bekannt sind: Somnolenz, Koma, Krämpfe, Atemlähmung und Kreislaufversagen. Auch Erregungszustände und psychotische Erscheinungen kommen vor. Die Behandlung hat auf analoge Weise zu erfolgen. Phenytoin, Carbamazepin und Primidon sind nicht bzw. nur gering dialysabel.

Literatur

Abraham K (1924) A short study of the development of the libido. Selected papers on psychoanalysis, p 418–501. Hogarth Press, London
Ackenheil M, Hippius H (1977) Clozapine. In: Usdin E, Forrest IS (eds), Psychotherapeutic drugs, part II. Dekker, New York Basel, pp 924–956
Affolter FD, Bernbaker RS, Stockmann J, Constam AG, Bischofberger W (1974) Prerequisites for speech development: Visual, auditory and tactile discrimination. Med Progr Technol 2: 93–102
Aichhorn A (1957) Verwahrloste Jugend, 4. Aufl. Huber, Bern Stuttgart
Albert E (1953) Organisch bedingte affektive und psychomotorische Psychosen bei Kindern. Criança Porteguesa 12: 1–46
Albrecht PA, Lamnek S (1979) Jugendkriminalität im Zerrbild der Statistik. Juventa, München
Alexandris H, Lundell F (1968) Effect of Thioridazine, Amphetamine and Placebo on the hyperkinetic syndrome and cognitive area in mentaly deficient children. Can Med Assoc J 98: 92
Anderson R, Halcomb C, Gomdon W, Ozolins D (1974) Measurement of attention distractibility in LD children. Acad Ther 9: 261–279
Angermayer M (1974) Psycholinguistischer Entwicklungstest. Beltz, Weinheim
Angst J (1966) Zur Ätiologie und Nosologie endogener depressiver Psychosen. Springer, Berlin Heidelberg New York
Angst J, Theobalt W (1970) Tofranil (Imipramin). Stämpfli, Bern
Annell A (1969) Lithium treatment of children and adolescents. Acta Psychiatr Scand 207: 19–30
Anthony J, Scott P (1960) Manic-depressive Psychosis in childhood. J Child Psychol Psychiatr 1: 53
Aquin T von (1981) Summa theologiae. Bd. I Gottes Dasein und Wirken. Ungekürzte, deutsch-lateinische Ausgabe, 2. Aufl. Styria, Köln
Arbilla S, Langer SZ (1981) Stereoselectivity of presynaptic autoreceptors modulating dopamine release. Eur J Pharmacol 76: 345–351
Aschoff JC, Becker W, Jürgens R (1980) Eine computerokulographische und elektroenzephalographische Doppelblindstudie unter Einbeziehung der Befindlichkeit zur Erfassung von Vigilanzänderungen unter einer Tiaprid-Medikation. Arzneimittelforsch 30: 509–512
Ashcroft GW, Crawford TPB, Eccleston E, Sharman DF, Mac Dougall EJ, Stanton JB, Binns JK (1966) 5-Hydroxyindole compounds in the cerebrospinal fluid of patients with psychiatric or neurological disease. Lancet 2: 1049
Asperger H (1968) Autistische Psychopathie. In: Opitz H, Schmid F (Hrsg) Handbuch der Kinderheilkunde, Bd VIII/1. Springer, Berlin Heidelberg New York
Bahr F, Llanos R, Matussek N (1970) Quantitative klinische Analyse der Wirkung von Fenetyllin (Captagon®) auf hyperkinetische Kinder. Pharmakopsychiatria 3: 60–66
Bakwin H (1971) Enuresis in Twins Amer J Dis Child 121: 222–225
Ballenger C, Post RM (1980) Carbamazepine in Manic-Depressive Illness: A New Treatment. Am J Psychiatry 137: 7

Bandura A (1973) Aggression: A social learning analysis. Englewood Cliffs NJ, Prentice Hall
Barkley RA (1977) A review of stimulant drug research with hyperactive children. J Child Psychol Psychiatry 18: 137–165
Barkley RA, Jackson TL (1977) Hyperkinesis, autonomic nervous system activity, stimulant drug effects. J Child Psychol Psychiatry 18: 347–357
Bartholini G, Stadler H, Lloyd KG (1975) Cholinergicdopaminergic interregulations within the extrapyramidal system. In: Waser PG, (ed) Cholinergic mechanisms. Raven, New York, pp 411–418
Beck AT, Koavcs M (1977) An empirical-clinical approach toward a definition of childhood depression. In: Schulterbrandt JG, Raskin A (eds) Depression in childhood: Diagnosis, treatment, and conceptual models. Raven, New York
Benkert O, Hippius H (1980) Psychiatrische Pharmakotherapie, 3. Aufl. Springer, Berlin Heidelberg New York
Benton AL (1961) Der Benton-Test. Huber, Bern
Berger H (1930) Über das Elektrenkephalogramm des Menschen. 2. Mitteilung. J Psychol Neurol (Lpz.) 40: 160–179
Birkmayer W (1977) Depression. Biochemie, Klinik, Therapie. Deutscher Ärzteverlag, Köln
Bleuler E (1930) Primäre und sekundäre Symptome der Schizophrenie. Z ges Neurol Psychiatr 124: 607–646
Bönisch E (1967) Pyrithioxin bei hirnorganischen Residualzuständen. In: Stutte H, Harbauer H (Hrsg) Concilium Paedopsychiatricum. Verh 3. Europ Kongr Pädopsychiat Karger, Basel New York
Bosch G (1962) Der frühkindliche Autismus. Springer, Berlin Göttingen Heidelberg
Bradley C (1937) The behavior of children receiving benzedrine. Am J Psychiatry 94: 577–585
Braestrup C, Squires RF (1978) Brain spezific benzodiazepine receptors. Br J Psychiatry 133: 249–260
Braestrup C, Nielsen M (1980) Benzodiazepine receptors. Arneimittelforsch 30: 852–873
Braestrup C, Albrechtsen R, Squires R (1977) High densities of benzodiazepine receptors in human cortical areas. Nature 269: 702
Breyer-Pfaff U (1980) Metabolism and kinetics. In: Hoffmeister F, Stille G, (eds) Handbook of experimental pharmacology, Vol 55/I. Springer, Berlin Heidelberg New York
Brown GL, Ebert MH, Hunt R, Bunney WE (1978) Amphetamine blood levels, behavior and activity in minimal brain dysfunction. In: Werry JS (eds) Pediatric Psychopharmacology, S 173 Brunner & Mazel, New York
Bunney W, Murphy D (1976) Neurobiological considerations on the mode of action of lithium carbonate in the treatment of affective disorders. Pharmacopsychiatria 9: 142–147
Buus Lassen J (1973) The effect of amantadine and (+)-amphetamine on motility in rats after inhibition of monoamine synthesis and storage. Psychopharmacology 29: 55–64
Cade JFJ (1949) Lithiumsalts in the treatment of psychotic excitements. Med J Austr 2: 349–352
Campbell JP (1955) Manic-depressive disease in children. JAMA 21: 154
Campbell M (1978) Pharmacotherapy. In: Rutter M, Schopler E (eds), Autism. A Reappraisal of Concepts and Treatment. Plenum Press, New York London
Campbell M (1979) Psychopharmacology. In: Noshpitz JD (eds) Basic handbook of child Psychiatry. Vol III: 376–408

Campbell M, Fish B, Shapiro T, Floyd A (1970) Thiothixene in young disturbed children. A piloty study. Arch Gen Psychiatry 23: 70

Campbell M, Fish B, Korein J, Shapiro T, Collins P, Koh C (1972) Lithium and chlorpromazine: A controlled cross-over study of hyperactive severely disturbed young children. J Autism Dev Disard 2: 234–263.

Campbell M, Anderson LT, Meier M, Cohen IL, Small AM, Samit C, Sachar EJ (1978) A comparison of haloperidol and behaviour therapy and their interaction in autistic children. J Am Acad Child Psychiatry 17: 640

Cantwell DP (1977) Psychopharmacology in child psychiatry. Am Pharm 19 (9): 26

Carlsson A (1980) Psychopharmacology: Basic aspects. In: Kisker KP, Meyer J-E, Müller C, Strömgren E (eds) Psychiatrie der Gegenwart, Bd I/2, 2. Aufl. Springer, Berlin Heidelberg New York

Clark P, Rutter M (1981) Autistic children's response to structure and to interpersonal demands. J Autism Dev Disord 11: 201–217

Cohen IL, Campbell M, Posner D, Small AM, Triebel D, Anderson LT (1980) Behavioral effects of haloperidol in young autistic children. J Am Acad Child Psychiatry 19: 665–677

Connell HM (1972) The practical management of encopresis. Aust Paediatr J 8: 273–278

Conners CK (1972) Stimulant drugs and cortical evoked responses in learning and behavior disorders in children. In: Smith WL (ed) Drugs, development and cerebral function. Thomas, Springfield, Ill

Conners CK (1973) Rating scales for use in drug studies with children. Psychopharmacol Bull 24–84

Conners CK (1976) Learning disabilities and stimulant drugs in children: Theoretical implications. In: Knights RM, Bakker DJ (eds) The Neuropsychology of learning disorders. University Park Press, Baltimore

Conners CK, Taylor E (1980) Pemoline, methylphenidate and placebo in children with minimal brain dysfunction. Arch Gen Psychiat 37: 922–930

Conners CK, Taylor E, Meo G, Kurtz MA, Fournier M (1972) Magnesium Pemoline and Dextroamphetamine: A controlled study in children with minimal brain dysfunction. Psychopharmacology (Berlin) 26: 321–336

Cook L, Catania AC (1964) Effects of drugs on avoidance and escape behavior. Fed Proc 23: 818–835

Cooper TB (1978) Plasma level monitoring of antipsychotic drugs. Clin Pharmacokinet 3: 14

Coppen A, Shaw DM, Mellerson A, Eccleston E, Undy G (1965) Tryptamine metabolism in depression. Brit J Psychiat 111: 993–998

Costa E, Guidotti A (1979) Molecular mechanisms in the receptor action of benzodiazepines. Annu Rev Pharmacol Toxicol 19: 531–545

Costall B, Naylor RJ (1979) Behavioural aspects of dopamine agonists and antagonists. In: Horn AS, Korf J, Westerrink BH (eds) The neurobiology of dopamine. Academic Press, London New York San Francisco

Craggs MD, Wright JJ, Werry JS (1980) A pilot study of the effects of methylphenidate on the vigilance related EEG in hyperactivity. Electroencephalogr Clin Neurophysiol 48: 34–42

Creese I, Sibley DR (1981) Receptor adaptions to centrally acting drugs. Annu Rev Pharmacol Toxicol 21: 357–391

Creese I, Sibley DR, Leff S, Hamblin M (1981) Dopamine receptors: subtypes, localization and regulation. Fed Proc 40: 147–152

Cunningham CE, Barkley RA (1978) The effects of methylphenidate on the mother child interactions of hyperactive identical twins. Dev Med Child Neurol 20: 634–642

Curry SH, Whelpton R, Schepper PJ, Vranckx S de, Schiff AA (1979) Kinetics of fluphenazine after fluphenazine dihydrochloride, enanthate and decanoate administration to man. Br J Clin Pharmacol 7: 325–331
Dahlöf C, Engberg G, Svensson T (1981) Effects of β-adrenoceptor antagonists on the firing rate of noradrenergic neurones in the locus coeruleus of the rat. Naunyn Schmiedebergs Arch Pharmacol 317: 26–30
Dalby MA (1982) Zit bei Post RM: Use of the anticonvulsant carbamazepine in primary and secondary affective illness: clinical and theoretical implications. Psychological Medicine 12, 701
Daunderer M, Kerscher M, Bühringer G (1974) Entgiftung jugendlicher Drogenabhängiger in einem Allgemeinkrankenhaus. Med Klin 69: 1329–1332
Degkwitz R, Helmchen M, Kockott G, Mombour W (Hrsg) (1980) Diagnoseschlüssel und Glossar psychiatrischer Krankheiten. Deutsche Ausgabe der internationalen Klassifikation der Krankheiten der WHO ICD (= International Classification of Diseases), 9. Revision, Kapitel V. Springer, Berlin Heidelberg New York
Deklarationen von Helsinki, Tokio und Hawaii s. Helmchen H, Müller-Oerlinghausen B (Hrsg) (1981) Psychiatrische Therapie-Forschung: 158–164 Springer, Berlin Heidelberg New York
Delay J, Deniker P (1952) 38 cas de psychoses traités par la cure prolongée et continué de 4568 R. P. Ann Méd-Psychol 110: 364
Denber HC (1979) Textbook of clinical psychopharmacology. Stratton, New York
Deusinger IM, Haase H (1972) Experimentelle Untersuchungen zur Wirkung von Pyrithioxin auf das Kurzzeitgedächtnis und das unmittelbare Behalten. Pharmakopsychiatria 5: 283–294
Diehl LW (1975) Psychische Wirkungen von Antidepressiva. In: (Helmchen H, Diehl L, Hrsg) Antiepileptische Langzeitmedikation. Karger, Basel München Paris London New York Sydney
Dimond SJ, Brouwers EYM (1976) Increase in the power of human memory through the use of drugs. Psychopharmacol 49: 307–309
Dolce J (1970) Neurophysiologische Untersuchungen zur Wirkung von Pyrithioxin auf das zentrale Nervensystem der Katze. Pharmakopsychiatria 3: 355–370
Doose H (1979) Myoklonisch-astatisches Petit mal. In: Doose H, Kruse R, Lipinski C, Scheffner D, Weinmann HM (Hrsg) Beiträge zur Klassifikation und medikamentösen Therapie epileptischer Anfälle. Desitin-Werk Carl Klinke, Hamburg
Douglas VI, Parry P, Marton P, Garson C (1976) Assessment of a cognitive training program for hyperactive children. J Abnorm Child Psychol 4: 389–410
Dyson WL, Barcai A (1970) Treatment of children of lithium-responding parents. Curr Ther Res Clin Exp 12: 286–290
Eggers Ch (1973) Verlaufsweisen kindlicher präpuberaler Schizophrenien. Springer, Berlin Heidelberg New York
Eggers Ch (1975a) Nichtdelirante Intoxikationspsychosen im Kindesalter. Z Kinderheilkd 119: 71–86
Eggers Ch (1975b) Die akute optische Halluzinose im Kindesalter. Fortschr Neurol Psychiatr 43: 441–470
Eggers Ch (1977) Die Therapie der kindlichen Migraine accompagnée. In: Dimitrion EC (ed) Proceedings of the 2nd south-east european neuropsychiatric conference, Thessaloniki 28.9.–1.10. 1977
Eggers Ch (1980a) Erfolg mit Psychopharmaka-Therapie. Psycho 6: 650–654
Eggers Ch (1980b) Anorexie und Adipositas im Kindesalter. Enzyklopädie – „Psychologie des 20. Jahrhunderts". Kindler, Zürich
Eggers Ch (1980/81) Die kindliche Depression unter entwicklungspsychologischen Aspekten. Acta paedopsychiat 46: 263–273

Eggers Ch (1982a) Psychoses in childhood and adolescence. Acta Paedopsychiatr (Basel) 48: 81–98
Eggers Ch (1982b) Schlafstörungen im Kindes- und Jugendalter. Monatsschr Kinderheilkd 130: 126–130
Eggers Ch, Olbricht T, Rothenberger A (1983) Neurobiological findings in children with tics and Gilles de la Tourette syndrome. In: Ackenheil M, Matussek N (eds): Special aspects of psychopharmacology. Possible clinical significance of resent biochemical and pharmacological findings with ortho-methoxybenzamides. Expansion Scientifique Française, Paris
Eggers Ch, Jansen H, Klein C, Rothenberger A (1981) Medikamentöse Behandlung von Tic-Erkrankungen im Kindesalter. Vortrag geh. auf der XVII. Tagung der Deutschen Ges. für Kinder- u. Jugendpsychiatrie, München, 25.–27. Mai 1981
Eichhorn O (1960) Die Behandlung von Depressionen bei Jugendlichen. Wien Med Wochenschr 110: 747–748
Eichlseder W (1981) Welche Bedeutung haben Psychotherapie und Verhaltenstherapie bei der Behandlung von Kindern mit hyperkinetischem Syndrom? Paediatr Prax 25: 219–225
Eisenberg L, Gilbert A, Cytryn L, Mollins PA (1961) The effectiveness of psychotherapy alone and in conjunction with perphenazin or placebo in the treatment of neurotic and hyperkinetic children. Am J Psychiat 117: 1088–1093
Eisert HG, Eisert M (1982) Multimodale Intervention-Verhaltenstherapie, Pädagogische Ansätze und medikamentöse Behandlung beim hyperkinetischen Syndrom. In: Steinhausen H-C (Hrsg) Das konzentrationsgestörte und hyperaktive Kind. Kohlhammer, Stuttgart Berlin Köln Mainz
Emrich HM, Zaudig M, Kissling W, Dirlich G, Zerssen D von, Herz A (1980) Des-Tyrosyl-γ-Endorphin in schizophrenia: A double-blind trial in 13 patients. Pharmacopsychiatria. 13: 290–298
Engelhardt DM, Polizos P, Waizer J, Hoffman SP (1973) A double-blind comparison of fluphenazine and haloperidol in outpatient schizophrenic children. J Autism Dev Disord 3: 128–137
Ernst AM (1969) The role of biogenic amines in the extrapyramidal system. Acta Physiol Pharmacol Neerl 15: 141–154
Essman WB (1980) Functional properties of brain serotonin receptors. In: Essman WB (ed) Neurotransmitters, receptors and drug action. Spectrum, Wexford Terrace
Eysenck HJ (1963) Experiments with drugs. Pergamon Press, Oxford
Falk W (1959) Versuch einer Analyse der Schulreife aufgrund ärztlicher Untersuchungsergebnisse eines Hamburger Einschulungsjahrganges. Gesundheitsfürsorge 8: 187, 199
Faraj BA, Israili ZH, Perel JM, Jenkins ML, Holtzman SG, Cocinill SA, Dayton PG (1974) Metabolism and disposition of methylphenidate 14C: Studies in man and animals. J Pharmacol Exp Ther 191: 535–547
Fenner H (1976) Pharmako-Biotransformation – ihre Bedeutung für die Klinische Pharmakologie. In: Kuemmerle HP, Garrett ER, Spitzy KH (Hrsg) Klinische Pharmakologie und Pharmakotherapie. Urban & Schwarzenberg, München Berlin Wien
Ferguson HB, Pappas BA (1979) Evaluation of psychophysiological, neurochemical and animal models of hyperactivity. In: Trites RL (ed) Hyperactivity in children. University Park Press, Baltimore
Ferner U (1977) „Planung von Psychopharmakaprüfungen." Statistische Aspekte zur Planung von Psychopharmakaprüfungen. Pharmacopsychiatria 10: 132–139
Fink M (1977) Quantitative EEG Analysis and Psychopharmacology. In: Rémond A (eds) EEG Informatics. Biomedical Press, Elsevier, North Holland

Fink M (1979) Convulsive therapy: Theorie and practice. Raven, New York
Fischer B (1981) Über das therapeutische Bündnis. Refero med 26: 5
Fish B (1960) Drug therapy in child psychiatry: Pharmacological aspects. Compr Psychiatry 1: 212–227
Fish B (1976) Pharmacotherapy for autistic and schizophrenic children. In: Ritvo ER (ed) Autism. Spectrum, New York
Folks DG, King D, Petrie W, Jack R, Koomen JC, Dowdy SB, Swenson BR, Edwards P (1982) Carbamazepine Treatment of Selected Affectively Disordered Inpatients. Am J Psychiatry 139: 1
Folstein S, Rutter M (1977) Genetic influences and infantile autism. Nature 265: 726–728
Foster BG (1967) Treatment of childhood depression: Use of Nortriptyline. Newton-Wellesley Med Bull 19: 33–36
Frahm H (1966) Beschreibung und Ergebnisse einer somatisch orientierten Behandlung von Kranken mit Anorexia nervosa. Med Welt 17: 2004
Freibergs V, Douglas VI (1969) Concept learning in hyperactive and normal children. J Abnorm Psychol 74: 388–395
French AP (1979) Disturbed children and their families. Human Sciences, New York London
Freudenberg D (1979) Psychologische Probleme der Langzeitbehandlung epilepsiekranker Kinder. In: Penin H (Hrsg) Psychische Störungen bei Epilepsie. Schattauer, Stuttgart New York
Freyhan FA (1957) Psychomotilität, extrapyramidales Syndrom und Wirkungsweise neuroleptischer Therapien (Chlorpromazin, Reserpin, Prochlorperazin). Nervenarzt 28: 504–509
Garfield SL, Helper MM, Wiliott RC, Muffly R (1962) Effects of chlorpromazine on behaviour in emotionally disturbed children. J Nerv Ment Dis 135: 147
Geller HM, Taylor DA, Hoffer BJ (1978) Benzodiazepines and central inhibitory mechanisms. Naunyn-Schmiedeberg's Arch Pharmacol 304: 81
Geller E, Ritvo ER, Freeman BJ, Yuwiler A (1982) Preliminary observations on the effect of fenfluramine on blood serotonin and symptoms in three autistic boys. N Engl J Med 307: 165–168
Gittelman-Klein R (1974) Pilot clinical trial of imipramin in hyperkinetic children. In: Conners CK (ed) Clinical use of stimulant drugs in children. Excerpta Medica, Amsterdam
Gittelmann-Klein R (ed) (1975) Recent advances in child psychopharmacology. Human Sciences, New York
Gittelmann-Klein R, Klein DF (1971) Controlled imipramin treatment of school phobia. Arch Gen Psychiat 25: 204
Gittelmann-Klein R, Klein D (1975) Are behavioral and psychometric changes related in methylphenidate-treated, hyperactive children? Int J Ment Health 4: 182–198
Gittelman-Klein R, Klein D, Abikoff H, Katz S, Gloisten A, Kates W (1976a) Relative efficacy of methylphenidate and behavior modification in hyperkinetic children: An interim report. J Abnorm Child Psychol 4: 361–380
Gittelmann-Klein R, Klein D, Katz S, Saraf K, Pollack E (1976b) Comparative effects of Methylphenidate and Thioridazine in hyperkinetic children. I. Clinical results. Arch Gen Psychiatry 33: 1217–1231
Giurgea C (1976) Piracetam: Nootropic pharmacology of neurointegrative activity. In: Essmann B, Valzelli L (eds) Current developments in psychopharmacology, vol 3. Spectrum, New York
Goldenberg MA (1965) Reproduction of the „Manic" syndrome in Tofranil-intoxicated animals. Trans Novosibirsk Med Inst 43: 19–24

Goodwin DW, Schulsinger F, Hermannsen L, Guze S, Winocur G (1975) Alcoholism and the hyperactive child syndrome. J Nerv Ment Dis 160: 349–353

Greenberg LM, Deem MA, McMahon S (1972) Effects of dextroamphetamine, chlorpromazine and hydroxyzine on behavior and performance in hyperactive children. Am J Psychiatry 129: 532–539

Greenblatt DJ, Shader RE (1978) Pharmacotherapy of anxiety with benzodiazepines and -adrenergic blockers. In: Lipton MA, Dimascio A, Killian KF (eds) Psychopharmacology: a generation of progress. Raven, New York

Greenhill LL, Rieder RO, Wender PH, Buchsbaum M, Zahn TP (1973) Lithium carbonate in the treatment of hyperactive children. Arch Gen Psychiatry 28: 636–648

Greil W, Krüger R, Roßnagel G, Schertel M, Walther A (1983) Prophylactic Treatment of Affective Disorders with Carbamazepine and Oxcarbazepine: An open clinical Trial. Vortr beim VII Weltkongr Wien

Griesinger W (1845) Die Pathologie und Therapie der psychischen Krankheiten. Krabbe, Stuttgart

Groh C, Rosenmayr F, Birbaumer N (1971) Psychotrope Wirkung von Carbamazepin bei nichtepileptischen Kindern. Med Monatsschr 25: 329–333

Groß G, Schümann HJ (1980) Enhancement of noradrenaline release from rat cerebral cortex by neuroleptic drugs. Naunyn Schmiedebergs Arch Pharmacol 315: 103–109

Groß G, Göthert M, Ender H-P, Schümann H-J (1981) ^{3}H-Imipramine binding sites in the rat brain. Naunyn Schmiedebergs Arch Pharmacol 317: 310–314

Gualtieri CT, Barnhill J, McGimsey J, Schell D (1980) Tardive dyskinesia and other movement disorders in children treated with psychotropic drugs. J Amer Acad Child Psychiat 19: 491–510

Hacke W (1980) Die pharmakologische Beeinflussung aggressiven und autoaggressiven Verhaltens bei Geistigbehinderten mit Melperone. Pharmacopsychiatria 13: 20–24

Haefely W (1982) Die biologischen Grundlagen der psychotropen Wirkungen von Pharmaka. In: Pöldinger W (Hrsg) Compendium der Psychopharmakotherapie. Roche, Basel

Hallberg H, Almgreen O, Svensson H (1982) Reduced brain serotonergic activity after repeated treatment with β-adrenoceptor antagonists. Psychopharmacology 76: 114–117

Hallgren B (1957) Enuresis. A clinical and genetic study. Acta psychiat scand 32: 114 (Suppl)

Hallgren B (1960) Nocturnal enuresis in twins. Acta psychiat scand 35: 73–90

Harbauer H, Lempp R, Nissen G, Strunk P (1980) Lehrbuch der speziellen Kinder- und Jugendpsychiatrie, 4. Aufl. Springer, Berlin Heidelberg New York

Harding GFA, Pullan JJ (1977) The effect of sodium valproate on the EEG, the photosensitive range, the CNV and reaction time. Electroencephalogr Clin Neurophysiol 43: 465

Harnack G-A von (1958) Nervöse Störungen beim Kind. Thieme, Stuttgart

Harris PQ, Friedman MJ, Cohen MB, Cooper TB (1982) Fluphenazin blood levels and clinical response. Biol Psychiat 17: 1123–1130

Hart J, Hill H, Bye C, Wikinson R, Peck A (1976) The effects of low doses of amylobarbitone sodium and diazepam on human performance. Br J Clin Pharmacol 3: 289–298

Hasscarl H (1978) Die internationale Interdependenz des neuen deutschen Arzneimittelrechts. In: Helmchen H, Müller-Oerlinghausen B (Hrsg) Psychiatrische Therapie-Forschung. Springer, Berlin Heidelberg New York

Hauptmann A (1912) Luminal bei Epilepsie. MMW 59: 1907–1909

Heinrich K (1976) Psychopharmaka in Klinik und Praxis. Thieme, Stuttgart

Helmchen H, Müller-Oerlinghausen B (Hrsg) (1981) Psychiatrische Therapieforschung: 158–164, Springer, Berlin Heidelberg New York
Hemsley R, Howlin M, Berger L, Hersov L, Holbrook D, Rutter M, Yule W (1978) Treating autistic children in a family context. In: Rutter M, Schopler E (eds) Autism Plenum, New York London
Hermelin B, O'Connor N (1970) Psychological experiments with autistic children. Pergamon, London
Herrschaft H (1978) Die Wirkung von Pyrinitol auf die Gehirndurchblutung des Menschen. MMW 120: 1263–1268
Hollister AS, Breese GR, Cooper BR (1974) Comparison of Eyrosine hydroxylase and dopamine-β-hydroxylase inhibition with the effects of various -hydroxy-dopamine treatments on -amphetamine-induced motor activity. Psychopharmacology 36: 1–16
Hoyer S (1977) Zur Wirkung von Centrophenoxin auf Durchblutung und oxydativen Stoffwechsel des Gehirns beim organischen Psychosyndrom. In: Kugler J (Hrsg) Hirnstoffwechsel und Hirndurchblutung. Schnetztor, Konstanz
Innerhofer P (1977) Das Münchner Trainingsmodell. Beobachtung, Interaktionsanalyse, Verhaltensänderung. Springer, Berlin Heidelberg New York
International Classification of Diseases (ICD) s. Degkwitz et al. (1980)
Itil TM (1974) Quantitative pharmaco-electroencephalography. In: Itil TM (ed) Psychotropic drugs and the human EEG. Modern problems of pharmacopsychiatry, vol 8. Karger, Basel New York
Iversen LL (1980) The present status of benzodiazepines in psychopharmacology. Arzneimittelforsch 30: 907–910
Iversen SD (1980) Animal models of anxiety and benzodiazepine actions. Arzneimittelforsch 30: 862–868
Jacobson E (1962) You must relax. Practical methods of reducing the tensions of modern living. McGraw Hill, New York
Janke W (1980) Psychometric and psychophysiological actions of antipsychotics in men. In: Hoffmeister F, Stille G (eds) Handbook of experimental pharmacology, vol 55/I. Springer, Berlin Heidelberg New York
Janke W, Debus G, Longo N (1979) Differential psychopharmacology of tranquilizing and sedating drugs. Mod Probl Pharmacopsychiatry 14: 13–98
Janz D, Christian W (1957) Impulsiv-Petit mal. Dtsch Z Nervenheilkd 176: 346
Jaspers K (1953) Allgemeine Psychopathologie. Springer, Berlin Göttingen Heidelberg
Kalverboer AF (1978) MBD: Discussion of the concept. In: Kalverboer AF, Van Prang HM, Mendlewicz J (eds) Advances in biological psychiatry 1. Minimal brain dysfunction: Fact or fiction. Karger, Basel München Paris London New York Sydney
Kanig K (1974) Nukleinsäurestoffwechsel im alternden Gehirn und seine Beeinflussung durch Pyritinol. In: Platt D (Hrsg) Altern. Schattauer, Stuttgart
Kanig U (1977) Der Einfluß von Centrophenoxin auf den ^{32}P-Einbau in Nucleinsäuren und Adenosinphosphate des Rattengehirns. In: Kugler J (Hrsg) Hirnstoffwechsel und Hirndurchblutung. Schnetztor, Konstanz
Kanner L (1943) Autistic disturbances of affective contact. Nerv Child 2: 217–250
Kant I (1824) Von der Macht des Gemüts. Hufeland CW (Hrsg) Universalbibliothek 1230. Philip Reclam, Leipzig
Kaplan R, Murkofsky C (1978) Oral-buccal dyskinesia symptoms associated with low-dose benzodiazepine treatment. Am J Psychiatry 135: 1558–1559
Katz S, Saraf K, Gittelman-Klein R, Klein D (1975) Clinical pharmacological management of hyperkinetic children. Int J Ment Health 4: 157–181
Kebabian JW, Calne DB (1979) Multiple receptors for dopamine. Nature 277: 93–96
Keller HH, Burkhard WP, Da Prada M (1980) Dopamine receptor blockade in rat brain

after acute and subchronic treatment with tricyclic antidepressants. Adv Biochem Psychopharmacol 24: 175–179
Kestemberg E, Kestemberg J, Decobert et S (1972) La faim et le corps. Le fil rouge. Presses universitaires de France, Paris
Kielholz P (1966) Psychiatrische Pharmakotherapie in Klinik und Praxis. Huber, Bern Stuttgart
Kielholz P (1971) Diagnose und Therapie der Depressionen für den Praktiker. Lehmann, München
Kielholz P (Hrsg) (1981) Der Allgemeinpraktiker und seine depressiven Patienten. Huber, Bern Stuttgart Wien
Kielholz P (1983) Multifaktorielle Depressionsbehandlung. Schw Arch Neurolog, Neurochir, Psychiat 132, 219
Kielholz P, Terzani S, Gastpar M, Adams P (1979) Treatment for therapy-resistant depressions. Int Pharmacopsychiatry 14: 94–100
Kinsbourne M, Swanson JM (1979) Models of hyperactivity. In: Trites RL (ed) Hyperactivity in children. University Park Press, Baltimore
Klein M (1962) Das Seelenleben des Kleinkindes und andere Beiträge zur Psychoanalyse. Klett, Stuttgart
Klein DF, Gittelmann R, Quitkin F, Rifkin A (1980) Diagnosis and drug treatment of psychiatric disorders: Adults and children, 2nd edn. Baltimore London
Klicpera C (1978) Wirkungen und Nebenwirkungen der Stimulantienbehandlung bei Kindern. Fortschr Neurol Psychiatr 46: 392–414
Klug E (1973) Zum Nachweis des Captagon. Dtsch Apoth Ztg 113: 989–990
Knauel H, Grüter W (1967) Über psychotrope Wirkungen des Tegretal. Zbl ges Neurol Psychiat 188, 18
Kostowski W (1980) Noradrenergic interactions among central neurotransmitters. In: Essman WB (ed) Neurotransmitters, receptors and drug action. MTP Press, Lancaster
Kraepelin E (1892) Über die Beeinflussung einfacher psychischer Vorgänge durch einige Arzneimittel. Fischer, Jena
Kreiskott M (1980) Behavioral pharmacology of antipsychotics. In: Hoffmeister F, Stille G (eds) Handbook of experimental pharmacology, vol 55/I. Springer, Berlin Heidelberg New York
Kruse R (1979) Die Kombination hysterischer und epileptischer Anfälle im Kindes- und Jugendalter. In: Doose H, Groos-Selbeck G (Hrsg) Epilepsie 1978. Thieme, Stuttgart
Künkel H, Westphal M (1970) Quantitative EEG-analysis of pyrithioxine action. Pharmacopsychiatria 3: 41–49
Kugler J (1977) Die Entwicklung neuerer Möglichkeiten, den Hirnstoffwechsel zu beeinflussen. In: Kugler J (Hrsg) Hirnstoffwechsel und Hirndurchblutung. Schnetztor, Konstanz
Kuhn R (1957) Über die Behandlung depressiver Zustände mit einem Iminobenzylderivat (G 22 355). Schweiz Med Wochenschr 87: 1135–1140
Kuschinski G, Lüllmann H (1964) Kurzes Lehrbuch der Pharmakologie und Toxikologie. Thieme, Stuttgart
Laborit H, Huguenard P (1951) L'Hibernation artificelle par moyens pharmocodynamiques et physiques. Presse Med 59: 1329
Lacey JI (1967) Somatic response patterning and stress: Some revisions of activation theory. In: Appley MH, Trumball R (eds) Psychological stress: Issues in research. Appleton-Century-Crofts, New York
Lader M (1980) New perspectives in benzodiazepine therapy. Arzneimittelforsch 30: 851
Laduron PM, Janssen PFM, Leysen JE (1978) Spiperone: A ligand of choice for neuro-

leptic receptors. II. Regional distribution and in vivo displacement of neuroleptic drugs. Biochem Pharmacol 27: 317-321

Langer SZ, Moret C, Raisman R, Dubocovich ML, Briley M (1980) High affinity ^{3}H-imipramine binding in rat hypothalamus: Association with uptake of serotonin but not of norepinephrine. Science 210: 1133-1135

Laufer M, Denhoff E, Solomons G (1957) Hyperkinetic impulse disorder in childrens behavior problems. Psychosom Med 19: 38-49

Legewie H (1979) Theoretische Grundlagen psychologischer Forschungsmethoden. In: Kisker KP, Meyer JE, Müller C, Strömgren E (Hrsg) Psychiatrie der Gegenwart. Grundlagen und Methoden der Psychiatrie, Bd I/1. Springer, Berlin Heidelberg New York

Lelord G, Muh JP, Barthelemy C, Martineau J, Garreau B, Callaway E (1981) Effects of pyridoxine and magnesium on autistic symptoms - initial observations. J Autism Dev Disord 11: 219-230

Leonard BE (1980) Pharmacological properties of some „second generation" antidepressant drugs. Neuropharmacology 19: 1175-1183

Leuschner F, Neumann W, Hempel R (1980) Toxicology of antipsychotic agents. In: Hoffmeister F, Stille G (eds) Handbook of experimental pharmacology, vol 55/I. Springer, Berlin Heidelberg New York

Lewander T (1977) Effects of amphetamines in animals. In: Martin WR (ed) Drug addiction II. Springer, Berlin Heidelberg New York

Lewinsohn PM (1974) A behavioral approach to depression. In: Friedman RJ, Katz MM (eds) The psychology of depression: Contemporary theory and research. Wiley, New York

Lindsley D, Henry C (1941) The effect of drugs on behavior and the electroencephalograms of children with behavior disorders. Psychosom Med 4: 140-149

Lipman RS (1970) The use of psychopharmacologycal agents in residential facilities for the retarded. In: Menolascino F (ed) Psychiatric approaches to mental retardation. Basic Books, New York, p 387

Ljungberg T, Ungerstedt U (1978) Classification of neuroleptic drugs according to their ability to inhibit apomorphine-induced locomotion and gnawing: Evidence for two different mechanisms of action. Psychopharmacology 56: 239-247

Loomer HP, Saunders IC, Kline NS (1957) The clinical and pharmacodynamic evaluation of Ipromiazid as a psychic energizer. Psychiatr Res Am Psychiatr Ass 8: 129

Lucas AR (1966) Psychopharmacologic treatment. In: Shaw CR (ed) The psychiatric disorders of childhood. Appleton-Century-Crofts, New York, pp 387-402

Maaser R, Stolley H (1974) Die Häufigkeit der Überernährung im Klein- und Schulkindesalter. Monatsschr Kinderheilkd 122: 536

Malmo RB (1959) Activation: A neurophysiological dimension. Psychol Rev 66: 367-386

Martinius J (1980) Das unruhige Kind. Med Klin 75: 149-152

Martinius J (1982) Psychopharmakologisch-experimentelle Studien. In: Steinhausen HC (Hrsg) Das konzentrationsgestörte hyperaktive Kind. Kohlhammer, Stuttgart Berlin Köln Mainz

Martinius J, Freisleder FJ (1981) Piracetam bei Kindern mit Leistungsstörungen. Paediatr Prax 24: 187-193

Martinius J, Zucker H, Mayer FX (1979) Programmiertes neuropsychologisches Testen bei leistungsgestörten Kindern. In: Lempp R (Hrsg) Teilleistungsstörungen im Kindesalter. Huber, Bern Stuttgart Wien

Matussek N (1980) Stoffwechselpathologie der Zyklothymie und Schizophrenie. In: Kisker KP, Meyer JE, Müller C, Strömgren E (Hrsg) Psychiatrie der Gegenwart, Teil 2. Springer, Berlin Heidelberg New York, S 65-113

May B (1980) Erfahrungen bei der klinischen Entgiftung jugendlicher Drogenabhängiger in einer medizinischen Klinik im Rahmen eines Mehrstufen-Therapieprogramms. In: Ladewig D (Hrsg) Drogen und Alkohol. Karger, Basel München
Mednick SA, Schulsinger F, Higgings J et al (1974) Genetics, environment and psychopathology. Elsevier, Amsterdam Oxford New York
Memo M, Battaini F, Spano PF, Trabucchi M (1981) Sulpiride and the role of dopaminergic receptor blockade in the antipsychotic activity of neuroleptics. Acta Psychiatr Scand 63: 314–324
Mendlewicz J, Praag van HM (1978) Childhood psychopharmacology. Current concepts. Karger, Basel München Paris London New York
Miller B, Wallis H (1979) Über die Wirkungsweise von Sulpirid bei autistischen Kindern. MMW 121: 667–669
Milstein V, Small JG (1974) Photic responses in „minimal brain dysfunction." Dis Nerv Syst 35: 355–357
Minde K, Weiss G, Mendelson M (1972) A 5 year follow-up study of 91 hyperactive school children. J Am Acad Child Psychiatry 11: 595–610
Möhler H, Okada T (1977) Benzodiazepine receptor. Demonstration in the central nervous system. Science 198: 849–851
Müller WE (1980) Der Benzodiazepinrezeptor. Dtsch Med Wochenschr 105: 69–71
Nandy K (1977) Die Wirkung von Centrophenoxin auf das Nervensystem alter Säugetiere. In: Kugler J (Hrsg) Hirnstoffwechsel und Hirndurchblutung. Schnetztor, Konstanz
Needleman HL, Waber D (1976) Amitryptiline therapy in patients with anorexia nervosa. Lancet 2: 580
Nissen G (1971) Depressive Syndrome im Kindes- und Jugendalter. Springer, Berlin Heidelberg New York
Nissen G (1975) Diskussionsbeitrag zu: Diehl LW. Psychische Wirkungen von Antidepressiva. In: (Helmchen H u. Diehl L, Hrsg) Antiepileptische Langzeitmedikation. Karger, Basel München Paris London New York Sydney
Nissen G (1976) Verhaltensstörungen bei Kindern und Möglichkeiten ihrer medikamentösen Behandlung. In: (Birkmayer W, Hrsg) Verhalten – Anfall – Schmerz. Huber, Bern Stuttgart Wien
Nissen G (1977) Psychopathologie des Kindesalters. Wissenschaftl. Buchges, Darmstadt
Nissen G (Hrsg) (1979) Die Bedeutung der medikamentösen Therapie bei Verhaltensstörungen im Kindesalter. Huber, Bern Stuttgart Wien
Nissen G (1980) Autistische Syndrome. In: Harbauer H, Lempp R, Nissen G, Strunk P (Hrsg) Lehrbuch der speziellen Kinder- und Jugendpsychiatrie. Springer, Berlin Heidelberg New York
Nissen G (1981 a) Kinderpsychiatrisches Gutachten über die Verschreibung von Methylphenidat bei hyperaktiven Kindern. Paediatr Prax 25: 209–211
Nissen G (1981 b) The use of psychotropics in childhood with special reference to sulpiride. In: Mendlewicz J, Praag v HM (Hrsg) Depressive illness. Biological and psychopharmacological issues. Karger, Basel München Paris London New York Sydney
Nissen G (Hrsg) (1982a) Therapeutische Probleme bei psychomotorisch unruhigen Kindern. Thieme, New York
Nissen G (1982b) Antidepressiv wirkende Infusionen bei Jugendlichen. In: Kielholz P, Adams C (Hrsg) Antidepressive Infusionstherapie. Thieme, Stuttgart New York
Nissen G, Spilimbergo A (1970) Zur Symptomatik und Therapie depressiver Verstimmungen bei Kleinkindern. Monatsschr Kinderheilkd 4: 136–137
Nissen G, Knölker U (1982) Doppelblind-Studie Nomifensin vs. Imipramin bei Kin-

dern mit hyperkinetischem Syndrom. In: Nissen G (Hrsg) Therapeutische Probleme bei psychomotorisch unruhigen Kindern. Thieme, Stuttgart New York

Nolen WA (1981) Carbamazepine (Tegretol), a possible alternative to lithium? Tijdschrift voor psychiatria 23 (7/8) 462–472

Nolen WA (1983) Carbamazepine, a possible adjunct or alternative to lithium in bipolar disorder. Acta psychiatr scand 67: 218–225

Okuma T, Inanaga K, Otsuki S, Sarai K, Takahashi R, Hazama H, Mori A, Watanabe S (1979) Comparison of the Antimanic Efficacy of Darbamazepine and chlorpromazine: A Double Blind Controlled Study. Psychopharmacology 66, 211–217, H 3

Okuma T, Inanaga K, Otsuki S, Sarai K, Takahashi R, Hazama H, Mori A, Watanabe S (1981) A Preliminary Double-Blind Study on the Efficacy of Carbamazepine in Prophylaxis of Manic-Depressive Illness. Psychopharmacology 73: 95–96

Padan H (1981) Stellungnahme zu: G. Nissen, Kinderpsychiatrisches Gutachten über die Verschreibung von Methylphenidat bei hyperaktiven Kindern. Paediatr Prax 25: 209–218

Perel JM, Dayton PG (1977) Methylphenidate. In: Usdim E, Forrest IS (eds) Psychotherapeutic drugs, part II. Applications. Dekker, New York

Perret E, Wehrli A, Hafen G (1977) Centrophenoxin bei Kindern mit Legasthenie und Lernschwierigkeiten. In: Kugler J (Hrsg) Hirnstoffwechsel und Hirndurchblutung. Schnetztor, Konstanz

Perris C (1966) A study of bipolar manic-depressive and unipolar recurrent depressive Psychoses. Acta Psychiatr Scand [Suppl] 194: 1

Petrilowitsch N (1966) Psychiatrische Krankheitslehre und psychiatrische Pharmakotherapie. Karger, Basel New York

Pieper R (1940) Die sogenannte konstitutionelle Depression bei Kindern. Z Kinderforsch 48: 116

Polizos R, Engelhardt DM (1978) Dyskinetic phenomena in children treated with psychotropic medications. Psychopharmacol Bull 14: 65–68

Porges SW (1976) Peripheral and neurochemical parallels of psychopathology. A psychophysiological model relating autonomic imbalance to hyperactivity, psychopathy and autism. In: Reese HW (ed) Advances in child behavior and development. Academic Press, New York

Porges SW, Walter FG, Korb RJ, Sprague RL (1975) The influences of methylphenidate on heart rate and behavioral measures at attention in hyperactive children. Child Dev 46: 727–733

Post RM (1982) Anwendung des Antikonvulsivums Carbamazepin bei primären und sekundären affektiven Erkrankungen: Klinische und theoretische Bedeutung. Psychological Medicine 12, 701

Praag HM van, Verhoeven WMA, Ree JM van, Wied D de (1982) The treatment of schizophrenic psychoses with γ-type endorphins. Biol Psychiatry 17: 83–98

Pruitt A, Dayton P (1971) Comparison of the binding of drugs to adult and cortplasma. Eur J Clin Pharmacol 4: 59–62

Puente RM (1975) Carbamazepin in der Behandlung kindlicher Verhaltensstörungen. In: Birkmayer W (Hrsg) Anfall–Verhalten–Schmerz. Huber, Bern Stuttgart Wien

Quadbeck G, Landmann HR, Sachse W, Schmidt I (1962) Der Einfluß von Pyrithioxin auf die Blut-Hirnschranke. Med Exp 7: 144–154

Quinn P, Rapoport J (1975) One-Year follow-up of hyperactive boys treated with Imipramine or Methylphenidate. Am J Psychiatry 132: 241–245

Rabiner CJ, Klein DF (1969) Imipramine treatment of schoolphobia. Compr Psychiatry 10: 387–390

Rapoport JL, Mikkelsen EJ (1978) In: Werry JS (ed) Pediatric psychopharmacology. Brunner & Mazel, New York

Rapoport J, Quinn P, Bradbard G, Riddle D, Brookes E (1974) Imipramine and methylphenidate. Treatments of hyperactiva boys: A double blind comparison. Arch Psychiatry 30: 789–793

Rapoport JL, Buchsbaum MS, Weingartner H, Zahn TP, Ludlow C, Mikkelsen EJ (1980) Dextroamphetamine. Its cognitive and behavioral effects in normal and hyperactive boys and normal men. Arch Gen Psychiatry 37: 933–943

Rech RH, Stolk JM (1970) Amphetamine-drug interactions that relate brain catecholamines to behavior. In: Costa E, Grattani S (eds) Amphetamines and related compounds. Raven, New York

Redl F, Wineman D (1978) Steuerung des aggressiven Verhaltens beim Kind, 2. Aufl. Piper, München

Redmond DE Jr, Huang YH (1979) New evidence for a locus coeruleus-norephinephrine connection with anxiety. Life Sci 25: 2149–2162

Remschmidt H (1975) Zur Frage der psychotropen Wirkung von Carbamazepin bei Nicht-Epilepsiekranken. In: Birkmayer W (Hrsg) Anfall–Verhalten–Schmerz. Huber, Bern Stuttgart Wien

Remschmidt H, Schmidt M, Klicpera C (1977) Multiaxiales Klassifikationsschema für psychiatrische Erkrankungen im Kindes- und Jugendalter nach Rutter, Shaffer und Sturge. Huber, Bern Stuttgart Wien

Rhegius Urbanus (1548) Psychopharmacon. Egendphus Francofurti

Richer J (1978) The partial noncommunication of culture to autistic children – An application of human ethology. In: Rutter M, Schopler E (eds) Autism. Plenum, New York London

Rie H, Rie E, Stewards S, Ambuel J (1976) Effects of methylphenidate on underachieving children. J Consult Clin Psychol 44: 250–260

Riga D, Riga S (1977) Selektive lipofuszinolytische Effekte von Centrophenoxin am Nervensystem alter Ratten. In: Kugler J (Hrsg) Hirnstoffwechsel und Hirndurchblutung. Schnetztor, Konstanz

Rimland B (1973) High dosage levels of certain vitamins in the treatment of children with severe mental disorder. In: Hawkins D, Pauling L (eds) Orthomolecular psychiatry. Freeman, San Francisco

Robbins TW, Sahakian BJ (1979) „Paradoxical" effects of psychomotor stimulant drugs in hyperactive children from the standpoint of behavioral pharmacology. Neuropsychopharmacology 18: 931–950

Robins LM (1978) Sturdy childhood praedictors of adult antisocial behavior: replications from longitudinal studies. Psychol Med 8: 611–612

Robinson D, Nies S, Ravaris L, Lamborn K (1973) The monoaminoxidase inhibition phenelzine in the treatment of depressiv-anxiety states. Arch Gen Psychiatry 29: 409–413

Rodemann HP, Bayreuther K (1977) Die Zellteilungskapazität von menschlichen diploiden Fibroblasten und Glia-Zellen in quantitativen Gewebekultursystemen unter dem Einfluß von Centrophenoxin. In: Kugler J (Hrsg) Hirnstoffwechsel und Hirndurchblutung. Schnetztor, Konstanz

Rössler D (1978) Psychiatrie und Menschenwürde. Anmerkungen zur Funktion ärztlicher Ethik. In: Helmchen H, Müller-Oerlinghausen B (Hrsg) Psychiatrische Therapie-Forschung. Springer, Berlin Heidelberg New York

Ross DM, Ross SA (1976) Hyperactivity: Research, theory and action. Wiley & Sons, New York

Roth RH (1979) Dopamine autoreceptors: Pharmacology, function and comparison with postsynaptic dopamine receptors. Commun Psychopharmacol 3: 429–446

Rutter M, Graham P, Yule WA (1970) A neuropsychiatric study in childhood. Clinics in Developmental Medicine, 35/36. Heinemann, London

Rutter M, Tizard J, Yule W, Graham P, Whitmore K (1976) Research report: Isle of Wight studies, 1964–1974. Psychol Med 6: 313–332
Safer D, Allen R, Barr E (1972) Depression of growth in hyperactive children on stimulant drugs. N Engl J Med 287: 217–220
Saletu B (1977) Cerebral evoked potentials in psychopharmacology. In: Desmedt JE (ed) Auditory evoked potentials in man. Psychopharmacology correlates of EPs. Karger, Basel (Progr. clin. Neurophysiol., vol 2, pp 175–207)
Saletu B, Saletu M, Simeon J, Viamontes G, Itil T (1975) Comparative symptomology and evoked potential studies with -amphetamine, thioridazine and placebo in hyperkinetic children. Biol Psychiatry 10: 253–275
Saletu B, Grünberger J, Linzmayer L (1977) Classification and determination of cerebral bioavailability of psychotropic drugs by quantitative „pharmaco-EEG" and psychometric investigations. Int J Clin Pharmacol 15: 449–459
Saraf KR, Klein D, Gittelman-Klein R (1974) Imipramine and side-effects in children. Psychopharmacologia 37: 265–274
Sargent W (1961) Drugs in treatment of depression. Br Med J 1: 225–227
Satterfield JH, Dawson ME (1971) Electrodermal correlates of hyperactivity in children. Psychophysiology 8: 191–197
Satterfield JH, Cantwell D, Lesser LI, Podosin RL (1972) Physiological studies of the hyperkinetic child: I. Am J Psychiatry 128: 1418–1424
Satterfield JH, Cantwell DP, Satterfield BT (1974) Pathophysiology of the hyperactive child syndrome. Arch Gen Psychiatry 31: 831–843
Satterfield JH, Satterfield BT, Cantwell DP (1980) Multimodality treatment. A two-year evaluation of 61 hyperactive boys. Arch Gen Psychiatry 37: 915–919
Scanlon MF, Weightman DR, Shale DJ, Mora B, Heath M, Snow MH, Lewis M, Hall R (1979) Dopamine is a physiological regulator of thyrotropin (TSH) secretion in normal man. Clin Endocrinol 11: 7–15
Schepank M (1974) Erb-und Umweltfaktoren bei Neurosen. Springer, Berlin Heidelberg New York
Schernus R, Boenigk H-E (1979) Psychogene Anfälle bei Kindern mit Epilepsie. In: Doose H, Gross-Selbeck G (Hrsg) Epilepsie 1978. Thieme, Stuttgart
Schildkraut JJ (1965) The catecholaminehypothesis of affective disorders. Amer J Psychiat 22: 509–522
Schlack HG (1974) Zur Prognose der Intelligenz- und Sozialentwicklung von anfallskranken Kindern. Monatsschr Kinderheilkd 122: 676–678
Schlange H, Stein B, Boetticher IV, Taneli S (1972) Göttinger Formreproduktionstest (G-F-T). Handanweisung für die Durchführung und Auswertung. Hogrefe, Göttingen
Schleifer M, Weiss G, Cohen N, Elman M, Cvejic H, Kruger E (1975) Hyperactivity in preschoolers and the effect fo methylphenidate. Am J Orthopsychiatry 45: 38–50
Schmalzing G (1977) Metabolism and disposition of trifluoperazine in the rat. II. Kinetics after oral and intravenous administration in acutely and chronically treated animals. Drug Metab Dispos 5: 104–115
Schmidt D (1981) Behandlung der Epilepsien. Thieme, Stuttgart New York
Schopler E, Reichler RJ (1980) Individualized assessment and treatment for autistic and developmentally disabled children, vol 2. University Park Press, Baltimore
Schou M (1968) Lithium-Behandlung der manisch-depressiven Krankheiten. Information für Arzt und Patienten. Thieme, Stuttgart New York
Schulterbrandt JG, Ruskin A (1977) Depression in childhood: Diagnosis, treatment and conceptive models. Raven, New York
Schultz JH (1970) Das autogene Training. Thieme, Stuttgart

Seeman P (1981) Brain dopamine receptors. Pharmacol Rev 32: 229–313
Seligman MEP (1975) Helplessness. Freeman, San Francisco
Shetty T (1971) Alpha rhythms in the hyperkinetic child. Nature 234: 476
Shields J (1962) Monozygotic twins brought up apart and together. Oxford Press London
Simeon J, Utech C, Simeon S, Itil M (1974) Pediatric psychopharmacology outside of the USA. Dis Nerv Syst 35: 7
Slater E (1971) The genetics of mental disorders. Oxford Press London New York
Spano PF, Trabucchi M (1979) Pharmacological characterization of different types of dopamine receptors: Studies with ergot derivatives and substituted benzamides. Soc Neurosci Abstr 5: 417
Spiel W (1961) Die endogenen Psychosen des Kindes- und Jugendalters. Karger, Basel
Spiel W (1976) Therapie in der Kinder- und Jugendpsychiatrie. Thieme, Stuttgart
Spitz RA (1946) Anaclitic depression. Psychoanal Study Child 2: 313
Sprague RL (1978) Principles of clinical trials and social, ethical and legal issues of drug use in children. In: Werry JS (ed) Pediatric psychopharmacology. Brunner & Mazel, New York
Sprague RL, Werry JS (1971) Methodology of psychopharmacological studies with the retarded. In: Ellis NR (ed) International reviens of research in mental retardation, vol 5. Academic Press, New York
Sprague RL, Sleator E (1977) Methylphenidate in hyperkinetic children: differences in dite effects on learning and social behavior. Science 198: 1274–1276
Spring C, Greenberg L, Scott J, Hopwood J (1974) Electrodermal activity in hyperactive boys who are methylphenidate responders. Psychophysiology 11: 436–442
Städeli H (Hrsg) (1978) Die chronische Depression beim Kind und beim Jugendlichen. Huber, Bern Stuttgart Wien
Steingrüber HJ, Lienert GA (1971) Hand-Dominanz-Test. Hogrefe, Göttingen
Steuber H (1973) Zur Häufigkeit von Verhaltensstörungen im Grundschulalter. Klett, Stuttgart
Stores G, Hart J (1976) Reading skills of children with generalized or focal epilepsy attending ordinary school. Dev Med Child Neurol 18: 705–716
Strehl W, Brosswitz A (1972) Klinische Beobachtungen über die Wirkung von Piracetam auf einige Hirnfunktionen bei Schulkindern im doppelten Blindversuch. Therapiewoche 22: 2975–2981
Sulser F, Vetulani J, Mobley PL (1978) Mode of action of antidepressant drugs. Biochem Pharmacol 27: 257–261
Sykes D, Douglas V, Morgenstern G (1972) The effect of methylphenidate on sustained attention in hyperactive children. Psychopharmacologia 25: 262–274
Tamminga CA, Tighe PJ, Chase TN, DeFraites G, Schaffer H (1981) Des-tyrosine-γ-endorphin administration in chronic schizophrenics. Arch Gen Psychiatry 38: 167–168
Tasman A, Hale MS, Simon RH (1981) Neuroleptic drug effects on average evoked response augmentation-reduction in rats. Neuropsychobiology 7: 292–296
Tellenbach H (1968) Geschmack und Atmosphäre. Müller, Salzburg
Tellenbach H (1976) Melancholie 3. Aufl. Springer, Berlin Heidelberg New York
Thalmann H-C (1971) Verhaltensstörungen bei Kindern im Grundschulalter. Klett, Stuttgart
Thomä H (1961) Anorexia nervosa. Huber-Klett, Bern Stuttgart
Thorbeck R, Ritz A, Jacobi G, Janssen W, Schmidts HL (1981) Tödliches Leberkoma bei Kombinationsbehandlung mit Valproat. In: Hanefeld F, Rating D (Hrsg) Aktuelle Neuropädiatrie 2. Hippokrates, Stuttgart

Vida JA, Gerry EH (1977) Barbiturates. In: Vida JA (ed) Anticonvulsants. Academic Press, New York San Francisco London
Villarreal JE, Salazar LA (1981) The dependence producing properties of psychomotor stimulants. In: Hofmeister F, Stille G (eds) Psychotrophic agents, pt II. Springer, Berlin Heidelberg New York
Wagner I (1982) Konzentrationstraining bei impulsiven und „trödelnden" Kindern. In: Steinhausen H-C (Hrsg) Das konzentrationsgestörte und hyperaktive Kind. Kohlhammer, Stuttgart Berlin Köln Mainz
Wagner W, Orr H, Herrmann WM, McDonald RJ, Berzewski B (1981) A multidimensional concept for measuring CNS effects of beta-adrenoceptor blocking agents in human pharmacology. Int J Clin Pharmacol Ther Toxicol 19: 23–33
Weidlich S (1972) DCS-Diagnosticum für Cerebralschädigung. Huber, Bern Stuttgart Wien
Weinberg WA (1973) Depression in children. J Pediatr 83 (6): 1065
Weinberg WA, Rotman J, Sullivan L, Penick EC, Dietz SG (1973) Depression in children referred to an educational diagnostic center: diagnosis and treatment. J Pediatr 83: 1065
Weingartner H, Rapoport JL, Caine ED, Ebert H, Mikkelsen EJ (1980) Cognitive processes in normal and hyperactive children and their response to amphetamine treatment. J Abnorm Psychol 89: 25–37
Weinmann H-M (1967) Erfahrungen mit einem Neurodynamikum bei hirngeschädigten Kindern. Ärztl Prax 19: 1437
Weiss G, Kruger E, Danielson V, Elman M (1975) Effect of long term treatment of hyperactive children with methylphenidate. Can Med Assoc J 112: 159–165
Weissauer W (1979) Ethik-Kommissionen und Recht. MMW 121: 551–556
Weitbrecht HJ (1973) Psychiatrie im Grundriß. Springer, Berlin Heidelberg New York
Wender P (1971) Minimal brain dysfunction in children. John Wiley & Sons, New York
Werry JS (1968) Developmental hyperactivity. Pediat Clin N Am 15: 581–599
Werry JS (ed) (1978) Pediatric psychopharmacology. Brunner & Mazel, New York
Werry JS (1980) Paediatric psychopharmacology: Current status. Ann Acad Med Singapore 9: 107–117
Werry JS, Sprague R (1974) Methylphenidate in children: Effect of dosage. Anst NZJ Psychiatry 8: 9–19
Werry JS, Aman M (1975) Methylphenidate and haloperidol in children. Effects on attention, memory and activity. Arch Gen Psychiatry 32: 770–795
Werry J, Dowrick P, Lampen E, Farmos M (1975) Imipramine in enuresis-psychopathological and physiological effects. J Child Psychol Psychiatry 16: 289–300
Werry J, Aman M, Lampen E (1976) Haloperidol and methylphenidate in hyperactive children. Acta paedopsychiat 42: 26–40
West ED, Dally TJ (1959) Effects of Ipromiazid in depressive syndromes. Br Med J 1: 1491–1494
White JH (1977) Pediatric psychopharmacology. A practical guide to clinical application. Williams & Wilkins, Baltimore
Wied D de (1979) Schizophrenia as an inborn error in the degradation of β-endorphin – a hypothesis. Trends Neurosci 2: 79–82
Wiener JM (1977) Psychopharmacology in childhood and adolescents. Basis Books, New York
Wiener JM (1980) Organic therapies. In: Kaplan HP, Freedman AM, Sadock BJ (eds) Comprehensive textbook of psychiatry, vol III, 3rd edn. Williams & Wilkens, Baltimore London
Williams DT, Mehl R, Yudofsky S, Adams D, Roseman B (1982) The effect of pro-

pranolol on uncontrolled rage outbursts in children and adolescents with organic brain dysfunction. J Am Acad Child Psychiatry 21: 129–135

Winnicott DB (1976) Von der Kinderheilkunde zur Psychoanalyse. Kindler, München

Winsberg B, Bialer I, Kupietz S, Tobias J (1972) Effects of Imipramine and Dexoamphetamine on behavior of neuropsychiatrically impared children. Am J Psychiatry 128: 1425–1431

Winsberg B, Perrel J, Hurwic M, Calutch A (1974) Imipramine protein binding and pharmacokinetics in children. In: Lomest I, Usdin E (eds) The phenotiazines and structurally related drugs. Raven, New York

Winsberg B, Goldstein S, Yepes L, Perrel J (1975) Imipramine and electrocardiographic abnormalities in hyperactive children. Am J Psychiatry 132: 542–545

Wittenborn JR (1977) Guidelines for clinical trials of psychotropic drugs. Pharmacopsychiatria 10: 205–231

Wunderlich H, Heim H, Wunderlich H-P, Nowak R (1982) Carbamazepin (Finlepsin®) bei endogenen affektiven Psychosen – eine neue Therapie. medicamentum – Berlin/ DDR Nr 60, 2–8

Yepes L, Balka E, Winsberg B, Vialer E (1977) Amitriptyline and methylphenidate treatment of behaviorally disordered children. Child Psychol Psychiatry 18: 39–52

Zahn TP, Abate F, Little BC, Wender PH (1975) Minimal brain dysfunction stimulant drugs and autonomic nervous system activity. Arch Gen Psychiatry 32: 381–387

Zerbin-Rüdin E (1971) Genetische Aspekte der endogenen Psychosen. Fortschr Neurol Psychiatr 39: 459–494

Sachverzeichnis

Die Handelsnamen (BR Deutschland) sind in *kursiver* Schrift angeführt

Absencen
  atypische 243
  einfache 243
  3/sec Spike-Wave-Entladung 244
Abweichungen, psychische 64
Acetylcholin 16
Adenylatzyklase 18, 21, 25
  und Betarezeptorenblocker 196
Adipositas 226ff.
  Häufigkeitsgipfel 226
  psychische Faktoren 227
  „Sättigungszentrum" 227
  Therapie 228
  Therapie mit Antidepressiva 228
Adoptivfamilien 65
Adrenalin 16
Adrenorezeptoren, postsynaptische 25
Affektive Psychosen 228ff.
  bei Jugendlichen 229
  bipolare 229
  Häufigkeit 229
  monopolare 229
Aggressionsbereitschaft 315
Aggressionsformen, nicht sozialisierte 313
Aggressivität 313
  als Anfallsäquivalent bei Kindern, Therapie 255
  „broken-home" Situation 315
  Drogenabhängigkeit 315
  hirnorganische, Therapie mit Betablockern 197
  unterstützende Psychopharmakatherapie 316
Akathisie 163
Alival-Nomifensin 130
Amenorrhoe 261
Amine, biogene 111, 232
Amitryptilin 124

Amitryptilinoxid-dihydrat 127
Amphetamin 18
  Altersbegrenzung der Verordnung 93
  Mißbrauch 278
  Pharmakokinetik 88
  Wachstumsverzögerung 101
Amygdala 24
Anafranil-Clomipramin 125
Anfälle, nicht epileptische 238ff.
  Ätiologie 239
  hysterische 238
  psychogene synkopale 239
  synkopale 238
  Therapie 240
Anfallsleiden, überfordernde schulische Situation 250
Anfallsleiden, zerebrales 241ff.
  Absencen 243
  Anfallskalender 251
  „Aura" 243
  „benigne Epilepsie mit Rolandi'schem Fokus" 246
  Berufsausbildung 251
  Blitz-Nick-Salaam-Krämpfe 245
  Erziehungshaltung 250
  Fieberkrämpfe 247
  generalisierte, primäre Epilepsie 242
  generalisierte tonisch-klonische Anfälle 243
  Häufigkeit 241
  Herdanfälle 242
  Indikation zur antiepileptischen Langzeittherapie 251
  Kontrolle des Elektroenzephalogramms 251
  Langzeitregistrierung 248
  massiver bilateraler Myoklonus 244
  myoklonisch-astatische Anfälle 244

Anfallsleiden, zerebrales
  Normalisierung der Hirnstromkurve 252
  Ordnungsprinzipien 241
  Partialanfälle mit elementarer Symptomatik 246
  Partialanfälle mit komplexer Symptomatik 246
  Partielle (Herd-) Anfälle 245
  psychische Störungen 247
  regelmäßige Einnahme von Medikamenten 250
  „Residualepilepsie" 242
  „sekundäre Generalisierung" 242
  Therapie 249, 252
  tonische Anfälle 245
  Videopolygraphie 248
  Vorurteile 250
Angstanfälle 257
Angstmodell im Tierversuch 184
Angstneurosen 257, 260
Angstsyndrome 255ff.
  Therapie 259, 260
  Therapie mit Tranquilizern 191
Angstzustände, pathologische 255
Anorexia nervosa 261ff.
  multikonditional verursacht 262
  Mutterbeziehung, ambivalente 262
  Therapie 263
Anorexie 261, 290
„anorexie de la deuxiéme enfance" 289
Antidepressiva 105ff.
  anticholinergische Effekte 122
  chemische Struktur 106f.
  Dosierung 114f., 116
  hämatopoetisches System 122
  Hemmung des neuronalen Rücktransportes 24
  Kardiotoxizität 122
  klinische Indikationen 120f.
  Kontraindikationen 120f., 121
  Krampfschwelle 122
  nicht-klassifizierbare 106
  Pharmakokinetik 108f.
  Pharmakologie 107f.
  psychische Effekte 117
  Rezeptorverhalten 24
  serotoninantagonistische Wirkung 27
  trizyklische 106

  unerwünschte Wirkungen 122f.
  Wirkungseintritt 116
  Wirkungsmechanismen 110f.
  Wirkungsmechanismus bei Enuresis 114
  zusätzliche Indikationen 120
Antidepressive Psychopharmaka, Wirksamkeit 235
Antiepileptika 202ff.
  allergische Exantheme 212
  chemische Struktur 203f.
  Dosierung 208
  Einzeldosen 208
  Gangataxie 212
  interaktive Wirkung mit Grundkrankheit 211
  Intoxikationserscheinungen 212
  klinische Indikation 209f.
  Konzentrations- und Gedächtnisstörungen 211
  Membrandurchlässigkeit 205
  membranstabilisierender Effekt 204
  Osteomalazie 212
  Pharmakokinetik 205f.
  Pharmakologie 204
  Plasmaspiegelbestimmung 251
  psychische Effekte 211f.
  Somnolenz 212
  Tagesdosis 208
  therapeutische Plasmakonzentration 213
  unerwünschte Wirkungen 212f.
  Wirkungsmechanismen 206f.
Antimanika 133ff.
  chemische Struktur 134
  Dosierung 135
  klinische Indikation 136f.
  Kontraindikationen 136
  Pharmakokinetik 134f.
  psychische Effekte 137
  Substanzen 138
  unerwünschte Wirkungen 137f.
  Wirkungsmechanismen 135
„anti-psychopharmakotherapeutischer Affekt" 1
antriebsschwache Kinder 302
Antriebsschwäche 299
Antriebsüberschuß 299
Anxiolytika 182

Sachverzeichnis

Aolept-Perciazin 173
Apomorphin 153, 154
Apomorphinantagonismus 147
Arousal 90
Arousal-Theorie 91
Arzneimittelgesetz 31
   Heilversuch 32
   Humanexperiment 32
   Körperverletzung 32
   Randomisierung 32
   vergleichende Therapiestudien 32
   Wirksamkeitsnachweis 31
   Zweck 31
Arzt
   „Agent" der Eltern 56
   in der Klinik 59
   in der Praxis 57
   Schweigepflicht 62
   und Eltern 53, 56
   und Lehrer, Zusammenarbeit 62
Arzt-Patient-Beziehung 69
Asperger-Syndrom 264
Atosil-Promethazin 172
Aufmerksamkeitstests
   „Continuouns Performance Test" 99
   programmierter Reaktionstest 99
Autismus 264
Autismus Kanner, Therapie mit Neuroleptika 159
Autistische Psychopathie (Asperger) 264
Autistische Syndrome 264ff.
   antriebshemmende Medikation 269
   Bizarrerien des Verhaltens 265
   emotional-kommunikatives Defizit 267
   Familienberatung 268
   heilpädagogische Maßnahmen 268
   Hyperserotinämie 269
   Klinikbehandlung 269
   kognitive Schwächen 266
   mehrfaktorielle Entstehung 267
   nach exogener Hirnschädigung 264
   Sprachentwicklung 265
   Therapie mit Fenfluramin 269
   Therapie mit Floropipamid 270
   Therapie mit Haloperidol 270
   Therapie mit hohen Vitamindosen 269
   Therapie mit Lithium 270
   Therapie mit Perciazin 270
   Therapie mit Sulpirid 269
   Therapie mit Thioridazin 270
Autoaggression
   durch Deprivation 314
   durch Kindesmißhandlung 314
   Suizidversuch 314
   Temporallappenepilepsie 314
Autoaggressivität 313
   Autismus Kanner 314
   heilpädagogische Therapie 316
   kindliche Schizophrenie 314
Autogenes Training 79
Automatismen 246
Automutilation 314
Autorezeptoren 17, 154
   präsynaptische 19

Barbexaclonum 214
„Beck Depression Inventory" 231
Beginn der Konsultation 56
Behandlung
   kausale 68
   psychotherapeutische 233
Behandlungsziel 54
Beipackzettel 73, 81
Benperidol 177
Benzamide 143, 180
Benzodiazepine 182, 198
   antikonvulsive Therapie 188
   anxiolytische Therapie 188
   Biotransformation 10
   chemische Struktur 183
   Einfluß auf Neurotransmitterstoffwechsel 189
   Eliminationshalbwertszeit 188
   Wirkung auf GABA 190
Benzodiazepinrezeptoren, Verteilung im ZNS 190
Beschäftigungstherapie 79
Betarezeptorenblocker 182ff., 195f., 202
   Kontraindikationen 197
   somatische Angst 196
   Unterschied zu Benzodiazepinen 196
   zentrale Wirkung 196
Bettnässermatte 287
Beurteilungsskalen 45
Bewegungstherapie 79
Biotransformation 7, 9

Biperiden 169
Blickkrämpfe 163
Blitz-Nick-Salaam-Anfälle, Streckspasmen 245
Bromazepam 201
Butyrophenone 143, 176
 Biotransformation 10
 und extrapyramidalmotorische Symptome 165

Cannabisprodukte 278
Captagon 104
Carbamazepin 215
Centrophenoxin 218, 223
„Child-Guidance-Movement" 1
Chlorprothixen 175
Chromosomenanomalie 300
Citrullamon-Diphenylhydantoin 215
Clobazam 199
Clomipramin 125
Clonazepam 217
Clozapin, Agranulozytose 167
Compliance 52
 gut-schlecht 74
„Contingent Negative Variation" 148
Convulex-Valproinat 217

Dämmerattacke 246
Dämmerzustand
 bei Petit mal Status 247
 hysterischer 239
 postparoxysmal 247
d-Amphetamin 84
Daumenlutschen 284
Deanol 95, 104
Deanol-aceglutamat 85
Delegation therapeutischer Maßnahmen 76
delirante Syndrome unter Neuroleptika 166
Denkzerfahrenheit 307
Depersonalisationserlebnisse, transitivistische 306
Depression
 anaklitische 271
 Behandlung 273, 275
 chronische 276
 chronisch-therapieresistente 236
 Entstehung 272
 konstitutionelle 272
 larvierte 229
 neurotische 271
 Nordadrenalin-Typ 232
 reaktive 271, 275
 Serotonin-Typ 232
 somatogene 232, 272, 273
 zyklothyme 273
Depression, somatogene
 Gruppentherapie 274
 heilpädagogische Behandlung 274
Depressionsforschung, neurochemische 232
Depressionssyndrome
 psychogene 270ff.
 somatogene 270ff.
depressive Persönlichkeitsentwicklung 232
depressive Symptome bei Jugendlichen 231
depressive Syndrome unter Neuroleptika 166
Deprivation 77
Deprivationsforschung 258
Desensibilisierungstechnik 259
Diagnose
 nosologische 66
 phänomenologische 66
 reliable-kinderpsychiatrische 30
 und Klassifikation 66
Diagnostik, phänomenologische und nosologische 62
Diazepam 198, 216
Diphenylhydantoin 215
Dipiperon-Fluropipamid 179
D-L-Amphetamin 95, 102
D-L-Amphetamin, Dosierung 93
Dogmatil-Sulpirid 132
„Doktor-Effekt" 54, 75
Dopamin 16
Dopamin-Autorezeptoren 19
Dopamin-β-hydroxylase 23
Dopaminrezeptorblockade durch Neuroleptika 153, 156
Dopaminrezeptoren, Überempfindlichkeit durch Neuroleptika 155, 156
Dosierung
 adäquate 57
 Körpergewicht 70

Körperoberfläche 70
  unterschwellige 81
  unzureichende 73
Down-Syndrom 300
„Drei-Komponenten-Schema" 105, 118, 236, 275
Drogenabhängigkeit, Therapie mit Neuroleptika 159
Drogenentzug mit Piracetam 221
Drogenentzugsbehandlung
  mit Doxepin 280
  mit Piracetam 280
  mit schwachpotenten Neuroleptika 280
Drogenerfahrung 277
Drogenmißbrauch (Entgiftung) 277ff.
  akute Komplikationen 277
  Entzugssyndrome 278
  Intoxikationen 278
  mit Sedativa und Hypnotika 278
  Therapie 279
  Ursache 279
Drogennotfall 279
Dysfunktion, minimale zerebrale 272
Dyskinesie 159
  oro-linguo-bucco-faziale 18
Dyskinesien, periorale 18
Dyskinetisches Entzugssyndrom 165

Eheberatungsstelle 78
Ehekonflikte 55
„Einnässerpsyche" 281
„Einnässer- bzw. Enkopretikerpsyche" 68
Einschulung 61
Einzelfallarbeit („case-work") 77
Einzelfallhilfe, „vertiefte" 77
Einzelsymptome, störende 68
Elektrokrampfbehandlung 233
Eliminationshalbwertszeit 11
Eltern
  Beratung 77
  Einstellung zum Arzt 74
  Exploration 54
  Gespräch 53
  Therapie 77
  und Lehrer 61

Emotionalität unter Neuroleptika 161
Encephabol-Pyritinol 223
endogen-depressiver Jugendlicher 234
endogen-phasische Depression, begleitende therapeutische Maßnahmen 235
endogen-phasische Psychose, Abgrenzung 230
endokrine Störungen, Depressionssyndrome 272
Endorphine 169
  Parkinsonoid 169
Enkopresis 280ff.
  Therapie 282
„Enkopretikercharakter" 281
Entlassungstermin, vorgetäuschter 75
Entspannungsmethode, Jakobson 80
Entwicklungsdeviation 77
Entwicklungsstörungen, partielle 284
  Therapie 285
Entwicklungsstörungen, Therapie 283
Entwicklungsstörungen, universelle
  beratende Gespräche 283
  körperliche Aktivität 283
  Regulierung der Lebensweise 283
  und partielle 282ff.
Entzugssyndrom, akutes nach Benzodiazepinen 194
Enuresis 285ff.
  antidepressive Therapie 288
  bei geistig behinderten Kindern 286
  EEG-Veränderungen 286
  Harnwegsinfektion 286
  Imipramin-Therapie 114
  neurotisch bedingt 286
  primäre 285
  sekundäre 285
  Therapie 287
  Therapie mit Tranquilizern 192
  Tiefschlaf 286
  Zwillingsuntersuchungen 286
Eosinophilie durch trizyklische Neuroleptika 167
Epanutin-Diphenylhydantoin 215
Epilepsie, depressive Verstimmungszustände 232
epileptische Anfälle
  Beeinflussung durch Benzodiazepine 185
  Therapie mit Benzodiazepinen 192

epileptische Anfälle unter Neuroleptika 166
episodische psychische Störungen bei zerebralem Anfallsleiden 247
Equilibrin-Amitryptilinoxid-dihydrat 127
Erfolgsbeurteilung, Psychopharmaka 75
„Ergänzungsreihe", Freud 1, 62
Ergenyl-Valproinat 217
Erregungszustand, ängstlich-psychomotorischer 275
Erziehung, „angstfreie" 255
Eßstörungen 227, 289ff.
 Therapie 290
Ethik-Kommission 33
ethische Grundlagen 33
 Aufklärung und Einwilligung 33
 Deklaration des Weltverbandes der Psychiatrie 33
 Einwilligung der Eltern 34
 Parallelisierung 34
 Versuchsprotokoll 33
Ethosuximid 216
Eunerpan-Melperon 179
evozierte Potentiale unter Benzodiazepinen 186
extrapyramidalmotorische Störungen 159, 163
 in Beziehung zur neuroleptischen Potenz 164
extrapyramidalmotorische Symptome, Behandlung mit Biperiden 164

Fälle, anekdotische 59
Familienanamnese psychisch gestörter Kinder 53
Feldbereinigung, soziale 274
Fenetyllin 85, 95
Fingernägelkauen 284
„first pass effect", hepatischer 7
flankierende Maßnahmen 53
Flunitrazepam 200
Fluropipamid 179
Fluspirilene 177
Frisium-Clobazam 199
Frühdyskinesien 163
frühkindlicher Autismus (Kanner) 264
Frühreife, seelische 282
Funktionsabläufe, neurochemische und neurophysikalische 65

γ-Aminobuttersäure (GABA) 16
GABA 16, 29, 155, 190, 205
GABA-Stoffwechsel, Beeinflussung durch Benzodiazepine 185
Galaktorrhoe 167
GAP (Group for the Advancement of Psychiatry) 67
„Geburtsangst" 258
Gedächtnis unter Neuroleptika 161
Gehemmtheit, psychomotorische 275
Gehirn, Morphologie 65
geistige Behinderung 299ff.
 Ätiologie 300
Gewichtsverlust 261
Gilles de la Tourette 323
Gilles de la Tourette-Syndrom, Therapie mit Neuroleptika 160
Glaukom-Antidepressiva 122
Glianimon-Benperidol 177
Grand-mal Anfälle 243
Grundlagenforschung
 neurochemische 1
 psychopathologische 64
Grundregel, therapeutische 57
Gruppentherapie 79
Gütekriterien 40
 „Decken-Effekt" 41
 Test-Retest-Reliabilität 41

Haareausreißen (Trichotillomanie) 284
Halbwertzeit, biologische 12
Haldol-Haloperidol 176
Halluzinationen 306, 307
Halluzinogene, psychotische Reaktion, Therapie 280
Haloperidol 176
Hauptwirkungen von Psychopharmaka 72
heil- und sonderpädagogische Maßnahmen 78
Helfergin-Centrophenoxin 223
„High-risk-Forschung" 133
Hilflosigkeit, gelernte 273
Hippokampus 23, 24
Hirnentwicklung, optimale 65
Hörstörung, leichte 78
Hörstummheit 267
Homovanillinmandelsäure 153
Hyperkinesie 18, 163

Sachverzeichnis 357

hyperkinetische Syndrome 290ff.
  Alkoholabusus der Mutter 293
  Elternberatung 295
  exogenes frühkindliches Psychosyndrom 97
  gesteigerte Erregbarkeit 291
  Hauptmerkmale 291
  Impulsivität 291
  körperliche Auffälligkeiten 292
  motorische Unruhe 291
  neurophysiologische Theorien 293
  Psychotherapie 295
  Schulunterricht 295
  soziale Schwierigkeiten 292
  Störung der Aufmerksamkeit 291, 296
  Therapie 294
  Therapie mit Antidepressiva 298
  Therapie mit Methylphenidat 296
  Therapie mit Neuroleptika 160, 299
  Therapie mit Psychopharmaka 296
  Therapie mit Stimulanzien 296
  Ursachen 293
  zerebrale Entwicklungsstörung 296
hyperkinetische Syndrome des Kindesalters, Indikation für Amphetamine 96
Hpyerphagie 289
Hypnorex retard-Lithiumkarbonat 140
Hypophagie 289
Hypothalamus 227
Hypothesenbildung 50

ICD (International Classification of Diseases) 66, 67
Imap-Fluspirilene 177
Imipramin 105, 126
  chemische Struktur 106
Imitations- und Modellernen 259
Impulsiv-Petit mal 244
Indikationen (A–Z) 225ff.
Informationen, mündliche und schriftliche 81
Intoxikationen 329ff.
  Elementarhilfe 329
  Elimination 329
Intoxikationen mit Amphetaminen 332
  Behandlung 332
  delirante Symptome 332
  Halluzinationen 332
  Wahnideen 332
Intoxikation mit Antidepressiva 331
  Harnsperre 331
  Kreislaufkollaps 331
  psychomotorische Unruhe 331
  Tachykardie 331
  Therapie 331
Intoxikation mit Antiepileptika 333
Intoxikation mit Barbituraten 332
Intoxikation mit Carbromal 332
Intoxikation mit Hypnotika 332
  Diurese 332
  Schweregrade 332
Intoxikation mit Neuroleptika 330
  Dyskinesien 330
  Hypothermie 330
  Reizleitungsstörungen 330
  Therapie 330
Intoxikation mit Stimulanzien 332
Intoxikation mit Tranquilizern 331
  Müdigkeit 331
  Muskelschwäche 331

Jackson-Anfall 246
Jactatio capitis 260

Kanner-Syndrom 264
Karenzregel 60
Katalepsie 145, 146, 310
Katatonie 310
Katecholamine 16
  Freisetzung 17
  Synthese 17
Katecholamin-Hypothese 112
Katecholaminstoffwechsel, Störung bei Depressionen 111
Kind
  erwünscht, unerwünscht 55
  in der Schule 61
  keine Miniaturausgabe des Erwachsenen 63
  lernbehindertes 78
  schulphobisches 80
  Symptomträger 54
Kinder- und Jugendpsychiatrie, „kleine" 3
Klassifikationsgesichtspunkt, übergeordneter 66
Klassifikationsschema, phänomenologisch-ätiologisches 2

Kleinkind, Selbstverwirklichung 61
Klinefelter-Syndrom 300
Klinische Behandlung, Vorzüge 60
Klinische Psychopharmakaprüfung, Kritik 50
Klinisches Urteil 42
Kognitive Tests 46
   apparative 47
   Benton Test 47
   Göttinger Formreproduktionstest 47
   kontinuierlicher Leistungstest 47
   programmierte Testverfahren 47
Kombinationspräparat, Beurteilung der Wirkung 73
Kombinationstherapie 73
   unübersichtliche Situation 73
Komplexität, nosologische 57
kontinuierliche psychische Störungen bei zerebralem Anfallsleiden 248
kontrollierte Beobachtung 42
Krampfschwelle bei Antiepileptika 205
Kreislaufregulationstörung 238

Laevopromazin 171
langfristige Behandlung, Spätfolgen 76
Langzeitmedikation 58
Laroxyl-Amityptilin 124
L-Dopa 18, 154
Legasthenie 321
Lehrer
   fachliche Kooperation 61
   Kontakt mit 61
Leibfeindlichkeit der Anorexiepatienten 262
Leitsymptome
   antidepressiv wirksame Medikamente 118
   falsche 225
„Lennox-Gastaut-Syndrom" 244
Leptilan-Valproinat 217
Lernbehinderung 299ff.
   Psychopharmaka 302
Lern- und geistige Behinderung, Heilpädagogik 301
Lernpsychologie 62
„Lernschwierigkeiten", Therapie mit Nootropika 221
Lesch-Nyhan-Syndrom 314
Lese-Rechtschreibschwäche 320

Lexotanil-Bromazepam 201
Limbatril-Amityptilin + Chlordiazepoxid 124
Limitierung, biologische 65
Liskantin-Primidon 214
Lithiumazetat 139
Lithium-Dosierung 237
Lithiumkarbonat 140
Lithiumprophylaxe 136
Lithiumsalze
   Intoxikation 138
   Nierenveränderungen 136
   Tremor, Therapie mit β-Blockern 137
Lithiumspiegelbestimmung 136
Lithium-Therapie
   Kontraindikationen 237
   Kontrolluntersuchung vor 135, 136
   prophylaktische 237
Locus coeruleus 23
Lokomotion, apomorphininduziert 146, 163
LSD 28, 278
L-Tryptophan 132
Ludiomil-Maprotilin 127
Luminal-Phenobarbital 214

„major-tranquilizer" 142
Maliasin-Barbexaclonum 214
maniforme Syndrome 229
manisch-depressive Erkrankung 228
manische Phase 231
   Einzel- und Gruppengespräche 234
   Therapie 236
Maprotilin 127
Maßnahmen, flankierende 233
Medial forebrain bundle 23
Medikamente
   Abneigung gegen 56
   heimliche Gaben 74, 75
   mehrere, Risiken 81
   Mittelpunkt der Therapie 59
   Vorzüge und Nachteile 58
   Widerstand gegen 60
   Wirksamkeit 59
   zu rasch verordnet 59
Medikation
   Grundregeln 80
   nach Leitsymptomen 56
Medulla oblongata 23

Sachverzeichnis

Melperon 179
Melleril-Thioridazin 174
Mesolimbisches System 17
Meßinstrumente 40
Methylphenidat 84, 94
  Dosierung 93
  optimale Gesamtdosis 95
Mianserin 128
Milieu- und Soziotherapie 77
„minimale zerebrale Dysfunktion" 322
„minor-tranquilizer" 182
Mißtrauen bei Kindern und Jugendlichen 74
Mogadan-Nitrazepam 200
Monoaminooxidasehemmer 105
Monosubstanzen 73
Motivation unter Neuroleptika 161
Multiaxiales Klassifikationsschema, fünf Achsen 67
Musiktherapie 79
Mutismus 68, 225, 260, 310
  elektiver 256
Mutter, depressive 272
Mylepsinum-Primidon 214
Mylproin-Valproinat 217

Narkolepsie, Indikation für Amphetamine 96
Nebenwirkungen von Psychopharmaka im Kindesalter 72
Neologismen 307
Neurocil-Laevopromazin 171
Neurolepsie 145
Neuroleptika 141ff.
  Anfälle 149
  biologische Halbwertszeit 149, 150
  Dosierung bei Kindern 158
  Dosierung und Applikation 156f.
  EEG-Veränderungen 148
  Einteilung, chemische Struktur 143f.
  hämatopoetisches System 166, 167
  hepatische Clearance 150
  historische Entwicklung 142
  Interaktion mit anderen Pharmaka 168
  Klinische Indikation 159f.
  Kontraindikationen 159
  neuroendokrine Wirkungen 167
  Pharmakokinetik 149f.

Pharmakologie 145f.
Plasmaproteinbindung 151
psychische Effekte 161f.
Resorption 149
Rezeptorverhalten 26
trizyklische 143
  haematologisches System 161
  unerwünschte Wirkungen 162f.
  Wirkung auf GABA-erge Neurotransmission 155
  Wirkungsmechanismen 152f.
Neurone
  noradrenerge 23
  serotonerge 23
Neurose, kindliche 191
Neurotransmitter 14
  erregende 16
  hemmende 16
Nitrazepam 200
Nomifensin 130
Nootrop-Piracetam 224
Noradrenalin 16
Normabrain-Piracetam 224

Opiatintoxikation 278
Orap-Pimozid 178
Orfiril-Valproinat 217
Organdisposition 53
„Organdisposition" (Adler) 62
Oxyprenolol 202

Pädagogische Fehler 55
paradoxe Reaktion durch Barbiturate 211
Paradoxwirkungen durch Tranquilizer 194
Parkinsonismus 159
Parkinsonoid 145, 163, 164
Parnate-Tranylcypromin 129
Partialanfälle
  motorische Symptomatik 246
  somatosensorische Symptomatik 246
Pavor nocturnus 256, 260
  Therapie mit Tranquilizern 192
Pemolin 85, 95
  Dosierung 93
Penetranz, erbgenetische 53
Penfluridol 178
Periciazin 173

Persönlichkeitsstruktur, depressive 273
Persönlichkeitsveränderung, postpsychotische 307
Petnidan-Ethosuximid 216
Phantasiewelt, magisch-animistische 309
Pharmakokinetik psychotroper Substanzen bei Kindern 69
Phenaemal-Phenobarbital 214
Phenhydan-Diphenylhydantoin 215
Phenobarbital 214
Phenothiazine 143, 171
  Biotransformation 10
  Einteilung 143
Phenylketonurie 300
Phobie 258, 260, 327
  Therapie mit Tranquilizern 191
Physiostigmin
  Antidot gegen anticholinerge Wirkung der Neuroleptika 169
  Antidot gegen anticholinergische Wirkung der Antidepressiva 117
Pimozid 178
Piracetam 218, 224
Placeboeffekt 52
Placebo-Therapie, Unterschiede zur Psychotherapie 75
Placebo-Wirkung 75
Plasma-Halbwertszeit 11, 12
prämorbide Persönlichkeit 58
Primidon 214
Prolaktin-Sekretion nach Neuroleptika 167
Promethazin 172
Prüfungsplan 38
  „cross-over-design" 38
  Informationsblatt 39
  offene Versuchspläne 38
  Placebovergleich 39
  Protokoll 39
  Randomisierung 38
psychische Entwicklung, gestörte 64
psychische Erkrankung
  Definition und Häufigkeit 63
  Häufigkeit bei Kindern und Jugendlichen 63
  Klassifikation 66
  Metamorphose 64
  reaktive Störung 62

psychische Krankheiten, therapieresistent 59
psychische Störungen, Therapie 58
Psychoanalyse 62
Psychoenergetika/Nootropika 218ff.
  chemische Struktur 218
  Dosierung 220
  klinische Indikation 221f.
  Pharmakokinetik 219
  Pharmakologie 218f.
  psychische Effekte 222f.
  transkallosale Reizantwort 220
  Transport von Glukose 220
  Verbesserung des Antriebs 222
  Wirkungsmechanismen 220f.
Psychologische Tests, Leistungs-, Persönlichkeits- 60
Psychomotorik unter Neuroleptika 161
psychomotorische Anfälle 247
psychomotorische Heilbehandlung 79
Psychopharmaka
  Bezeichnungen 69
  chemische Bezeichnung 69
  Dosierung und Applikation 70
  Einsatz 80
  Einstellung der Eltern zu 58
  generische Bezeichnung 69
  Handelsname 69
  im Rahmen der Gesamttherapie 76
  Indikation 81
  klinische Prüfung 30
  Kombination mit anderen Behandlungsmethoden 80
  Nebenwirkungen 70
  Pharmakodynamik 5, 13
  Pharmakokinetik 5, 6
  reale oder geschätzte Erfolgsquote 70
  Verordnung 81
  Verordnung bei Kindern und Jugendlichen 57
  vorzeitiges Absetzen 81
  Wirkungsgrundlagen 5ff.
  Wirkungsspektrum 68
Psychopharmaka, Absorption
  durch Diffusion 6
  Ionisationskonstante 6
  Lipidlöslichkeit 6
Psychopharmaka, Elimination
  renale Ausscheidung 11

Psychopharmakaintoxikation, Kontraindikation für Neuroleptika 160
Psychopharmakotherapie
 absolute Indikation 53
 Beginn und Kontrolle 70
 Einleitung 70
 Indikation 55, 70
 kinder- und jugendpsychiatrische 69
 praktische 69
 Voraussetzungen 52, 56
Psychopharmaka, Verteilung
 Membrandurchlässigkeit 7
 Proteinbindung 7, 8
 Speicherung im Fettgewebe 8
Psychopharmakawirkung
 klinische Prüfung 36
 Objektivierung 36
 syndrom-, symptomgerichtet 68
 Systematik 36
 vergleichende Therapiestudie 37
Psychopharmakologie, Neuropharmakologie 69
Psychopathologie
 Kindes- und Jugendalter 63
 Säuglings- und Kleinkindalter 64
 Vorschul- und Schulalter 64
 psychosomatische Störungen, Therapie mit Tranquilizern 191
Psychostimulanzien 85ff.
 Antriebssteigerung 85
 Appetithemmung 85
 Dosierung 93f.
 intrazerebrale Selbststimulation 87
 katecholaminerge Systeme 86
 Langzeitbeobachtung 100
 multimodales therapeutisches Vorgehen 96
 Nebenwirkungen 102
 Suchtgefahr 102
 Toleranz 86
 toxische Reaktion 87
 Verhaltensstereotypien 85
 Vorhersage des Behandlungserfolges 94
Psychostimulanzien bei hyperaktiven Kindern
 Responder 98
 Verbesserung der Aufmerksamkeit 98
 Verbesserung der Gedächtnisleistung 100

Psychostimulanzien, Wirkungsmechanismus 88f.
 Aktivierung 91, 92
 paradoxe Wirkung 89
 Überaktivierung 89
 zentrale Hemmfunktion 89
Psychosyndrome, posttraumatische 303ff.
 Antriebsstörungen 305
 Belastungsfähigkeit 305
 bestehende Vorschäden 303
 Hirndrucksteigerung 304
 posttraumatisches Koma 304
 psychomotorische Unruhe 305
 Teilleistungsschwächen 305
 Therapie 304
 vaskuläre Regulationsstörung 305
 vielgestaltiges Symptombild 304
Psychotherapie bei Kindern 78
psychotische Kinder, Schulleistungen 61
Psyquil-Trifluopromazin 172
Pubertätsmagersucht 261
pubertätsspezifische Konflikte 69
„punishment system" 185
Pyknolepsinum-Ethosuximid 216
Pyritinol 218, 223

quantitative Pharmako-Elektroenzephalographie 48
 Pharmako EEG Profil 49
Quer- und Längsschnittuntersuchung 66
Quilonum-Lithiumazetat 139
Quilonum retard-Lithiumkarbonat 140

Rauschmittel 277
Rauwolfiaalkaloide 143
Reaktion, anaklitische 275
Reaktionsbereitschaft, abnorm dispositionelle 53
Rechenschwäche 320
Reifungsasynchronie 282
REM-Schlaf unter Benzodiazepinen 186
Reserpin 26, 27
 neuroleptische Eigenschaften 152
 Wirkung auf biogene Amine 112
Reserpin-Antagonismus 107
Resimatil-Primidon 214
respiratorische Affektkrämpfe 238
Retardierung 282

Rezeptor, Überempfindlichkeit für Neuroleptika 20
Rezeptoren
  α-adrenerge 111, 154
  Auto- 154
  GABA-erge 29
  Dopamin 111, 154
  Hyposensibilität 114
  post- und präsynaptische 111, 154
Rezeptoren, α und β 21
  prä- und postsynaptisch 21
Rezeptoren, neurale 14
  Wechselbeziehung Psychopharmaka 6
Rezeptoren, noradrenerge
  postsynaptisch 26
Rezeptoren, serotonerge 27
Rezeptorbindungsstellen für Neuroleptika
  neuroleptische Potenz 20
Rezeptorblockade, postsynaptische,
  durch Neuroleptika 152
Rezeptortheorie 14
Ritalin-Methylphenidat 103
Rivotril-Clonazepam 217
Rohypnol-Flunitrazepam 200
Rote Liste 3

Saroten-Amitryptilin 124
Schilddrüsenunterfunktion 300
Schizophrene Psychosen 306ff.
  Aktivität in Gruppen 309
  biochemische Pathogenese 308
  Familientherapie 309
  im Kindesalter 306
  psychodynamische, familiendynamische Störungen 308
  Rezidivprophylaxe 310
  Therapie mit Neuroleptika 309
  unproduktive Symptomatik, Therapie 310
Schizophrenie, depressives Vorstadium 232
Schlafentzug, partieller 233
Schlafstörungen 311ff.
  Hirnschädigung 311
  Therapie mit Psychopharmaka 312
  Therapie mit Tranquilizern 191, 192
  Überforderung, schulische 312
Schlaf-Wach-Rhythmus, Störung 276
Schlafwandeln (Somnambulismus) 256

Schule, abgeschwächte Medikamentenwirkung 61
Schulangst 257
Schuldepression 271
Schulfähigkeit 61
Schulphobie 257
Schulschwänzen 257
Schulunterricht, Wiederaufnahme 62
Schulverweigerung 257, 260
„Schul- und Erziehungsschwierigkeiten" 63
Schul- und Lernkarenz 62
Schweigepflicht, ärztliche 74
Selbstkontrollen 259
Semap-Penfluridol 178
Serotonin 16, 27
Serotonin-Hypothese 23, 112
Serotonin-Stoffwechsel, Störung bei Depressionen 111
somatisierte Angstsyndrome, Therapie mit Betablockern 196
Sozialisationsstörungen 313ff.
Spätdyskinesien 163
  bei Kindern 76
Spätfolgen 76
Spaltungserlebnisse 307
Speicher, präsynaptische 114
Speichervesikel 17
Sprachflußstörungen 307
Stammeln
  Störung der Artikulation 317
  zerebrale Entwicklungsstörung 317
Standpunkt, multikausaler 1
stationäre Aufnahme, erzwungene 75
statistische Prüfverfahren 50
  mehrfaktorielle Versuchspläne 50
Status epilepticus, Therapie 252
Stereoselektivität 21
Stereotypien 18, 307
  apomorphininduziert 146
Stimulanzien 84ff.
  Rezeptorverhalten 26
Stimulanzeinwirkung bei hyperaktiven Kindern 97
Stottern
  emotionale Störfaktoren 317
  Störung der Sprechkoordination 317
  Therapie mit Neuroleptika 160
Stottern und Stammeln 317ff.

autogenes Training 318
Psychopharmakotherapie 318
Sprachheilpädagogik 318
Struma unter Lithium 138
Stupor
  depressiver 231
  Therapie 310
Suizidalität 318ff.
  Abschätzung 319
  bei antidepressiver Therapie 235, 236
  suizidale Gefährdung 234, 273
  suizidgefährdete Kinder und Jugendliche, Therapie 319
Suizidgefährdung, Beherrschung 319
Suizidversuche 307
Sulpirid 132, 180
Suxinutin-Ethosuximid 216
Symptomatik, Wiederauftreten 60
Symptombeschreibung 66
Symptomheilung 55, 56
Symptomverlagerung auf andere 54
Symptomverschiebung 54
Syndromdiagnosen 35
  multiaxiales Klassifikationsschema 35

Tachykardie, Behandlung mit Beta-Blocker 182
Taractan-Chlorprothixen 175
tardive Dyskinesie 165
  Erklärungsmodell 155
Tegretal-Carbamazepin 215
Teilleistungsschwächen 78, 260, 320ff.
  Aktivierungsmangel 323
  emotionale und soziale Schwierigkeiten 322
  Förderkurse 322
  Therapie 322
  zerebrale Entwicklungsstörung 322
Teilleistungsstörung, Schlafstörungen 312
therapeutisches Bündnis 53
Therapie
  absolut kausale 76
  Beziehungsstrukturen 53
  nach Leitsymptomen 2
  polypragmatische 76
Therapiemethoden, andere 79
Therapiemittel 80
Therapieplan 54, 80

Ziel der Diagnostik 80
Therapieziele 80
  primäre und sekundäre 80
Thioridazin 174
Thioxanthene 143
  und extrapyramidalmotorische Symptome 166
Thombran-Trazodon 130
Tiaprid 181
  Therapie bei Spätdyskinesie 145
Tiapridex-Tiaprid 181
Tics 323ff.
  funktionelle 324
  Häufigkeit 324
  organische 324
  psychogene 324
  Therapie 325
  Therapie mit Neuroleptika 148
Timonil-Carbamazepin 215
Tofranil-Imipramin 126
„toilet-training" 281
Tolvin-Mianserin 128
Torticollis 159, 163
Tradon-Pemolin 104
Tranquilizer 182ff.
  Abgrenzung gegenüber Neuroleptika 182
  chemische Struktur 182f.
  Dosierung 191
  historische Entwicklung 182
  klinische Indikation 191f.
  Kontraindikationen 191
  Nebenwirkungen 194f.
  Pharmakokinetik 186f.
  Pharmakologie 183f.
  psychische Effekte 192f.
  Überdosierung 194
  Wirkungsmechanismus 189f.
Tranquilizerwirkung, Objektivierung durch Testverfahren 193
Tranylcypromin 129
Trasicor-Oxyprenolol 202
Trauer 270
Trazodon 130
Tremor, Therapie mit Betablockern 196
Trennungsangst, abnorme 257
Trichotillomanie 68
Trifluopromazin 172
Trinkschwäche 289

trizyklische Antidepressiva, Biotransformation 10
trizyklische Neuroleptika 171
 und extrapyramidalmotorische Symptome 165
Trotzphase 327
 und Eßstörungen 290
Tryptizol-Amitryptilin 124
tuberöse Sklerose 300
Tuberoinfundibuläres System 17
„Typus Melancholicus" 231

Ullrich-Turner-Syndrom 300
unerwünschte Wirkungen von Psychopharmaka 72
 bei anderen Familienmitgliedern 81
 häufige 72
 psychische 72
 somatische 72
 vegetative 72
Unruhe- und Erregungszustände
 akute 303
 chronische 303
Untersuchung
 körperliche 56
 neurologische 56
 psychopathologische 65
 tierexperimentelle 65
Untersuchungsbefunde, katamnestisch erhoben 64

Valium-Diazepam 198, 216
Valproinat 217
Verhaltenskategorien 43
Verhaltensstörungen
 keine Diagnose 63
 Kinder und Jugendliche 1
Verordnung eines Medikamentes 71
Verstimmung, vital-depressive 275
Verstimmungszustände
 atypische 230
 bei zerebralem Anfallsleiden 248
Vertrauen, Arzt-Patient 74
Viloxazin 131
Vivalan-Viloxazin 131
Vorgeschichte des Kindes 55
Vorteile, Allgemeinarzt und Kinderarzt 58

Wachstumshemmung bei Therapie mit Methylphenidat 297
Wachstumsverzögerung bei Amphetaminen 93
Wahnideen 306
Wahrnehmung unter Neuroleptika 161
Wesenänderung, posttraumatische 272
Wilson-Syndrom 300
Wirksamkeit von Psychopharmaka, Aufklärung über 71
Wirkungseintritt, verzögerter
 bei Antidepressiva, gesteigerte Suizidalität 71
 bei antidepressiver Therapie 71
Wirkungseintritt und Wirkungsdauer von Psychopharmaka 71
Wirkungshalbwertszeit, biologische 13

Zähmungseffekt durch Benzodiazepine 184
Zentralnervensystem
 exzitatorisches Neuronensystem 204
 inhibitorisches Neuronensystem 204
Zentropil-Diphenylhydantoin 215
Zielsymptome 52, 68, 225
Zielsymptom und Indikation 68
Zusatzinformation 73
Zwanghaftigkeit, Beziehung zur Melancholie 326
Zwangsbefürchtungen 326
Zwangsdenken 326
Zwangsgähnen, apomorphininduziert 163
Zwangshandlungen 326
Zwangsimpulse 326
Zwangskrankheit 327, 328
Zwangsnagen, apomorphininduziert 146
Zwangsphänomene 326
 Therapie mit Neuroleptika 148
Zwangsrituale 327
Zwangssyndrome 326ff.
 analytische Psychotherapie 328
 Familientherapie 328
 Psychopharmakotherapie 328
 sozial-kognitive Verhaltenstherapie 328
 Therapie mit Tranquilizern 191
Zwangsvorstellungen 326
Zyklothymie 24, 228

Pharmakaverzeichnis

Bundesrepublik Deutschland, Österreich und Schweiz

Substanzgruppe	Einzelsubstanzen	Handelsname		
		BRDeutschland	Schweiz	Österreich
Stimulanzien				
Amphetamine	D-L-Amphetamin	D-L-Amphetamin	Adiparthrol	
	Fenetyllin	Captagon		
	Methylphenidat	Ritalin	Ritalin	
	Pemolin	Tradon	Stimul	
Nicht-Amphetamine	Deanol	Deanol Risatarun		
Antidepressiva				
Trizyklische Antidepressiva	Amitriptylin	Laroxyl Saroten Tryptizol (Limbatril)	Laroxyl Saroten Tryptizol	Saroten Tryptizol
	Clomipramin	Anafranil	Anafranil	Anafranil
	Imipramin	Tofranil	Tofranil	Tofranil
	Amitriptylinoxid	Equilibrin	Ambivalon	
Tetrazyklische Antidepressiva	Maprotilin	Ludiomil	Ludiomil	Ludiomil
	Mianserin	Tolvin	Tolvin	Tolvin
Monoaminooxidasehemmer	Tranylcypromin	Parnate,	–	–
Andere Antidepressiva	Nomifensin	Alival	Alival	Alival
	Trazodon	Thombran	Trittico	Trittico
	Viloxazin	Vivalan	–	–
	Sulpirid	Dogmatil	Dogmatil	Dogmatil
	L-Tryptophan	L-Tryptophan	L-Tryptophan	–

Substanzgruppe	Einzelsubstanzen	Handelsname		
		BRDeutschland	Schweiz	Österreich
Antimanika				
Lithiumsalze	Lithium-Azetat	Quilonum	Quilonorm	Quilonorm
	Lithium-Karbonat	Hypnorex Hypnorex retard Quilonum retard	Hypnorex Quilonorm retard	Quilonorm retard
Phenothiazine	Laevomepromazin	Neurocil	Minozinan Nozinan	Nozinan
	Promethazin	Atosil	Phenergan Promethazin	Phenergan
	Trifluopromazin	Psyquil	Siquil	Psyquil
	Periciazin	Aolept	Neuleptil	Neuleptil
	Thioridazin	Melleril Melleretten	Melleril Melleretten	Melleril Melleretten
	Fluphenazin	Dapotum Lyogen		
Thioxanthenderivate	Chlorprothixen	Taractan Truxal Truxaletten	Taractan Truxal Truxaletten	Taractan Truxal Truxaletten
Butyrophenone	Haloperidol	Haldol Eukystol Sigaperidol	Haldol	Holdol
	Benperidol	Glianimon		
	Fluspirilene	Imap	Imap	Imap
	Penfluridol	Semap	Semap	Semap
	Pimozide	Orap	Orap	Orap
	Melperon	Eunerpan	–	Buronil
	Floropipamid	Dipiperon	Dipiperon	Dipiperon
Benzamide	Sulpirid	Dogmatil	Dogmatil	Dogmatil
	Tiapride	Tiapridex	Tiapridal	–

Substanzgruppe	Einzel-substanzen	Handelsname		
		BRDeutschland	Schweiz	Österreich
Tranquilizer				
Benzodiazepine	Chlordiazepoxid	Librium Multum Helogaphen	Librium	Librium
	Diazepam	Valium Diazepam Tranquase	Dialad Stezolid Valium	Psychopax Umbrium Valium
	Clobazam	Frisium	Urbanyl	Frisium
	Oxazepam	Adumbran Praxiten Sigacalm	Seresta Anxiolit + Ret.	Adumbran Anxiolit Praxiten
	Nitrazepam	Mogadan Somnibel N Eatan N Imeson	Mogadan	Mogadan
	Flunitrazepam	Rohypnol	Rohypnol	Rohypnol
	Bromazepam	Lexotanil	Lexotanil	Lexotanil
Betarezeptorenblocker	Oxprenolol	Trasicor	Trasicor Slow Transicor	Trasicor
Antiepileptika	Phenobarbital	Luminal Luminaletten Phenaemal Phenaemaletten Seda Tablinen	Luminal Luminaletten Aphenyletten	Agrypnal Agrypnaletten Austrominal Austrominaletten Hypnaletten
	Barbexaclonum	Maliasin	Maliasin	Maliasin
	Primidon	Mylepsinum Liskantin Resimatil	Mysolin	Cyral Mysolin
	Diphenylhydantoin	Zentropil Phenhydan Epanutin Citrullamon	Antisacer Epanutin Epilantin Phenydan Phenytoingerot Tacosal	Difhydan Epanutin Geroepilanid

Substanzgruppe	Einzel-substanzen	Handelsname		
		BRDeutschland	Schweiz	Österreich
Antiepileptika (Fortsetzung)	Carbamazepin	Tegretal Timonil	Tegretol	Tegretol
	Ethosuximid	Suxinutin Pyknolepsinum Petnidan	Simatin Suxinotin	Petinimid Simatin
	Clonazepam	Rivotril	Rivotril	Rivotril
	Valproinat	Ergenyl Orfiril Convulex Leptilan Mylproin	Convulex Depakin	Convulex Ergenyl
Psychoenergetika/ Nootropika	Centrophenoxin	Helfergin	Lucidril	Lucidril
	Pyritinol	Encephabol	Encephabol	Encephabol
	Piracetam	Nootrop Normabrain	Nootropil	Nootropil

Informationszentren für Vergiftungsfälle

Berlin	Univ.-Kinderklinik	(030)	3023022
Bonn	Univ.-Kinderklinik	(0228)	213505
Braunschweig	Städt. Krankenhaus	(0531)	62290
Bremen	Zentralkrankenhaus	(0421)	4975268
Freiburg	Univ.-Kinderklinik	(0761)	2704361
Göttingen	Univ.-Kinderklinik	(0551)	396239/41 nur wochent. tagsüber
Hamburg	Krankenhaus Barmbek	(040)	6385345/46
Homburg	Univ.-Kinderklinik	(06841)	162257 162846
Kiel	Med. Universitätsklinik	(0431)	5974268
Koblenz	Städt. Krankenhaus Kemperhof	(0261)	499648
Ludwigshafen	Städt. Krankenanstalten	(0621)	503431
Mainz	II. Med. Universitätsklink	(06131)	27406
München	II. Med. Klinik der T.U.	(089)	41402211
Münster	Med. Universitätsklinik	(0251)	836245 836188
Nürnberg	II. Med. Klinik	(0911)	3982451
Wien	Med. Universitätsklinik	(0222)	42892135
Innsbruck	Universitätskliniken	(05222)	26741 22701
Zürich	Schweiz. Toxikolog. Inf. Zentrum	(01)	326666

C. Ernst, J. Angst

Birth Order
Its Influence on Personality
With a Foreword by M. Bleuler
1983. 4 figures, 86 tables. XVII, 343 pages
Cloth DM 79,80. ISBN 3-540-11248-0

The purpose of this book is to investigate the extent to which variance in IQ, personality variables, and psychiatric illness are explained by birth order. The study is based on a critical survey of the world literature from 1946 to 1980 and on data gathered from a representative young adult population. Methodological fallacies are stressed and special attention is paid to interfering variables which may lead to spurious results. Both the survey and the empirical part of this book come to the conclusion that birth order influences have been grossly overrated.

O. Benkert, H. Hippius

Psychiatrische Pharmakotherapie
Ein Grundriß für Ärzte und Studenten
3., völlig neubearbeitete Auflage. 1980. 17 Abbildungen, 3 Tabellen. XIV, 280 Seiten. (Kliniktaschenbücher)
DM 29,80. ISBN 3-540-09630-2

Lehrbuch der speziellen Kinder- und Jugendpsychiatrie
Von H. Harbauer, R. Lempp, G. Nissen, P. Strunk
4., neubearbeitete und erweiterte Auflage. 1980.
54 Abbildungen, 12 Tabellen. XVI, 535 Seiten
Gebunden DM 124,-. ISBN 3-540-10187-X

H. Mester

Die Anorexia nervosa
1981. 22 Abbildungen, 43 Tabellen. X, 349 Seiten
(Monographien aus dem Gesamtgebiete der Psychiatrie, Band 26)
Gebunden DM 148,-. ISBN 3-540-10670-7

A. Wille

Die Enkopresis im Kindes- und Jugendalter
1983. Etwa 2 Abbildungen, etwa 54 Tabellen. Etwa 150 Seiten. (Monographien aus dem Gesamtgebiete der Psychiatrie, Band 35)
Gebunden DM 82,-. ISBN 3-540-12966-9

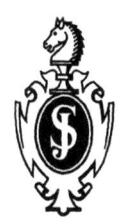

Springer-Verlag
Berlin
Heidelberg
New York
Tokyo

F. Strian
Angst
Grundlagen und Klinik
Ein Handbuch zur Psychiatrie und medizinischen Psychologie

Unter Mitarbeit zahlreicher Fachwissenschaftler
1983. 84 Abbildungen, 28 Tabellen. XVIII, 609 Seiten
Gebunden DM 148,–. ISBN 3-540-12404-7

Angst wird dann behandlungsbedürftig, wenn sie sich in organischen Störungen niederschlägt oder zur Beeinträchtigung des seelischen Wohlbefindens führt. Dieses Handbuch erklärt die psychologischen, sozialen, neurophysiologischen und neuroendokrinologischen Hintergründe der Angst. Vorteilhaft gegenüber bisherigen Veröffentlichungen ist das Zugrundeliegen eines einheitlichen Konzepts, nach welchem die Autoren Symptomatik, Differentialdiagnose und Therapiemöglichkeiten darstellen. Für Psychologen sowie Ärzte aller Fachrichtungen, die Patienten mit Angstsyndrom zu behandeln haben, bedeutet dieser Band ein bisher einzigartiges, umfassendes Manual und Nachschlagewerk zur Information über den derzeitigen Stand der Angstforschung, zur Diagnosefindung und Therapie.

Suizid
Ergebnisse und Therapie

Herausgeber: **C. Reimer**
Mit Beiträgen zahlreicher Fachwissenschaftler
Geleitwort von E. Ringel
1982. 8 Abbildungen. XIV, 218 Seiten
DM 38,–. ISBN 3-540-10764-9

Das Buch versucht einen multifaktorellen Ansatz zur Erklärung und zu speziellen, heute wesentlichen Aspekten von Suizid und Suizidverhalten zu geben, wobei neben phänomenologischen und diagnostischen Gesichtspunkten insbesondere therapeutisch relevante Konzepte berücksichtigt werden. Beziehungen zwischen unterschiedlichen Arten psychischen Fehlverhaltens und Selbstmordhandlungen werden bei Erwachsenen wie bei Kindern und Jugendlichen aufgezeigt, Wege zur Behandlung chronischer Suizidenten vorgestellt und schließlich die Bedeutung der Betreuung durch den niedergelassenen Arzt diskutiert. Inhaltlich vergleichbare Veröffentlichungen liegen bisher nicht vor; sie sind entweder allein auf die Suizidprophylaxe ausgerichtet oder stellen spezielle Einzelaspekte dar.

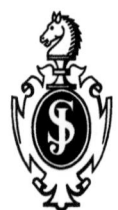

Springer-Verlag
Berlin
Heidelberg
New York
Tokyo

Glossar einiger wichtiger Psychopharmaka
(Fortsetzung von 2. Umschlagseite)

	Generic	Handelsname	Hersteller
	Butyrophenone u. Diphenylbutylpiperidine		
	Haloperidol	Haldol	Janssen
		Sigaperidol	Siegfried
	Benperidol	Glianimon	Tropon
	Fluspirilene	Imap	Janssen
	Penfluridol	Semap	Janssen
	Pimozide	Orap	Janssen
	Fluropipamid	Dipiperon	Janssen
	Melperon	Eunerpan	Nordmark
	Benzamide		
	Sulpirid	Dogmatil	Schürholz
	Tiaprid	Tiapridex	Schürholz
Tranquilizer	**Benzodiazepine**		
	Diazepam	Valium	Roche
		Diazepam	Desitin
	Clobazam	Frisium	Hoechst
	Nitrazepam	Mogadan	Roche
	Flunitrazepam	Rohypnol	Roche
	Bromazepam	Lexotanil	Roche
	Betarezeptorenblocker		
	Oxprenolol	Trasicor	Ciba-Geigy
Antiepileptika	Phenobarbital	Luminal	Bayer
		Phenaemal	Woelm Pharma
	Barbexaclonum	Maliasin	Knoll
	Primidon	Mylepsinum	ICI-Pharma
		Liskantin	Desitin
		Resimatil	Labaz
	Diphenylhydantoin	Zentropil	Nordmark
		Phenhydan	Desitin
		Epanutin	Parke-Davis
		Citrullamon	Südmedica
	Carbamazepin	Tegretal	Geigy
		Timonil	Desitin
	Ethosuximid	Suxinutin	Parke Davis
		Pyknolepsinum	ICI-Pharma
		Petnidan	Desitin
	Methsuximid	Petinutin	Parke-Davis
	Diazepam	Valium	Roche
		Diazepam Desitin rectal tube	Desitin
	Clonazepam	Rivotril	Roche
	Valproinat	Ergenyl	Labaz
		Orfiril	Desitin
		Convulex	Promonta
		Leptilan	Geigy
		Mylproin	ICI-Pharma
	Beclamid	Neuracen	Promonta
Psychoenergetika/ Nootropika	Centrophenoxin	Helfergin	Promonta
	Pyritinol	Encephabol	Merck
	Piracetam	Nootrop	UCB
		Normabrain	Cassella-Riedel

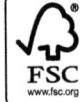

MIX
Papier aus verantwortungsvollen Quellen
Paper from responsible sources
FSC® C105338

If you have any concerns about our products,
you can contact us on
ProductSafety@springernature.com

In case Publisher is established outside the EU,
the EU authorized representative is:
**Springer Nature Customer Service Center GmbH
Europaplatz 3, 69115 Heidelberg, Germany**

Printed by Libri Plureos GmbH
in Hamburg, Germany